优生·优育·优教系列

妊娠分娩育儿

陈宝英　编

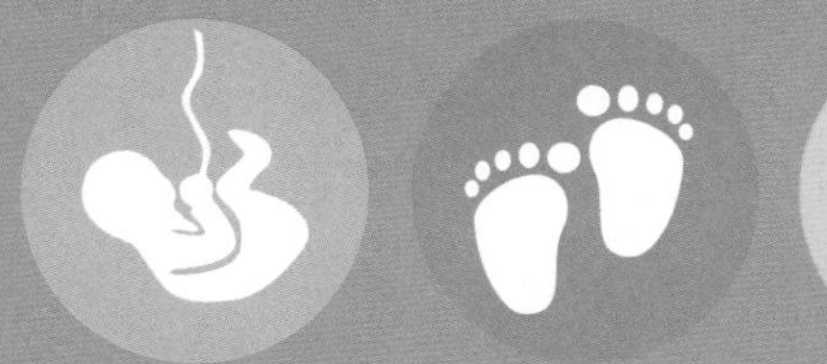
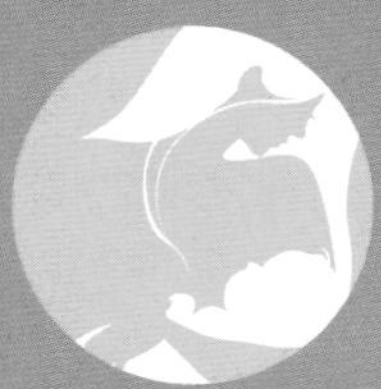

四川科学技术出版社
·成都·

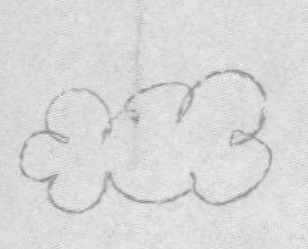
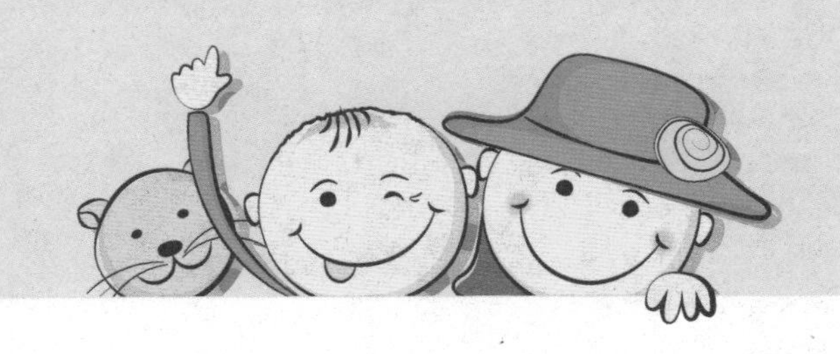

前言

关于生育，在很多尚未生育的人的印象中，是怀胎十月，一朝分娩。很少有人在没有生孩子的时候，关注一个女性在成为孕妇之前的备孕阶段，以及成为母亲之后的养育阶段。

这两个阶段，比起怀胎十月来说，重要性一点也不逊色。

孕前准备是优孕的关键，却往往最容易被忽略，与意外怀孕或者自然怀孕相比，充分的孕前准备，一方面能够保证准妈妈做好要一个孩子的心理准备；另一方面也能保证父母为孩子的到来，在力所能及的范围内创造最优的条件。

孕育新生命的过程，对准妈妈来说，充满了未知与期待，孕期出现的种种问题对于准父母来讲都是一次全新的挑战。做足准备，有助于准妈妈更安全地度过整个孕期，生育最棒的孩子。

分娩会遇到什么状况呢？在选择分娩方式前，准妈妈可以自己先了解一下，然后与医生商讨，医院会对准妈妈做详细的全身检查以选择最适合的分娩方式。

孩子降生后，不是完成了任务，而是任务更艰巨了。

从准妈妈到新妈妈，转换就在一瞬间，如何在身体恢复的同时，更好地养育孩子，让孩子从身体上、心理上都得到更好的滋养呢？

从备孕到孩子3岁，新手父母面临的挑战真的太多太多了，一本全面而科学的孕产育大百科，可以说是所有准备要孩子的父母必备的产品。

相信我们，从备孕到孩子3岁，所有你考虑到的或者没考虑到的问题，这本书中都有实用的解决办法。

最后祝愿所有的父母都能养育出健康、快乐、充满活力的孩子。祝愿所有的孩子都能在父母的呵护下，健康、快乐地成长！

CONTENTS

目录

Part 1 提前6个月开始备孕

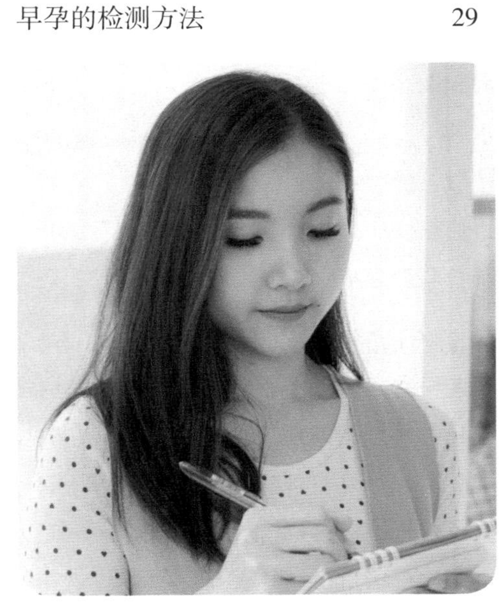

Part 2 母体变化与孕期体检

Part 3 孕期饮食与营养

Part 4 孕期安全与生活保健

Part 5 胎儿发育与胎教

Part 6 临产与分娩常识

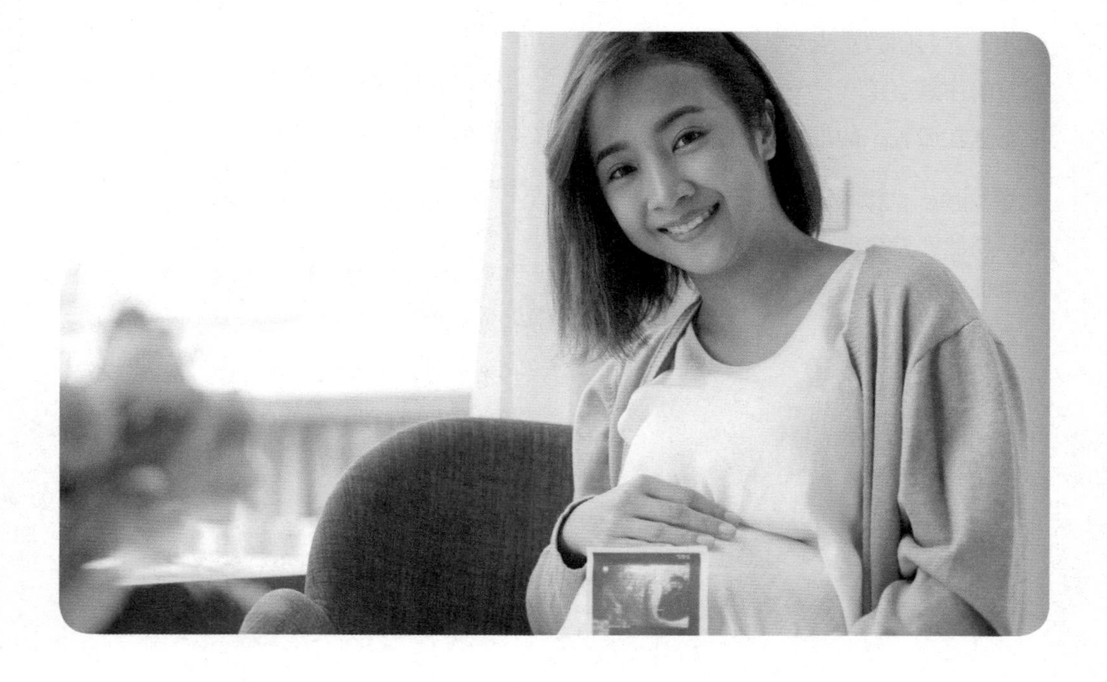

Part 7 坐月子与产后恢复

Part 8 新生儿的喂养与护理

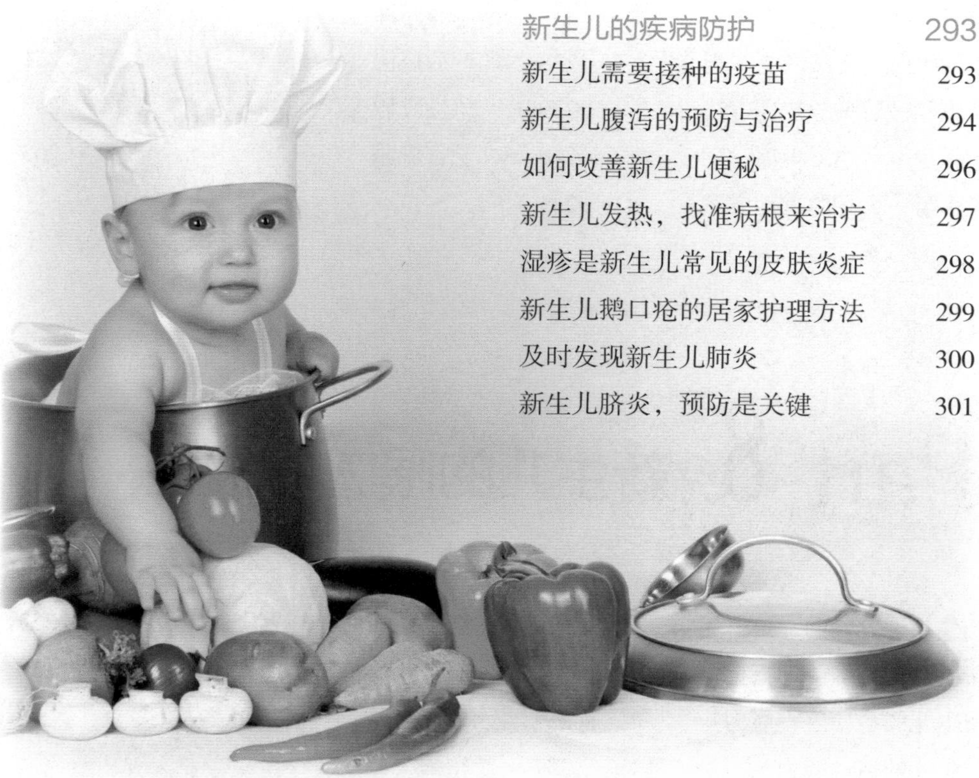

Part 9 0~3岁宝宝的饮食与营养

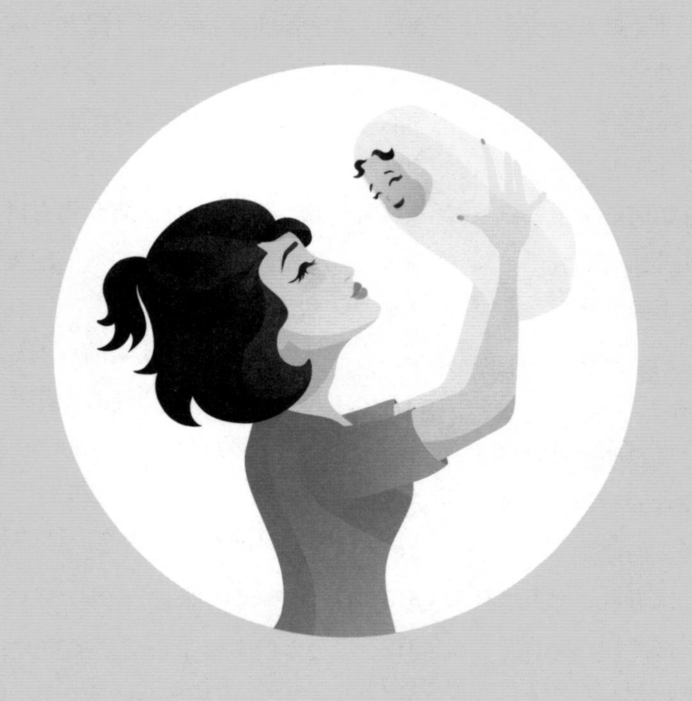

Part 1

提前6个月开始备孕

充分的准备是成功的一半，夫妻双方在怀孕前给自己腾出几个月的时间来做足准备，包括精神、心理、身体、经济等各方面的准备，直到两人在各方面都处于最佳状态时才怀孕，这样孕育出的孩子才是最聪明、最健康的。

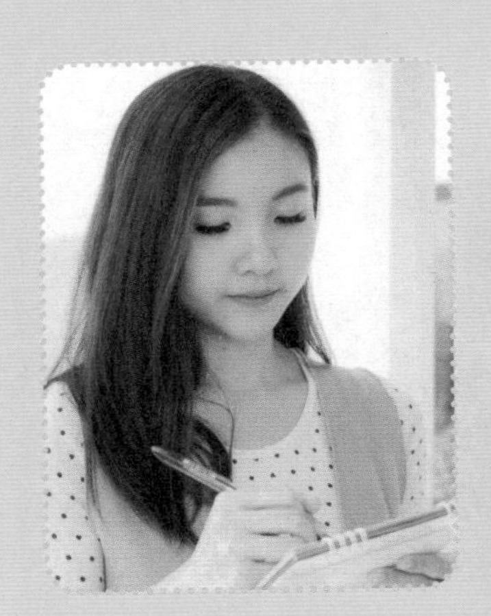
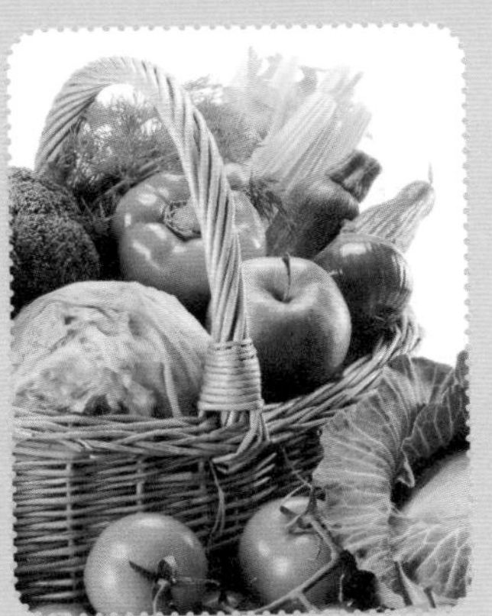
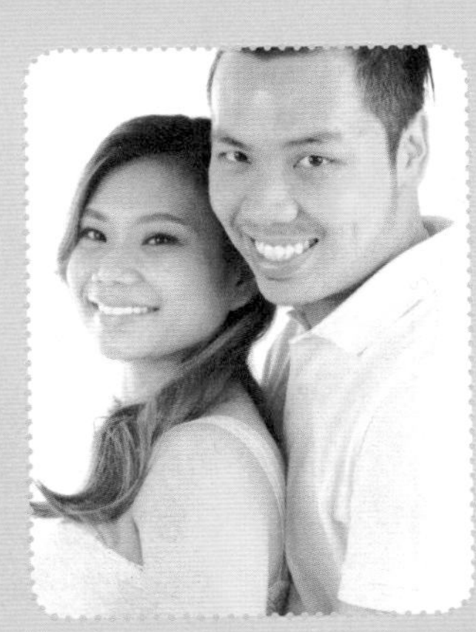

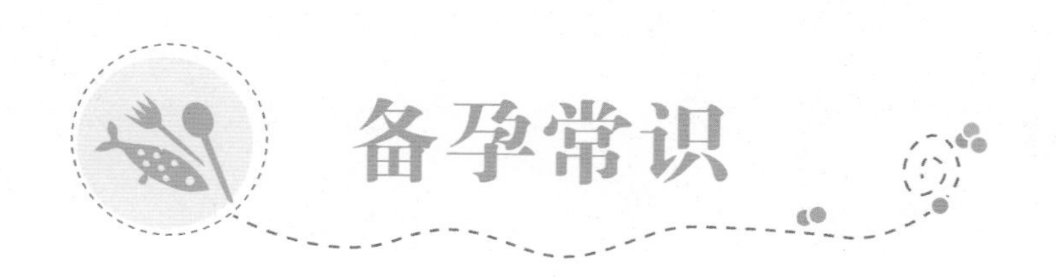

试着回答下面这些问题

准备要孩子意味着要接受自己人生中发生的一个重大变化。以下问题可以让你从各个方面重新审视自己的想法，从而更好地为要孩子做准备。

- 你们想要孩子的动机是什么？（决定是否真的需要孩子的前提）
- 你们的夫妻关系很稳固吗？（养育健康孩子的基础）
- 你们喜欢和孩子一块儿玩吗？（自己的反应将展现与孩子一起生活的设想和态度）
- 你们特别希望和多大的孩子在一起？多大的孩子会吸引你？（要了解自己将伴随孩子的整个成长过程，不能只在孩子“好玩儿”的那几年才养他）
- 你们会共同分担家庭责任并照顾孩子吗？（责任分担问题）
- 孩子和工作的关系你们可以协调好吗？（有得必有失，衡量自己的得失有助于平衡以后的心态）
- 你们认为父母的责任和义务是什么？（反思自己是否适应这些要求）
- 你们对成为父母有什么期望？如果满足不了这些期望呢？（要学会满足不了自己期望时的调节方法）
- 你们在哪些方面想和自己的父母一样？在哪些方面想和他们不一样？（从现在开始学习为人父母）
- 你们有哪些担心？如果遇上这些担心的情况怎么办？（了解自己的担心，并从现在开始建立目标）
- 你们如何应对压力？（养育孩子将面临许多压力，要学习更多的方法应对各种各样的压力）
- 你们会优先考虑孩子的哪些方面？比如，你们希望他们成为什么样的人？你们想给他们灌输什么样的价值观？（有助于明确自己对孩子的希望）
- 你们对管教孩子有什么想法？（可以提前了解对方的想法，讨论一个可能

的标准）

• 你们是否和已经生育孩子的妈妈聊过？是否和决定不要孩子的丁克族聊过？你们对他们说的话有什么感觉？（可以更全面地考虑自己是否已经做好了要孩子的准备）

• 你们是否能够接受孩子带来的生活变化？（从心理上慎重对待拥有孩子的新生活）

受孕的最佳时机

从理论上讲，受孕有诸多最佳时机：最佳受孕年龄、最佳受孕月份、最佳受孕时段等。在了解诸多最佳的时机后，备孕爸妈也要理解万事不可强求，怀孕这件事最重要的是顺其自然，任何“最佳时机”都是建立在现实基础上的。

女性最佳受孕年龄为24～29岁

女性在24～29岁这一阶段的身体健康度高，卵子质量也相对较高，分娩的危险性小，心理上也比较成熟，具备了做妈妈的内外条件。如果太早或太晚怀孕，尤其是超过35岁，即为所谓的“高龄产妇”，在怀孕时容易并发各种妊娠疾病，不利于准妈妈和宝宝的健康。如果准妈妈错过了最佳受孕年龄，那么就要在备孕阶段多加注意了。

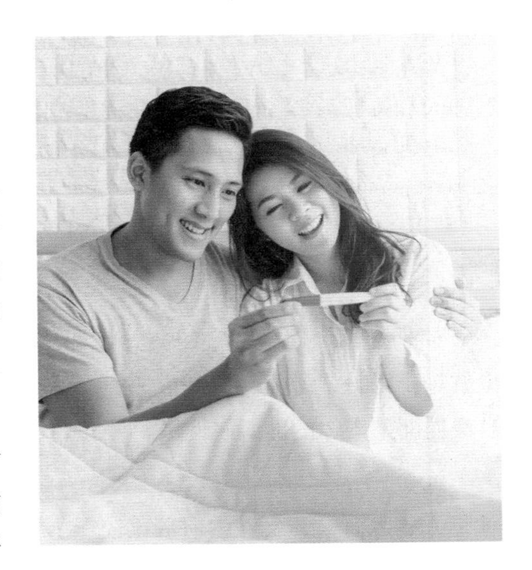

男性最佳生育年龄为27～35岁

男性最佳生育年龄为27～35岁。在此阶段，精子的质量达到高峰，有利于培育优质宝宝。如果超过35岁，男性体内的雄激素开始衰减，精子的数量和质量都开始走下坡路了。但如果两个人的年龄无法兼顾，还是以女性的年龄为主。

最佳受孕月份为8月前后

在8月前后受孕，可以让准妈妈更舒适地度过整个孕期。在此阶段受孕，出现早孕反应时正值夏末秋初，可以避开炎炎夏日对食欲的影响。秋季，水果、蔬菜大量成熟，可以给准妈妈和胎儿充足的营养，而且气候宜人，有利于准妈妈进行户外活动，促进钙、磷吸收，有利于胎儿骨骼发育。分娩期为次年的春末夏初，气温适宜，妈妈哺乳、宝宝沐浴均不易着凉，是坐月子的最佳时期，宝宝也不用怕流感威胁。

最佳受孕时段为每天的17：00～19：00

精子的活力影响受孕的概率和质量。精子的数量和质量在一天之中会有很大变化，每天的17：00～19：00，正好是精子质量和数量都达到高峰的时间，相对而言，提高了受孕的概率和质量。

温馨提醒

只有在身心俱佳的情况下，才是受孕的最佳状态。因此，受孕应避开人体生理节律低潮期及情绪不好的阶段，以免影响卵子或精子的活力，不利于形成优良的受精卵。

如何找排卵期

卵子排出后可存活1～2天，精子在女性生殖道里可存活2～3天，因此，在排卵前2～3天和排卵后1～2天同房（也就是基础体温上升的前后2～3天），最容易受孕。

从排卵期的第一天开始，保持两天一次的性生活频率，暂时不想怀孕的话，就要避开这几天，并采取避孕措施。

如何找排卵期呢？

通过月经周期推算

如果月经周期是稳定的28天或者其他天数，从下次月经来潮的第1天算起，倒数14天就是排卵日，排卵日及其前5天和后4天加在一起称为排卵期。不过这种方法不太适合月经周期不规律的准妈妈使用。

通过白带观察

大多数时候，女性的白带比较干、稠、少，而在两次月经中间的那一天，白带又清又亮又多，像鸡蛋清，更像感冒时的清水样鼻涕，这天就是排卵日。这是由于排卵时产生了较高浓度的雌激素，作用于宫颈口的柱状上皮细胞，使它们分泌大量白带。

个别女性在排卵期会出现白带有血的情况，不用担心，这并不会影响卵子的质量。这是由于排卵时，雌激素水平迅速下降，使得受雌激素营养而呈增生反应的子宫内膜失去支持而出现少许出血，但如果伴随严重的腹痛，最好去医院检查。

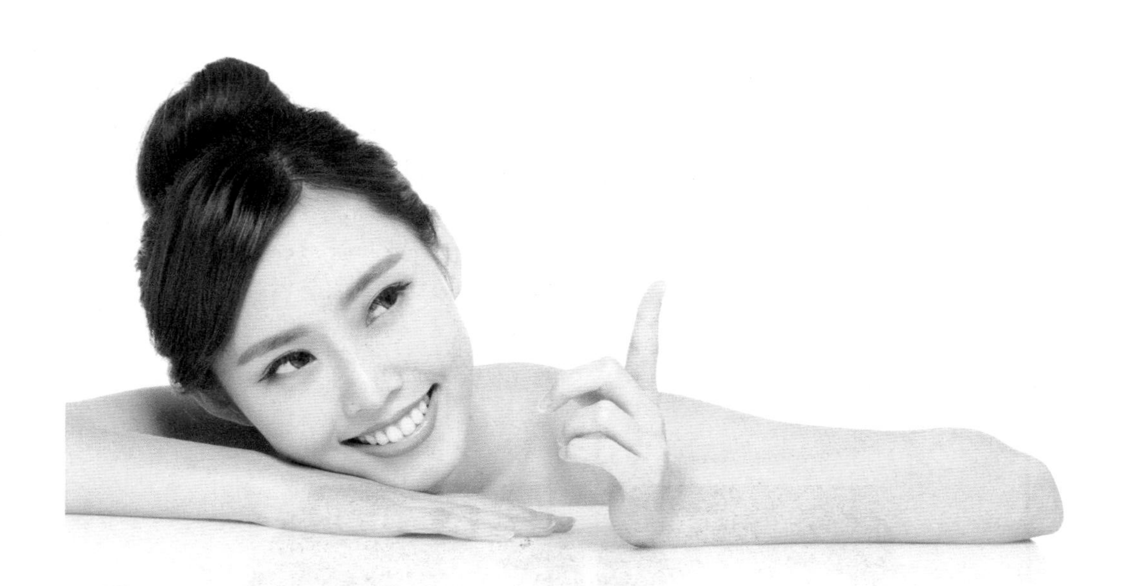

温馨提醒

排卵期出血应看情况决定是否同房，出血量极少的情况下是可以同房的，且不影响受孕，但同房时要注意卫生，以免发生感染。如果准妈妈经常有排卵期出血，且出血量过多，最好暂停同房，并去医院进行诊治。

用排卵期预测产品测试

排卵试纸或排卵检测仪等可以通过监测女性体内黄体生成素（LH）的变化来帮助女性找到排卵日，一般能提前12～36小时预测排卵，使用方法也较为简单。不过它们的测试结果也并非完全可靠，因为即便没有排卵，黄体生成素也可能会升高。

监测卵泡

有条件的准妈妈可以配合医生做超声监测卵泡。大概月经中期提前2～3天开始做，隔日做一次，观察卵泡发育情况。如果发现成熟卵泡，说明很快有卵子排出。

趣谈：性别与相貌的遗传规律

性别是由精子中的染色体决定的，而来自父母双方的染色体，也决定了孩子的相貌。

精子中的染色体决定孩子的性别

人体细胞的染色体有23对，其中22对为常染色体，1对为性染色体。性染色体又分X染色体和Y染色体两种。女性的性染色体是XX，只能形成含一条X染色体的卵子；男性的性染色体是XY，可分别形成含X染色体或含Y染色体的两种精子。如果与卵子结合的是含X染色体的精子，这一受精卵就会发育成女孩；反之则发育成男孩。

孩子相貌的遗传规律

五官相貌，如大眼睛、大耳垂、高鼻梁、双眼皮、长睫毛，都是五官遗传时从父母那里最能得到的特征性遗传。而肤色总是遵循父母“中和”色的自然法则。比如，皮肤白皙的父母生的孩子皮肤白；父母皮肤都较黑，孩子的肌肤也会偏黑。下颚的形状绝对会遗传，尖下颚的父亲所生的儿子，十个有九个是尖下颚。

身高属于多基因遗传，而且决定身高的因素35%来自父亲，35%来自母亲，其余30%则与营养和运动有关。肥胖也有一定的遗传性，若父母都肥胖，则孩子有53%的概率肥胖；若只有一方肥胖，概率便下降到40%。后天通过合理饮食、充分运动可以改变孩子的体态，这个概率大约有一半。

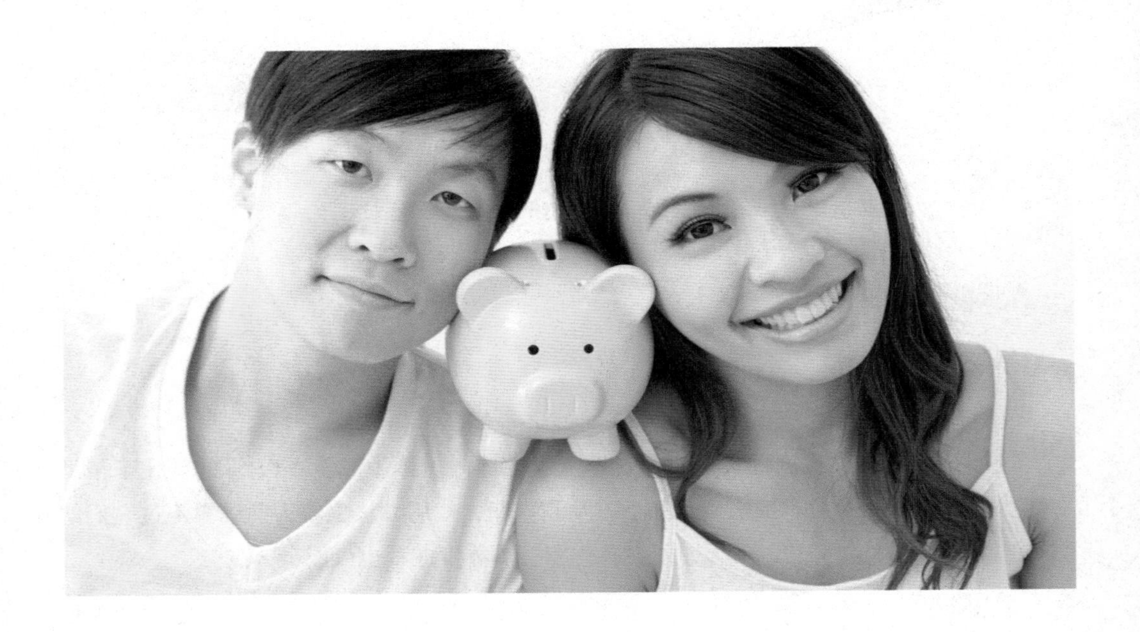

温馨提醒

经过体检，发现夫妻一方存在可能影响特定性别的后代的孕育和健康问题时，有必要进行性别控制。

孕前体检不可缺少

孕前体检在计划怀孕前6个月进行，以便发现异常并及时处理，调整身心状态，实现健康孕育。

男性孕前体检项目一览表

男性孕前体检项目见表1。

表1 男性孕前体检项目

检查项目	检查内容	项目说明
精液分析	检查精液量、颜色、黏稠度、pH值及精子密度、活动率、形态等，从而了解精液的受孕能力，预知精液是否有活力及是否存在少精、弱精情况	准爸爸做精液分析前需要禁欲3～7天。采集精液时最好不用避孕套收集，因为其中的滑石粉会影响精子活力
内分泌激素	了解体内性激素水平	避免吃药后检查
体格检查	了解是否有阴茎、附睾、睾丸、前列腺、精索及精索静脉等疾病	通过检查获知精子活力、质量等状况，以便对症治疗
血常规18项	了解有无病毒感染、白血病、组织坏死、败血症、营养不良、贫血、ABO溶血等	避免婴儿发生新生儿溶血症
血糖	了解是否患有糖尿病等	避免糖尿病遗传的可能性
肝功能	了解肝功能是否受损，是否有阻塞性黄疸、急（慢）性肝炎、肝癌等肝脏疾病的初期症状	避免将肝炎传染给准妈妈，甚至通过母体传染给孩子
肾功能	了解肾脏功能是否受损、是否有急（慢）性肾炎、尿毒症等疾病	避免遗传的危险
血脂	了解是否有高脂血症	避免遗传的危险
尿常规	了解泌尿系统是否有感染	避免传染给准妈妈，不利于受孕
便常规	检验粪便中有无红细胞、白细胞及虫卵等	

温馨提醒

夫妻双方可以一起去医院进行孕前体检，医生会综合体检结果给予切实可行的意见和建议。

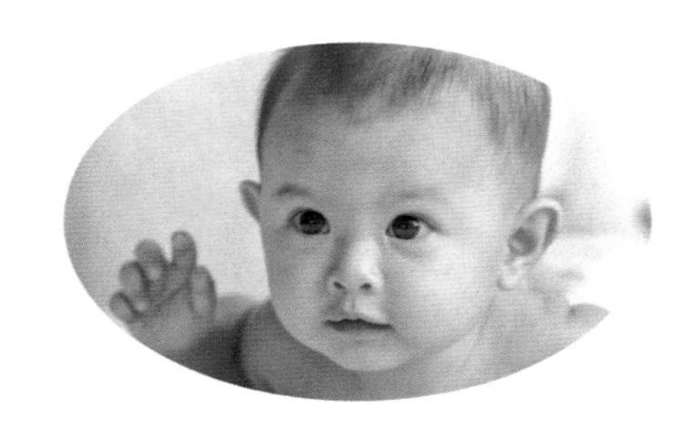

女性孕前体检项目一览表

女性孕前体检项目见表2。

表2 女性孕前体检项目

检查项目	检查时间	检查内容	检查目的	检查方法
生殖系统	孕前任何时间	通过白带常规筛查滴虫、霉菌、支原体及衣原体感染、阴道炎症，以及淋病、梅毒等性传播疾病	是否有妇科疾病，如患有性传播疾病，最好先彻底治疗，然后再怀孕，否则会引起流产、早产等危险	检查阴道分泌物
脱畸全套	孕前3个月	包括风疹、弓形虫、巨细胞病毒3项	60%～70%的女性都会感染上风疹病毒，一旦感染，特别是妊娠头3个月，会引起流产和胎儿畸形	静脉抽血
肝功能	孕前3个月	肝功能检查目前有大小功能两种，大肝功能除了乙肝全套外，还包括血糖、胆汁酸等项目	如果母亲是肝炎患者，怀孕后会造成胎儿早产等后果，肝炎病毒还可直接传播给孩子	静脉抽血
尿常规	孕前3个月	尿色、透明度、酸碱度、细胞、管型、蛋白质、比重、尿糖定性	有助于肾脏疾患的早期诊断。10个月的孕期对母亲的肾脏是一个巨大的考验，身体的代谢增加，会使肾脏的负担加重	查尿
口腔检查	孕前6个月	牙周病、龋齿	预防孕期治疗牙齿疾病对胎儿的影响	检查口腔
妇科内分泌	孕前3个月	包括卵泡刺激素、黄体生成素等6个项目	月经不调等卵巢疾病的诊断	静脉抽血
染色体异常	孕前3个月	染色体	孕前检查项目中的染色体检测能预测生育染色体病后代的风险，及早发现本人是否有遗传疾病及影响生育的染色体异常、常见性染色体异常，以采取积极有效的干预措施，降低后代遗传疾病的发生概率	静脉抽血
ABO溶血	孕前3个月	包括血型和ABO溶血滴度	避免婴儿发生新生儿溶血症	静脉抽血

孕前疫苗接种须知

我国目前还没有专为女性设计的怀孕免疫计划，但备孕妈妈应在孕前接种疫苗以预防孕期容易发生的一些疾病。建议接种的疫苗种类有乙肝疫苗和风疹疫苗，另外还有水痘疫苗和流感疫苗，备孕妈妈可以酌情选择注射（表3）。

表3 备孕妈妈接种疫苗信息

疫苗名称	接种时间	具体情况
乙肝疫苗	孕前11个月注射	乙肝疫苗最好从孕前11个月开始注射，即从第1针算起，在此后1个月时注射第2针，在6个月时注射第3针
风疹疫苗	孕前8个月注射	医生建议风疹疫苗至少应该在孕前3个月注射，以保证怀孕时体内风疹病毒已经完全消失，不会对胎儿造成影响。但是，为了保险起见，最好将注射风疹疫苗的时间提前到孕前8个月，以给自己留出充足的时间，如果风疹病毒抗体消失，还可以在孕前3个月再次注射。并且应在注射疫苗2个月后确认体内是否有抗体产生
流感疫苗	孕前3个月注射	接种流感疫苗以后可以提供长达1年的抗体保护，一般可有效防止流感病毒的感染。如果准备怀孕的前3个月，刚好是在流感疫苗注射期，则可以考虑注射。注意，如果对鸡蛋过敏，则不宜注射流感疫苗
水痘疫苗	孕前3个月注射	孕早期感染水痘，可能导致胎儿患先天性水痘或新生儿水痘；孕晚期感染水痘，可能导致准妈妈患严重肺炎甚至死亡。建议如果备孕前没有接种水痘疫苗，至少应在孕前3个月接种

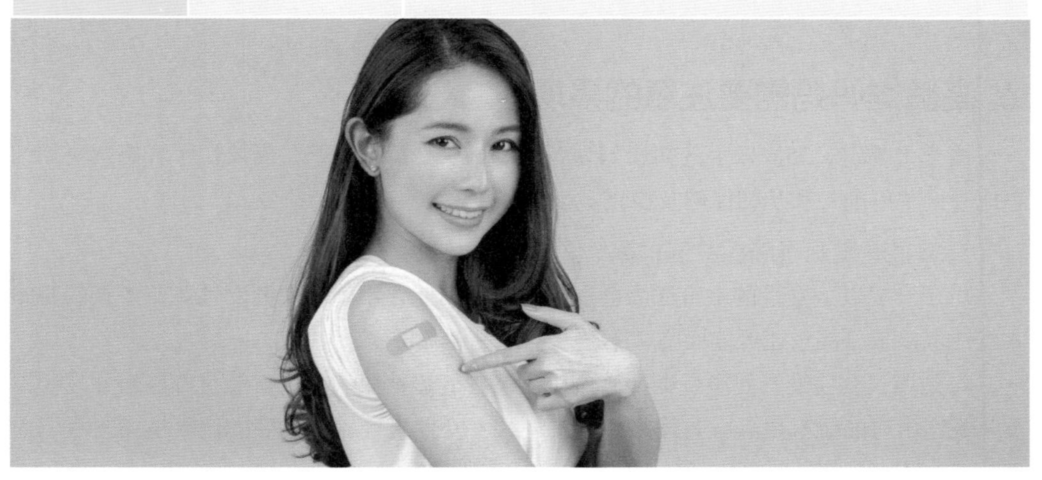

进行遗传咨询

遗传咨询是指医生与备孕爸妈对某种遗传病在家庭中的发生情况、再发风险、诊断和防治等各种问题，进行一系列的交谈和讨论，使夫妻双方对该遗传疾病有全面的了解，选择最适当的决策。遗传咨询可分为婚前咨询、出生前咨询、再发风险咨询等。

哪些夫妻应进行遗传咨询

❶ 有某种遗传疾病或有遗传疾病家族史的夫妻。

❷ 患有不明原因畸形的夫妻。

❸ 有不明原因的智力低下的夫妻。

❹ 原发不孕的夫妻。

❺ 有原因不明的习惯性流产、早产、死胎史的夫妻。

❻ 生育过母子血型不合婴儿的夫妻。

❼ 生育过有遗传病或先天畸形患儿的夫妻。

❽ 35岁以上高龄孕妇以及高龄夫妻。

可以提供遗传咨询的专业人员

遗传学专业人员、遗传门诊医生、婚前检查医生、掌握遗传学知识的妇产科医生，都可以提供遗传咨询。备孕爸妈可以挂遗传科、产前或妇科门诊等，进行专业的遗传咨询。

如果女性有反复流产史、畸形儿生育史，夫妻一方或双方有遗传疾病家族史，医生可能会安排染色体检测，并进行相关的遗传咨询。

高龄准妈妈需要注意的事项

医学上界定，35岁以上的初产妇为高龄产妇。高龄准妈妈，需要比年轻妈妈更加细心地进行孕前准备和孕期保健及检查。

高龄备准妈妈可能面临的风险

由于35岁以上女性的生育能力会逐渐下降，因此，年龄较大的女性要花更长的时间才能怀上孩子，甚至还可能面临“不孕”的问题。

年龄增长会使准妈妈患妊娠期高血压疾病、妊娠糖尿病、前置胎盘等妊娠并发症以及孕晚期出血的概率提高。具体来说，20～29岁女性患妊娠并发症的概率是10.43%，而

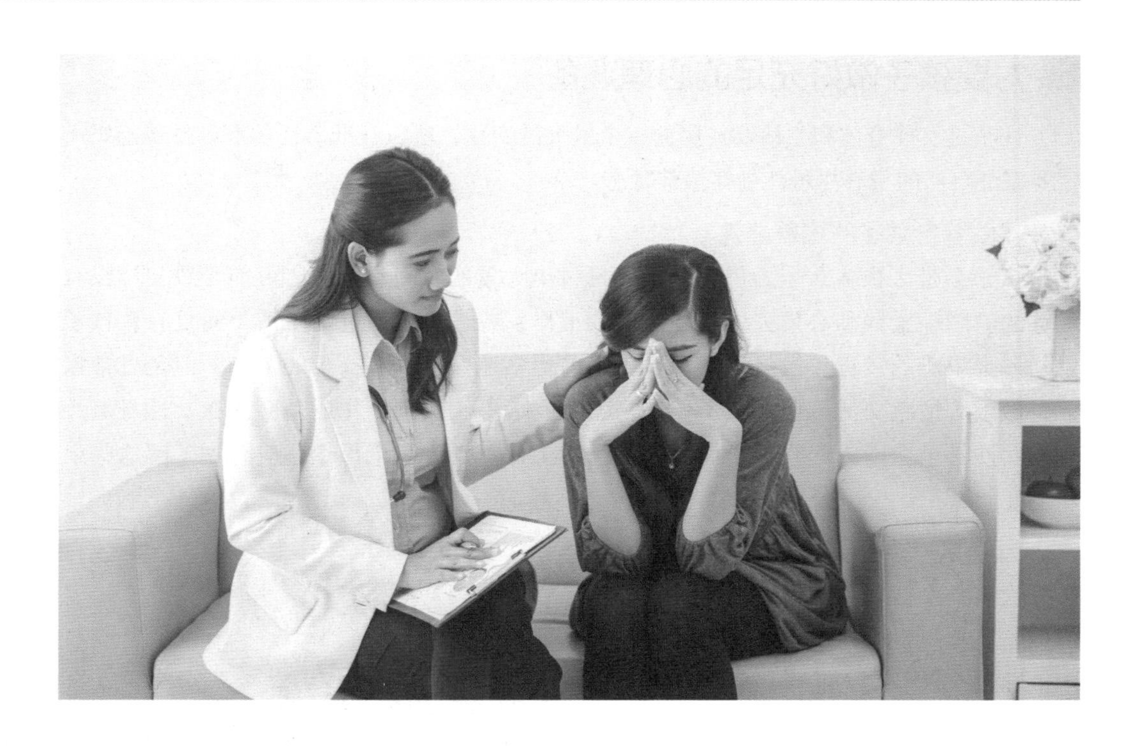

对于35～39岁的女性，该概率将上升到19.29%。这些疾病都可能会影响孕育的结果，需要密切监控。

染色体异常导致的流产风险会随着年龄的增长而提高。此外，怀有遗传缺陷孩子的可能性会随着年龄的增长而增加。有数据显示：25～35岁的准妈妈生出患唐氏综合征孩子的风险是0.15%，35岁以上是1%～2%，而40岁以上是3%～4%。

另外，准妈妈年龄越大，子宫收缩力越可能相对减弱，而宫缩乏力会造成产程延长，使得阴道助产和剖宫产的概率增加。

高龄准妈妈的注意事项

❶ 夫妻双方进行全面的孕前检查，包括遗传咨询、染色体检查，根据检查结果采取一些必要的措施，让健康状况在孕前达到最佳状态。

❷ 孕前制订身体调整计划，包括规律健康的生活习惯、均衡健康的饮食、一套切实可行的锻炼计划，使身体达到最佳的状态。

温馨提醒

在总体健康状况良好的情况下，高龄准妈妈患上严重并发症的可能性并不比年轻准妈妈大，绝大多数高龄准妈妈都能生出健康的孩子来。

为要孩子做好充足的心理准备

怀孕是女性身体和生活要经历的一个最大的变化，所以在准备怀孕前，备孕爸妈一定要保证自己的身心尽可能处在最佳状态。

了解养育孩子的艰难之处

孩子会带来很多欢乐，但也要求父母付出大量的时间和精力，可能导致父母没有足够的时间、金钱和心情去做自己想做的工作，或过自己想过的生活。而且教育孩子也是一个艰难的过程。虽然男性现在比以前更多地参与养育孩子的工作，但是日常家务、做饭、情感交流、照顾孩子、购物、家庭琐事和后勤工作还是会落在女性身上，有的女性甚至会因为养育孩子而放弃自己的工作。作为一个母亲，应首先了解这些艰难之处。

为要孩子做好心理准备

大多数女性，对做母亲充满了浪漫的想象，都想要成为一个合格的母亲。这也导致在做母亲之前，几乎没有人能真正了解养育孩子是怎么一回事。此时，可以试试抱抱别人的孩子或者照顾亲戚朋友的孩子过夜，这些能让自己感受一下有孩子的真实状态。

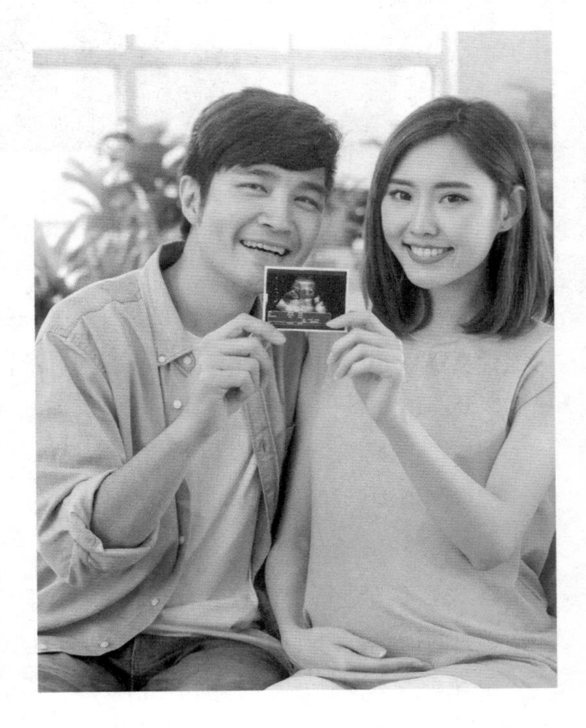

如果还不确定自己是否要孩子，可以用一周时间思考有孩子后的感觉以及生活将会产生的各种变化；然后再假设自己决定不要孩子，看看一周下来自己的想法。

如果觉得自己真正想要并且可以接受孩子了，就可以从身体、经济、生活等方面调整状态，愉快地迎接即将到来的小天使。

温馨提醒

人的想法往往会改变。有一些女性刚开始不想要孩子，但有了孩子后，才发现自己很喜欢孩子。值得注意的是，如果你已经决定要孩子了，就要相信自己，相信自己会成为一个合格的母亲。

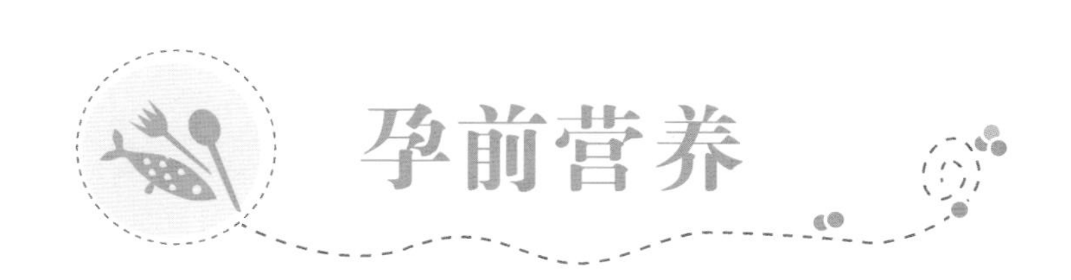

孕前3个月开始补充叶酸

叶酸是一种人人都需要的维生素。叶酸在一定程度上不但能够起到降低心脏病、脑卒中（俗称中风）、癌症、糖尿病等疾病发生率的作用，还能减少胎儿发生脊柱裂等神经管缺陷的风险。神经管缺陷是指当围绕中枢神经系统的神经管不能完全闭合时，发生的一种严重先天性疾病。孕妈妈应该从准备怀孕前3个月开始补充叶酸。

孕前怎样补充叶酸

叶酸补充要经过4周的时间，体内叶酸缺乏的状态才能得到切实的改善，并起到预防胎儿发育畸形的作用。但一般情况下，获知自己怀孕时，都已经到孕期第4周了，如果前期没有补充叶酸，就易错过补充叶酸的良好时机。所以，建议备孕妈妈从孕前3个月（最迟孕前1个月）开始，每天补充0.4毫克叶酸，至少服用到孕早期结束。如有需要，整个孕期都可以坚持服用。

补充叶酸的注意事项

❶ 最好在医生的指导下选择及服用叶酸补充制剂。

❷ 孕前长期服用避孕药、抗惊厥药的备孕妈妈，曾经生下过神经管缺陷孩子的备孕妈妈，孕前应在医生指导下，适当调整每日的叶酸补充量。

❸ 长期服用叶酸会干扰体内的锌代谢，锌一旦摄入不足，就会影响胎宝宝的发育。因此，在补充叶酸的同时，要注意补锌。

❹ 叶酸摄入不宜过量。过量摄入叶酸（每天超过1毫克），可影响体内锌的吸收，反而会影响胎儿发育。

从食物中补充叶酸

备孕妈妈可以多吃富含叶酸的食物，如深绿叶蔬菜（菠菜、甘蓝、豌豆苗、油菜等）、柑橘类水果、坚果、全麦食品、糙米、强化面包和麦片等。但叶酸是一种水溶性的B族维生素，遇光、遇热就不稳定，容易失去活性，所以，要想从食物中摄入叶酸，就必须减少食物的储藏和烹调时间，避免叶酸的流失。在烹调时，尽量用蒸、微波、旺火炒的方式来烹制叶酸含量高的蔬菜，也要注意时间不能过长，避免过多地破坏食物中的叶酸。

温馨提醒

营养补充剂中均含有叶酸，若重复服用叶酸补充剂，可能导致叶酸补充过量，反而对身体健康不利，因此在服用前一定要咨询医生是否需要额外补充叶酸。

孕前还需要重点补充的营养素

孕前除了补充叶酸外，还需要重点补充以下三种营养素，以便帮助孕妇更顺利地度过孕产期。

钙：每天摄入800～1 000毫克

中国营养学会推荐准妈妈每天摄入800～1 000毫克钙，以预防孕产期钙的流失，也可以为胎儿的成长提供足量的钙。

含钙丰富的食物有：牛奶和奶制品，虾皮，芝麻酱，大豆及其制品，海带，紫菜，小萝卜缨、芹菜叶、雪里蕻等绿色蔬菜。

如果平常出现小腿抽筋、疲乏、倦怠等现象，最好去医院检查一下身体内钙的含量，缺钙情况较严重时须在医生的指导下服用钙剂。

此外，还需要注意体育锻炼、多晒太阳，促进钙的吸收和储备。

铁：每天摄入20～35毫克

孕期容易缺铁，而如果在孕前就有疲乏无力，面色苍白等贫血症状，就需要适量地补铁。

含铁丰富的食物有：动物肝脏、动物血、瘦肉；红糖、干果、蛋、豆类；桃、梨、葡萄等水果；菠菜等绿色蔬菜。

如果缺铁严重，可以在医生的指导下服用药物补铁，但应避免过量的铁影响锌的吸收利用。

此外，可以摄入富含维生素C的蔬菜、水果等，或在补充铁剂的同时补充维生素C，以促进铁的吸收和利用。

植物中的植酸、草酸、膳食纤维，茶，咖啡，牛奶会抑制铁的吸收，服用补铁剂时应避免同时摄取此类食物。

碘：每天摄入150～200微克

碘堪称智力营养素，可促进胎儿的大脑发育。在孕前储备适量的碘，比确定怀孕后补充更安全，效果也更显著。平时可经常吃一些富含碘的食物，如紫菜、海带、裙带菜、海参、蚶、蛤、蛏子、干贝、海蜇等，以满足体内碘的需求。一般而言，只需要每日摄入20克海带（每100克海带含碘923微克）就可以满足每日碘需求量了。

碘遇热易升华，因而加碘食盐应存放在密闭容器中，且温度不宜过高；菜熟后再加盐，以减少碘的损失；海带要注意先洗后切，以减少碘及其他营养成分的丢失。

服用营养素制剂最好有医生的指导，不要擅自服用某些营养素，以免摄入不当，影响健康。

体重过重的女性可提前调理身体

孕前体重过重，在怀孕中体重会继续增加，从而增加准妈妈和胎儿的健康风险。体重过重的备孕妈妈可以通过饮食调理自己的体重。

饮食调理体重的方法

在孕前通过饮食控制达到减肥的目的，主要是在控制能量的同时注重营养的摄入，增强体质，孕育健康胎儿。

❶ 营养均衡，不拒绝淀粉、蛋白质类食物。每餐食用150克的家禽肉或200克的鱼肉，也可以替换为2～3个鸡蛋，这样在保证充足蛋白质的同时也可以控制能量的摄入。

❷ 拒绝高能量食物。浓缩的蛋白质与高能量食物，如重乳酪蛋糕、小西点、饼干等，要尽量避免。

❸ 多吃蔬菜，适量吃水果。蔬菜和水果中含有丰富的维生素和膳食纤维，可以多吃些蔬菜，少吃含糖量高的水果。水果一天最多500克，可通过摄入蔬菜增加维生素的补充。

❹ 增加纤维食品。高纤维食物，不但能清理肠胃，带走体内毒素，而且对减少脂肪囤积也有很好的效果。麦片、全麦面包，高纤维蔬菜如甘蓝、胡萝卜、黄瓜、番茄、香菇、大豆等都含有丰富的纤维素。

避免孕前减肥的误区

不宜盲目节食。节食导致不能摄入维持身体正常运行的各种营养物质，如蛋白质、碳水化合物等，会影响身体的免疫功能，而且节食过度会引起内分泌失调，导致生殖功能紊乱，严重的会影响排卵，致使不孕的发生。

减肥切忌减得太厉害，一般认为，1个月减肥在5千克以内不会伤身体。另外，千万不要通过吃药的方法来减肥，如果以前服用减肥药物，建议停药至少半年再怀孕，然后通过适量锻炼及均衡饮食来达到控制体重的目的。

温馨提醒

如果体重高出标准体重的20%及以上，则称为过于肥胖。除了饮食调理外，体重超出正常标准的女性，在计划怀孕前3个月，可以在控制运动强度的前提下，加强急步行、跳舞、做有氧操、游泳等有氧运动，控制体重。

饮食均衡，适当食补

从受精到胎儿娩出，准妈妈需要为胎儿的生长发育提供大量的营养；孕期血浆容量增加、器官体积增大也需要额外的能量及营养素补充，所以，孕前要保证营养全面而均衡，并根据个人的具体情况适当食补。

饮食均衡确保营养均衡

一般而言，只要注意菜肴品种多样，保持饮食均衡，就能保证均衡的营养。饮食中，应以高蛋白类食物为辅，新鲜蔬果为主。此外，在主食中加入五谷杂粮，让身体处于孕育孩子的最佳状态。

下面是中国营养学会妇幼营养分会建议的准妈妈每天的食物摄入量，准妈妈可以参照以下标准，均衡进食各类食物。

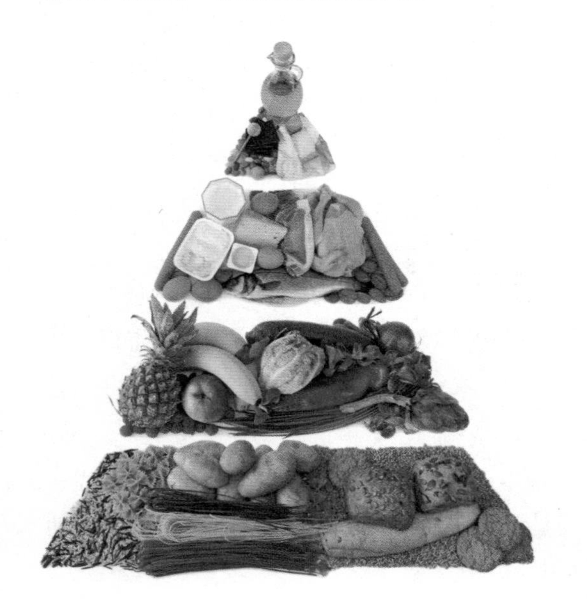

备孕妈妈每日食物摄入量标准

油：25～30克；

盐：<5克；

奶类及奶制品：300克；

大豆类及坚果：30～50克；

畜禽肉类：50～100克；

鱼虾类：50～100克；

蛋类：25～50克；

蔬菜类：300～500克；

水果类：200～400克；

谷类、薯类及杂豆：250～400克；

水：1 200毫升。

适当食补来调整体质

体质较虚弱的女性可以通过食补的方法来调理自己的身体，为受孕做好准备。

脾胃虚弱： 食欲差，消化不良，有时感到腹胀的女性，可选用山药、芡实、莲子、薏米等熬粥服用以补益脾胃。

血虚： 唇甲色淡，甚至贫血的女性，可选用红枣、枸杞、花生、红糖、猪肝等长期食用以补血。

虚寒体质： 平时较怕冷，经期常腹痛的女性，可常服生姜红糖汤以温经散寒。

肾虚： 经期及经期前后常感腰酸痛或下坠感的女性，可选用桂圆肉、核桃肉、猪腰等煎汤或熬粥服用。

气虚： 精神倦怠，易于疲劳或者易于感冒，抵抗力差的女性，可选用黄芪、人参、西洋参等煎汤服食。

备孕妈妈也可以在医生的指导下进行全面系统的调补，使身体处于受孕的最佳状态。

对精子有益的食物

精子的数量和质量是影响优生的一项重要因素，而合理的饮食则可以改善精子状况。备孕爸爸应多吃对精子有益的食物，避免摄入杀精的食物。

补益精子的食物

❶ 海产品。鲍鱼、章鱼、文蛤、牡蛎、海参、墨鱼、扇贝等海产品含丰富的氨基酸，是有效的强精食品，有利于增加精子量，促进生殖功能。

❷ 含锌量丰富的食物。锌元素有生精的作用。动物内脏、瘦肉、牡蛎、牛奶、土豆、红糖中含锌丰富。

❸ 含维生素C丰富的食物。含维生素C丰富的食物有枣、山楂、猕猴桃及各种蔬菜、其他水果等。

❹ 含叶酸丰富的食物。孕前补充叶酸对备孕爸爸也同样重要。叶酸不足会降低精液的浓度，减弱精子的活力，或造成精子中染色体分离异常，增加宝宝出现染色体缺陷的概率。

❺ 含维生素A和维生素E丰富的食物。禽蛋、奶制品、鱼、蟹、贝类、韭菜、芹菜、胡萝卜、南瓜、红薯、番茄中富含维生素A；蛋黄、豆类、芝麻、花生、植物油、麦片中富含维生素E。

对精子不利的食物

生棉籽油、雷公藤（中草药）以及玄参、天冬、寒水石、黄柏等复方汤剂，都会影响生精功能和降低精子活力，备孕爸爸应避免食用。

豆类食品中含有丰富的植物雌激素，过量食用，可引起内分泌紊乱，可能会降低精子的数量和活力。对于有生育计划的男性而言，在食用豆类食品时一定要适量。

据专家介绍，长期吸烟和过量饮酒者的精子数量较不吸烟、不喝酒的人都明显降低，精子的形态异常率也较之明显升高。因此，在准备怀孕的前几个月里，准爸爸要完全戒烟、戒酒，以保证成功受孕和孩子的健康。

精子从产生到成熟大约需要3个月的时间。在此期间，备孕爸爸可以多吃些对精子有益的食物，促进优质精子的形成。

对卵子有益的食物

备孕妈妈应保证身体的营养需求，多吃些对卵子有益的食物，进而优化卵子的质量，为孕育一个优质孩子做好准备。

补益卵子的营养素

蛋白质：蛋白质是制造卵子的原料，对生殖功能、内分泌相当重要。牛奶、黄豆、鸡蛋、瘦肉等都富含较为优质的蛋白质。

维生素E：又称生育酚，可以帮助备孕妈妈受孕。全谷类、豆类、蛋类、坚果中都富含维生素E。

锌：对促进排卵和提高生育能力都能发挥作用。牡蛎等海产品，以及蛋、肉类、全谷类食物中富含锌。

补益卵子的食物

山药：富含多种营养，具有健脾除湿、益肺固肾、益精补气之功效，特别适合备孕爸妈两人同吃，以每周食用2～3次为宜。

黑豆：有补肾、养血、明目的功效，可补充雌激素，调节内分泌功能。

枸杞、红枣：可以促进卵泡的发育。可以直接用枸杞、红枣来泡茶或者煮汤。以每天食用10粒枸杞、3～5个红枣为宜。

红糖生姜水：适合经期小腹寒凉、手脚冰凉的女性。将生姜20克连皮洗净，剁成碎末，放入锅内，加入红糖30克和2杯水，大火煮沸5分钟，即可饮用。从月经干净后的第2天开始，每天早上空腹服用，连服7天。这7天暂停性生活，有利于温暖子宫，为怀孕提供优质环境。

精神过度紧张、经常性焦虑、压力过大以及过度疲劳等都会抑制排卵，过度减肥、过度肥胖或者身体严重缺乏某些维生素也会抑制排卵。

养成健康的饮食习惯

备孕爸妈的健康饮食习惯对受孕和孕育健康孩子尤为重要。一般来说，备孕爸妈应该在怀孕前用3个月至1年时间改善自己的饮食，建立健康的饮食习惯。

养成重视早餐的习惯

早餐是一天中最重要的一餐，养成吃健康早餐的习惯不仅有益于现在的健康，而且有益于将来的（孕妇和胎儿）健康。营养健康的早餐应该包括富含纤维的全麦类食物，并搭配质量好的蛋白质类食物，如牛奶、蛋类（淀粉和蛋白质的摄取比例最好是1∶1），以及蔬菜和水果，如几片黄瓜或番茄汁。

注意营养全面均衡

在孕前6个月，备孕爸妈应纠正偏食的习惯，并重点注意摄取以下食物，确保营养均衡。

❶ 富含蛋白质的食物，如瘦肉、鸡肉、鱼、蛋、豆类（扁豆和豌豆）等。每周至少吃两次鱼，包括一些油性鱼，但每周吃含脂肪量高的油性鱼的次数不能超过两次。新鲜金枪鱼（罐装金枪鱼不算油性鱼）、鲭鱼、沙丁鱼、鳟鱼等都是油性鱼。

❷ 富含碳水化合物的食物，如面包、面条、大米、土豆等。

❸ 富含维生素的食物，如蔬菜和水果，可以是新鲜的蔬菜沙拉，新鲜的水果或只是一杯果汁等，但一天至少要吃200克。

❹ 富含钙的食物，如牛奶、奶酪、酸奶等奶制品。

❺ 富含铁的食物，如牛肉、羊肉、豆类、干果等。

在做到饮食全面均衡的同时，还要注意食物搭配的多样化。一日三餐要尽量吃得“杂”一些，要做到粗粮和细粮充分搭配，荤菜和素菜合理进食。

改变一些不良的饮食习惯

在准备怀孕前3～6个月要注意戒酒，戒掉含有咖啡碱的巧克力、可可、碳酸饮料、咖啡等，不喝浓茶，并改掉爱吃甜食、辛辣食物、垃圾食品的习惯。

温馨提醒

注意饮食安全，尽量少吃含有色素、防腐剂和添加剂的食物，尽量不吃腌制品、罐头等加工食品。要多吃新鲜的蔬菜、水果，并注意要清洗干净，该去皮的一定要去皮，避免农药残留。

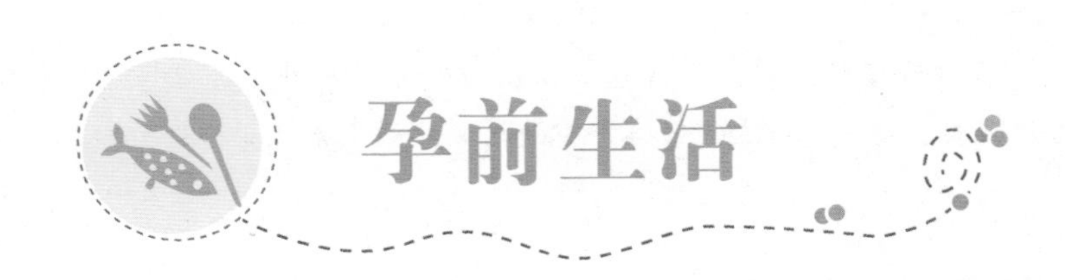

准妈妈怎样调整生活习惯更利于受孕

为了更好地备孕和怀孕，准妈妈要认真审视自己的生活习惯，避免一些不良生活习惯影响自己和未来孩子的健康。

戒除烟酒和咖啡碱

大量研究显示，吸烟不但可能影响受孕，还可能导致流产、早产和低体重儿。事实上，即使是吸二手烟也会影响受孕概率，因此准爸妈都应戒烟。习惯饮酒的准妈妈在怀孕前最好不饮酒，尤其是在月经周期的最后两周不要喝酒，以防此时已经怀孕了。

而摄入过多的咖啡碱会阻碍铁的吸收，也会增加胎死宫内的风险，所以最好戒掉咖啡、茶、可乐等含咖啡碱的饮料。

规律饮食，选择健康食品

从现在开始就定时定点用餐，并选择健康食品，避免暴饮暴食，为孕育新生命储备有益的营养物质。每天尽可能多吃水果和蔬菜、大量谷物以及富含钙质的食品，如牛奶和酸奶等。鱼类有利于健康，但应避免食用含甲基汞过高的鱼类，摄入大量的甲基汞对胎儿大脑发育有害。

避免病毒和细菌感染

备孕期间避免感染病毒和细菌非常重要，特别是那些可能危害未来孩子健康的病毒和细菌。饮食方面要注意卫生，不要购买不符合卫生标准的食品或者在没有质量保证的饭店吃饭。不要吃生肉和未煮熟的鱼类和家禽，生食和熟食要分开，食物变质后不要再吃。生鱼、生贝可能含有害的微生物，最好不要吃。把冰箱冷藏室内的温度控制在2～4摄氏度，冷冻室温度控制在－18摄氏度以下，以防止食品变质。注意勤洗手，避免病从口入。

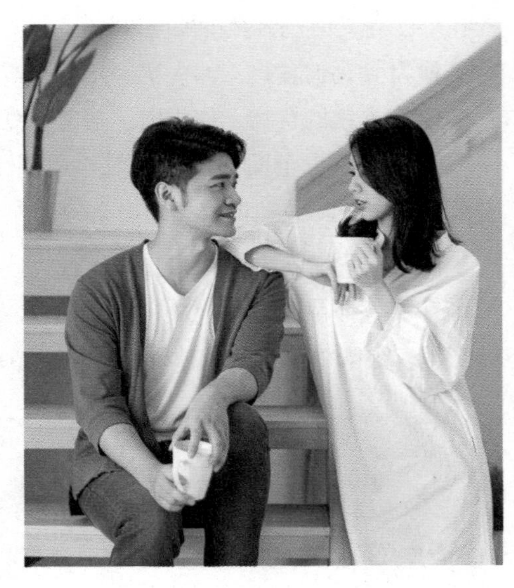

建立规律的生活习惯

晚睡晚起、经常熬夜等不规律的生活习惯会打乱人体生物钟的节律，导致卵子质量和受孕能力双双下降。同时，大脑如果得不到充分休息，脑血管就会长时间处于紧张状态，从而引起头痛、失眠、烦躁等，不利于健康。所以，备孕妈妈应在每晚10点左右就准备上床睡觉，逐渐改掉不良入睡习惯，建立正常的生物钟规律。

提醒准妈妈，要使床的作用保持“单一性”，不困不要待在床上，避免在床上工作、看书、看电视等，以免大脑形成条件反射，使入睡更加困难。

准爸爸怎样调整生活习惯更利于受孕

精子的数量和质量直接关系到孩子的健康，因此准爸爸的生活方式对孕育健康宝宝有着特别重要的影响。

戒烟和告别过量饮酒

研究表明，吸烟会减少男性精子的数量并损伤精子的质量，二手烟对准妈妈也会有严重的危害，准爸爸最好戒烟。另外，过量饮酒也会影响精子的质量。大量饮用葡萄酒、啤酒、烈酒等会影响激素水平，导致睾丸激素水平下降，还会影响睾丸令精子成熟的能力，造成精子数量减少。同时，饮酒也可能使精液中的非正常精子数量增加。备孕爸爸应避免饮酒过量，更不能酗酒。

为精子创造良好的环境

过热会杀死精子，睾丸（男性的生精器官）在凉爽的环境中能发挥最佳功能，精子在34.4～35.6摄氏度（比正常体温低2～3摄氏度）时最活跃。所以应为精子创造良好的环境，避免洗热水盆浴或淋浴、桑拿浴，更不能使用加热水床和电热毯。剧烈运动会导致体温升高，如跑马拉松和长距离地骑车等都会使睾丸的温度升高，破坏精子成长所需的凉爽环境。另外，在闷热的环境中工作或长时间坐着，也可能使睾丸温度升高，导致精子数量或精液质量异常。

避免一些杀精的小习惯

❶ 手机放裤兜。手机放在裤兜或者别在腰间，容易使睾丸受到电磁波的辐射，影响精子的数量和活力。最好把手机放在桌上或者拿在手中。

❷ 穿不透气的、紧身的裤子。常穿三角内裤，不仅会压迫睾丸，还会导致睾丸高温，影响生精功能。备孕爸爸应多穿宽松透气的裤子，常穿平角内裤。

❸ 笔记本电脑放在腿上使用和长时间开车。这两种习惯会导致阴囊温度升高，影响精

子活力。

④ 长距离地骑自行车。长距离地骑车会使脆弱的睾丸外囊血管处于危险之中。建议骑车时要穿有护垫的短裤，并选择减震功能良好的自行车。

温馨提醒

准爸爸的身体需要3个月的时间来完成精子生成的循环过程，所以不能太急，因为很多生活以及工作方式等的改变都需要经过一段时间才会产生效果。

远离不安全的工作和生活环境

一些工作和生活环境对准妈妈和胎儿存在一定的危险，如果工作和生活环境不利于怀孕，备孕爸妈最好能改变或离开这个环境。

不利于怀孕的工作环境

《女职工劳动保护特别规定》附录“女职工禁忌从事的劳动范围”指出，作业场所空气中铅及其化合物、苯、苯胺等有毒物质浓度超过国家职业卫生标准的作业，属于怀孕的女职工禁忌从事的劳动范围。而医疗或工业生产放射室、电离辐射研究，以及电视机生产等电磁辐射的环境，对怀孕也十分不利。从事此类工作的备孕妈妈可以申请调离工作岗位，在调岗后一年或根据医生的建议再准备怀孕。

一些工作环境虽然对怀孕没有直接的影响，但在怀孕期间会对胎儿形成某种危险。如在医院传染病区工作的人员，在传染病流行期间，容易因密切接触患者而被感染。而风疹病毒、流感病毒、麻疹病毒、水痘病毒对胎儿的发育影响较为严重。所以，医务人员在孕早期，如正值疾病流行，即使不能暂停工作，也要格外加强预防保健。其他如振动作业和噪声过大的工种，或需要长期站立作业的岗位，也不利于孕期的保障，应尽早申请暂时调离岗位，确保母婴健康。

不利于怀孕的生活环境

刚装修好的房子。装修材料中的有害物质，如甲醛、苯、甲苯、乙苯、氨等，无法在短时间内完全散发掉，不但有害于母体健康，还会增加胎儿先天畸形、白血病的发病率。所以，装修时要选择环保、无污染的装修材料，为了确保安全，在装修好后应请相关部门进行甲醛检测。装修之后至少要闲置3个月再入住。

嘈杂的生活环境。40～60分贝属于正常谈话的声音，70分贝可以被认为很吵，85分贝会对听力神经造成很大的伤害，一辆重型卡车的声音则会高达90分贝。而外界的噪声可通过腹壁传入子宫，胎儿的内耳受到噪声的刺激，易使大脑部分区域受损，严重的还会影响胎儿出生后的智力发育。

所以，应避免居住在嘈杂的环境中。如果已经居住在比较嘈杂的地段，就要检查居室门窗的密封性是否良好。塑钢中空玻璃窗的密封隔音效果比较好；同时还可以挂上质地比较厚的窗帘，也可以消减一部分噪声。平时，尽量少去商场、超市、饭店、菜市场、KTV等人多声杂的地方，看电视时也要将音量调小。可以在居室内摆放一些花草，不但可以美化环境，还具有一定的吸声作用。

如果家里铺有地毯，要注意清洁地毯，或者干脆把地毯卷起来，暂停使用，避免生长螨虫，危害准妈妈和胎儿的健康。

制订并坚持一套运动计划

计划怀孕的女性在怀孕前1年甚至更长的时间，可根据自己的身体状况制订并坚持一套运动计划，改善自己的身体状况，为怀孕做准备。

运动计划包含的内容

一套健康的运动计划应包括：一周3~5天，每天20~60分钟的有氧运动，如步行或骑车；一周2~3天的肌肉加强训练，如力量器材训练；一周2~3天的柔韧性练习，如日常伸展和瑜伽运动等。

运动期间的注意事项

❶ 每周至少锻炼3次，坚持下来。

❷ 在开始运动之前，进行5分钟的常规热身运动；剧烈运动的时间不要超过20分钟；在运动结束前，进行5分钟的常规放松运动。

❸ 运动时要穿着舒适，包括有支撑的胸罩、性能好的运动鞋。

❹ 运动期间要喝足量的水。

❺ 天气闷热、潮湿时，可适度减少运动量。

平常不爱运动的备孕爸妈，千万不要过于勉强自己，应该循序渐进地开始运动计划。先从一些轻松的活动开始，如每天散步10~20分钟，或者在日常生活中加大运动量，如用爬楼梯代替乘电梯，乘坐公交车或地铁时提前一两站下车，然后步行，达到锻炼的目的。

随时随地的运动方法

如果没有专门的时间运动，可以尝试以下几种随时随地的运动方法。

❶ 家里是不错的运动场所。早晨醒来后，不要急于起床，先伸伸懒腰或做些其他的动作，如抬高双腿做“骑车”运动，利用20分钟做简单的瑜伽，拉伸一下身体，或是弯

腰抱膝在床上做翻滚运动等。

❷ 如果工作单位不是很远，可以步行或骑自行车上班，即使乘车，也可以提前一站下车，步行一站。而上楼的时候，如果楼层不是很高，最好不乘电梯，改爬楼梯。

❸ 回家后可在楼下打羽毛球，或利用小区的健身器材做20分钟的简单运动。

❹ 晚饭后到户外适当地散步，做睡前瑜伽等也有很好的健身作用。

备孕爸爸在备孕期间最好避免经常参加登山、长跑、踢足球、打篮球等剧烈活动，避免降低精子密度。

停止各种避孕方式的时间和方法

有些避孕药和避孕手段，对怀孕可能有一定的潜在影响，因此如果长时间都在避孕，在准备怀孕前，就需要了解停止避孕的时间和方法。

怎样停止长效避孕药

长效避孕药的主要成分是雌激素和孕激素，可使体内激素维持相当浓度，使卵巢无法产生成熟卵子，借此达到抑制排卵的作用。如果准备怀孕，只要停止服用避孕药，让作用消退，月经规律即可。这大约需要6个月的时间。在此期间，可采用避孕套避孕的方式避孕。

怎样停止宫内节育器

宫内节育器（俗称节育环）需要由专业医生取出。大部分宫内节育器对女性的生育能力不会有影响。如果是普通的宫内节育器，取出后可以立即尝试怀孕。但是如果使用的是活性环，如带铜环或带药环，取出后体内残留的铜或药物可能对胎儿产生影响，因此，为保险起见，最好在环取出后等两三个月再怀孕。

怎样停止皮下埋植剂

皮下埋植剂的避孕作用随着埋植剂的取出就不存在了，但由于皮下埋植剂可能会对月经及身体其他方面产生影响，所以如果选择了皮下埋植剂这种避孕方式，一定要在准备怀孕前详细咨询医生。

怎样停止甲羟孕酮避孕针

甲羟孕酮避孕针是一种长效避孕针，是每12周注射一次的合成黄体酮，女性可能在最后一次注射之后的第13周就恢复生育能力，也可能要用1年或更长时间才能重新恢复排卵。一般来说，女性通常会在最后一次注射后的10个月左右恢复生育能力，如果选择这种避孕方式，要做好充足的心理准备。

怎样停止屏障避孕法

避孕套、避孕棉、避孕膜、宫颈帽都属于屏障避孕法，属于物理避孕，并不会影响女性的生殖功能，所以开始备孕后，只要停止使用就可以。

停止避孕后就可以开始记录月经周期了，这有助于掌握自己的月经周期规律，以确定怀孕的最佳时机。

养宠物怎样保证卫生安全

一些传染病可以通过动物传播，可能会影响到未来的孩子，所以在备孕期间和怀孕过程中接触动物要多加小心。

养宠物的准妈妈容易感染的传染病和病菌

❶ 可能感染弓形虫病。弓形虫是一种肉眼看不见的小原虫，广泛存在于动物中，这种原虫寄生到人和动物体内就会引起弓形虫病。如果在怀孕早期感染该病毒，传染给胎儿，可能导致眼疾或大脑发育畸形。在众多的宠物中，感染了弓形虫的猫的粪便最易传播弓形虫。一只感染了弓形虫的猫每天排泄的粪便中有数以万计的弓形虫卵囊，接触猫的唾液、粪便或饮用受污染的水，抑或食用受污染的食物，都有被感染的危险。

❷ 可能感染沙门氏菌和大肠埃希菌。这些细菌并不会直接对胎儿造成伤害，但会危害母体的健康。沙门氏菌可能出现在蜥蜴、蛇、海龟、乌龟、鸟类（如鹦鹉、金丝雀、燕雀、金翅雀、鸽子等）以及猫和狗的身上。一些食物，如生鸡蛋和未煮熟的肉也是这些传染病菌的主要来源。

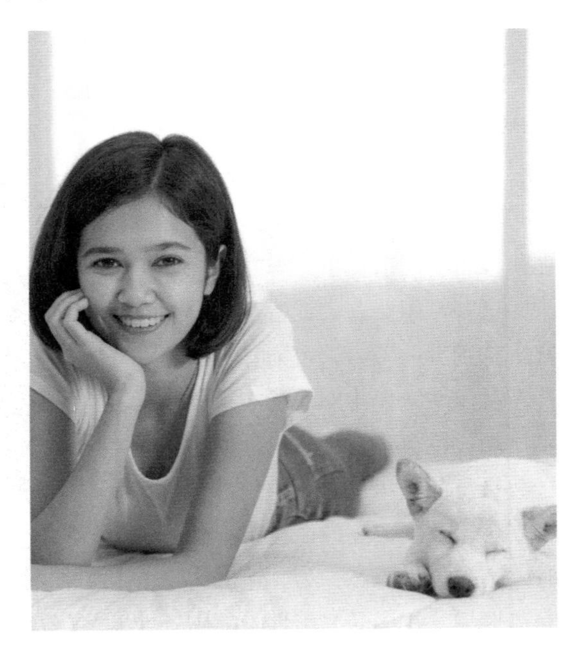

养宠物要注意以下几点

如果在孕前一直饲养宠物，备孕妈妈要特别注意维护自身和未来孩子的安全。

❶ 在计划怀孕前，带宠物去检查一下弓形虫，防患于未然。

❷ 减少宠物在外游荡及与其他动物接触的机会，特别注意不要让宠物在外面吃不洁食物，注意宠物的卫生。

❸ 给宠物清洁或喂食时，最好先戴上手套，用完的手套也要第一时间彻底清洁或弃掉。当完成清洁或喂食的工作后，用肥皂水把手彻底洗干净。

❹ 限制猫、狗在一个房间活动，不要让它们睡在床上。

❺ 处理宠物粪便的工作由家中其他成员代劳，如果需要自己换猫砂或者给宠物洗澡，最好戴上手套，以避免感染弓形虫病和其他对胎儿发育有害的传染病。

❻ 不要接触来路不明、卫生状况不明的小动物。

温馨提醒

如果家里有宠物，准妈妈在怀孕前应做一次弓形虫抗体检查。如果发现自己有弓形虫感染，一般需要进行治疗后再怀孕。如果孕前并没有养过宠物，那么孕期最好不要特意饲养宠物。

为“造人”制造情趣

只有在身心俱佳的状态下，才能更好地受孕。在排卵日前后，备孕夫妻不妨放下压力，为“造人”制造点情趣。

避免压力的杀伤力

压力也会阻碍受孕。压力会影响下丘脑（脑部的一种腺体，用来调节胃口、情绪及释放卵子所需的激素）的功能。如果在积极备孕的前提下，非常想怀孕，这种“想要”会让备孕夫妻产生特别大的压力，可能导致女性在月经周期里排卵较晚或根本不排卵，也会影响一些男性的精子数量。而且压力导致的焦虑和不安会让备孕夫妻性欲全无。此时，不妨放松心态，为“造人”制造情趣，在享受完美性爱的同时，孕育一个健康的孩子。

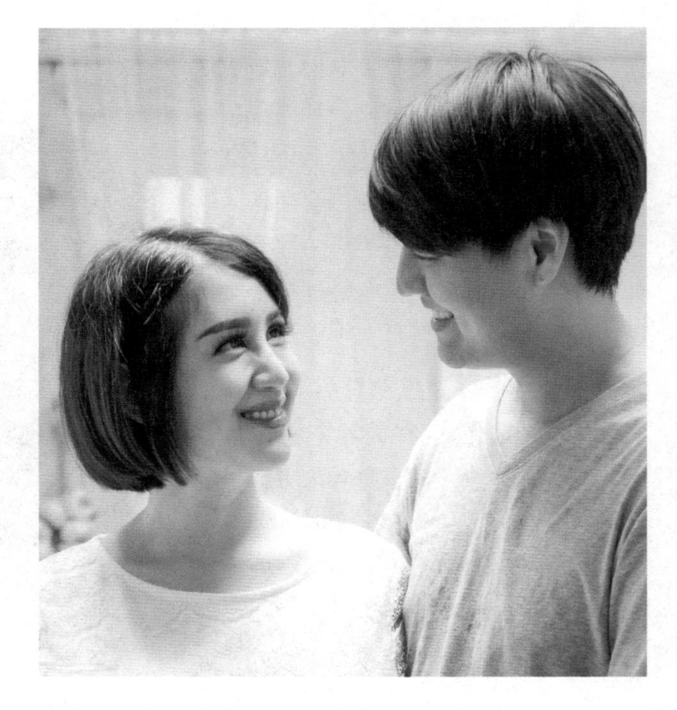

好心情孕育好孩子

人体处于良好的心理状态时，体力、精力、智力、性功能都处于高潮，精子和卵子的质量也高。备孕夫妻保持心情舒畅、精神愉快，没有忧虑和烦恼，更有利于卵子受精着床，准妈妈在孕期保持好心情，也能促进胎儿的生长发育。

温馨提醒

同房时，要尽量避免使用润滑油，因为部分润滑油中有些成分会对精子质量造成影响。如果非用不可，可以咨询医生或者药店工作人员，选用一些天然的润滑油。

备孕期间谨慎用药

准妈妈用药注意事项

由于女性体内的卵子从初期卵细胞发育为成熟卵子约需14天，在此期间卵子最易受药物的影响，准妈妈千万不要因为没有怀孕而疏忽大意。在备孕期间，应避免服用一些激素类药物、某些抗生素、镇吐药、抗癫痫药、抗癌药、镇静催眠药、抗精神病药等，以免对生殖细胞产生不同程度的不利影响。

如果因为某种原因长期服药，此时千万不要急于怀孕，最好在计划怀孕前6个月去妇产科咨询，确定安全的怀孕时间后，再准备怀孕。在备孕期间如需要用药，也要向医生说明情况，按医嘱慎重地服药。如果因患有慢性病而长期服用某种药物，停药前需要征得医生的同意。

准爸爸用药注意事项

准爸爸如果有长期用药史，一定要等病愈或停药半年以上再准备要孩子。在备孕期间，至少在准备怀孕3个月前，准爸爸要谨慎用药，一般对精子有影响的药物如下：

中药：一些草药、中成药不能随便服用，如石竹科满天星、肥皂草、象耳草、朱槿花、吊灯花等植物，其成分对睾丸、附睾、精囊等都会产生不利影响，而且这些影响不容易被觉察。

免疫调节剂：如环磷酰胺、氮芥、长春新碱、顺铂等药物，其毒性作用强，可直接扰乱精子DNA的合成，包括使遗传物质成分改变、染色体异常和精子畸形。

此外，吗啡、氯丙嗪、红霉素、利福平、解热镇痛药、环丙沙星（人工抗生素）、酮康唑（抗霉菌药）也会通过干扰雄激素的合成而影响精子的活性。

准妈妈不小心服药了怎么办

如果在不知道自己怀孕的情况下服用了某种药物，可以记下药物的名称和剂量，在体检的时候咨询医生，医生会根据用药的种类、性质、用药量等来综合分析是否需要终止妊娠。

必须坚持用药的准爸妈，最好咨询妇产科医生之后，再合理调节药物种类，以免对胎儿产生不利影响。

计算预产期的方法

预产期就是预计分娩的日期。推算出大致的预产期，对准妈妈及时、有计划地做相应的孕期准备是非常有益的。根据内格利预算法则，胎儿在准妈妈子宫内的成长是以周为单位计算的，根据孕周可以判断胎儿成熟与否，从最后一次月经的第1天起开始推算，怀孕期为40周，即为胎儿在子宫内的生长发育期。一般来说，在预产期的前后两周分娩都算正常。

预产期月份的计算

末次月经来潮的月份加9或减3，即是分娩的月份。如果相加所得数大于12，则减去12，同时将年份向后顺延1年。

预产期日期的计算

末次月经来潮的第1天日期加7，即是预产期的日期。如果相加所得数大于30，则减去30，同时将前面算得的月份向后顺延1个月。

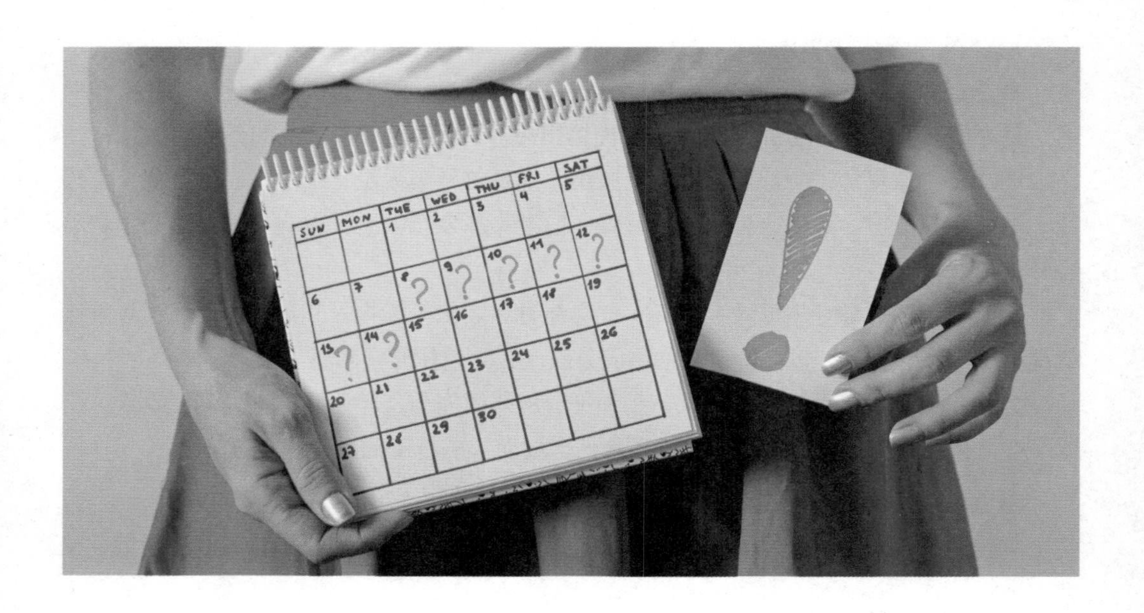

预产期计算举例说明如下。

末次月经来潮是2010年8月8日

预产期月份：8+9=17，17-12=5（即2011年5月）

预产期日期：8+7=15（即15日）

推算出预产期：2011年5月15日

如果末次月经来潮是2010年8月29日

预产期日期：29+7=36，36-30=6（将上面算得的月份顺延1个月，即6月）

推算出预产期：2011年6月6日

温馨提醒

通过排卵日也可以推算预产期，因为从怀孕到分娩约需266天，所以如果能确定自己的排卵日，那么从排卵日向后推算264～268天，就是预产期。

早孕的检测方法

如果育龄期女性有下列身体变化，就要高度怀疑已经怀孕，并尽早进行早孕自测。

怀孕后的身体变化

月经停止：平时月经规律，一旦月经超过10天没有来潮，就很有可能怀孕了。

基础体温持续升高：如果在备孕期间就坚持用基础体温测算排卵期，当发现自己的基础体温持续保持高温2个星期以上，甚至看起来像有轻微的感冒症状时，这很有可能是有喜讯的征象。

疲倦、经常犯困：在一个月经周期中，如果怀孕了，由于激素分泌的影响，会让人疲惫无力、经常犯困。

恶心、呕吐：敏感的女性一怀孕就有可能产生孕吐，爱吃的东西也和平时不一样。孕吐一般在早上发生，也可能会发生在一天中的任意时刻，这是怀孕的正常表现。

早孕自测的方法

验孕纸测试法是最常用的方法。它是通过检测女性尿液中的人绒毛膜促性腺激素（HCG）值来判断妊娠的。同房后约14天，可以从尿液中检验出是否怀孕。用洁净、干燥的容器收集尿液（最好为早晨第一次尿液），将验孕纸标有箭头的一端浸入装有尿液的容器中，3～5秒后取出平放，在30秒到5分钟内观察结果。只显示一条红线是阴性，说明没有怀孕；显示一深一浅两条红线，表示可能怀孕或刚怀孕不久，需要隔天用晨尿再测一次；显示两条很明显的红线是阳性，说明已经怀孕了。一般药店都有相关原理的验孕棒、验孕试纸售卖。

患某些肿瘤如葡萄胎、绒癌、支气管癌和肾癌等也可使测试结果呈阳性。因此，验孕纸测试结果只能作为参考，最安全可靠的方法还是到医院去做全面的检查。

去医院进行早孕测试

去医院检查不但会得知最精确的结果，而且如果证实已怀孕，通过检查的仪器，还可以看到胎儿最初的样子，并了解胚胎的发育是否正常。因此不论是为了确诊，还是知道已经怀孕，到医院妇产科进一步检查都是必不可少的步骤。医院的检查方式主要有抽血检查和B超诊断法。女性停经后，可以到医院进行抽血化验，通过分析血液中的HCG值来判断是否怀孕。这种检查方法的精确度较高，而且检查的过程也比较安全，不会对孕妇的身体造成不利影响，是目前比较常见的检查早孕的一种方法。女性也可以在停经1周，也就是可能怀孕的第5周，到医院进行B超检查。如果怀孕，在超声波屏上可以看到子宫内有圆形的光环，即妊娠环，环内的暗区为羊水。

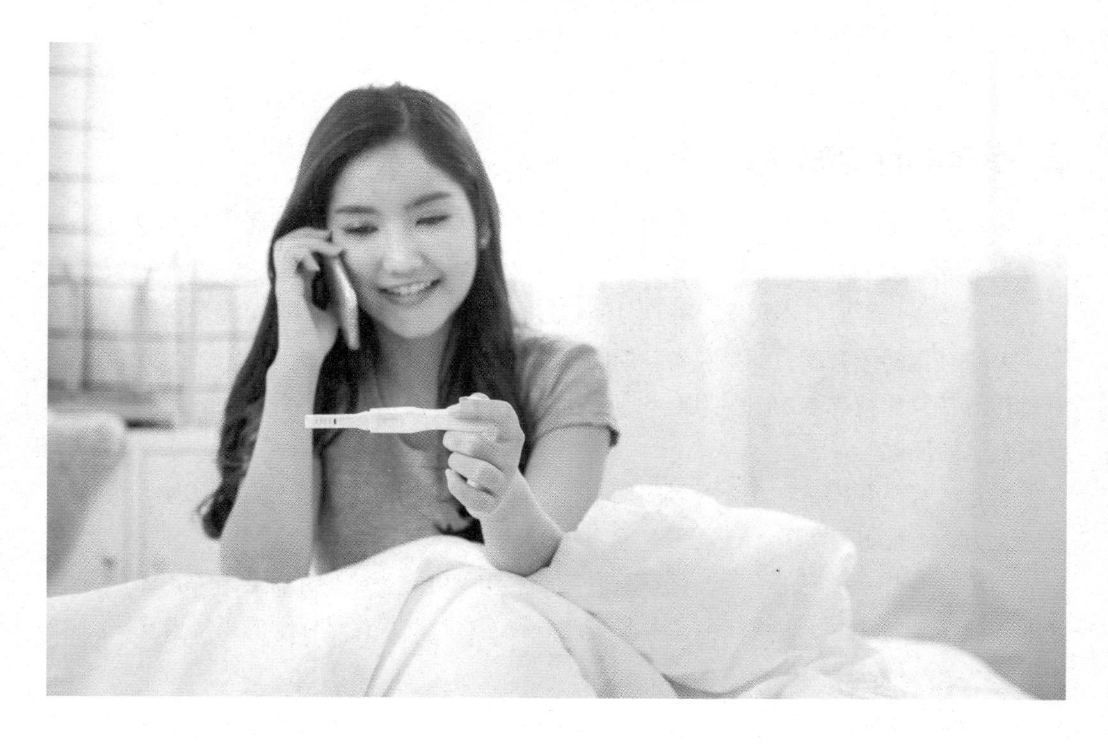

B超诊断还可以检查出是否为宫外孕，提高安全系数，这是验孕纸所做不到的。

Part 2

母体变化与孕期体检

从受精卵住进子宫的那一刻起，准妈妈的身体就在发生着各种各样奇妙的变化。准妈妈要做的就是认真做好每一次孕期检查，守护好自己的身体以及腹中的小生命。

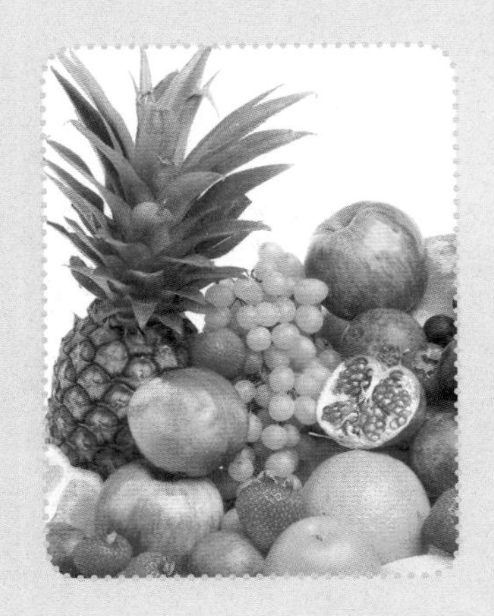
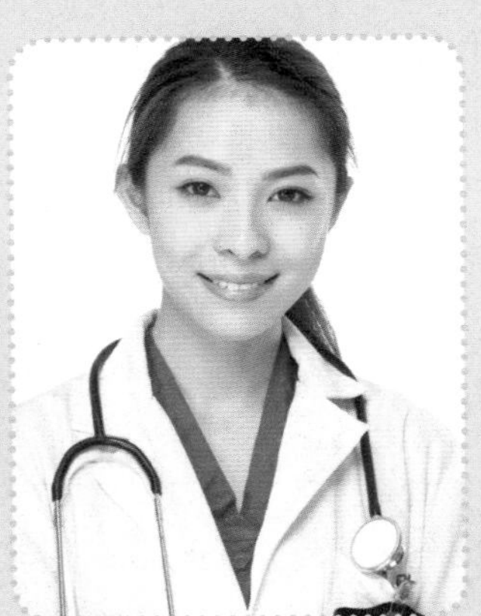
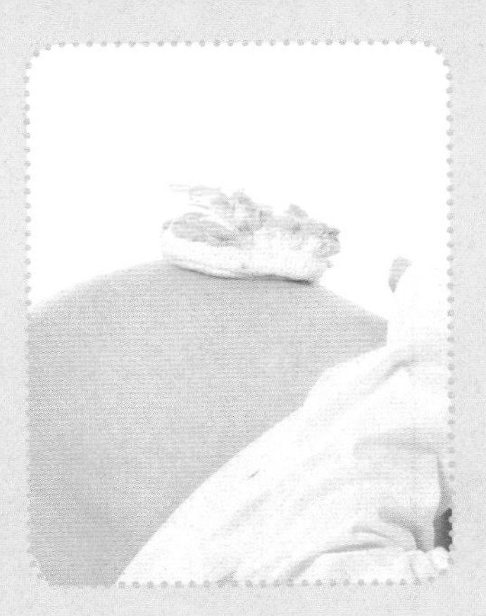

身体变化与可能出现的不适

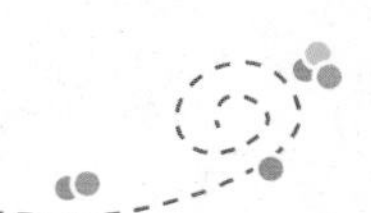

体重增长

体重增长是孕期必然的变化，但增长量是有一定限制的，体重增加过少或过多都会给准妈妈和胎儿的健康带来不利的影响。准妈妈的体重在整个孕期增加多少最合适呢？一般而言，准妈妈须根据怀孕前的体重指数确定孕期增长的体重。

体重指数的计算方法

体重指数=体重（千克）/身高（米）的平方

例如：准妈妈身高1.6米，重60千克，则体重指数约为23.4。

根据体重指数，准妈妈可以查看自己体重的具体状况：

体重指数小于18，提示体重过轻。

体重指数在18～24，提示体重理想。

体重指数在24～28，提示体重超重。

体重指数大于28，提示肥胖。

孕前体重指数与孕期体重增加的关系

准妈妈可以根据自己怀孕前的体重指数，确定整个孕期体重增加的范围。以下为单胎孕妇孕期体重增长的参考标准：

体重过轻：增加12.5～18千克。

体重理想：增加11.5～16千克。

体重超重：增加7～11.5千克。

肥胖：增加5～9千克。

在整个孕期，准妈妈应坚持营养均衡的饮食，配合适当的运动，以免自己的体重过快增长。

腹部增大

随着胎儿的生长发育，准妈妈的子宫也逐渐变大，原本平平的腹部一天天地隆起。整个孕期，准妈妈的腹部应该有多大，并没有一个统一的标准，医生也会通过其他方式，而不是外观，来查看胎儿的大小。

查看胎儿大小的基本方式

医生一般会通过多项测量结果来判断胎儿的发育是否正常。这种检查通常在定期孕检中进行。具体而言，在孕早期，医生会做骨盆检查来评估准妈妈子宫增长的尺寸，或者通过B超检查来查看胎儿的大小。孕20周左右，医生会测量准妈妈的宫高（即从耻骨联合上缘到子宫底的距离），来估算胎儿的大小、发育速度和胎位。

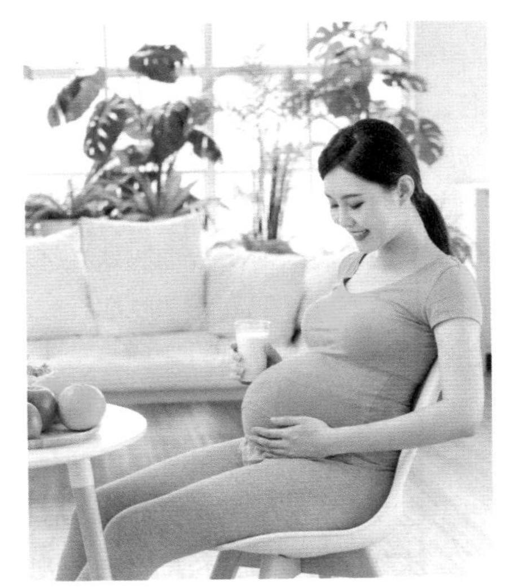

孕期腹围参考数值

这里为准妈妈提供一个腹围的参考数值（表4），供准妈妈自测，评估一下腹部的增长速度。

表4 孕期腹围参考数值

孕月	标准腹围/厘米	腹围下限/厘米	腹围上限/厘米
5	82	76	89
6	85	80	91
7	87	82	94
8	89	84	95
9	92	86	98
10	94	89	100

注：取立位，以脐为准，用皮尺水平绕腹一周，测得的数值即为腹围。

温馨提醒

准妈妈显怀（可以看出怀孕）的时间，根据怀孕次数的不同而略有区别。第一次怀孕的准妈妈通常是在怀孕12~18周时开始显怀。第二次及以后怀孕时，腹部隆起的时间是怀孕6~18周。

乳房增大

在雌激素和孕激素的共同刺激下，从怀孕开始，准妈妈的乳房逐渐变大。准妈妈了解自己的乳房变化，可以更好地做好乳房护理，为母乳喂养做准备。

怀孕期间的乳房变化

怀孕初期，准妈妈会感觉到乳房有肿胀、发麻甚至胀痛的感觉。从怀孕8周左右起，随着孕激素水平的增高，刺激乳腺的发育，准妈妈的乳房会开始变大，乳头变得更加坚挺，而且十分敏感，同时，乳晕颜色变深。随着孕期的进展，准妈妈乳房的乳腺管和乳腺组织继续发育，乳房会继续增大，表皮的纹理更加清晰，准妈妈可能会看到乳房皮肤下的血管。有少数准妈妈在怀孕中期会发现乳头有淡黄色的黏稠液体渗出，这就是初乳；而有的准妈妈在孕晚期，或者临近分娩时，才有初乳渗出；大部分妈妈都是生产之后的两三天才分泌初乳。

准妈妈的乳房护理

挑选合适的胸罩。专门为孕妇设计的孕期胸罩的材质和支撑能力可以更好地帮助准妈妈适应乳房变化，准妈妈可以提前为自己准备两套，随着乳房的增大更换。

从孕中期开始，坚持做乳房护理，并保持乳头的清洁，为将来能成功实现母乳喂养打下良好基础。护理的具体方法如下：

❶ 将乳痂清除掉，然后用温热的毛巾将表面的皮肤清洁干净。

❷ 用热毛巾对清洁好的乳房进行热敷。

❸ 用手做按摩。将拇指同其他四指分开然后握住乳房，从根部向顶部轻推，将乳房的各个方向都做一遍，最后轻柔地挤压乳晕和乳头，保证乳腺管畅通。注意手法一定要轻柔，以免过度刺激乳头引起子宫的不规律收缩，对胎儿造成不利的影响。怀孕28周后，更要减少直接刺激乳头，以免引起假宫缩，诱发早产。

❹ 进行表面皮肤养护。用温和的润肤乳液将清洗干净并按摩完毕的乳房再进行一次按摩，这次按摩的重点是乳头，要给它一定的压力，用两三个手指捏住乳头然后轻捻，手指要沾满乳液，使乳头的皮肤滋润。

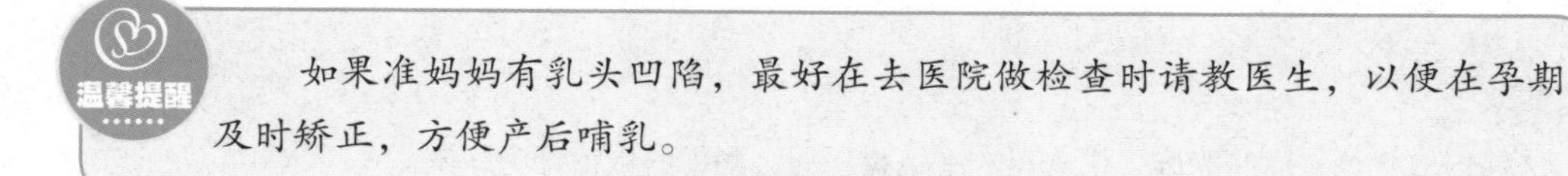

如果准妈妈有乳头凹陷，最好在去医院做检查时请教医生，以便在孕期及时矫正，方便产后哺乳。

白带增多

怀孕后，由于雌激素的影响，盆腔内血液聚集，阴道黏膜发生充血和水肿，阴道分泌物也会较孕前略增多，这属于正常生理现象。白带具有湿润阴道、排泄废物的作用，还可以抑制阴道内病菌的生长，有利于准妈妈的健康。

白带增多时的护理

保持外阴清洁卫生。每天用温水冲洗外阴，尽量保持外阴的清洁卫生。在咨询医生之前，注意不要使用阴道栓剂或采用阴道灌洗的办法来减少阴道分泌物，这有可能会给胎儿带来潜在的危险。

选用棉质宽松的内裤。纯棉等自然材质会让准妈妈感觉更加舒适，宽松的款式有助于准妈妈保持外阴干燥，减少感染的发生。内裤要勤于更换，以中性肥皂单独清洗，然后放在太阳底下暴晒杀菌。

使用卫生护垫。如果白带增多带来不便，准妈妈可以适当使用卫生护垫，但是不要使用内置式卫生棉条。

哪些情况是白带异常

正常情况下，白带是无味的，略偏酸性，性状稍显黏稠，颜色通常为无色或淡黄色，有时为浅褐色。如果准妈妈的白带有异味，量非常多，颜色发灰、发绿或发黄，有血丝时，有可能是感染疾病的表现，准妈妈应及时去医院检查。

准妈妈在洗完澡后，可以先不穿内裤，而是披上浴巾或浴袍，等阴部干燥后，再穿内裤，这样可以有效地预防阴部瘙痒。

恶心呕吐

孕期发生的恶心、呕吐称为“孕吐”，有时也被叫作“晨吐”，因为恶心的感觉在早晨最为严重，然后会在一天里逐步减轻。但是，这种感觉也可能会随时袭来，持续一整天。

孕吐持续的时间

大部分准妈妈从怀孕6周左右开始会有恶心感，也有敏感的准妈妈早在怀孕4周就已经开始孕吐了，在此后的1个多月里，孕吐症状会越来越严重。孕吐一般不会持续太长时间，大约有一半的准妈妈到孕14周时，就不再感到恶心了，有的准妈妈则还需要1个月左右的时间，才会感到孕吐症状慢慢减退。

孕吐产生的原因

孕吐是怀孕带给准妈妈身体多种变化的共同结果，其中可能包括以下原因：

❶ 激素水平迅速升高。怀孕早期，准妈妈体内的HCG及雌激素水平迅速升高，会导致准妈妈恶心、呕吐。其他怀孕导致的激素变化也可能有所影响。

❷ 嗅觉和对气味的敏感度提高。怀孕导致准妈妈一闻到某种气味并立刻引起恶心反应，这种敏感性也可能是雌激素水平升高所导致的。

❸ 肠胃变得脆弱。有些准妈妈的胃肠道对孕早期的各种变化更为敏感，所以更容易感到难受。

❹ 心理压力过大。因为怀孕而感到心理压力过大的准妈妈更容易产生恶心和呕吐感。而经常恶心或呕吐，又会加重这种心理压力。

缓解孕吐的方法

除了通过饮食缓解孕吐外，准妈妈还可以按照以下方法来缓解孕吐：

❶ 轻按内关穴（手臂内侧中央手腕上方三横指宽处）可以对大脑的呕吐中枢起到抑制作用。药店有防止晕车的柔软的棉质穴位腕带，佩戴方法是用腕带上的塑料“扣”轻轻地压在内关穴上，具有相同的效果。

❷ 疲劳、嘈杂的环境等都会加剧孕吐情况，准妈妈一定要注意休息，保证环境舒适安静。状态好时，可以在空气清新的地方缓慢地散步，可有效减轻恶心的感觉。

❸ 气温过高也会导致恶心、呕吐，准妈妈要注意保持室内空气清新，温度适宜。

❹ 心情的变化也起着很大的作用，压力会加剧孕吐情况。尽量让自己保持心境平和，不要太紧张、焦虑。

❺ 服用维生素B_6。维生素B_6具有缓解孕吐的作用，如果准妈妈孕吐严重，可以在医生的指导下服用维生素B_6。但在没有征求医生的意见之前，准妈妈不要擅自服用维生素B_6或任何其他补充剂。

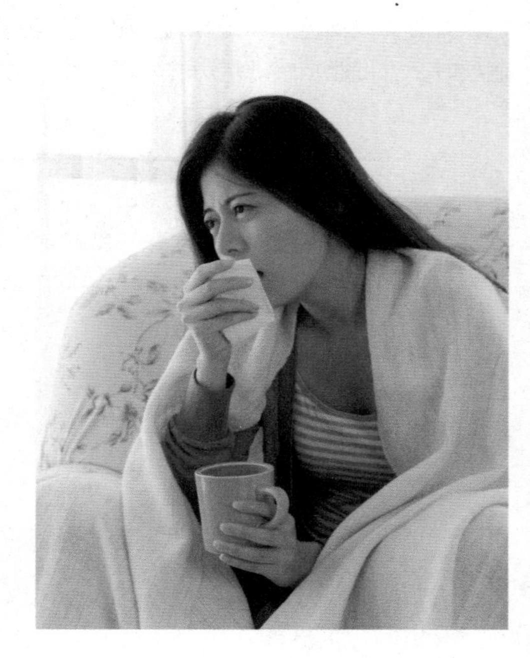

温馨提醒

如果准妈妈吃什么吐什么，甚至连喝水都会吐出来，这有可能是“妊娠剧吐”，需要立即去医院治疗，否则长期呕吐有可能导致脱水、体重下降、营养不良，或出现其他并发症。

尿频

尿频是怀孕早期常见的一种迹象，在孕中晚期，准妈妈也会持续出现尿频。虽然孕早期与孕晚期尿频出现的原因不同，但准妈妈均可以采取一定的应对措施。

孕期出现尿频的原因

怀孕后，准妈妈体内的血液大量增加，导致大量额外的液体通过肾的“加工”进入膀胱，致使小便次数增加。随着孕期的进展，准妈妈的排尿频率和尿量都在增加，没有在孕中期出现减轻的迹象。而在孕晚期，由于胎头下降进入骨盆腔，使得子宫重心再次回到骨盆腔内，压迫位于前方及后方的膀胱和直肠，导致尿频现象加重。

一般而言，尿频现象会在夜间变得更明显。这是因为当准妈妈躺下时，白天滞留在腿和足部的液体回流到血液里，最终进入膀胱，导致准妈妈需要更频繁地起床上厕所。

孕期尿频的处理办法

孕期尿频是正常的妊娠反应，准妈妈应以平常心待之，并注意以下的处理办法：

❶ 保证摄入足量的水。孕期代谢的需求增加，同时需水量也就有所增加，准妈妈每天至少要保证1 600毫升的饮水量，才能满足身体的需求（包括牛奶、汤粥或果汁），准妈妈千万不可以因为尿频而减少饮水量。但临睡前的两个小时尽量少喝水，减少起夜上厕所的次数。

❷ 勤上厕所，不要憋尿。感觉尿频时，准妈妈不妨多上几次厕所，尽量不要憋尿，以免因为憋尿时间太长而影响膀胱功能，以至于最后不能自行排尿，造成尿潴留甚至尿路感染。

❸ 彻底排空膀胱。有的准妈妈可能总有尿不尽的感觉，此时可以在排尿时将身体向前倾，彻底排空膀胱，以减少排尿次数。

温馨提醒

如果准妈妈在排尿时感到疼痛或有烧灼感，或者尽管有强烈的想排尿的感觉，但每次只能尿出几滴，就应该去医院就诊了，这可能是尿路感染的征兆。尿路感染是一种在孕妇中十分常见的细菌感染，如果不治疗，可能会导致肾炎或早产，危害准妈妈和胎儿的健康。

血容量增加

怀孕期间，准妈妈的血容量（血浆容量+红细胞容量）会逐渐增加，到孕晚期，将会增加40%～50%。这部分增加的血容量不但可以满足胎儿的需要，还能补偿准妈妈在分娩中流失的血液。随着体内血容量的增加，准妈妈对铁的需求也增加了，如果体内铁储备不足，不能满足红细胞正常生成的需要，准妈妈就会发生缺铁性贫血。

准妈妈孕期对铁的需求量

一个体重55千克的成年女性，每天应摄入铁20毫克。怀孕4～6个月，准妈妈平均每天应摄入铁25毫克；怀孕7～9个月，每天应摄入35毫克；产前及哺乳期，每天应摄入25毫克。孕前就具有贫血症状或体重偏高的准妈妈需要更高量的铁。

怎样才能确定自己是不是贫血

孕早期，缺铁性贫血的发生率约为10%；到了孕中期，发生率可能达到38%；到了孕晚期，缺铁性贫血的发生率会变得更高。如果准妈妈出现以下症状，就要怀疑自己是不是严重贫血了：

1. 感觉到疲倦、虚弱或眩晕。
2. 手指甲、下眼睑和嘴唇比孕前更缺乏血色。
3. 出现心搏加速、心悸、呼吸短促或很难集中注意力等现象。
4. 出现异食癖，想吃一些冰或报纸、泥土等非食物类东西。

一般情况下，准妈妈在第一次产检时会有血常规检查项目，查看是否有贫血。随着孕期的推进，孕妇贫血现象更容易出现，所以，准妈妈在每次产检时都可以再做一次血常规检查，随时关注自己的贫血状况。

准妈妈在孕期可以多吃一些含铁量多的食物，或在医生的指导下补充适当的铁剂。

在刚开始补铁的时候，大便会发黑，这是正常现象。如果准妈妈在补铁时还有其他不确定的地方，一定要咨询医生。

便秘

几乎所有的准妈妈在孕期都会出现便秘症状，特别是孕前就有便秘现象的准妈妈，怀孕后便秘会变得更严重。这都与准妈妈怀孕后的身体变化有关。

孕期更容易出现便秘的原因

孕期分泌的大量黄体酮使子宫平滑肌松弛，同时也使大肠蠕动减弱，容易导致便秘的出现。而随着子宫不断增大，重量增加，也会压迫到大肠，造成血液循环不良，减弱排便功能，致使便秘加重。

有些准妈妈在怀孕后活动减少，摄入较多高蛋白、高脂肪的食物，使本来就很少蠕动的胃肠蠕动变得更少，更加剧了便秘的程度。

缓解孕期便秘的方法

1. 养成健康、规律的饮食习惯。

❷ 养成规律的生活习惯，经常锻炼。散步、游泳和做孕妇瑜伽都能缓解便秘，而且会让准妈妈更加健康。准妈妈可以在饭后散步30分钟，缓解便秘。

❸ 养成规律的排便习惯，每天定时排便。排便时间最好安排在早上起床后，无论有没有便意都去厕所蹲一蹲。此外，一旦有要大便的感觉就不要憋着，这样会让准妈妈排便更顺畅。

❹ 扭腹运动。平躺在床上或软垫上，弯曲双腿，双足打开与臀同宽，双臂伸平呈一条直线，吸气。呼气，双腿倒向右侧，头转向左侧，腹部轻微扭转。恢复原状，换方向做。

如果准妈妈长期便秘，可能会导致或加重痔疮。如果便秘很严重，并且伴随着腹部疼痛、间隔腹泻，或者排出黏液便、血便，要立即去医院就诊。

痔疮

怀孕会让准妈妈更容易得痔疮，孕期便秘也会造成或加重痔疮。孕期痔疮通常在产后不久都会自愈，准妈妈可以提前预防痔疮的发生，也可以采取一定的措施来帮助康复。

孕期更容易得痔疮的原因

怀孕后由于孕激素的影响，准妈妈容易出现静脉曲张，如果直肠部位发生静脉曲张，就形成了痔疮。在孕晚期，随着胎儿的发育，准妈妈的子宫变大，更容易压迫盆腔静脉，使痔疮更严重。此外，当准妈妈出现便秘时，通常会用力排便，也会造成或加重痔疮。

当准妈妈在排便时觉得痒痛，擦拭时有血丝，就极有可能得了痔疮。有的准妈妈会发现肛门处有一团软软的、肿胀的东西，那是痔疮突出到肛门外，医学上称之为外痔。

预防孕期痔疮的方法

❶ 避免便秘。

❷ 准妈妈排便时不要太用力，不要在厕所蹲太长的时间，以免对直肠下端造成压力而出现痔疮。

❸ 不要久坐或久站。坐办公室的准妈妈最好每隔一个小时就站起来活动几分钟。睡觉、看书或看电视时取左侧卧位，以减轻直肠静脉的压力，有助于身体下半部的血液回流。

❹ 做提肛运动。并拢大腿，吸气时收缩肛门，呼气时放松肛门，可改善局部血液循环，减少痔静脉丛的淤血。每日早晚做2次，每次20～30遍。

❺ 按摩肛门。排便后清洗局部，用热毛巾按压肛门，顺时针和逆时针方向各按摩15次。

孕期痔疮的处理方法

如果准妈妈已经得了痔疮，可采取以下方法，缓解痔疮的症状：

注意清洁：每次大便后都要用柔软、无香味、清洁的卫生纸轻柔和彻底地擦干净患处，避免痔疮出血。有条件的准妈妈可以用湿巾代替纸巾。

冰敷法：每天用冰袋（冰袋与皮肤接触的地方要柔软）给长痔疮的部位做几次冰敷，有助于消除肿胀和不舒服的感觉。

温水坐浴：准妈妈臀部浸在温水中可缓解疼痛。也可以在温水中加入1%～2%的苏打水坐浴，每晚一次，可在保持外阴部位清洁的同时缓解痔疮。

冷热交替使用：冰敷完后，再进行温水坐浴。

在医生的指导下用药：准妈妈可以在医生的指导下使用含有药用成分的栓剂或外敷药，缓解痔疮。

痔疮出血的准妈妈应立即去医院就诊，避免出现其他状况，危害胎儿的安全。

头发增多

由于孕期激素的改变，准妈妈的头发会在孕期变得较为乌黑、茂密，富有光泽，不过，这不是因为长出了更多新头发，而是因为掉头发的速度比平常慢了。

孕期头发增多的原因

头发的生长与雌激素有着密切关系。怀孕期间，由于准妈妈体内的雌激素水平上升，延长了头发的生长期。通常情况下，有85%～95%的头发处于生长期，另外5%～15%的头发处于休眠期。休眠期一过，这些头发常常就会在梳头或洗头时脱落，被新长出的头发所代替。准妈妈处于生长期的头发变多，处于休眠期的头发就少了，因此每天掉的也少了。于是，准妈妈的头发就变得更浓密、更有光泽。但分娩后，准妈妈体内的雌激素水平下降，更多的头发将进入休眠期并脱落下来，造成产后脱发。

孕期头发护理

孕期头皮更容易出油，准妈妈要注意清洁，做好头发护理。

❶ 准妈妈要选择适合自己发质且性质比较温和的洗发水。如果以前使用的洗发水品牌性质温和，最好能沿用，不要突然更换洗发水。特别是不要使用以前从未使用过的品牌，防止皮肤过敏。

❷ 注意洗发姿势。在孕早期，准妈妈可坐在高度适宜，可让膝盖弯成90° 的椅子上，头往前倾来清洗；随着腹部的增大，准妈妈需要准爸爸帮忙清洗，或者去理发店清洁头发。

❸ 洗头后，准妈妈可以利用干发帽、干发巾将头发吸干，预防感冒。

❹ 孕期不要染发、烫发。在怀孕期间，准妈妈应避免染发、烫发，以免一些化学物质损伤皮肤和影响胎儿的发育。

❺ 多吃富含B族维生素的食物。B族维生素能让头发强韧，因此怀孕期间，准妈妈可以多食用B族维生素含量高的食物，如小麦胚芽、糙米、肝脏、香菇、甘蓝等。

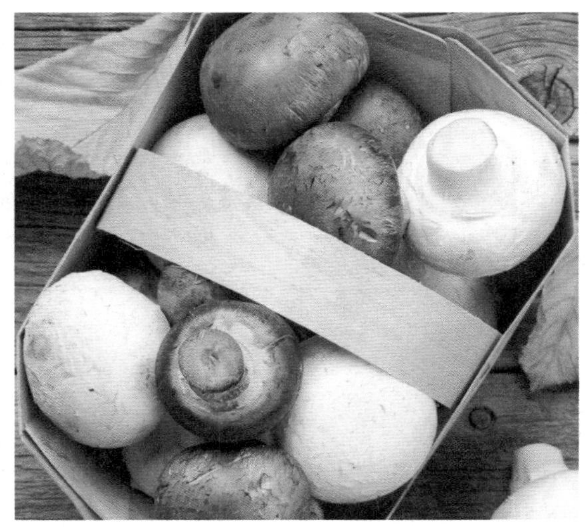

准妈妈清洗头发时，注意不要保持弯腰洗头发的姿势太久，以免腰酸背痛或者因此而引起子宫收缩。

妊娠斑

怀孕后，准妈妈会发现脸上出现淡褐色的斑块，一般分布在上唇、鼻子、颧骨和前额周围，也可能出现在脸颊或下巴周围，这些斑块通常叫作妊娠斑。

妊娠斑出现的原因

怀孕期间，激素的变化促使准妈妈体内黑色素暂时增加，这些黑色素可以帮助准妈妈保护皮肤抵挡紫外线。研究表明，多达70%的准妈妈在皮肤上会出现深色斑块，肤色较深的准妈妈比肤色浅的准妈妈更容易出现这种妊娠斑，而且本来色素比较多的部位（如乳头、雀斑、瘢痕和外阴周围的皮肤）在孕期颜色会变得更深。另外，经常摩擦的部位（如腋下和大腿内侧）肤色也容易加深。一般而言，怀孕次数越多，妊娠斑可能越明显。

预防妊娠斑的方法

大部分准妈妈的妊娠斑在产后会自动消失，在孕期，准妈妈可以采取一些措施尽量减轻妊娠斑颜色的深度。

❶ 注意防晒。日晒会加重妊娠斑。不论是阴天还是晴天，要尽量遮盖皮肤，戴上有沿的帽子或使用遮阳伞，减少待在阳光下的时间，尤其是上午10点到下午2点要尽量避免日晒。准妈妈也可以选用安全有效的防晒霜，避免阳光中的紫外线加强色素的变化。

❷ 选用温和的洁面产品和面霜，刺激皮肤的产品会使问题更严重。

准妈妈在孕期不宜使用有美白功效的化妆品，如果对自己的肤色不太满意，可以使用孕期专用的有保湿作用的粉底遮盖一下。

妊娠纹

大约90%的准妈妈在孕期会不同程度地出现妊娠纹，除腹部外，还可延伸到胸部、大腿、背部及臀部等处，妊娠纹一旦出现就没法完全去除了，但是随着时间的推移，颜色会变浅。准妈妈在孕期可以做好预防，减缓妊娠纹的产生。

妊娠纹出现的原因

出现妊娠纹的主要原因是孕期体重增加后引起皮肤拉伸。而怀孕时激素水平增高还会打乱皮肤的蛋白质平衡，使皮肤变得比平时更薄，容易出现略带粉红色（或者有时候是青紫色）的细纹。一般而言，孕期体重增长过快的准妈妈、怀双胞胎或多胞胎的准妈妈、家里有遗传基因爱长妊娠纹的准妈妈，更容易出现妊娠纹。

预防妊娠纹的方法

妊娠纹的出现与准妈妈皮肤弹性程度有关。准妈妈可以采取一定的措施，把妊娠纹出现的可能性减到最小。

❶ 避免摄取过多的甜食及油炸食品，摄取均衡的营养，多吃新鲜水果和蔬菜、谷物、植物种子和坚果，多喝水，多吃对皮肤内胶原纤维有利的食品，改善肤质，帮助皮肤增强弹性。

❷ 经常做适度的运动。适度运动如游泳对于恢复皮肤弹性很有好处，而且还可以借助水的阻力进行皮肤按摩，促进新陈代谢，消耗多余脂肪。

❸ 适度按摩。从怀孕3个月开始到产后的3个月内，坚持每天用小麦胚芽油或杏仁油按摩皮肤，以增加皮肤弹性。

❹ 试试防护妊娠纹的护肤品。在怀孕初期就开始使用富含橄榄精华及肌肤所需各种维生素的妊娠纹防护精华液，加强皮肤弹性。形成妊娠纹后也可坚持使用，以修复淡化。

温馨提醒

准妈妈可以将2～3粒维生素E胶囊剪开，滴入婴儿润肤油里，盖上盖子摇晃均匀，让维生素E与润肤油完全融合，作为按摩油使用，可增强皮肤弹性，有效预防和淡化妊娠纹。

牙龈出血

准妈妈怀孕后，清洁牙齿时牙龈出血是很常见的现象。这是因为准妈妈体内的黄体酮含量增高，加上血容量增加导致的口腔供血量增加，让牙龈更容易出血。准妈妈不必太担心，只要在孕期做好牙齿护理，避免更严重的状况发生即可。

预防牙龈出血的方法

❶ 彻底清洁牙齿。每天至少刷牙2次（尽可能饭后就刷牙），刷牙时，使用软毛刷和含有氟化物的牙膏，顺着牙缝刷，尽量不要碰伤牙龈。也可以用牙线清洁牙齿。

❷ 不要吃过冷或过热的食物，少吃硬的食物，尽量挑选质软、不需要用牙齿用力咀嚼的食物，以减少对牙龈的损伤。

❸ 多吃富含维生素C的蔬菜水果或口服维生素C制剂，以降低毛细血管的通透性，防止牙龈出血。

❹ 刷牙时不要忘记刷舌头，因为口腔中的细菌大部分是沉积在舌头上的，所以清洁舌头是口腔清洁的关键。

❺ 定期接受牙齿护理。准妈妈在孕期也可以定期进行专业的口腔护理，清除牙刷刷不到的菌斑和牙垢，或者针对孕期牙龈问题进行对症治疗。

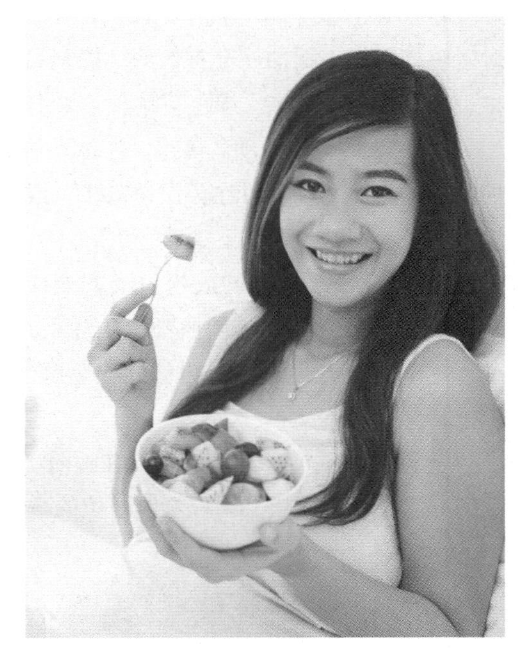

需要看牙医的特殊情况

牙龈出血是牙龈出现问题的表现，如果不注意进一步护理，有可能出现牙龈炎，甚至发展成牙周炎。一些研究发现，有这些症状的孕妇更有可能发生早产。准妈妈要引起足够的重视，如果出现以下症状，应及时就医：

❶ 牙龈经常出血并引发疼痛。

❷ 其他的牙龈疾病迹象，如牙龈肿胀、敏感、牙龈萎缩、持续口臭、牙齿松动等。

❸ 口腔中出现“肉瘤”，即使不感觉疼痛。

一般来说，孕早期和孕晚期不建议进行牙科治疗，准妈妈可以选择孕中期去做口腔护理。

小腿抽筋

从孕中期开始，许多准妈妈开始出现小腿抽筋的现象，特别是半夜会突然出现腿抽筋，还会影响睡眠。小腿抽筋现象是孕期的正常反应，不过，准妈妈在生活中稍加注意，就可减轻甚至避免。

防治小腿抽筋的方法

❶ 补充足够的钙。准妈妈小腿抽筋的主要原因是缺钙，孕早期、孕中期的钙推荐量为每日800毫克，孕晚期为每日1 200毫克。另外，要注意多吃钙含量高的食物。

❷ 多吃含镁丰富的食物。研究证明，多吃富含镁的食物，或补充一些钙、镁制剂，对缓解准妈妈小腿抽筋会有帮助。奶制品、绿叶蔬菜、葵花子、鲑鱼和干豆中含有钙；枣、无花果、甜玉米、绿色蔬菜和苹果中含有镁。

❸ 保证适当的活动。散步、游泳、做瑜伽或其他适度的锻炼形式都有助于防止孕期抽筋加重。准妈妈可以在公园里散步，或者只是到商店转转都能得到适度的锻炼。如果觉得累了，别忘了要停下来歇一歇。

❹ 保持腿部肌肉的放松。准妈妈应避免过度疲劳，避免长时间站立或双腿交叉坐位，白天经常伸展小腿肌肉，上床前也做几次，坐位、吃饭或看电视时，转转踝关节、动动足趾，也可以每天做几次踮脚然后再还原的动作，以此来伸展小腿的肌肉，防止腿部抽筋。

❺ 热敷防抽筋。准妈妈可以在睡前洗热水澡以促进循环，减轻肌肉僵化。或者用热敷的方法使肌肉放松。采取左侧卧位的睡眠姿势，也可以改善腿部的血液循环。

小腿抽筋怎么办

如果出现小腿抽筋了，准妈妈应立即伸展小腿肌肉：伸直腿，从足后跟开始，然后慢慢向胫骨（小腿内侧的长骨）的方向勾足趾。虽然开始的时候可能会疼，但这样做可以减轻痉挛，疼痛也会逐渐消失。注意一定不要绷脚向下弯曲足趾，那会让抽筋变得更糟糕。

此外，准妈妈可以让准爸爸帮忙按摩肌肉，或者用热水袋热敷，放松痉挛的肌肉，对缓解小腿抽筋也可能有帮助。

如果小腿一直疼，并且持续不断，特别是腿部发红、发热时，一定要立刻去看医生，确诊是否有血栓。

静脉曲张

静脉曲张是指静脉“肿胀”，并在接近皮肤表面的地方凸出来，有时呈蓝色或紫色，看起来可能弯弯曲曲。很多准妈妈在孕期会出现静脉曲张，在分娩后缓解。

静脉曲张出现的原因

怀孕后，准妈妈体内分泌的孕酮会使静脉壁变松弛，而随着子宫的增大，子宫会压迫到准妈妈身体右侧的大静脉（下腔静脉），从而增加对腿部静脉的压力，导致腿部静脉的血液回流缓慢，出现静脉曲张。在孕晚期，静脉曲张通常会加重。如果刚怀孕时就超重、胎儿偏大或者怀有双胞胎或多胞胎，静脉曲张可能会特别严重。

静脉曲张的防治方法

❶ 坚持适度温和的运动。适度的运动有助于促进准妈妈的血液循环。但要避免过度的有氧运动，如慢跑等，因为过度运动会增强腿部静脉的压力，使问题加重。

❷ 控制体重。超重会增加身体的负担，使静脉曲张更加严重。

❸ 尽量避免长期坐姿、站姿或双腿交叉压迫，每隔一段时间要活动活动。

❹ 随时垫高足部。坐着的时候，用一个凳子或盒子垫起双腿；躺着的时候，则用一个枕头垫高双足，帮助血液回流至心脏。

❺ 不要穿紧身的衣物。腰带、鞋子都不可过紧，而且最好穿低跟鞋，不要穿太紧或鞋跟太高的鞋子，以免过度拉伸小腿肌肉。

❻ 睡觉时采取左侧卧位。因为下腔静脉在右侧，向左躺可以减轻子宫对静脉的压迫，从而降低对腿及足部的静脉压力。准妈妈还可以在背后塞上枕头，使自己向左侧倾斜。

❼ 避免高温。高温易使血管扩张，加重静脉曲张现象。

❽ 穿专门的孕妇静脉曲张弹性袜。这种袜子也称医用循序减压弹力袜，它可以从踝关节开始，顺着腿部向上，逐级减轻腿部受到的压力，效果很好，可以在药店或孕妇服

装店买到。准妈妈应在早晨起床前还躺在床上的时候，就穿上这种长袜，防止血液在腿部淤积。如有必要，可以一整天都穿着这种弹力长袜。

温馨提醒

虽然静脉曲张可能会让准妈妈觉得发痒或疼痛，而且也不美观，但是在短期内通常是无害的，准妈妈不必过于担心，采取以上防治方法避免静脉曲张加重即可。通常在分娩后的3～4个月，静脉曲张就会好转。

水肿

怀孕期间，特别是孕晚期，准妈妈可能会发现自己的踝部和脚肿得厉害，这是孕期水肿的表现，是由于组织中积聚了过多的液体造成的。孕期出现一定程度的水肿是正常的生理现象。

孕期出现水肿的原因

怀孕后，准妈妈体内的血容量增加，会加重体内滞留的水分，血液中的化学变化也会令一部分液体转移到身体的组织中，造成水肿。此外，在孕中、晚期，越来越大的子宫会压迫骨盆静脉和下腔静脉，减慢血液从腿部回流的速度，造成血液淤积，从而迫使静脉中的部分液体留在脚和踝部的组织中，出现孕期水肿。

除了脚和踝部出现一定程度的水肿外，准妈妈手部也会出现轻度肿胀的情况。通常情况下，水肿现象晚上比早上严重，炎热的天气和疲劳也会使水肿变得更明显。

缓解孕期水肿的方法

虽然准妈妈不太可能避免出现孕期水肿，但是可以采取一些措施缓解水肿，以免造成腿疼、皮肤触痛等。

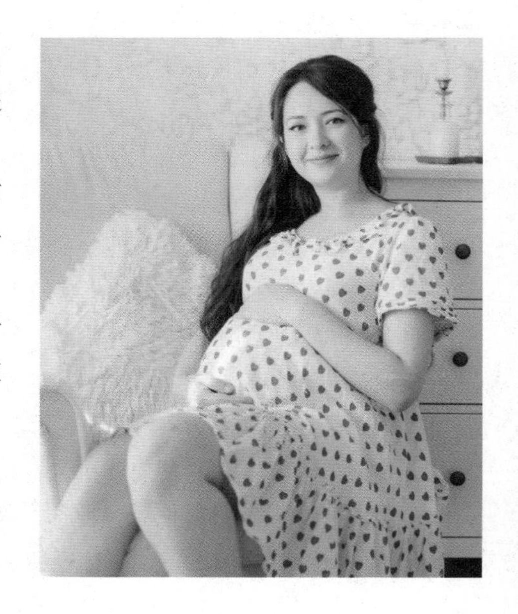

❶ 尽量避免长期坐姿、站姿，坐着的时候，不要跷二郎腿，也不要把一只脚压在另一只脚上，每隔一段时间要活动活动。

❷ 尽可能垫高脚部。工作时，可以在桌子下面放一个凳子或一摞书，把腿放在上面。在家时，要尽量靠左侧躺下。

❸ 保持饮食均衡，少吃含盐量高的食物，避免增重太多（具体请参见“孕晚期水肿怎么吃”）。

④ 采取左侧卧位。出现孕期水肿后，侧躺可以减轻对静脉的压力。

⑤ 注意穿着。在孕期，准妈妈应穿舒服、宽松的鞋子，不要穿踝部或小腿处袜口特别紧的短袜或长袜，避免水肿的脚受到挤压。

⑥ 进行适度的按摩。准妈妈可以让准爸爸用两只手从脚向膝盖轻轻按摩脚和腿，按摩时，可以用一些葡萄籽原油作为按摩油。但是如果准妈妈的双腿水肿得很厉害，把皮肤撑得很紧，按摩可能会导致准妈妈疼痛。

需要注意的异常状况

如果准妈妈发现自己有如下症状，就应该立即去看医生，因为这可能是先兆子痫的征兆。

① 脸部和眼睛周围都肿了，手部也肿得很厉害。

② 脚和踝部突然肿得很严重。

③ 一条腿明显比另一条腿水肿得严重，伴随小腿或大腿疼痛、发软。

④ 水肿经过6小时以上的休息仍不能消退，并有逐渐向上发展的趋势。

在分娩后几天，随着体内多余体液的排出，水肿现象也会迅速消失，准妈妈不必过于担心。

腰酸背痛

腰酸背痛是准妈妈在孕期常见的不适，有50%～75%的准妈妈在孕期的某段时间，特别是孕晚期会感觉到腰酸背痛。准妈妈应注意预防，并采取措施缓解孕期腰酸背痛，防止其变成长期的问题。

孕期出现腰酸背痛的原因

怀孕期间会大量分泌雌激素、孕酮和耻骨松弛素，这些激素造成全身肌肉组织及韧带松弛，以便给胎儿足够的生长空间。这一变化也会造成身体关节支撑能力下降，容易引起腰酸背痛。而随着胎儿渐渐长大，准妈妈的肚子向前膨隆，为了保持稳定的直立位，不得不拉紧腰背部肌肉以保持重心平衡，腰背部肌肉长期处于紧张状态，势必会导致腰背肌疲劳，从而感觉疼痛。在孕晚期，随着胎儿的入盆，压迫腰骶脊椎骨，也会引起腰酸背痛。

怎样预防孕期腰酸背痛

尽量避免提重物。重物可能会让准妈妈受伤，加重腰酸背痛。如果不得不提或搬运物品，应注意姿势。

坚持运动。准妈妈在孕期坚持运动，可以减少腰酸背痛发生的概率。适合孕期的运动有散步、游泳、做孕妇瑜伽。但如果疼痛严重，在开始运动前，须咨询产科医生。

采用正确的孕期姿势。孕期站姿、坐姿正确，有利于预防腰酸背痛。

养成良好的起居习惯。准妈妈在劳动时，注意细节。如要洗碗，而水池过低，准妈妈可以用盆接水，放在桌上，然后坐在椅子上洗；如果扫地，把可伸缩的扫帚柄拉到最长以免长久弯腰。

补充钙和维生素。准妈妈可多吃蔬菜、多喝牛奶，要做到粗细搭配，营养均衡，预防钙和维生素缺乏引起的腰痛。

缓解腰酸背痛的方法

如果准妈妈已经出现了腰酸背痛，可以采取以下方法缓解：

使用托腹带。如果是胎儿过大引起的腰酸背痛，准妈妈可以使用托腹带来分担胎儿的一部分重量，缓解对腹肌和背部造成的压力。

侧卧时，用枕头支撑背部。实践证明，侧躺时，把一个或两个枕头放在双膝盖之间，再在腹部下面放一个枕头，可以减轻背痛。

适度按摩。趴在椅背上或者侧躺着，让准爸爸轻轻按摩准妈妈脊柱两侧的肌肉，尤其是下腰部，可以放松疲劳疼痛的肌肉。

热敷或洗热水澡。泡热水澡、用热水袋热敷或热水冲淋都能减轻背痛。

一阵阵的腰痛可能是子宫收缩造成的，如果感觉与平时的疼痛不一样或忽然加重，要去看医生，确定是否有临产的可能。

胃灼热

通常“胃灼热”发生于孕中期及孕晚期，50%以上的准妈妈会在孕期出现胃灼热的现象。准妈妈可以采取一定的措施，减缓胃灼热带来的不适。

出现胃灼热的原因

怀孕后，准妈妈体内产生的大量孕酮引起全身平滑肌松弛，使胃肠蠕动减弱，胃排空时间延长，反射性地引起胃酸分泌过多，导致酸性的胃内容物反流，因而引起胃灼热。随着子宫的增大，胎儿对胃有较大的压力，胃排空速度减慢，胃液在胃内滞留时间较长，也容易使胃酸反流到食管下段，致使准妈妈进餐后总觉得胃部有烧灼感。

怎样缓解胃灼热

❶ 调整饮食习惯，避免辛辣、油腻、油炸食品。不要在睡觉前吃东西，让食物在胃里有足够的时间消化。

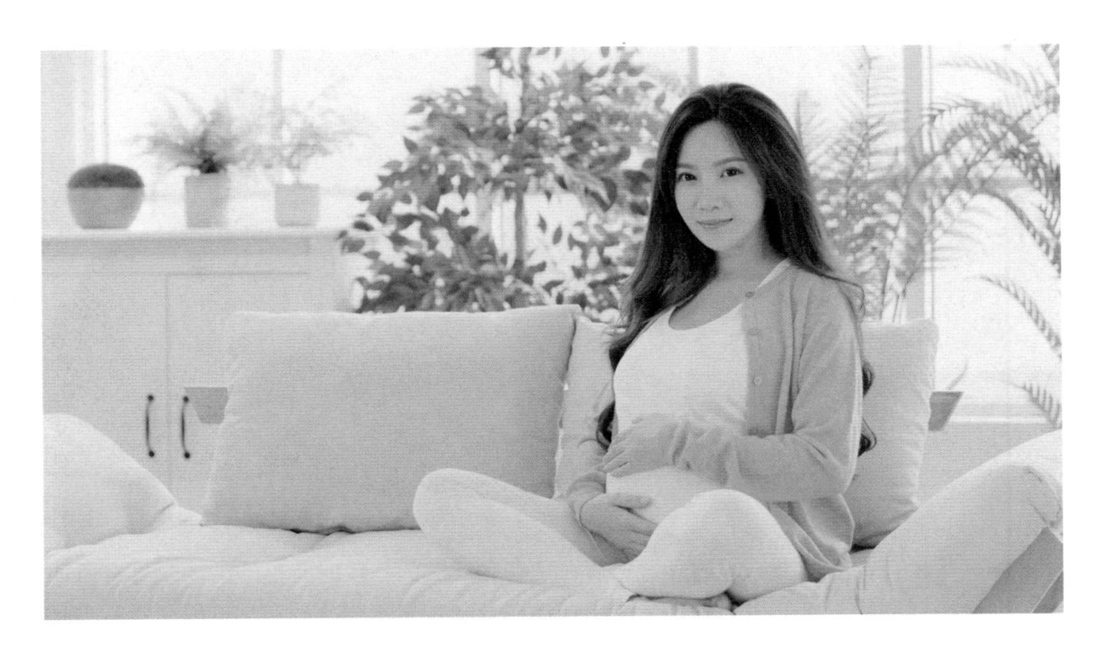

❷ 睡觉时多垫几个枕头或楔形的垫子。垫高上半身有助于使胃酸停留在胃里，促进消化。

❸ 适量增加体重，但不要超出医生建议的范围。

❹ 穿着宽松舒服的衣服。不要让过紧的衣服勒着腰和腹部。

❺ 需要低下身子时，用屈膝来代替弯腰。

❻ 如果怀疑自己有溃疡、食管狭窄或出血等并发症，要及时查明原因，有针对性地治疗，未经医生同意不要服用治疗消化不良的药物。

含镁或钙的非处方抑酸剂也可能帮助准妈妈减轻胃部的不适感，但是服用之前一定要咨询医生，以免危害胎儿的健康。

耻骨联合疼痛

什么是耻骨联合疼痛

骨盆分为左、右两部分，连接这两部分的固定关节就叫作“耻骨联合”。如果准妈妈出现耻骨和腹股沟区域的疼痛，且当准妈妈分开两腿、行走、上下楼梯或在床上翻身时，疼痛加剧，就有可能是耻骨联合疼痛。

耻骨联合疼痛出现的原因

怀孕后，为了让胎儿在出生时顺利通过骨盆，准妈妈的身体会分泌一种激素，使

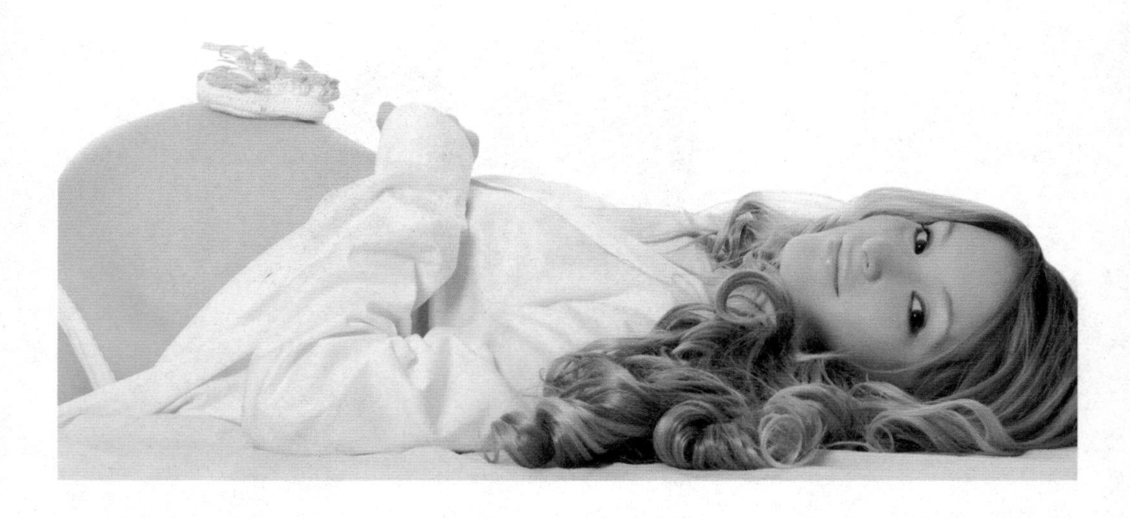

骨盆的韧带松弛，致使准妈妈的骨盆关节在孕期和产后的一段时间里的活动幅度有所加大，如在孕期姿势不对，或者耻骨关节松动，导致盆骨间空隙过大，都可能导致耻骨联合疼痛。一般而言，这种疼痛经常在夜里加重。

怎样缓解耻骨联合疼痛

❶ 避免做使双腿持续分开的动作，如爬楼梯、上下汽车，或进出浴盆等，如果必须分开双腿，一定要小心地、慢慢地移动。爬楼梯时，先将比较有力或方便的那条腿踏上台阶，然后再迈另一条腿，一次迈一个台阶。

❷ 动作幅度要小。准妈妈在日常生活中，注意动作幅度，特别避免下肢可能的大幅度动作。如坐着穿裤子，不要站着抬腿穿。

❸ 经常坐下来休息，坐下时，尽可能直立后背，并给后背一个很好的支撑。

❹ 避免提举或推重物。在超市购物时最好请准爸爸代劳。

❺ 谨慎运动。跑步、游泳，特别是蛙泳会加重耻骨联合疼痛。有这种疼痛现象的准妈妈在运动时一定要咨询产科医生。

❻ 缓解疼痛的小运动：

Step 1　将手和膝盖着地，趴在地上，使背部与地面保持水平，吸气。

Step 2　呼气时收紧骨盆底肌肉，同时，尽量向上收起肚脐。

Step 3　保持这种收缩姿势5～10秒钟，不要憋气，背部保持不动。

Step 4　运动结束时，慢慢放松肌肉。

准妈妈在感到疼痛时，千万不要勉强自己，可能的话，尽量避免导致疼痛的动作。如果准妈妈让这种疼痛恶化下去，可能需要很长时间才能恢复。

孕期检查时间与项目

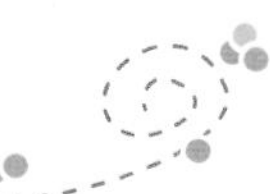

孕期检查项目概览

孕期常见检查项目见表5。

表5 孕期常见检查项目

产检时间	产检次数	孕周	例行产检项目	定期、特殊产检项目	备注
孕1～3月（第1次产前检查）	第1次	12周左右	了解病史（年龄、职业、推算预产期、月经史、孕产史、手术史、本次怀孕过程、家族史、丈夫健康情况等） 体重 身高 血压 宫高 腹围 四肢水肿情况 胎心	尿常规 血液检查（验血） ·血常规 ·凝血功能 ·血型（ABO、Rh） ·甲、乙、丙肝抗体 ·艾滋病抗体 ·梅毒抗体 ·肝功能 ·风疹病毒 ·弓形虫抗体 ·巨细胞病毒 阴道检查 心电图 颈后透明带扫描（NT，检测胎儿患唐氏综合征的风险，怀孕11～13周进行） 绒毛活检（检测胎儿患唐氏综合征的风险，怀孕11～13周进行）	建卡 预约B超

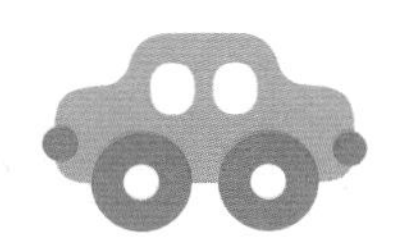

（续表）

产检时间	产检次数	孕周	例行产检项目	定期、特殊产检项目	备注
孕4～7月（每月检查1次）	第2次	16周	体重 血压 宫高 腹围 四肢水肿情况 听胎心 血常规 尿常规	唐氏综合征筛查（怀孕14～20周进行）	有些医院会合并进行第一次产检时的血液检查和唐氏综合征筛查
	第3次	20周		羊水穿刺（检测患胎儿唐氏综合征的风险，怀孕16～20周进行）	
	第4次	24周		B超（排除胎儿畸形，怀孕18～24周进行）	
孕8～9月（每半月检查1次）	第5次	28周	体重 血压 宫高 腹围 四肢水肿情况 听胎心 血常规 尿常规	妊娠糖尿病筛查（一般在孕24～28周进行）	
	第6次	30周		B超（检查胎儿发育情况并进一步排除胎儿畸形，怀孕30～32周进行）	
	第7次	32周			
	第8次	34周			
	第9次	36周			
孕10月（每周检查1次）	第10次	37周	体重 血压 宫高 腹围 四肢水肿情况 胎心监护 血常规 尿常规	骨盆测量 B超（检查胎儿大小、胎位和羊水状况，为分娩做准备，怀孕36周或以后进行） 心电图（可以在门诊做，无特殊情况也可在入院待产时做）	与医生讨论分娩方式
	第11次	38周			
	第12次	39周			

温馨提醒

以上的表格可以让准妈妈更直观地了解产前检查的时间安排和具体项目，但具体安排以产检医院的指导为准，特别是其中“定期、特殊产检项目”不一定都会进行，需要根据准妈妈的具体情况由医生安排。

孕1～3月，做第1次正式产检

一般来说，准妈妈应在孕3月之前，做第1次系统的产前检查。准妈妈第1次产前检查的时间不要晚于怀孕第3个月，以便准确估算怀孕的时间。

第1次产前检查前的准备

在第1次产前检查时，医生通常会咨询以下内容，准妈妈可提前做好准备，给医生一个准确的参考：

- 月经初潮时间、月经周期、月经量及末次月经时间。
- 以前的怀孕、生产经历，流产史，避孕情况，现有子女情况。
- 慢性病、手术史或住院治疗的情况。
- 药物过敏史。
- 生活习惯，如饮食、睡眠、运动、吸烟、被动吸烟、饮酒等。
- 配偶的年龄及健康情况，如吸烟、饮酒习惯，疾病史、用药史等。
- 夫妻双方的家族遗传病史。
- 本次怀孕是否有早孕反应，有无阴道出血、腹痛或任何不适。

第1次产检的项目

常规项目

体格检查：测量身高、体重、血压。

产科检查：测量宫高、腹围、胎方位、骨盆情况。

血液检查：血常规、血型，甲、乙、丙肝抗体，艾滋病抗体、梅毒抗体、肝功能、肾功能。

TORCH检查：即弓形虫抗体筛查、风疹病毒筛查、巨细胞病毒和单纯疱疹病毒筛查。

核对孕周：询问末次月经的时间，利用B超核对孕周。

特殊检查项目

年龄在35岁以上，怀过先天性畸形胎儿，或有任何家族遗传病史的准妈妈：在怀孕11～12周进行绒毛活检（又称为“绒毛膜绒毛采样”），判断胎儿是否有染色体异常。

有阴道流血、腹痛等异常状况的准妈妈：进行B超、激素测定等检查，以了解有无流产、宫外孕、葡萄胎等异常。

需要及时进行产前检查的状况

一般情况下，准妈妈在怀孕12～13周去医院进行第1次系统的产前检查即可。但如果有以下状况，准妈妈应在知道自己怀孕后立即去医院检查，并进行产前咨询：

- 有既往流产史、胚胎停育或有畸形儿生育史。
- 出现如阴道流血、腹痛、严重的恶心或呕吐等症状。

• 服用了药物或怀疑自己接触过放射线照射、接触有毒有害化学物质等可能伤害胎儿的不良因素。

• 35岁以上的准妈妈或有家族遗传病史等情况。

• 有糖尿病、甲状腺功能减退、肝炎、肾炎等疾病。

温馨提醒

准妈妈可以在第1次系统检查时在医院建立正式的孕期体检档案，即建卡，用以记录每次产前检查和各项检查项目的详细情况，以便医生对孕期情况有一个全面的了解。

孕4～7月每月检查1次

在孕4～7月的孕中期，除了一些特殊的状况或出现并发症（如妊娠高血压），通常准妈妈需要每月去医院进行一次产前检查。

第2次产检时间：孕16周。
第3次产检时间：孕20周。
第4次产检时间：孕24周。

常规检查项目

从孕4月开始，一直持续到最后一次产检，准妈妈例行产检都需要检查体重、血压、宫高、腹围、四肢水肿情况、听胎心、血常规及尿常规。在进入孕10月后，听胎心转为胎心监护。

其他定期、特殊产检项目

医生会根据准妈妈孕周和具体情况，安排一些相应的检查和化验项目。

孕14～20周：针对35岁以上高龄准妈妈进行胎儿唐氏综合征的血液筛查，判断胎儿患唐氏综合征的风险。针对唐氏综合征筛查结果显示为高危的准妈妈，进行羊膜腔穿刺术，诊断胎儿是否患有染色体异常及其他遗传病或宫内感染。

孕20～24周：针对所有的准妈妈，进行一次详细的B超检查，诊断胎儿是否有形态结构异常，如唇裂、先天性心脏病等，并了解胎儿生长发育是否与怀孕月份相符合。

孕24～28周：针对所有的准妈妈，进行50克葡萄糖筛查试验（即妊娠糖尿病筛查，简称糖筛），筛查准妈妈是否患有妊娠糖尿病的危险。针对糖筛测量值超过标准的准妈妈，进行葡萄糖耐量测试（GTT），诊断准妈妈是否有妊娠糖尿病。

如果准妈妈被列为高危妊娠范畴，则需要依医嘱按时进行产前检查，而不是依据常规检查时间产检。

重点检查项目1：孕期B超检查

孕期B超检查是产前检查的必查项目之一。在孕中期，准妈妈进行第1次孕期B超检查。但如果在孕早期有特殊情况，医生也会建议准妈妈做B超检查。

孕期B超检查的事项

B超检查，也叫作超声检查或超声图，医生根据B超图像来确定以下事项。

确定胎儿的位置：确定胎儿在子宫内生长发育正常，没有出现宫外孕等其他异常状况。

检查胎儿的心率：确保胎儿的心率正常。

测量胎儿的大小：通过B超测量胎儿的颅骨、股骨以及腹围，来确定胎儿的大小是否与胎龄相符合。临产前估算胎儿大小，确定是否能够经阴道分娩。

检查是不是怀了多胞胎：如果准妈妈在孕期前3个月体型明显大一些，可通过B超确定自己是不是怀了双胞胎或多胞胎。

检查是否有胎儿畸形：通过B超仔细观察胎儿的基本构造，包括头、颈、胸、心脏、脊柱、胃、肾、膀胱、胳膊、腿和脐带，看看它们发育是否正常。排畸B超应该在孕18～20周做。

检测羊水量：如果准妈妈被诊断出羊水过多或过少，医生一般会在怀孕的最后3个月定期安排做B超检查，以监测胎儿的发育情况。

确定分娩方式：通过B超确定胎儿状况，胎位、胎盘等状况，进而确定分娩方式。

B超检查的时间

如果准妈妈孕期一切正常，通常情况下，做2～3次B超检查就可以了。

孕中期进行第1次B超检查。这次B超检查的主要目的是检查胎儿是否存在畸形，包括心脏和神经管。

孕晚期第1次常规B超检查。一般在孕30～32周做，主要目的是监测胎儿的发育情况，同时复查胎儿的脏器，以排除畸形。

孕晚期进行第2次B超检查。孕晚期的B超检查一般安排在孕36周以后，目的是检查胎位、羊水及胎盘位置与功能等，为分娩做准备。

但如果准妈妈在孕早期出现阴道流血，有可能出现流产、宫外孕或葡萄胎等异常状况，医生也会安排准妈妈进行B超检查。

目前，各医院在产科领域中使用的B超检查对胎儿是安全的。

重点检查项目2：唐氏综合征筛查

唐氏综合征筛查是指排除染色体异常引起的唐氏综合征的检测方法，目前有很多不同的唐氏综合征筛查方法。一般而言，在孕14～20周进行唐氏综合征筛查。

什么是唐氏综合征

唐氏综合征也称为“21三体综合征”，是最常见的一种染色体异常状况。在受孕时，孩子不是从父母那里各取一条21号染色体结合起来，而是出现第三条21号染色体，然后，这条染色体又被复制到孩子身体的所有细胞上。患唐氏综合征的孩子除了会出现眼睛向上向外倾斜、耳朵位置低、手小等身体特征外，还会出现心脏缺陷、消化道缺陷、学习困难等情况，甚至需要人全天照顾，给家庭带来巨大影响。一般而言，超过35岁的准妈妈更可能出现染色体异常的状况，所以，这些准妈妈需要进行唐氏综合征筛查。

唐氏综合征筛查的方法

具体的唐氏筛查方法包括B超检查、血液检查，以及两者联合检查。

在孕11～14周，有条件的准妈妈可以在医生的建议下通过B超做胎儿颈后透明带（NT）筛查，测量宝宝后颈部皮肤下面的液体厚度，用以确定胎儿是否有患唐氏综合征的风险。此外，医生还会做血液检查，与B超检查结果联合判断，提高筛查的检出率。

我们常说的孕中期唐氏综合征筛查是在孕14～20周进行的唐氏综合征筛查，会结合第1次产检时血液检查结果共同判断，这种检测方法更方便，有很多医院可以进行。

还有一种唐氏综合征检查方法是血清综合筛查，它结合了孕早期所做的妊娠相关血浆蛋白A（PAPP-A）检测和孕中期包含的人绒毛膜促性腺激素、甲胎蛋白、雌三醇和抑制素A的进一步血液检测，这些筛查检测指标更多，检出率更高。一般需要到孕中期才能得出结果。

值得注意的是，这些筛查方法只能诊断胎儿患唐氏综合征的风险有多高，并不能确切地判断胎儿是否患唐氏综合征。

重点检查项目3：妊娠糖尿病筛查

2%～7%的准妈妈会出现妊娠糖尿病，这是孕期最常见的健康问题之一。由于这种疾病极少会显示出任何症状，所以只有通过检查才能发现。医院主要在孕中期通过常规的糖筛来检查，如果糖筛的结果是阳性，则需要进一步进行葡萄糖耐量试验，以确诊准妈妈是否患有妊娠糖尿病。

糖筛的检查方法

糖筛是将50克葡萄糖溶于200毫升水中，5分钟内喝完，1小时后抽血检测血糖。如果准妈妈的血糖在1.4～2毫克/毫升之间，那么就需要做葡萄糖耐量试验来进一步确诊。如果糖筛查的测量结果显示准妈妈的血糖值高于2毫克/毫升，则基本可以确认准妈妈患有妊娠糖尿病，不需要再做葡萄糖耐量试验了。

葡萄糖耐量试验的方法

葡萄糖耐量测试的时间比较长，一般按照以下步骤进行：

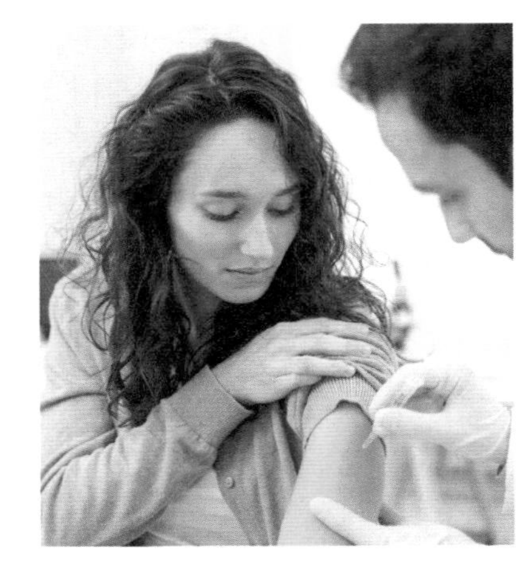

❶ 空腹8～14小时。即如果准妈妈早上9点做葡萄糖耐量试验，最好在前一天晚上11点后就不要再进食。

❷ 第一次血液检验。也被称为基础测试，是通过血液抽样来检测准妈妈血液中的含糖水平。

❸ 口服葡萄糖水。将75克葡萄糖溶于300毫升水中（有时是50克葡萄糖溶于200毫升水中），在5分钟内服完。

❹ 再次血液检验。在口服葡萄糖后的1、2、3 小时分别抽取静脉血，查血浆葡萄糖值，并将检测结果与正常范围进行对比。

❺ 大多数在产检时发现尿中含有糖分的准妈妈，在葡萄糖耐量试验中检测出的血糖水平都是正常的。但如果准妈妈的4项葡萄糖耐量试验结果（包括空腹时的血糖值）中有2项达到或超过标准；或者2次或2次以上的空腹血糖超过标准；或者50克糖筛血糖值和空腹血糖值都超过标准，那准妈妈就会被诊断为妊娠糖尿病。如果准妈妈在这4项结果中，有任何一项达到或超过标准，则会被诊断为妊娠期糖耐量减低，准妈妈须注意日常生活保健，防止转为妊娠糖尿病。

温馨提醒

有些准妈妈喝完糖水后会有恶心的感觉，有少数人甚至还会呕吐，这是正常现象，准妈妈不要过于担心。但如果准妈妈喝完糖水后很快就吐了，就得改天再来做一次。

孕8～9月每月检查2次

到了孕8月和孕9月（孕28～36周）时，准妈妈需要每两周做一次产前检查，确保自己及胎儿的安全。

第5次产检时间：孕28周。
第6次产检时间：孕30周。
第7次产检时间：孕32周。
第8次产检时间：孕34周。
第9次产检时间：孕36周。

孕8～9月特殊产检项目

询问胎动情况。在产检时，医生会询问胎儿的胎动情况，告诉准妈妈如果感觉胎动有异常，要及时去医院就诊。从孕28周开始，准妈妈可以在每天的同一时间里坚持数胎动。这是因为孕28周后，胎儿在子宫里睡眠和觉醒的生活节奏较明显，胎动也较有规律。

孕晚期B超。孕28周以后，医生通常会建议准妈妈做一次孕晚期B超，检查胎儿的生长发育、羊水量、胎儿位置，并进行晚期显性畸形诊断。

温馨提醒

在孕晚期产检时，如果发现胎儿体重不足，准妈妈应多补充一些营养素；若发现胎儿过重，准妈妈在饮食上就要稍加控制，以免日后需要剖宫产，或在生产过程中出现难产。

孕10月每周检查1次

进入孕期的最后一个月，准妈妈需要每周检查1次。

第10次检查：孕37周。
第11次检查：孕38周。
第12次检查：孕39周。
第13次检查：孕40周。

孕10月特殊产检项目

临近分娩，准妈妈每周产检，除了体重、血压、宫高、腹围、四肢水肿情况、血常规及尿常规等常规项目外，还需要进行以下检查。

胎心监护： 从孕37周起，医生会在每次产检时安排准妈妈进行胎心监护。如果准妈妈属于高危产妇，则可能从孕28周进行这一项检查。

骨盆测量： 骨盆测量包括测量骨盆的大小和形态，了解胎儿和骨盆之间的比例，便于医生准确判断生产的顺利程度，并与准妈妈探讨分娩的方式。骨盆是产道的最重要的组成部分，准妈妈的骨盆状况决定了顺产与否，胎儿从母体娩出必须通过骨盆，狭小或畸形骨盆均可能引起难产。

B超检测： 检查胎儿大小、胎位和羊水状况，为分娩做准备。在孕36周或以后进行，也可以在临产前进行。

温馨提醒

B超确认胎位是临产前很重要的一项检查，医生会告诉准妈妈胎儿是头位（头先露）、臀位（臀先露）还是其他异常胎位。这是确定准妈妈是自然分娩还是手术助产的重要依据。

产检时省时省事的小窍门

在准妈妈进行产前检查时，了解以下小窍门可以节省时间，避免过于疲劳：

❶ 了解产检科室的布置情况。准妈妈可以去导诊台询问是否有产检流程的小册子，当准妈妈了解基本流程及各个科室的位置分布后，可节省时间。

❷ 提前挂号。准妈妈可以通过电话预约、网上预约、家属提前排队挂号等形式，领取挂号单。

❸ 家人陪同。家人可以帮助挂号、缴费、排队等，可节省不少时间。

❹ 记下需要咨询的问题。在每次产前检查之前，准妈妈可以把想问的事情或关心的问题记在小本子上，以便在产检时能够有准备地向医生提出来。除了身体上可能的不适，如果准妈妈有任何情绪、运动或营养方面的问题，如准妈妈想喝任何药草茶、服用孕期补充剂或非处方药，都可以在产前检查时向医生咨询。

❺ 事先了解孕期检查项目。根据每次的产检项目提前做好准备，如葡萄糖耐受试验需要准妈妈在前一天晚上11点后就不再进食，避免需要再次检查。

准妈妈应随身带上背包、笔、卫生纸和小点心、水，这些都会有用的。

怎样看懂孕检报告单

读懂B超检查报告单

B超检查报告单上有许多专业医学名词、缩写、数据和术语，下面简要解释一下常见的报告单上包含的主要项目及数据代表的意思，以帮助准妈妈了解B超检查报告结果的相关内容。

胎囊

胎囊指孕早期（怀孕前3个月）胎儿的胚囊，一般为圆形或椭圆形，其内可见胚芽（早期小胚胎），胎囊一般位于子宫腔内。如果B超发现胎囊形状不规则，位置过低（位于子宫腔下部），则可能有发生流产的风险。

双顶径、头围、腹围、股骨长

以上均是用来推算胎儿大小的指标。双顶径代表胎头两侧顶骨隆突间的距离；头围是指胎儿头的周长；腹围是指腹部的周长；股骨长是指胎儿下肢大腿骨的长度。

双顶径的缩写为BPD，头围的缩写为HC，腹围的缩写为AC，股骨长的缩写为FL。

胎盘

报告单通常会描述胎盘在子宫壁附着的部位及分度。如果胎盘附着在子宫下段，尤其是附着在子宫颈内口上方，则表明胎盘低置或前置，在妊娠期及分娩期可能发生出血的风险。依据胎盘的超声回声信号强弱，将胎盘的分度分为0、Ⅰ、Ⅱ和Ⅲ度。

羊水

羊水状况一般有两种表现形式，一种是羊水最大池深度，另一种是所测的羊膜腔内四个象限最大羊水暗区垂直径之和。羊水最大池深度一般为2～8厘米，四个象限最大羊水暗区垂直径之和称为羊水指数，国内认为羊水指数大于18厘米，可诊断为羊水过多。在医学上，准确评价羊水的多少还要看最终羊水量的值，通常如果羊水量的值大于2 000毫升为羊水过多，小于300毫升则为羊水过少。

胎心率

胎心率指胎儿在相对静息状态、没有任何刺激时候每分钟胎心搏动的次数。正常范围是110～160次/分钟，如果B超检查报告单上出现低于110次/分钟或高于160次/分钟，或者心律不齐的情况，则胎儿胎心可能有问题。

脐带

正常脐带内部有三根血管，包括两根脐动脉和一根脐静脉。在测量脐动脉血流时，可见PI、RI和S/D等测量值，这些测量值都表示血流阻力情况。PI为搏动指数，RI为阻力指数，S/D为S、D比值。这些数值都随着孕周的增加而下降，相应孕周有相应的测量值。

脐带绕颈：在黑白灰阶超声检查报告单上，有时可以看见写有胎儿“颈部有压迹”，这即是脐带绕颈的情况。根据脐带缠绕颈部的圈数可见U形、W形和品字形。脐带绕颈在孕期B超中比较常见，一般不需要特殊处理。医生可以在孕晚期通过加强产前检查，以及在产程中通过定时检查胎心，以排除胎儿宫内窘迫的情况，便可及时处理。

胎方位

胎方位指胎儿在子宫中的位置，一般由3位字母来表示。

第一个字母，代表先露部位在骨盆的左侧或右侧，简写为左（L）或右（R）。

第二个字母，代表先露部位的骨名称，如果胎儿的先露部位为头顶，即为“枕”（枕骨，occipital，缩写为O）；先露部位为臀部，即为“骶”（骶骨，sacrum，缩写为S）；先露部位为面部，即为“颏”（颏骨，mentum，缩写为M）；先露为肩部，即为“肩”（肩胛骨，scapula，缩写为Sc）。

第三个字母，代表胎儿先露部位的指示点在骨盆之前（A）、后（P）或横（T）的位置。

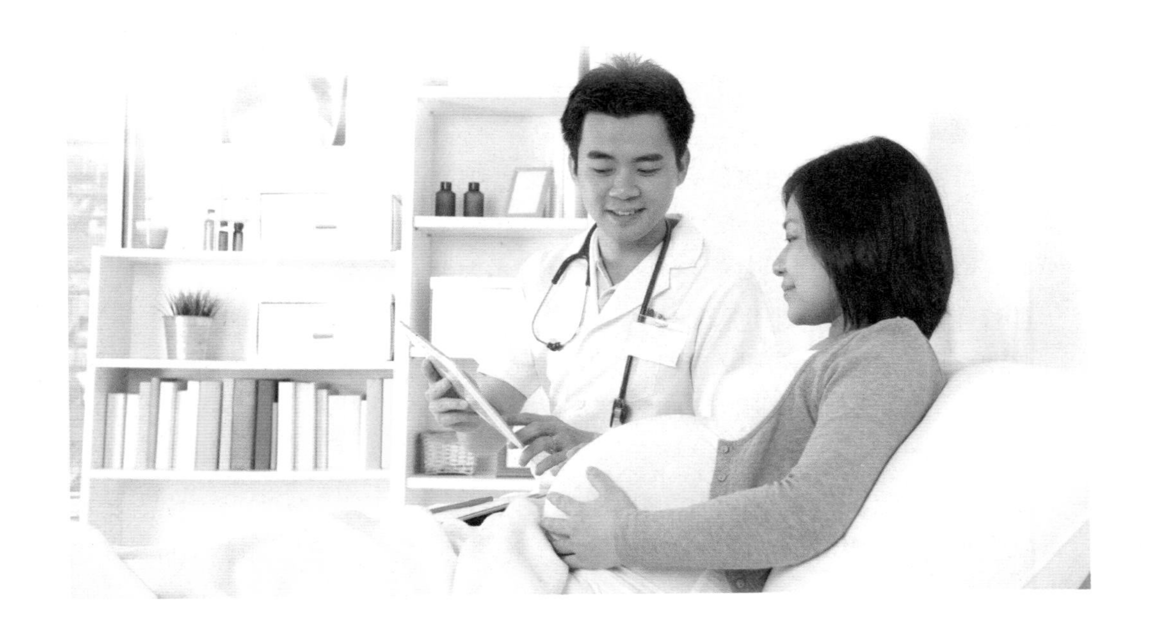

各种胎位的缩写见表6。

表6 各种胎位的缩写

胎位	胎位
枕先露	左枕前（LOA） 左枕横（LOT） 左枕后（LOP） 右枕前（ROA） 右枕横（ROT） 右枕后（ROP）
臀先露	左骶前（LSA） 左骶横（LST） 左骶后（LSP） 右骶前（RSA） 右骶横（RST） 右骶后（RSP）
肩先露	左肩前（LScA） 左肩后（LScP） 右肩前（RScA） 右肩后（RScP）
面先露	左颏前（LMA） 左颏横（LMT） 左颏后（LMP） 右颏前（RMA） 右颏横（RMT） 右颏后（RMP）

温馨提醒

B超报告单主要帮助医生确切了解准妈妈的孕期进展和胎儿的发育状况，进行相关的诊断，并决定是否还需要进一步检查。准妈妈不必太过执着于上面的数据。

读懂尿常规检验报告单

尿常规检查是准妈妈产检的常规检查，医院不同，检查也会有微小的差异，检测项目有10～12项。

尿糖（GLU）

正常情况下，尿糖为阴性，孕期尿中会有少量糖排出，为孕期生理性糖尿，应注意与真性糖尿病鉴别。

蛋白质（PRO）

正常呈阴性，尿中蛋白质含量是诊断肾脏疾病和病变的重要常规指标，另外，发生高血压时往往伴有蛋白尿。其中*号或TRACE表示微量，1+或SMALL表示小于30毫克，2+或MOERARE表示30～100毫克，3+ 或LARGE表示大于300毫克。

胆红素（BLU）和尿胆原（URO）

这两项指标反映肝脏代谢血红素的能力和数量。正常情况下尿胆红素为阴性，尿胆原为弱阳性。如果这两项指标增高，往往提示有黄疸，同时尿液颜色呈橙汁样或茶色。

酮体（KET）

健康人在饥饿、呕吐、腹泻时，酮体会呈阳性，否则为阴性。孕早期准妈妈如果早孕反应严重，尿中酮体显示阳性，应及时就诊。

pH值

pH值在4.8～7.4均为正常，超出这个范围，表明肾功能可能受到损害。

比重（SG）

正常参考值为1.005～1.025，如果高出上限，则有妊娠高血压的危险。

隐血（BLD）

高倍显微镜下看到的血或红细胞，正常呈阴性，表示没有血尿，TRACE-LYSED表示溶血，TRACE-INTACT表示不溶血。

白细胞（LEU）和亚硝酸盐（NIT）

正常时都呈阴性，如果呈阳性，表明泌尿系统可能受到细菌感染。另外，尿液放置过久，亚硝酸盐也有可能呈阳性，因此一定要用新鲜尿样送检。

如果发现检验结果异常，请不要太过紧张，因为会有许多干扰因素影响到检验结果的准确性，如饮食、尿液中的一些干扰物等。这些异常很可能是暂时性的，一定要配合医生做进一步的检查和分析。

温馨提醒

在做尿常规检查时，留取尿液标本一般应尽量采用新鲜晨尿，因为夜间饮水较少，肾脏排到尿液中的多种成分都储存在膀胱内并进行浓缩，易于查到，提高阳性检出率。

读懂血常规检验报告单

血常规检验是在医院建档时必做的一项检查，准妈妈的正常值范围与普通人正常值相比，并没有太大的变化，占正常血液的0.3%左右，只要检查达到正常值的范围即属于正常。血常规检验报告单一般包括以下项目：

白细胞（WBC）

白细胞增多可能是因为中毒、白血病、炎性感染、出血等。白细胞减少常见于流感、麻疹等病毒性传染病及严重败血症、药物或放射线所致及某些血液病等。

中性粒细胞

分为中性粒细胞比率（W-LCR）及中性粒细胞绝对值（W-LCC），其增高或减少的原因与白细胞计数相同，增高为细菌感染，降低为病毒感染。

淋巴细胞（LYM）

淋巴细胞与中性粒细胞、嗜酸性粒细胞、嗜碱性粒细胞和单核细胞属于白细胞的5个分类，增多时常见于百日咳、传染性单核细胞增多症、病毒感染、急性传染性淋巴细

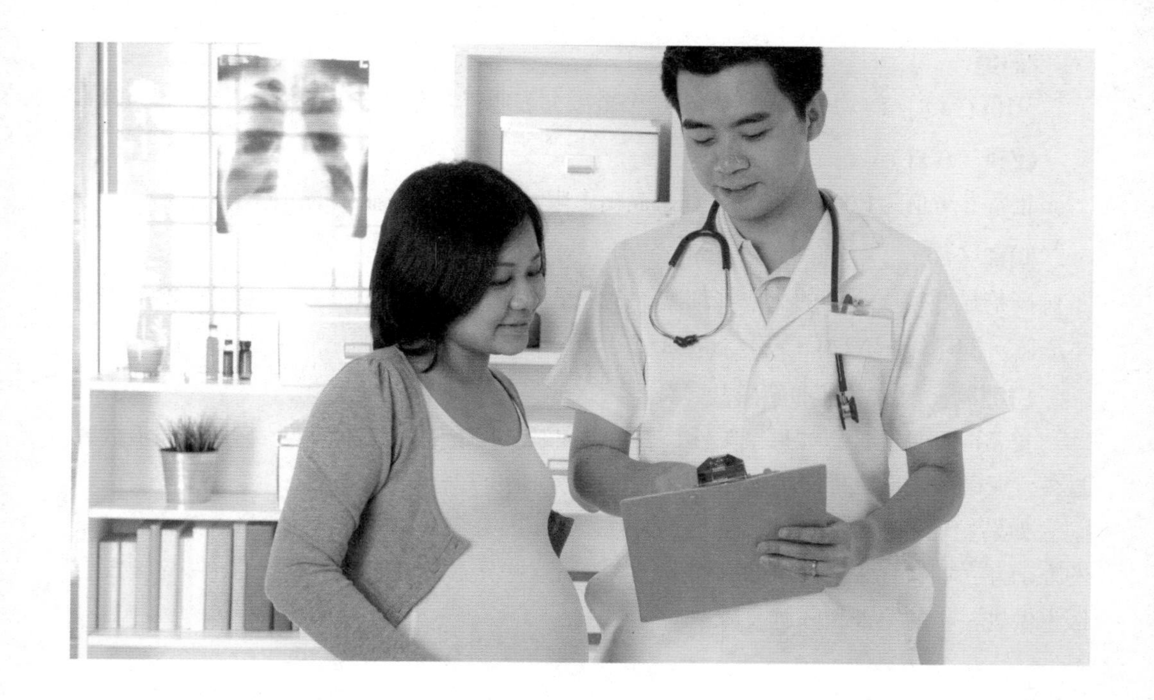

胞增多症、淋巴细胞性白血病等；降低则表明免疫力低下，建议准妈妈适当运动、多食用新鲜水果和蔬菜、保证睡眠、放松心情，以提高免疫力。

单核细胞

正常为0.01～0.08，增多时见于急性传染病恢复期。

嗜酸性粒细胞

增多时见于寄生虫病、过敏性疾病及某些皮肤病；减少则可能有慢性粒细胞白血病及慢性溶血性贫血。

嗜碱性粒细胞

正常为0～0.007 5，这一数据对准妈妈的影响不大，可忽略。

红细胞（RBC）和血红蛋白（HGB或Hb）

增高时常见于真性红细胞增多症，或有严重脱水、肺源性心脏病等疾病，降低则有可能是贫血。如果红细胞压积过高，说明血浓度过高，血液循环差，容易造成胎儿缺氧。

血小板（PLT）

相关指标有血小板分布宽度（PDW）、平均血小板体积（MPV）及大血小板比率（P-LCR）。血小板正常值的范围为（100～300）$\times 10^9$/升，如果血小板低于100×10^9/升，会影响准妈妈的凝血功能。

读懂唐氏筛查报告单

每位准妈妈在孕中期14~20周进行唐氏筛查，检验结果一般以风险率表示，报告单一般包含以下项目：

主要检测项目

在孕早期血液检查中，主要评估以下2个项目：

- 人绒毛膜促性腺激素（HCG）。
- 妊娠相关血浆蛋白A（PAPP-A）。

在孕中期的联合筛查中，主要评估以下4个项目：

- 人绒毛膜促性腺激素（HCG）。
- 甲胎蛋白（AFP）。
- 雌三醇（E_3）。
- 抑制素A（inhibin-A）。

如果检测出血液中的人绒毛膜促性腺激素和抑制素A的水平较高，而甲胎蛋白和雌三醇的水平则较低，则表明准妈妈怀有唐氏综合征患儿的风险率较高。

风险率的参考值

医生通常使用的风险率临界点数字是1：250（但不同的医院会有不同的临界值），如果准妈妈的风险低于该数字，为筛查阴性，即胎儿极不可能患唐氏综合征（但并不是说完全不可能）。如果风险高于该数字，为筛查阳性，须进一步做羊水穿刺检查。筛查会查出许多怀疑胎儿有唐氏综合征的高风险妊娠，但事实上胎儿并没有唐氏综合征，这被称为“假阳性”。

温馨提醒

影响唐氏筛查值的因素主要有：孕妇年龄、孕周、胎儿分泌的甲胎蛋白、胎盘分泌的人绒毛膜促性腺激素、药物因素、遗传因素等。保胎时吃“多利妈”使人绒毛膜促性腺激素超出正常值可能影响唐氏筛查值。如果准妈妈出现筛查阳性，须进一步通过羊水穿刺检查确诊。

需要警惕的异常情况

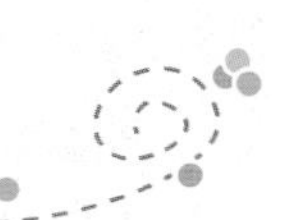

宫外孕

宫外孕，又称异位妊娠，即受精卵着床在子宫腔之外的地方生长发育，约每50个怀孕女性中，就有1个是宫外孕，准妈妈应引起足够的重视。

宫外孕发生的原因

正常情况下，如果受孕成功，受精卵会由输卵管游动到子宫腔，在子宫内着床，慢慢发育成胎儿。输卵管的某些部位有损伤或不通畅，不能推动受精卵向子宫方向游动，受精卵就可能会着床在输卵管的某个部位或卵巢、子宫颈、腹腔等，并在那个部位继续发育，从而导致宫外孕。最常见的宫外孕是着床在输卵管，约占所有宫外孕的90%。如果没有被诊断或治疗，胚胎会一直生长，直到输卵管破裂，引起严重的腹腔内疼痛和出血，造成永久性损伤或者危及生命。所幸的是，现在绝大多数的宫外孕都能够及时被发现，并得到治疗。

宫外孕的症状

宫外孕一般在孕6～7周时出现症状，并被医生诊断出来，不过，准妈妈也可能会在孕4周的时候留意到某些宫外孕表现。但也有些人宫外孕后并没有任何症状，而在孕早期第一次做B超检查时发现是宫外孕。无论是哪种情况，如果准妈妈出现以下任何一种症状，都需要立即到医院就诊：

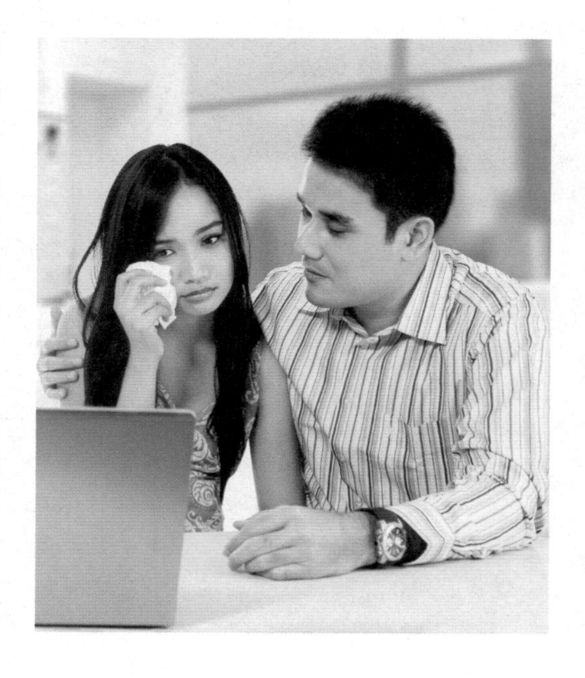

❶ 阴道点滴出血或流血。有的出血会被误认为是一次正常的月经，只不过量少些。出血可以是鲜红色或像血迹般的暗褐色，出血症状可能会持续发生，也可能间断发生，量多少不定。

❷ 腹部或盆腔的疼痛或压痛。在发

病早期可能是轻微的、间断性的疼痛，或者是突然出现的、严重的和持续的疼痛，有时还伴有恶心和呕吐症状。

③ 肩痛。腹腔内出血后刺激走向肩部的神经引起肩痛，尤其是在准妈妈躺下的时候疼痛加剧，很可能是宫外孕的一种表现，准妈妈应该立即到医院就诊。

④ 大出血引起休克的表现，如虚弱、脉搏加快、脸色苍白、皮肤湿冷，以及头晕或晕厥等。

准妈妈在家用早孕试纸验孕是检查不出宫外孕的，所以，如果准妈妈怀疑自己可能有宫外孕问题，要及时去医院就诊。

孕早期阴道出血

孕早期阴道出血并不少见，导致孕早期出血的原因有很多，有时准妈妈很难自行确定出血的真正原因。虽然准妈妈少量阴道出血可能没什么大事，但也可能是某些严重问题的征兆。所以，最妥当的方法就是去医院就诊，以确定自己和胎儿都没有问题。

孕早期阴道出血的症状

阴道出血包括点滴出血和大量出血。点滴出血是轻微的阴道出血，类似于月经初期或末期的出血量。阴道出血颜色可能呈粉色、红色或褐色（血干后的颜色）。而大量出血是比较多的出血，如果准妈妈出现大量出血，或伴有剧烈疼痛，应及时去医院就诊。

孕早期阴道出血的原因

① 植入性出血。受精卵着床时，准妈妈可能会在一两天里有轻微的阴道出血现象。受精卵着床发生在受精后6～7天，甚至10天左右，此时，一些准妈妈可能还不知道自己已经怀孕了。

② 流产先兆。流产是指在孕期的前28周内终止妊娠。最初的症状通常是阴道见红或流血，在接下来的几个小时或几天后出现腹痛。如果只有少量出血症状，准妈妈可以卧床休息观察，如果出血量多且伴随腹部疼痛，应立即去医院就诊。

③ 葡萄胎或宫外孕。葡萄胎是一种相对较为罕见的情况，是由于受精卵畸形使胚胎无法发育或存活而发生绒毛水肿；与宫外孕一样都有出血的症状，准妈妈应警惕。

④ 感染性出血。孕早期少量出血也可能是感染性出血。例如，阴道感染（如霉菌或细菌性阴道炎）、宫颈柱状上皮异位（曾称宫颈糜烂）都会使准妈妈的阴道、子宫颈感染并发炎，并容易出现少量出血的现象。这类感染也会影响胎儿的健康，准妈妈在怀孕前就要做好保健，杜绝此类现象的发生。

孕早期阴道出血的处理办法

发现孕早期出血后，准妈妈应该去医院检查。如果胚胎发育良好，应按照医生的嘱咐尽量卧床休息，并可能在医生的指导下服用一些保胎药辅助治疗。此后，准妈妈应继续仔细观察自己的状况，预防再次出血的发生。

温馨提醒

早期胚胎与准妈妈子宫的连接还不是很稳定。准妈妈应避免外界干扰，如避免在孕早期进行剧烈运动或搬举较重的物品，或进行剧烈的性生活等。一般怀孕3个月以后胎儿就相对安全了。

孕期腹痛

与孕期出血一样，孕期腹痛也可能预示着有严重的问题出现。对于剧烈或持续的孕期腹痛，准妈妈应引起足够的重视。

宫外孕

宫外孕症状通常是下腹痛和阴道少量出血。如果准妈妈在孕早期出现腹痛或阴道出血，就要考虑是否为宫外孕的症状，特别是出现腹痛、骨盆疼痛或触痛；疼痛在准妈妈活动、排大便和咳嗽时会加重，或者出现肩肘疼痛时，须立即就医检查。

流产

流产先兆出现的腹痛可能表现为绞痛、阵痛或持续疼痛，程度或轻或重，而且感觉可能更像下背部疼或骨盆受压，或者有想大便的感觉，伴有出血的症状，准妈妈须就医检查。如果准妈妈感觉剧烈腹痛，或者大量出血，需要马上去医院。

早产

如果准妈妈在孕28～37周开始出现宫缩，并伴随腹痛，可能出现先兆早产。 先兆早产时的腹痛可能像月经来潮时的腹部酸胀下坠感，骨盆部位感到压力增加。之前没有背痛症状时突然出现下背部痛，或者即使不疼痛，但1小时内有4次以上宫缩，伴随阴道分泌物增加，或者分泌物性状改变（变得稀薄、黏液状、带血，即便仅仅是淡淡的红色或略带血丝）时，极有可能是早产征兆，应立即就医。

胎盘早剥

胎盘早剥可能出现子宫触痛、背部疼痛。

胎盘早剥是指胎儿出生前，胎盘和子宫部分或完全分离。常见于合并妊娠高血压或受到外伤的孕妇。除了腹痛和背痛外，胎盘早剥的症状还有频繁的宫缩，或者宫缩持续存在而没有间歇、胎动减少、出血、羊水破裂等。如果出现胎盘早剥，准妈妈须立即就医。

先兆子痫

先兆子痫比较严重时，可能会出现上腹部剧烈疼痛或触痛，其他症状还有严重头痛、视觉障碍（如视物模糊、眼前出现斑点物或“冒金星”）、恶心呕吐等。

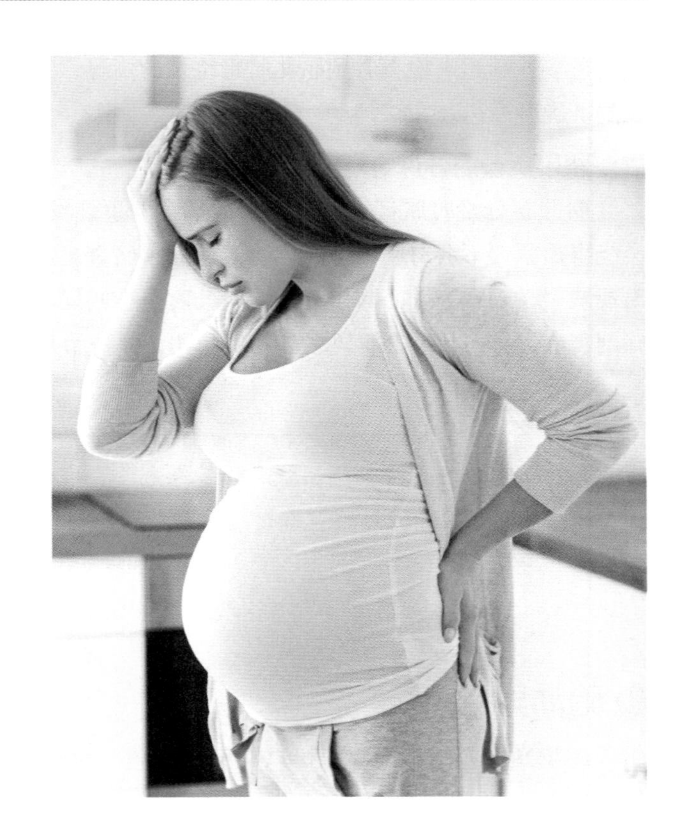

先兆子痫是孕期出现的一种复杂病症，早期症状是足和踝部严重肿胀或突然肿胀，甚至延及大腿，出现腹壁水肿、面部肿胀、眼睛周围水肿以及手部比较明显的肿胀。如果在孕20周后出现高血压和蛋白尿，就会被诊断为先兆子痫，须立即到医院就诊。

胃肠病毒感染、食物中毒、阑尾炎、肾结石、肝炎、胆囊疾病、胰腺炎、肠梗阻等也可以引起腹痛，很严重或持续存在时一定要去看医生。

脐带绕颈

脐带是连接胎盘和胎儿的一个重要的条索样器官，正常情况下，脐带一般是一端连于胎盘的胎儿面，另一端连于胎儿的脐部，如果脐带缠绕胎儿颈部则称为脐带绕颈。脐带绕颈是一种较常见的现象。

脐带绕颈出现的原因

脐带绕颈的常见原因有脐带太长、羊水过多或胎儿体型太小，后两种情况都会使胎儿在子宫腔内活动幅度较大，从而易导致脐带缠绕。脐带绕颈可能出现在准妈妈孕期的任何时候，研究表明，脐带绕颈的发生率为20%～25%，多数情况下，脐带绕颈会随着孕期的进展而自行解开，准妈妈不必太担心。医生可以通过产检时的黑白灰阶超声检查或彩色多普勒超声检查看到胎儿脐带绕颈的情况，其中彩色多普勒超声检查诊断脐带绕颈的准确率高达95.83%。

脐带绕颈的处理方法

胎儿在分娩时脐带绕颈是一件很平常的事，发生率在生产时约占1/4，一般脐带不会绕得很紧，不会对胎儿造成影响。但如果脐带缠绕过紧或脐带过短，胎儿在出生前会出现缺氧，表现为胎心减慢等状况，此时，准妈妈不能顺产，医生将会使产程加快或实施剖宫产，从而帮助准妈妈尽早娩出胎儿，保证胎儿的安全。

为避免脐带绕颈给胎儿带来危险，准妈妈应定期产检，在孕10月每周检查一次，并进行胎心监护，及时发现异常状况。

胎动异常

从孕28周开始，准妈妈可以在每天的同一时间里坚持数胎动，如果感觉胎动有异常，要及时去医院就诊。

胎动异常的状况

❶ 胎动加快，随后慢慢减少。这可能是胎儿缺氧或受到外界刺激（如剧烈运动、噪声）引起的，多出现在孕中期后。准妈妈可以适当减少大运动量的活动，尽量避免与他人碰撞，不到嘈杂的环境中去，放松心情，保持良好的心态，并坚持定时到医院做检查，以及时发现胎动的异常状况。

❷ 胎动减少。这种状况可能发生在准妈妈发热时。如果准妈妈的体温持续超过38摄氏度，因胎盘血流量减少，胎动会减少，这时准妈妈要多休息，避免感冒，适当锻炼，多喝水和多吃新鲜蔬果。

❸ 急促的胎动后突然停止。这多是由于好动的胎儿出现了脐带缠绕或是打结的情况，一旦出现这种情况，胎儿容易因缺氧而导致窒息，应立即就诊。

学会自己数胎动

为及时发现胎动异常，准妈妈可以学习自己数胎动，自我监护胎动的状况。据统计，数胎动可以检测出89%～90%的胎儿发育异常，是相当有用的。

❶ 数胎动的时间。饭后胎动会比较明显，因此比较适合胎动计数。准妈妈可以在孕28周以后，选择早餐或晚餐后1～2小时数胎动次数。

❷ 正常的胎动数。在孕中期，正常明显胎动1小时为3～5次（从胎动开始，连续不

断地直到停止不动为1次）。两小时之内很容易就可以累积数到10次胎动，变化不大，且胎动有规律，有节奏，说明胎儿发育是正常的。如果准妈妈在两小时之内的胎动数不到10次，就应该怀疑有问题，此时应该继续数胎动。如果连续观察6小时，胎动数每两小时内仍不足10次，则必须到医院检查。

到34周以后，胎儿在宫内比较固定，胎动感觉不是很明显，准妈妈须修改计数的方式。每餐饭后及睡前，至少计数1小时，每小时至少有4次胎动为正常的胎动数。

温馨提醒

胎动数为反映胎宝宝健康的一个标志。如果准妈妈对胎儿的胎动数有任何的担心，可以及时去医院就诊，医生会结合其他医疗仪器等，加以综合分析，做出相应的判断。

胎盘老化

胎盘和胎儿一样，有一个发生、成长、发育、成熟的过程，如果胎盘发育成熟度超出所处的孕周，有可能出现胎盘老化。

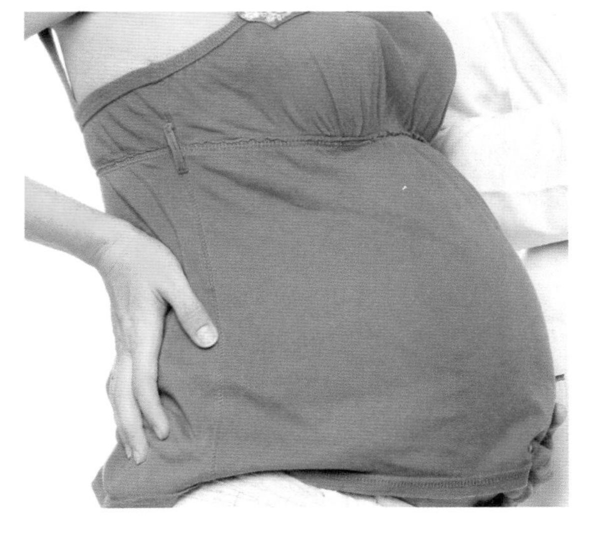

什么是胎盘的成熟度

根据胎盘发育状况，可以将其成熟度共分4级：0级、Ⅰ级、Ⅱ级和Ⅲ级。Ⅰ级标志胎盘基本成熟；Ⅱ级标志胎盘成熟；Ⅲ级标志胎盘已衰老，此时的胎盘由于钙化和纤维素沉着，其输送氧气及营养物质的能力降低，胎儿处于危险的环境。

一般而言，在孕中期（12~28周）胎盘处于0级；孕晚期（30~32周）胎盘处于Ⅰ级；孕36周以后胎盘处于Ⅱ级（比较成熟）；孕38周胎盘进入Ⅲ级，标志胎盘成熟。如果孕37周以前发现胎盘处于Ⅲ级，医生可能会结合胎儿双顶径的值及体重来考虑胎盘是否早熟。

胎盘老化的原因

❶ 过期妊娠导致胎盘老化。胎盘的功能可能会随着妊娠过期的时间而老化，也就是说超过的时间越久，胎盘老化的可能性越大。

❷ 妊娠并发症导致胎盘老化。准妈妈在孕期出现妊娠高血压、妊娠糖尿病等，都会导致胎盘血液供应减少，加速胎盘老化。

医生会通过B超检查胎盘，结合羊水、胎心监测、尿雌三醇检查和肌酐比值，以及阴道壁脱落细胞等综合考量后确诊。

胎盘老化可能出现的后果

胎盘的提前老化可能会导致胎儿缺氧、营养不良、发育迟缓以及胎儿窘迫，在分娩过程中，也可能致使产妇宫缩无力，滞产、产后出血的发生率也较高。

胎盘老化的标志之一是胎盘上出现钙化点，但这与准妈妈在孕期补钙没有必然联系，准妈妈不要过于担心，在医生的指导下补充钙剂即可。

羊水过少

羊水是指子宫羊膜腔中起保护作用并维持胎儿发育所需液态环境的液体。如果准妈妈在怀孕的任何阶段，发现子宫里的羊水比标准量少，则称为羊水过少，其发生率在5%左右。

羊水过少的标准

孕晚期正常的羊水指数一般在5～22厘米，总和不足5厘米，或者总量少于300毫升会被认为是羊水过少（不同医院的标准可能略有差异）。

羊水过少出现的原因

❶ 双胞胎或多胞胎。如果准妈妈怀的是双胞胎或多胞胎，有可能会发生羊水过少，因此，双胞胎和多胞胎的准妈妈更应加强产检，随时监控胎儿的健康状况。

❷ 胎盘问题。如胎盘部分早剥，胎盘不能给胎儿供应足够的血和营养物质，从而导致胎儿中断羊水循环，导致羊水过少。

❸ 某些疾病因素。慢性高血压、先兆子痫、糖尿病和系统性红斑狼疮等疾病也会导致羊水过少。

❹ 羊膜破裂。这种状况在怀孕的任何阶段都可能会出现，在临近生产时会更常见。准妈妈应随时注意自己的情况，避免出现羊膜破裂的状况。

羊水过少的处理办法

羊水过少的状况出现得越晚，胎儿受到的影响越小。如果出现羊水过少的状况，医生可能会做如下处理：

如果胎儿的健康状况良好，医生会密切观察胎儿，确保胎儿继续正常发育。此时，准妈妈须多喝水，注意数胎动的次数，如果发现胎儿胎动次数减少，要立刻告诉医生。

如果准妈妈接近预产期，或者有其他并发症，如有严重的先兆子痫或胎儿在子宫里状况不好，医生可能会建议准妈妈提前生产。

如果羊水变得非常少，胎儿的活动或准妈妈的宫缩会挤压脐带。在生产过程中，胎儿有可能会承受不住顺产，医生会建议准妈妈选择剖宫产。

胎位不正

医学上通常将胎儿脑后部朝向准妈妈腹部前侧的胎位称为枕前位。枕前位属于正常胎位，分娩时通常会比较顺利，而臀位、横位属于异常胎位，称为胎位不正。

胎位不正可能出现的后果

在孕30周前，子宫的空间相对于胎儿来说还是比较宽敞的，胎儿在子宫内可以自由变换体位，胎位还没有固定，即使胎儿是臀位或其他位置，大多数也能够自动转成枕前位。但到孕30周以后，胎儿自动变换成枕前位的概率非常小。如果准妈妈在分娩时还属于胎位不正，可能出现以下异常状况：

❶ 分娩一开始时容易先破水。

❷ 宫缩和宫缩间歇时背部会剧烈疼痛。

❸ 产程进展慢，可能需要产钳或胎头吸引器助产。

❹ 分娩时容易出现难产的情况。

因此，医生可能会建议准妈妈直接选择剖宫产。

矫正胎位不正的方法

准妈妈可以在医生的帮助下对臀位行胎位外倒转术，也可以自己从30周左右起，坚持做一些矫正的动作，帮助胎儿在重力的作用下，转成头朝下的姿势。

练习准备：

❶ 保持空腹，排空膀胱，松开腰带。

❷ 确保周围有人，以便一旦准妈妈觉得头晕时，能及时提供帮助。

练习方法一：

双膝跪于地上或硬板床上，双手撑地，双臂伸直或贴于头部两侧的地面上，头偏向一侧，胸部尽量贴近地面，臀部尽量抬高，不要压在小腿上，大腿与地面垂直。每天练习3次，每次5～10分钟。

练习方法二：

平躺后，抬起骨盆，使其高出准妈妈的头23～30厘米，然后用枕头支起臀部，保持该姿势5～15分钟。

提示：练习完毕后，准妈妈可以躺下来休息30分钟左右，采用侧卧的方式，上面的腿向前，膝盖略微弯曲。如果准妈妈在练习时有任何不适，应立即停止。

温馨提醒

久坐的准妈妈更容易出现胎位不正（特别是枕后位）的状况，这是因为准妈妈坐着的时候，骨盆都是后倾，此时胎儿的脑后部和脊椎骨，也会倾向于向后转，形成枕后位的胎位。因此，准妈妈应在孕期保持适当的活动，预防胎位不正的出现。

胎膜早破

正常情况下，准妈妈在临产时，随着子宫不断地收缩，子宫口开大处的胎膜承受不了较大压力而破裂，使羊水从阴道里流出。如果在临产前就出现胎膜破裂，即称为胎膜早破，它是产科常见的一种并发症。

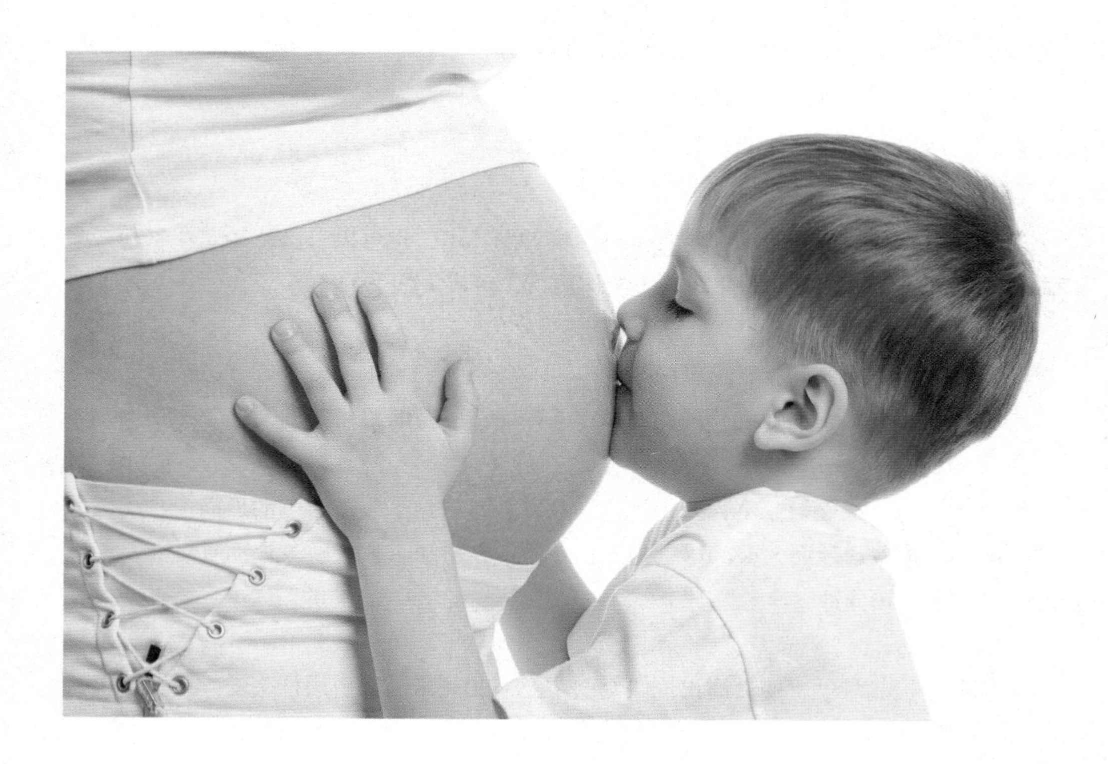

胎膜早破的症状

胎膜早破发生时，准妈妈不会有疼痛感，只会发现阴道内突然有大量水流出，可湿透内裤，时断时续。流出的羊水无色、无黏性，与有黏性的白带不同。这种阴道流水通常在起立时增多，平卧时减少甚至停止。此外，羊水会微浑，有时可见混杂其中的胎脂，与排尿不同。如果准妈妈不确定，可以用pH试纸（药店和医院都可买到）蘸一下阴道内流出的液体，如果试纸呈蓝色，就可能是羊水，应尽快去医院就诊。胎膜早破常发生在腹压增加时，如咳嗽、大小便之后。

胎膜早破可能出现的后果

❶ 引发感染。胎儿生活环境与外界相通，很容易使准妈妈和胎儿同时感染，危及两个人的生命安全。而且，随着时间的延长，宫内感染的可能性也会增加。所以孕35周后发生胎膜早破，为了预防感染，原则上应尽快终止妊娠。

❷ 引起胎盘早剥。随着大量羊水流出，胎盘在胎儿娩出前剥离，可导致胎儿死亡及准妈妈大出血、凝血功能障碍，甚至死亡，危害准妈妈和胎儿的生命安全，增加剖宫产率。

❸ 导致难产。产道及胎儿异常（如骨盆形态异常、胎儿巨大或发育畸形等难产因素）是胎膜早破的常见诱因，胎膜早破可导致宫内感染及羊水减少，因此发生宫缩乏力、胎儿宫内窘迫，致使难产和剖宫产率增加。

避免胎膜早破的方法

❶ 注意卫生，避免生殖道病原微生物上行感染，避免引起胎膜炎症，使胎膜局部张力下降导致破裂。孕期如果发生阴道炎，应积极治疗。

❷ 孕中晚期避免剧烈运动和过度劳累。

❸ 孕晚期停止性生活，以免刺激子宫造成胎膜早破。

❹ 多吃含铜、维生素C和胶原蛋白的食物，以增加胎膜的韧性。

❺ 坚持定期做产前检查，早日发现羊水过多等异常。

温馨提醒

如果准妈妈怀疑是胎膜早破时，千万不要再来回走动，应立即平躺，在外阴垫上一片干净的卫生巾，并在臀部下放置枕头。接着呼叫救护车或由家人送往医院待产。在赶往医院的途中也要采取臀高头低的平卧姿势。

过期妊娠

很多准妈妈都会超过预产期生产，但如果怀孕超过42周，则称为过期妊娠，其发生的概率为4%～14%。

过期妊娠可能产生的后果

❶ 胎盘老化。胎盘的功能会随着妊娠过期的时间而老化，胎盘如果老化，胎盘功能不足，提供给胎儿的养分和氧气便会不够，可能造成胎儿缺氧，甚至死亡。一般来说，预产期超过的时间越久，胎盘老化的可能性越大。

❷ 出现巨大儿。由于孕育的时间过长，可能使胎儿的体重过重，出现巨大儿。巨大儿生产的过程当中，发生难产的概率增加，锁骨骨折、臂神经丛受伤、颅内出血、新生儿窒息以及产后出血的概率皆会大增。

❸ 胎儿过小。过期妊娠也有可能致使胎儿在子宫内生长迟滞，体重少于2 500克。这种状况下出生的胎儿发生死亡及生病的可能性比一般正常胎儿大。

过期妊娠的处理办法

❶ 确定是否已超过预产期。如果准妈妈超过孕40周，医生可能会再次确定准妈妈最后一次月经的时间、月经周期是不是常规的28天，以及B超检查时确定的预产期来综合考虑准妈妈是否真的已经超过预产期。

❷ 检查胎儿及母体的状况。确定已超过孕产期后，医生会检查胎位和胎儿的大小，检查准妈妈的子宫颈是不是已经为分娩做好了准备（既柔软又有弹性）。

❸ 确定是否需要引产。医生会根据检查结果，确定是否需要引产。如果医生确定准妈妈继续妊娠，会随时监测胎心、羊水等状况，随时监测胎儿的健康状况。如果确定引产，医生会告知准妈妈引产的时间。

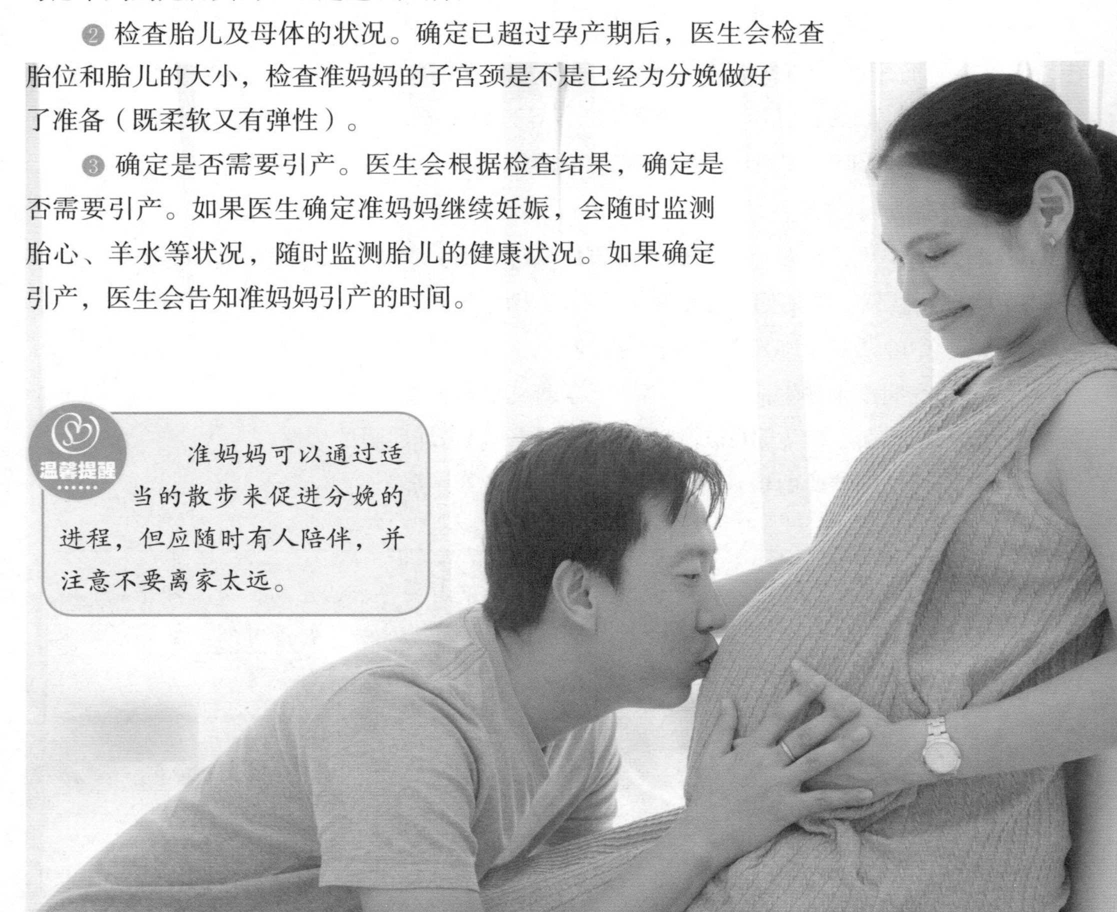

温馨提醒

准妈妈可以通过适当的散步来促进分娩的进程，但应随时有人陪伴，并注意不要离家太远。

Part 3

孕期饮食与营养

胎儿在子宫中会经历快速的生长发育，会不断地从准妈妈身体中“夺取”大量营养，其体格发育如何，器官生长能否跟上月龄，大脑发育是否完善，都跟孕期准妈妈的营养摄入密切相关。因此，准妈妈需要及时补充足够的营养，照顾好自己。照顾好自己，也就是照顾好了胎儿。

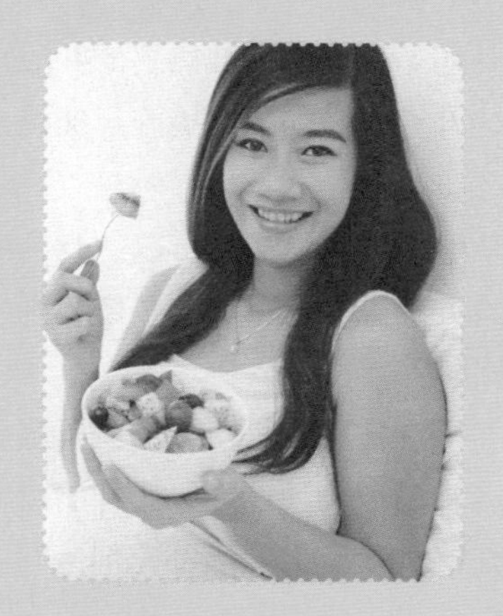

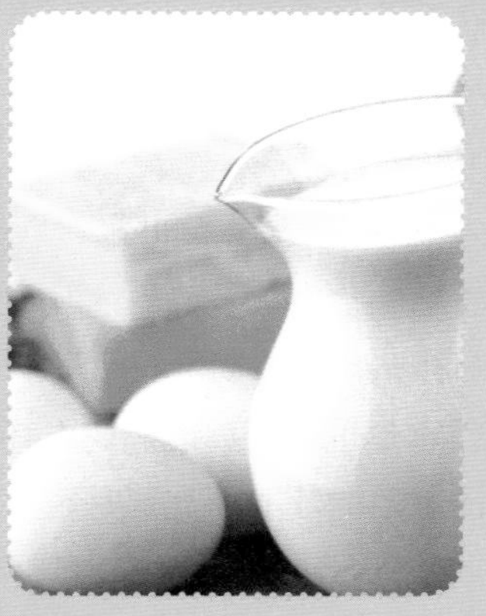

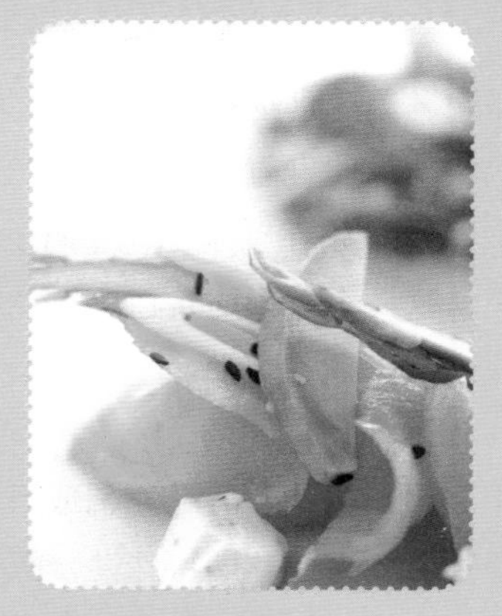

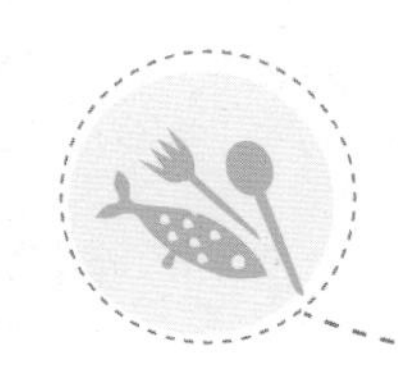

孕早期怎么吃

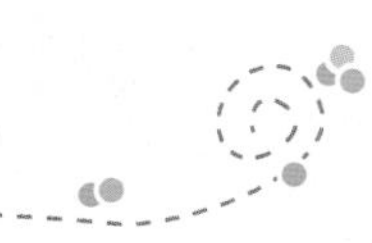

补充叶酸怎么吃

胎儿的神经管（以后会发育形成胎儿的大脑和脊髓）分化，是从受孕后大约3周开始的，因此准妈妈在孕早期须继续重点补充叶酸。补充叶酸的方式与准备怀孕时的补充方式一样，一是靠食补，即从某些富含叶酸的食物中获取天然叶酸；二是服用叶酸补充剂（也叫叶酸增补剂，叶酸片）。

多吃富含叶酸的食物

富含叶酸的食物有动物肝脏、豆类、深绿叶蔬菜、坚果、柑橘类水果和果汁、豆奶和牛奶等。

根据中国营养学会公布的《中国居民膳食指南（2016）》，常见叶酸含量高的食物见表7。

表7　常见叶酸含量高的食物

食物名称	鸡肝	猪肝	黄豆	茴香	鸭蛋	花生	核桃	蒜苗	菠菜	豌豆	鸡蛋
每100克食物叶酸含量（微克）	1 172.2	425.1	181.1	120.9	125.4	107.5	102.6	90.9	87.9	82.6	70.7

坚持服用叶酸补充剂

食物中叶酸的生物利用率仅为补充剂的50%，单纯食补还是不能满足准妈妈的叶酸需求，因此食物补充叶酸不能代替叶酸补充剂，而只能作为补充叶酸的辅助措施。准妈妈在孕早期更需要继续坚持服用叶酸补充剂。

准妈妈在孕早期应坚持补充每天400微克的叶酸。在孕中期及孕晚期也可以一直补充，这样可以预防贫血（巨幼红细胞贫血）及妊娠的其他合并症如胎盘早剥、早产、妊娠高血压等。孕中、晚期准妈妈补充叶酸的剂量与孕早期相同。

然而，不同的人对叶酸的需求量也不同，准妈妈在怀孕后一定要向医生询问需要服用多大剂量的叶酸补充剂或目前服用的叶酸补充剂是否适合自己。例如，准妈妈怀的是双胞胎，根据孕期特殊性，医生可能会建议准妈妈每日补充1 000微克的叶酸补充剂，同时，建议服用优质的孕期多维片。

除非医生允许，否则准妈妈补充叶酸每天的量不能超过1 000微克。因此准妈妈应注意，一定不要擅自加大多种维生素的用量，并避免重复服用含有叶酸的营养补充剂。

温馨提醒

健康的饮食虽然很难让准妈妈获得足量的叶酸，但其中包含的其他天然物质可能有助于促进叶酸吸收。所以为了自己和胎儿的健康，准妈妈既需要保持膳食平衡健康，也需要坚持服用叶酸补充剂。

孕早期止吐怎么吃

孕吐是怀孕过程中非常自然和正常的现象。大约3/4的准妈妈都会多多少少在怀孕的某个阶段出现孕吐症状。完全避免孕吐症状的出现是很困难的，但是准妈妈可以从饮食上采取措施，控制恶心和呕吐的严重程度，有效缓解孕吐。

缓解孕吐的饮食原则

❶ 不强迫自己。准妈妈应尽量避免接触可能会让自己觉得恶心的食物或气味。吃一些能提起胃口的食物，即使这些食物不能达到营养均衡的目的。

❷ 少量多餐。空腹会引起恶心，准妈妈不妨随时吃点零食，不要让自己的胃空着。

❸ 适当吃些冷食。凉的或常温的食物，气味没有热的食物那么强烈，有缓解孕吐的作用。但在烹饪时需要注意营养卫生，避免吃被细菌污染的生鱼、生肉。

❹ 早晨醒来吃点干粮。早晨醒来后，先不要起床，可以先吃上几片饼干或馒头干，然后休息20～30分钟再起床，可有效缓解晨吐。

❺ 吃些含姜的食物。研究显示，姜能够有效缓解孕吐症状。把生姜切成片，用热水冲泡，加入红糖，就是一杯能够抑制呕吐的生姜红糖水。另外，姜糖汁也是不错的选择。

有效缓解孕吐的孕期食谱

蛋醋止呕汤

功效：酸中微甜，具有和中止呕的功效。可以每天喝一次。

原料：鸡蛋2个，白糖5克，米醋100克。

做法：

1. 将鸡蛋磕入碗内，用筷子打散，加入白糖、米醋，再搅匀。
2. 锅内加清水适量，煮沸后，将碗内的鸡蛋倒入，再次煮沸即可。

鸭丝炒豆芽

功效：清淡爽口，可缓解孕吐，而且这道菜富含蛋白质、脂肪、糖、钙、磷、铁、烟酸、维生素等多种营养素，有助于准妈妈补充营养。

原料：烤鸭脯肉200克，绿豆芽300克，香油25克，鸡精、醋、盐、姜末、花椒适量。

做法：

1. 将烤鸭脯肉切成丝，绿豆芽洗净，去根部。
2. 炒锅置火上，放香油烧热，放入花椒炸出香味后捞出；下姜末稍煸，放鸭丝、绿豆芽，再加少许醋、盐、鸡精快速翻炒，炒熟后，盛入盘中。

准妈妈在喝柠檬水或姜糖汁等饮料时，注意不要在餐前半小时或餐后半小时喝，也不要在进餐的同时喝，以免加重胃的负担。

孕早期开胃怎么吃

食欲不振是早孕反应之一。孕期激素水平的巨大变化对味觉和嗅觉产生了强烈影响，使得准妈妈食欲不振、厌食油腻。准妈妈在缓解孕吐的同时，也要注意开胃，设法提高自己的食欲。

孕早期开胃的饮食原则

❶ 选择一些外在形态上能够引起自己食欲的食材，如番茄、黄瓜、哈密瓜、苹果等，它们色彩鲜艳，营养丰富，易诱发人的食欲。

❷ 选择易消化、易吸收的食物。怀孕导致准妈妈胃气虚弱，可以选择烤面包、饼干、大米或小米粥等，干粮能减轻恶心、呕吐症状，大米或小米粥能补充因呕吐失去的水分。

❸ 选择自己偏好的食物。如果准妈妈嗜酸，可以准备橘子、酸梅等酸味食物；如果准妈妈偏好吃桃，可利用桃子加工成布丁、水果粥等，以刺激食欲。

促进开胃的美味食谱

鲜柠檬汁

功效：开胃止吐，促进准妈妈的食欲。

原料：鲜柠檬500克，白糖250克。

做法：

1. 鲜柠檬洗净去皮、核，切小块，放入锅中，加入白糖浸渍4小时。
2. 将用白糖浸渍好的柠檬用榨汁机榨汁即可。饮用前可根据个人口味，加水和少许白糖。

糖醋胡萝卜

功效： 清淡爽口，甜甜酸酸可增进食欲，可缓解早孕呕吐现象，特别适合孕早期胃口不好的准妈妈食用。

原料： 胡萝卜300克，米醋15克，白糖30克，盐3克，香油15克。

做法：

1. 胡萝卜洗净去皮，切成6厘米长的细丝，再放入碗内，撒上盐拌匀。
2. 把经盐浸渍过的胡萝卜丝用清水洗净，用开水烫一下，沥干水后放入碗内，加入米醋、白糖、香油拌匀即可。

准妈妈在选择自己喜欢吃的食物时，应尽量选择健康食品，确保饮食健康。

准妈妈嗜酸或嗜辣怎么吃

怀孕会导致准妈妈对某种口味有特别的偏好，如嗜酸或嗜辣。此时，准妈妈可以选择健康的酸辣食品，在满足食欲的同时，给自己和胎儿提供营养。

准妈妈嗜酸怎么吃

酸味食物能缓解孕吐，刺激胃液分泌，提高消化酶的活性，促进胃蠕动，有利于食物的消化和各种营养素的吸收，有利于准妈妈和胎儿的健康。准妈妈可以选择以下对身体有益的酸味食物：

❶ 带酸味的新鲜瓜果。这类食物含有丰富的维生素、矿物质和纤维素，可以补充准妈妈孕早期所需的叶酸，增强抵抗力，促进胎儿正常生长发育。番茄、青苹果、橘子、草莓、酸枣、话梅、葡萄、樱桃、杨梅、石榴等都是不错的选择。但注意不要吃山楂，因为山楂可能会加速子宫收缩，可能引发流产。

❷ 自制鲜榨果汁。青苹果汁、柠檬汁、草莓汁等自制酸味果汁，可以补充准妈妈所需的维生素和水分，有效缓解孕吐。

❸ 酸奶。酸奶富含钙、优质蛋白质、多种维生素和碳水化合物，能帮助人体吸收营养，排泄有毒物质，对刺激准妈妈食欲有一定功效。

❹ 醋。烹饪时加醋不但可以满足准妈妈的口味，还可以减少烹饪时营养的流失。

准妈妈嗜辣怎么吃

适当的辣味食物对胎儿是安全的。在孕早期准妈妈适当吃些辣味食物，有助于增加食欲。如果只有辣味食物才能刺激准妈妈的食欲，准妈妈可以选择搭配着吃，如辣椒炒肉中放入胡萝卜、木耳搭配等，而且要注意适量。如果准妈妈长期吃辣味食物，有可能刺激脆弱的肠胃，令准妈妈感到不舒服，而且吃多了辣味食物容易引起便秘，严重的还会引发痔疮。特别是在孕期过半到孕晚期这段时间里，辣味食物更容易引起便秘和胃灼热（俗称烧心）。准妈妈在孕早期也应注意控制辣味食物的摄入，养成健康的饮食习惯。

准妈妈在备孕期间就应该养成健康的饮食习惯，这样对孕期坚持健康饮食非常有帮助。

早期安胎怎么吃

准妈妈在孕早期的日常饮食中多吃些补血养血、补中益气的食物，可以达到安胎效果。

具有安胎功效的食物

富含维生素E的食物。维生素E有促进脑垂体分泌促性腺激素的功能，医学上常用维生素E预防先兆流产。各种植物油（麦胚油、葵花籽油、玉米油、花生油、芝麻油）、谷物的胚芽、许多绿色植物、肉、奶油、奶、蛋等都是维生素E良好或较好的来源。葵花子中维生素E含量十分丰富，如每天吃2把葵花籽，即可满足所需，有助于安胎，降低流产的危险性。

中医上可用作食疗的药材。中医上具有安胎功效的药材有白术、杜仲、续断、桑寄生、阿胶、艾叶、砂仁等，准妈妈可以在中医医生的指导下将其添加在食物中，达到安胎的功效。

孕早期安胎食谱

乌鸡糯米粥

功效：补气养血，安胎镇痛。

原料：乌鸡腿1只，圆糯米45克，葱白1根，盐适量。

做法：

1. 乌鸡腿洗净，切成块，汆烫洗净，沥干。
2. 将乌鸡腿加水置大火上烧开，再小火炖15分钟，加入圆糯米，开锅后转为小火，将葱白去须，切成细丝。
3. 待圆糯米煮熟后加盐调味，最后加入葱丝焖一下即可。

阿胶鸡蛋汤

功效：具有滋阴补血、安胎的功效，适用于贫血的准妈妈。

原料：阿胶10克，鸡蛋1个，食盐适量。

做法：

1. 阿胶加水1碗隔水炖化。鸡蛋打入碗中，搅拌均匀后加入阿胶水中煮成蛋花即可。
2. 每日1～2次，食盐调味服。

枸杞二肚汤

功效：具有滋阴补血、安胎的功效。适用于阴血不足所致的胎动不安、烦躁等。

原料：鱼肚30克，猪肚100克，枸杞10克，盐适量。

做法：

1. 猪肚洗净，汆烫沥干后切片，鱼肚划开。
2. 将猪肚、鱼肚和枸杞同放锅中，加入清水适量煮到二肚熟，加盐调味即可。

准妈妈可以根据医生的指导进行食补安胎，以减少药物对身体产生的副作用。很多食物对准妈妈的身体还有保健作用，可谓一举多得。

孕早期均衡营养怎么吃

吃得多不如吃得巧，准妈妈在孕期应均衡摄取水果、蔬菜、肉蛋、奶制品等多种食物，做到科学搭配，确保营养均衡。

营养均衡的饮食原则

所谓营养均衡，就是要提供符合卫生要求、营养全面、配比合理的膳食标准和膳食配方。人体在完成各种代谢活动时，需要蛋白质、脂肪、碳水化合物、水、各种维生素、矿物质和必需的微量元素，还需要膳食纤维等40多种营养素。没有任何一种食品

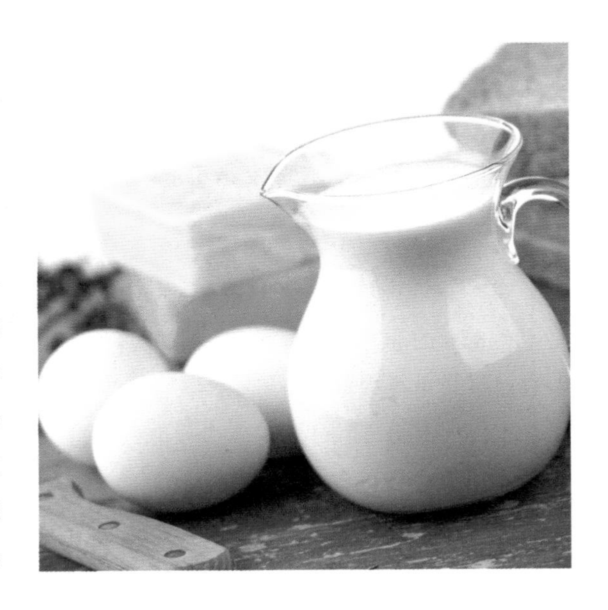

具备这么多的营养素。这些营养素少了，身体就会出现问题，太多了也不行，因此要有合理的膳食安排。在孕期，通常准妈妈每日的能量摄入为 2 100千卡*，孕早期保持这种摄入量即可；到孕中期，准妈妈每日所需能量为2 300千卡，孕后期准妈妈的能量摄入为每日2 600千卡。孕早期准妈妈每日所需的各类食物总量，可以参考表8。

表8　孕早期准妈妈每日所需的各类食物总量参考值

食物种类	每日所需总量
主食（米、面、杂粮等）	200～300克，大米、面、杂粮，其中杂粮（小米、玉米、杂豆类等）不少于1/5
蔬菜	200～500克（其中绿叶蔬菜占2/3）
肉类	100～150克，畜、禽肉类、水产类
豆类食品	100～200克
奶类	200～250毫升
水果	100～200克
蛋类	50克（1～2个），鸡蛋、鸭蛋等
植物油	15～20克
糖类	20克左右（尽量少吃）

营养均衡并不是多吃

在孕早期，准妈妈每日所需的能量并没有增加太多，所以怀孕后没必要大吃大喝，更不要毫无节制地吃，以免造成营养过剩，甚至引起肥胖。在孕期，准妈妈要注意保持丰富、均衡的饮食结构，确保自己和胎儿的营养。

孕期要少吃垃圾食品，如薯片、可乐等，因为这些食品只提供能量，基本上不含营养物质。

孕早期偏食怎么吃

约85%的准妈妈在怀孕后，不可避免地会对某种或某几种食物情有独钟，甚至出现偏食，这是正常现象。

孕早期出现偏食的原因

孕早期出现偏食可能是由于孕期激素水平的巨大变化对准妈妈的味觉和嗅觉产生了

*1千卡≈4.186×10^3焦。

强烈影响。而且准妈妈们爱吃的东西并不是都能简单进行归类的，也不是所有的都很美味。有的准妈妈在孕期偏爱红烧肉，有的准妈妈在孕期每天都要吃腌黄瓜，有的准妈妈在孕期非常爱吃茄子，甚至有的准妈妈会变得特别爱吃大蒜等，但这种食物的偏爱有可能只发生在孕期，在胎儿出生后这种偏爱一般都会消失。

有专家认为，准妈妈在孕期对一些食物的偏爱，可能是因为体内缺乏某种营养素。如缺乏维生素B可能会让准妈妈想吃巧克力，而想吃红烧肉明显是因为需要补充蛋白质；如果准妈妈吃了很多桃子，这可能是身体需要β胡萝卜素的一种表现。所以，准妈妈可以正视这种偏爱，在满足自己食欲的同时吃出健康。

准妈妈偏食怎么吃

为了不让准妈妈的偏爱影响营养的均衡摄入，准妈妈要留意在孕期想吃的东西，尽量吃一些健康的食物来替代那些不太健康的食物。健康的饮食应该是既能满足准妈妈的营养需求，又能满足准妈妈的情感需求。面对准妈妈的偏食现象，专家建议应尽量顺应自己的欲望，而不要去克制它。如想吃酸的食物，可以选择青苹果等酸味水果；如喜欢吃红烧肉，可在午餐时用红烧肉搭配其他的素菜；或用冰冻的脱脂酸奶来代替想吃的冰激凌等，以满足准妈妈的品味。

预防过敏怎么吃

准妈妈预防食物过敏的最好办法就是不食用过敏性食物，在孕期不要吃过去没有吃过的食物，避免吃一些会导致未来孩子过敏的食物，吃某种食物引起过敏后应立即停止食用，防止过敏危害自己和胎儿的健康。

容易过敏的准妈妈怎么吃

如果有过敏史的准妈妈，在孕期应避免吃容易导致过敏的食物。孕前导致过敏的食物在怀孕期间应禁止食用。不要大量吃孕前从未吃过的食物，在食用某些食物后发生全身发痒，出荨麻疹或心慌、气喘，或腹痛、腹泻等现象，应考虑为食物过敏，立即停止食用。生吃海产鱼、虾、蟹、贝壳类食物及辛辣刺激性类易导致过敏的食物，不但会让准妈妈有过敏的危险，而且不利于孕期的健康。异性蛋白类食物如动物肉、肝、肾及蛋类、奶类、鱼类等，一定要注意烧熟煮透，防止孕期过敏。

注意饮食，预防孩子过敏

过敏体质具有遗传性，父母亲中一方有过敏性疾病，其子女患病率为30%～40%；若双亲均有过敏性疾病，其子女患病率则为60%～80%。有过敏史的准妈妈，在孕期事先加以预防，就可大幅降低孩子患过敏性疾病的概率。

❶ 过敏体质的准妈妈，可适当吃一些富含维生素C、ω-3脂肪酸的食物（如秋刀

鱼、鲑鱼、沙丁鱼、亚麻籽油等），抑制身体的过敏反应；酸奶也有抗过敏的功效，可代替牛奶食用。

② 吸烟会增加胎儿过敏的概率，准妈妈应避免二手烟的危害。

③ 避免早产，因为早产儿不足月，免疫系统发育不完善，易发生食物过敏。

温馨提醒

对过敏体质的准妈妈来说，确定哪种食物会引起过敏反应而加以避免十分重要，否则，盲目禁食多种可能引起过敏的食物，不但不切实际，反而可能会造成营养不良。

鲜牛奶和孕妇奶粉怎么喝

鲜牛奶和孕妇奶粉都是钙的优质来源。孕期摄入足够的奶制品，对准妈妈的营养健康十分重要。准妈妈可以根据自己的情况，选择鲜牛奶或孕妇奶粉，以补充孕期所需的钙。

准妈妈怎么喝鲜牛奶

准妈妈可以从鲜牛奶中摄入钙来满足孕期营养的需求。喝鲜牛奶补钙的准妈妈，孕早期每天至少要喝250毫升的鲜牛奶，孕中期以后每天至少喝500毫升的鲜牛奶。鲜牛奶不是越多越好，一般建议每天不要超过750毫升。

准妈妈怎么喝孕妇奶粉

孕妇奶粉是专门为准妈妈研制的一种奶粉，是在牛奶的基础上，特别添加了叶酸、钙、铁、二十二碳六烯酸（DHA）等各种孕期所需要的营养成分，从这个角度看，它比普通鲜牛奶的营养更为全面。

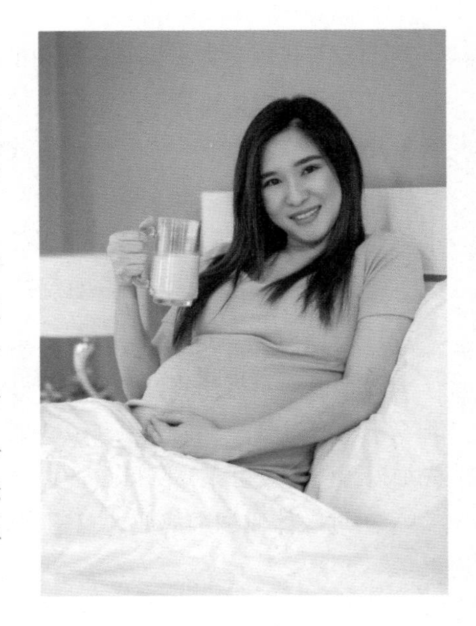

准妈妈喝孕妇奶粉想要做到科学，首先要学会计算摄入量。一般来说，对于现在市面上的大多数孕妇奶粉，2杯按标准冲调的孕妇奶粉，钙含量大约是1 000毫克，基本可以满足准妈妈一日所需的量。不同品牌的孕妇奶粉会有一些差别，具体可以查看产品包装上的营养成分表。按这个标准计算，孕早期准妈妈每天可以喝1～2杯冲调好的孕妇奶粉，孕中期和孕晚期以每天2杯为宜。

喝牛奶及孕妇奶粉的注意事项

不要以牛奶代水。有些准妈妈补钙心切，可能会以为多多益善。其实，如果鲜牛奶或孕妇奶粉摄入过多，一方面维生素、矿物质可能超标，另一方面能量会摄入过多，容易导致体重增长过快，胎儿生长发育过速，甚至增加妊娠糖尿病发生的危险。同时，奶制品富含蛋白质。蛋白质摄入过多，可能会造成胎盘的毒性反应，影响胎盘的功能。特别是在孕晚期，过量地摄入蛋白质还会增加胎儿肾的负担，可能增加孩子成年后发生高血压的风险。

值得注意的是，患有缺铁性贫血、反流性食管炎、消化道溃疡、胆囊炎和胰腺炎以及乳糖不耐受的准妈妈不宜喝鲜牛奶。

温馨提醒

准妈妈可以既喝孕妇奶粉又喝鲜牛奶。例如，早晨喝鲜牛奶，下午加餐时喝孕妇奶粉。准妈妈可以根据自己的口味和习惯，计算每天需摄入营养素的量来进行具体安排。

孕期鱼类怎么吃

吃鱼能给准妈妈和胎儿带来很多益处，但是准妈妈必须知道孕期适合吃什么鱼，不能吃什么鱼，如何挑选鱼才能获得健康的营养成分，并把摄入有害物质的风险降到最低。

适合孕期吃的鱼类

❶ 一些相对没有受污染的海产品，如虾、扇贝、蛤、牡蛎、银鱼、沙丁鱼、帝王蟹、黄花鱼等。在食用时，最好挑选不同种类的鱼轮流吃，保证一周内不重复吃同一种鱼。

❷ 没有被污染的淡水鱼。淡水鱼卫生应符合《食品安全国家标准　鲜、冻动物性水产品》（GB2733—2015）标准，准妈妈可以依据该标准，为自己和胎儿选择既营养又安全的食品原料。

孕期应避免吃的鱼类

❶ 含汞量高的深海鱼。一般鲨鱼、大耳马鲛鱼、剑鱼、方头鱼等体内汞含量比较高，金枪鱼体内的汞含量也相当高，准妈妈还应该限制金枪鱼的食入量，每周食入淡金枪鱼不应该超过170克；长鳍金枪鱼（又叫白金枪鱼）和金枪鱼鱼排体内汞的含量是淡金枪鱼的3倍；三文鱼虽然营养丰富，但其也含有较高量的污染物，为了安全起见，准妈妈最好不要吃这类鱼。

❷ 被污染的淡水鱼。由于每个地区水体的污染程度不同，准妈妈吃钓来的鱼要格外谨慎。如稻田或者紧靠稻田的塘、堰养殖的鱼不要吃，而厂矿特别是化工厂附近水域里的鱼污染尤其严重，更不能吃。准妈妈在买鱼时应选择正规的超市或水产市场，保证其来源安全可靠。

孕期健康吃鱼的方法

❶ 注意烹饪方法。鱼类营养丰富，准妈妈在烹调的时候尽量采用清蒸的方式，清淡饮食比较好。

❷ 注意搭配。豆腐煮鱼是一种很好的搭配方式，可使豆腐和鱼两种高蛋白食物得以互补。另外，鱼与大蒜、醋搭配也值得提倡。

❸ 少吃鱼油。鱼油会影响凝血功能，准妈妈食入过多可能会增加出血概率。

❹ 避免鱼类过敏。对于鱼类过敏的准妈妈，不妨改吃孕妇专用的营养配方食品，以减少胎儿过敏体质的产生。千万不要勉强摄取鱼类，以免造成身体不适。

温馨提醒

很多鱼含有促进孩子大脑发育的ω-3脂肪酸及孕期所需要的蛋白质、维生素和矿物质，吃鱼利大于弊，准妈妈在防止吃被污染的鱼的前提下，每周可以科学地吃3次鱼。

孕期粗粮怎么吃

准妈妈的膳食宜粗细搭配，不要吃得过精，造成某些营养素吸收不够。此外，很多粗粮有意想不到的食疗作用。

小米

小米中蛋白质、脂肪和部分维生素的含量比大米高，如烟酸和胡萝卜素较为丰富，有滋阴补虚、健脾养肾、除湿利尿的作用。孕吐时，用小米煮粥，对减轻恶心、呕吐症状非常有用，准妈妈还可以用小米与大米等煮成二米饭或八宝饭。

玉米

玉米富含镁、不饱和脂肪酸、粗蛋白质、矿物质、胡萝卜素、维生素B_2、维生素E等多种营养成分。准妈妈常吃可以预防及治疗口角炎、舌炎、口腔溃疡等核黄素缺乏症；可以加强肠壁蠕动，预防便秘；还可以增强体力及耐力；还可以有效地防治孕期巨幼红细胞贫血。准妈妈可用嫩玉米榨汁，也可以直接吃玉米棒。将玉米须煎水代茶饮，还有利尿、降压、清热、消食、止血、止泻等功效，可用于防治妊娠高血压综合征。

燕麦

燕麦味甘、性平，有健脾益气、补虚止汗、养胃润肠的功能，经常食用有降血脂、调节血糖、防止便秘的作用。其中燕麦中的B族维生素和锌、蛋白质（尤其是赖氨酸）的含量是谷物之首。准妈妈可以在早上喝一碗麦片粥。但中医认为，过多食用燕麦有滑肠催产的可能，因此准妈妈在孕期一天食用燕麦不宜超过50克，且临产前不宜多食。

荞麦

荞麦味甘、性凉，有开胃宽肠、下气消积的功效，可用于大便秘结、湿热腹泻等。其烟酸含量明显高于其他粮食类作物，对预防孕期贫血、便秘、妊娠糖尿病都有辅助作用。营养专家建议孕期可用荞麦面代替一般面条，也可在早餐或加餐时将荞麦粉冲入牛奶中食用。

红薯

红薯富含淀粉和人体必需的铁、钙等矿物质，其氨基酸、维生素A、B族维生素、维生素C及膳食纤维的含量都高于大米与白面。红薯含有类似雌激素的物质，准妈妈食用后能使皮肤白嫩细腻。红薯中含有黏蛋白，可以促进胆固醇的排泄，防止心血管的脂肪沉淀，预防心血管疾病。所以，红薯是准妈妈的营养保健食品。但红薯中糖类较其他粮食多，患有妊娠糖尿病的准妈妈不宜多食。

糙米

糙米胚芽中不仅含蛋白质、脂肪，还含有维生素B_1、维生素B_2、维生素E、维生素C、维生素A、叶酸，以及锌、镁、铁、磷等矿物质，非常适宜准妈妈食用，可以满足胎儿发育的需要。

温馨提醒

准妈妈可以将粗粮和细粮结合食用，用部分粗粮来代替主食，但注意粗粮也不宜占过高的比例，因为粗粮一般含粗纤维较多，过多食用可能抑制铁、钙等元素的吸收。

怀双胞胎的准妈妈怎么吃

怀双胞胎的准妈妈，每天需要比怀单胎的准妈妈摄入更多的蛋白质、碳水化合物等营养物质，并注意补铁、补钙，促使体重健康增长。

需要补充更多的能量

怀单胎的准妈妈孕中晚期每天需比平常多摄入200千卡能量，怀双胞胎的准妈妈要争取每天比平常多摄入600千卡能量。因此，怀双胞胎的准妈妈要注意多吃含蛋白质、

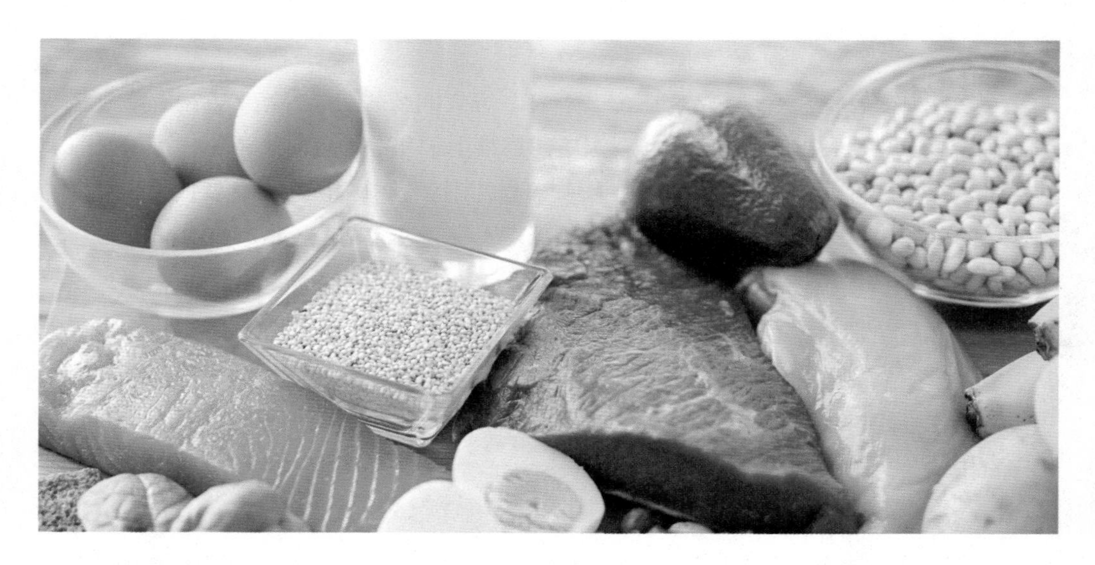

钙、碳水化合物的食物，尤其是全麦的五谷类食品，可以增加双胎出生时体重正常、体格健康的可能性。

实行少量多餐的饮食方法

怀双胞胎的准妈妈的早孕反应以及食物偏好会更强烈，随着孕期的进展，还可能发现自己不想吃很多东西，吃完、喝完马上会感觉很饱，可能更加难以增加体重。准妈妈可以采取少量多餐的方法，在冰箱上贴一张健康零食的清单，并尽量使自己每天摄入的能量控制在3 000千卡以内，以增加胎儿的体重。

服用营养补充剂

怀双胞胎的准妈妈每天需要补充800微克的叶酸，应多吃含叶酸多的食物。怀双胞胎的准妈妈中贫血现象很普遍，因此在整个孕期，每天需要摄入铁的量为30～60毫克，以有效地预防缺铁性贫血。其他一些孕期多维片以及钙片，准妈妈也可能需要在医生的指导下进行补充，以满足胎儿的营养需求。

孕期注意多喝水

由于双胎导致子宫过度膨大，往往难以维持到足月而提前分娩，如果准妈妈脱水，过早宫缩以及早产的风险就会增加。怀双胞胎的准妈妈每天至少要喝2 000毫升水。准妈妈可以在身边随时放一个装满水的特大号玻璃杯或塑料水杯，方便自己一整天不停地喝水。

温馨提醒

怀双胞胎的准妈妈整个孕期应该增重15～20千克，为避免体重下降，在孕中期要争取每周增重约700克。怀双胞胎的准妈妈可以根据自己的具体情况，通过饮食和运动调整自己的体重。

素食准妈妈怎么吃

只要精心安排，素食准妈妈也可以摄入所有必需的维生素、矿物质、蛋白质以及其他营养素，确保获得足够的孕期所需的营养。

素食准妈妈如何补充蛋白质

怀孕后，准妈妈的身体需要多摄入蛋白质，通过健康、多样的素食类饮食很容易得到满足。富含蛋白质的食物有：主食类、豆类、蔬菜水果类、坚果类（如黄花菜、口蘑、松子、杏仁、花生、瓜子、芝麻、干果、干货等），素食准妈妈还可以增加全谷类制品或植物性蛋白粉（如豆奶粉）等的摄入，补充足够的能量及蛋白质。

素食准妈妈如何补铁

怀孕后，准妈妈对铁的需求量大大增加了。而铁主要存在于动物类食物中，素食准妈妈容易患缺铁性贫血，因此，饮食中最好多安排些含铁多的食物。富含铁的食物包括：豆类、强化铁的早餐谷类食品、面包、绿色蔬菜等，同时注意摄入含维生素C的食物或饮料，如吃富含铁的饭菜时，喝一杯果汁以帮助身体对铁的吸收。如果素食准妈妈血液中铁含量变低，就需要在医生的指导下服用铁补充剂。

素食准妈妈如何补钙

钙的最佳来源是奶制品，如牛奶、奶酪、酸奶等。如果是蛋奶素食的准妈妈，可每天尽量吃3份奶制品；如果是全素食准妈妈，则需要更多地从一些非奶制品中获得钙，如芝麻、深绿色蔬菜、一些强化豆制品等。但是通常从这些食物中获得的钙不容易被吸收，所以，准妈妈还可能需要在医生的指导下服用钙补充剂。另外，准妈妈在补钙的同时一定注意补充维生素D，或多晒太阳，这样可以促进对钙的吸收。

蛋奶素食的准妈妈，可以多喝牛奶，多吃蛋类，以补充孕期所需的铁及钙。

外出就餐怎么吃

准妈妈由于工作等原因，可能免不了外出就餐。此时，准妈妈需要了解一些食物禁忌，做到吃得安全又营养。总体来说，准妈妈需要挑选正规、卫生、环境良好的餐馆，并根据去的餐馆不同，了解一些注意事项。

川、湘菜馆就餐注意事项

川、湘菜馆以辣和口味重为特色，准妈妈注意少吃辣，并适量吃一些清淡的食物，以免加重便秘等症状。如果是吃火锅，涮肉时一定要把肉多涮一会儿，等到肉熟透了再吃，防止生肉里含有弓形虫的幼虫或虫卵，食用后受到感染。准妈妈挑选饮料时，应避免酒类和含咖啡碱的饮料，而选择菊花茶、薄荷茶等对消化有好处的饮品。

粤菜馆就餐注意事项

粤菜馆主要以海鲜为主，味道鲜美，但具有较强的活血化瘀的功效，尤其是蟹爪、甲鱼壳，如果在孕早期食用，很容易导致流产；刺身类海鲜有可能被污染，准妈妈应尽量不要食用。其他深海类鱼体内有可能会含有汞，因此，一定不要吃太多，适量即可。

西餐厅就餐注意事项

避免吃生的鱼和海鲜，最好选择煮熟的鱼和肉，牛排也要十分熟，不能吃半生不熟的食物。一些调料里可能含有不适合准妈妈食用的成分，一定要问清楚。西餐厅中的餐后甜点如蛋奶酥、慕斯、提拉米苏、自制的冰激凌等，含糖量比较高，不适合准妈妈食用。

韩式餐馆就餐注意事项

韩式餐馆中的烤肉，一定要烤熟透后再吃，并注意夹生肉用的筷子和进食的筷子分开。韩式汤类中可能用人参做原料，而人参可能加重妊娠呕吐、水肿和高血压，也可能会造成流产，准妈妈不要经常食用。石锅拌饭中一般都会加一个半熟的煎蛋，生鸡蛋里含有较多的病菌，准妈妈最好请厨师把蛋煎熟。

日式餐馆就餐注意事项

日式餐馆就餐时应避免食用生鱼片和含有鱼子的寿司，另外，海鱼要定量摄入，不能吃太多。酱汤本身对准妈妈身体是没有影响的，但酱汤含盐量过多，准妈妈应注意适量食用。

温馨提醒

外食的菜往往油脂和盐都会比较多，因此准妈妈不宜常在外用餐，一天最多一次。点菜时，要注意除了肉类食品外，还应该点一些豆腐、蔬菜和水果沙拉作为配餐，保证营养均衡。

抵抗电磁辐射怎么吃

电磁辐射对孕早期的胎儿危害较大，准妈妈要严防电磁辐射的危害。在日常生活中，很多食物都能帮助准妈妈有效地抵抗电磁辐射，但要真正避免辐射带来的伤害，最好的办法还是远离辐射源。

有效抵抗电磁辐射的食物

胡萝卜：胡萝卜中含有丰富的天然胡萝卜素，是一种强有力的抗氧化剂，能有效保护人体细胞免受损害。但胡萝卜中维生素A含量较高，准妈妈吃时应注意适量。

草莓：草莓的维生素C含量比苹果、葡萄等高10倍以上，还有维生素E以及多酚类抗氧化物质，这些物质都可以抵御高强度的辐射。橘子、樱桃也含有丰富的维生素C。

绿茶：绿茶中富含抗氧化剂。抗氧化剂是一种有助于防止身体细胞受损的化合物，能够增强身体对细菌和病毒感染的抵抗力。准妈妈在孕期可以喝淡绿茶，但注意一定要适量。

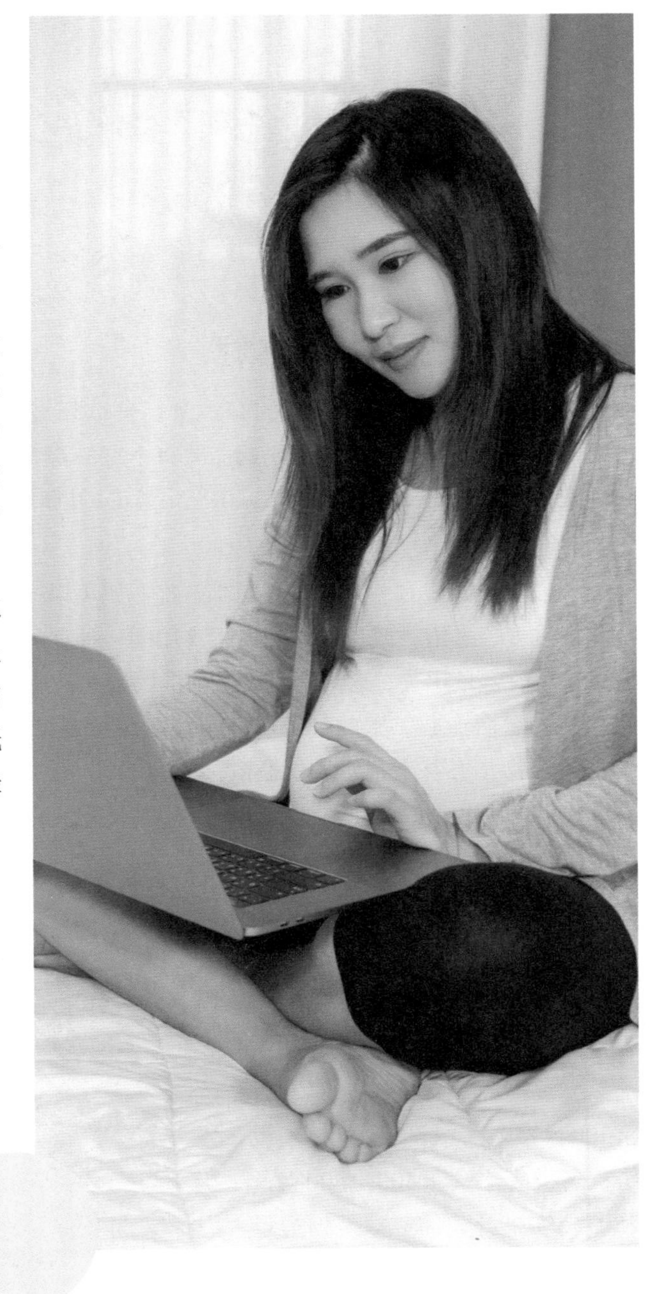

温馨提醒

富含维生素A、维生素C和蛋白质的食物，如豆芽、番茄、油菜、海带、甘蓝、瘦肉、动物肝脏等，有利于调节人体电磁场紊乱状态，加强机体抵抗电磁辐射的能力，准妈妈可适量食用。

孕中期怎么吃

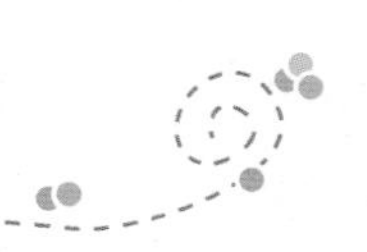

准妈妈食量变大怎么吃

过了孕早期，准妈妈变得胃口大开，食欲旺盛，食量猛增，而胎儿正在迅速地长大，需要的营养物质更多，准妈妈需要将丰富的营养源源不断地供给新生命。准妈妈应合理安排自己的饮食，在给胎儿提供充足营养的同时，控制体重稳步增长。

提倡“三餐两点心”的用餐模式

为满足准妈妈和胎儿的营养需求，准妈妈可以多吃营养丰富的食物，但注意不要一次吃得过多、过饱，或一连几天大量食用同一种食品，而是采用“三餐两点心”的用餐模式，定时定量用餐，这对容易饥饿的准妈妈尤其适用。

“三餐两点心”中的种类应该丰富，包括充足的蛋白质（肉、蛋、奶）、适量的碳水化合物（五谷杂粮）、低脂食品（鱼、奶）、多种维生素和微量元素（水果、蔬菜）、富含钙和铁的食物（海带、鱼虾）以及适量的水。

孕中期每日饮食建议

按照孕中期的每日营养需求，提出如下的饮食建议，供准妈妈参考：

鸡蛋1～2个，瘦肉（包括动物内脏、鱼虾）100克，豆类（包括鲜豆、干豆、豆制品）100～150克，时令蔬菜500～750克，谷类（包括米饭、馒头、薯类等主食）400～500克，牛奶250～500毫升，油、盐及糖适量，海产品适量，应季水果250～500克。

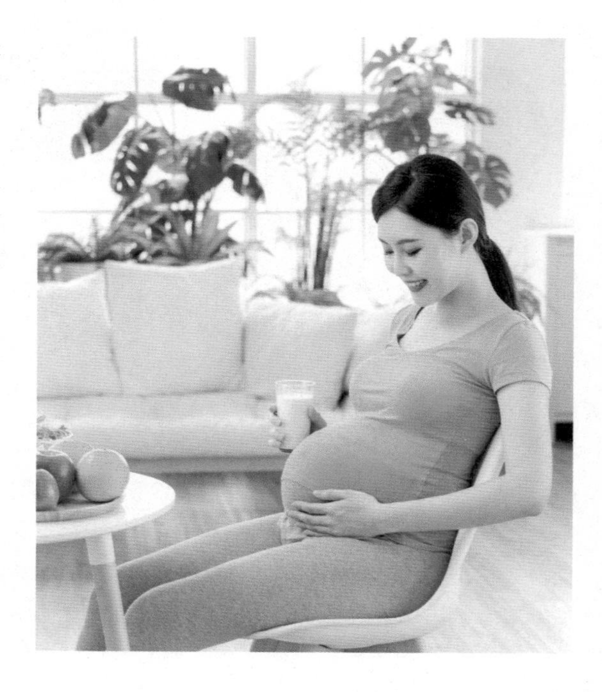

准妈妈需要将以上食物合理搭配，安排到每天的正餐及加餐中。

“三餐两点心”的注意事项

❶ 加餐应健康适量。作为“两点心”的加餐，应健康而适量，以免影

响正餐的正常摄入。两片全麦面包、一小杯燕麦片、早晚一杯牛奶、新鲜水果、坚果等，可以适当补充能量，使下一餐用餐前不致太饿，也有利于营养均衡，都是加餐的好选择。

❷ 加餐时间应在三餐之间。准妈妈在三餐之间安排两次加餐，在饭前半小时应少进食，以免影响正餐的食欲。

❸ 避免高糖及刺激性的食物。高糖的食物会让准妈妈体重超标，甚至诱发妊娠糖尿病。辛辣、冰冷等刺激性食物也尽量不要食用，如果准妈妈贪吃的话，容易造成胎儿躁动不安。

温馨提醒

准妈妈不要选择市售含添加剂的饮料、膨化食品、腌制食品作为加餐食物（如薯片，豌豆脆，腌制的火腿、香肠等），这些食物中含有对胎儿不利的成分，不适合准妈妈食用。

孕期早餐怎么吃

早餐是准妈妈一天生活的基础。一顿包含蛋白质、脂肪、碳水化合物、维生素和膳食纤维的早餐，可以给胃口大开的准妈妈提供充足的营养。

早餐的饮食原则

早餐应该丰富一点，兼顾蛋白质、脂肪、碳水化合物三大营养素，搭配上以荤素兼备、丰富多彩为宜。

早餐应是温、热的食物，以保护胃气。特别是肠胃不太好的准妈妈，应多吃热粥、热燕麦片、热奶、热豆花、热面汤等热食，起到温胃、养胃的作用。尤其是寒冷的冬季，这点特别重要。

准妈妈需要改掉早餐吃油条的习惯，因为炸油条使用的明矾含有铝，铝可通过胎盘侵入胎儿大脑，影响胎儿智力发育。

孕中期营养早餐举例

❶ 八宝米糊：用炒熟的糯米、糙米、高粱米、紫米、黑米、黑芝麻、核桃、杏仁、葡萄干等打成米糊，加在一起用开水冲成一碗稠稠的粥，加上少许生菜、1个煮鸡蛋，可补充B族维生素和微量元素。

❷ 两块全麦面包，中间夹上煎鸡蛋、番茄、生菜做成三明治，加一杯牛奶，可补充维生素和钙质。

③ 板栗蒸糕1块，小米粥1碗，白水煮蛋1个，生菜沙拉（撒些坚果末）。

④ 奶香玉米饼1块，奶酪2块，酱牛肉2块，鲜榨果汁1杯。

温馨提醒

准妈妈可以在早餐中用充满创意的方法吃水果和蔬菜。比如，在早餐的鸡蛋中加些什锦蔬菜末；或者在馒头或全麦面包里加入生菜或胡萝卜末；苹果片和黄瓜片是三明治的理想配料；而沙拉中则可以加苹果块、葡萄干、切碎的杏干等，保证维生素及微量元素的摄入。

孕期夜宵怎么吃

孕中期准妈妈容易饥饿，有可能吃完晚饭在睡前又饿了，严重者还会影响睡眠。此时，准妈妈不妨安排一小顿健康的夜宵。

健康夜宵的饮食原则

① 吃夜宵的时间不宜太晚。如果准妈妈在晚上6～7点吃晚餐，晚餐、夜宵与睡眠之间隔的时间一定要计算好，三者之间不要离得太近，应该在略有饥饿感后吃夜宵，休息一两个小时再上床睡觉。

② 夜宵的分量适当。夜宵也要注意营养搭配，不要暴饮暴食。适当地补充能量即可，不要超过全天进食量的1/5，不要把夜宵当作正餐来吃。夜宵量一定要小，最佳的搭配是奶制品、少量碳水化合物和一点点水果。

③ 夜宵品种可多样。准妈妈可参考加餐中的饮食。一般而言，面包片和粥是比较好的选择，水分和糖分很多的水果以及一些利尿的食品在睡前一定要少吃，更不能吃烤肉等高蛋白、高脂肪的食品，不然会影响睡眠质量。

④ 夜宵不要太咸。这点非常重要，除了会造成准妈妈想不停地喝水外，还会导致水分难以排出，造成早晨起床后面部肿胀。另外，油炸食品也不适合作为夜宵。

健康夜宵举例

① 粥是健康夜宵首选。粥中的淀粉能充分地与水分结合，既能提供能量，又不乏大量水分，而且味道鲜美、润喉易食，营养丰富又易于消化。夜宵吃点八宝粥是不错的选择，八宝粥的主要原料为谷类，常用的有粳米、糯米和薏米，在粥中加入红枣、豆类、核桃等精心熬制，这些原材料基本上都具有补中益气、滋补身体的作用，对帮助准妈妈养神清热、润肺和喘、调养肠胃都很有好处。

② 粤式点心。虾饺、烧卖、叉烧包等粤式点心是夜宵领头军，可以迅速缓解饥饿，也非常适合准妈妈，但应注意千万不要过量，以免营养过剩，导致体重增长过快。

❸ 健康零食。坚果等健康零食也非常适合作为准妈妈的夜宵食用。

温馨提醒

夜宵不宜吃甜品。吃甜品会导致胃酸过多，引发胃部不适，不但影响睡眠，还会造成准妈妈过度肥胖。

促进胎儿大脑发育怎么吃

孕中期胎儿脑的重量虽然仅为体重的2%，但是所消耗的能量占全身的20%，准妈妈应摄取胎儿大脑发育所需要的充足的能量，多吃利于胎儿大脑发育的食物，让未来的孩子更聪明。

促进胎儿大脑发育的饮食

碳水化合物：胎儿大脑发育消耗的能量远远大于机体的其他部位。能量的主要来源是碳水化合物，如果为孕期提供能量的碳水化合物供给不足，准妈妈会一直处于“饥饿”状态，可能导致胎儿大脑发育异常，出生后智商下降。因此，准妈妈应保证每天摄入150克以上的谷类食物。

脂类：大脑发育还需要有一定量的脂肪酸，尤其是亚油酸。此时也是大脑增殖高峰，大脑皮质增殖迅速，丰富的亚油酸可满足大脑发育所需。脂类可以通过植物油进行补充，玉米、花生、芝麻等果实也含亚油酸。脂类中还有两种不饱和脂肪酸，即DHA和二十碳五烯酸（EPA）。这两种不饱和脂肪酸对大脑发育非常有好处。

卵磷脂：生物学名为磷脂酰胆碱，是构成神经组织的重要成分，属于高级神经营养素。对于处于大脑发育关键时期的胎儿，卵磷脂是非常重要的益智营养素。它可以提高信息传递速度和准确性，增加大脑活力，增强记忆力。孕期缺乏卵磷脂，将影响胎儿大脑的正常发育，甚至会导致发育异常。因此，准妈妈应常吃大豆、蛋黄、坚果、肉类及动物内脏等富含卵磷脂的食物。

有利于胎儿大脑发育的食物

鱼类：鱼肉含丰富蛋白质，还含有丰富的DHA和EPA。就整条鱼的营养而言，DHA和EPA在鱼油中的含量要高于鱼肉，而鱼油又相对集中在鱼头内。从这个意义上讲，适量吃鱼头有益于宝宝大脑分区发育。

核桃：核桃是众所周知的补脑佳品，可以生吃，也可以和芝麻、白糖一同炒着吃，还可以捣碎了，在熬粥或炒菜时加入少许。准妈妈每天吃3～5个即可。

花生：花生具有补血、健脑的作用。可以生吃，也可以煮熟后吃。

洋葱：洋葱可以改善大脑供血供氧状况，具有醒脑益智的功效。洋葱的吃法很多，可以作主菜也可以作配菜，可以炒也可以熬汤。

菠萝：菠萝含有丰富的维生素C和锰，可以提高记忆力。菠萝可以生吃，也可以入菜，还可以将芯掏空，填入糯米，做成菠萝饭。

牛奶、蜂蜜、红糖、豆类、蛋类、黄花菜、动物内脏、海产品等也是很好的补脑食物，准妈妈可以根据自己的爱好有选择性地食用。

孕期通过饮食补钙怎么吃

孕中期，准妈妈每天须补充1 000毫克钙，孕晚期须增加至1 200毫克。孕妇补钙的一种重要方式，就是从日常饮食中获取钙，特别是从那些含钙高的食物中获取。

含钙量高的食物

牛奶（特别是脱脂奶）和其他奶制品，以及强化钙的食物等，都是钙的最佳来源。表9简要列出常见的含钙量高的食物，供准妈妈参考。

表9 常见的含钙量高的食物

名称	数量	含钙量
脱脂牛奶	250克	300毫克
低脂酸奶	1杯（约350克）	400毫克
瑞士干奶酪	28克	283毫克
虾皮	5克	50毫克
强化钙橙汁	250克	300毫克
强化钙面包	2片	300毫克
北豆腐	150克	225毫克
玉米饼	3块	150毫克
小白菜	250克	220毫克

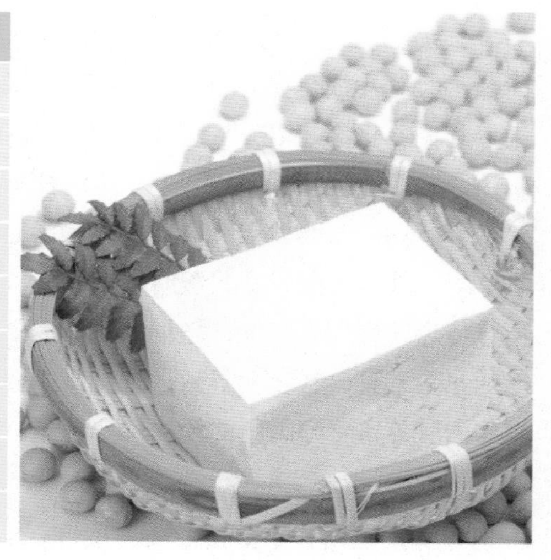

要注意的是，不同品牌的牛奶、酸奶、奶酪或孕妇奶粉中所含的钙并不一致，准妈妈在购买的时候，要留心产品成分表。

饮食补钙的注意事项

❶ 准妈妈在饮食中应有意安排富含钙质的食物摄入，多吃一些虾皮、腐竹、黄豆以及绿叶蔬菜等含钙量丰富的食物，并且保证每天2袋牛奶的摄入量。在加餐时，喝一碗加麦片的脱脂或低脂奶，或者吃抹了芝麻酱的面包，以补充钙质。

❷ 补钙的同时还要注意补充磷。如果磷摄入不足，钙磷比例不适当，尽管补充了足够的钙，钙的吸收和沉积也并无明显增加。海产品中磷的含量十分丰富，如海带、虾、蛤蜊、鱼类等，另外，蛋黄、肉松、动物肝脏等也含有丰富的磷。

❸ 注意骨头汤炖的时间不宜过长，以免汤中脂肪含量更多，导致脂肪摄入超标。

❹ 适当的蛋白质、膳食中的维生素D、酸性氨基酸均可提高钙的吸收，对于准妈妈补钙有一定促进作用。

❺ 膳食中食盐含量高或是吃了大量含蛋白质的食物时，钙就很容易从尿中丢失，影响补钙效果。

❻ 菠菜、油菜以及谷物的麸皮等食物中含有大量草酸或植酸，会影响食物中钙的吸收，准妈妈应避免将此类食物与高钙食物同食。

❼ 补钙的最佳时间应是在睡觉前或两餐之间。注意距离睡觉要有一段时间，最好是晚饭后半小时，因为血钙浓度在后半夜和早晨最低，所以睡觉前最适合补钙。

准妈妈可以在晚上睡前喝一杯牛奶，这样可以维持半夜血钙正常，防止腿抽筋。严重缺钙的准妈妈应该在医生指导下服用钙片以补充钙质。

孕期钙制剂怎么吃

准妈妈通过日常饮食可能无法满足补钙的需求，此时，准妈妈需要在产科医生或者营养师的指导下适当补充一些含钙营养素制剂。

选择适合自己的钙片

准妈妈在选择服用钙片补钙时，应该选择由国家卫生部门批准的、品牌好、信得过的优质钙产品。注意查看产品的外包装，主要查看生产日期、有效期限以及生产批号等，并注意阅读产品说明，考虑自己的身体状况，选择最适合的钙片。

此外，准妈妈选择钙片时还需要看以下指标：

安全性：准妈妈补钙时一定不要服用含铅的钙片，有些钙片中含有少量的铅，铅对胎儿有害。

溶解度：口服的钙片必须以钙离子的形式才能在肠道中被吸收，因此，如果钙片的溶解度高，就可能被吸收得更完全。就溶解度而言，氯化钙、葡萄糖酸钙、柠檬酸钙等的溶解度较好，而乳酸钙、碳酸氢钙和未经处理的活性钙等溶解度较差。

口味：如果准妈妈食欲不太好，对口味要求很高，那么选择口感好、味道佳的钙片就显得特别重要了。

人体的吸收利用率：在同样条件下，目前市场上各种钙片的吸收利用率差别并不是很大，一般在20%～40%。准妈妈在服用钙片时注意以下事项，一般能达到该吸收率：

服用钙片的注意事项

❶ 补钙不宜过量。中国营养学会将准妈妈日平均摄入钙的最高限量定为2 000毫克。当摄入量超过此量而再增加时，损害健康的危险性随之增大，如增加肾结石、乳碱综合征、便秘等发生的危险，同时也会影响其他微量营养素如铁、锌等的吸收。

❷ 服用钙片后不要马上喝茶，茶中的鞣酸会影响钙的吸收，不利于准妈妈的补钙效果。

❸ 准妈妈补钙与补铁不要同时进行。准妈妈在吃富含铁的食物或服用铁剂时，不要同时服用钙补充剂或含钙的抗酸剂。因为钙会影响铁的吸收。同样，由于牛奶中富含钙，服用铁剂时不要用牛奶送服，可以选择在两餐饭之间喝牛奶。

❹ 不要空腹服用钙片。钙片应随餐服用，饭后、两餐之间或睡前也可服用，因为食物可干扰草酸，促进钙的吸收。另外，夜间血钙浓度低，睡前补钙也有利于钙的吸收。

❺ 钙与多维片不要同时服用。准妈妈补钙的同时最好不要服用其他多维片，因为多维片中一般含有其他无机盐，并且钙和铁、锌、镁、磷等都存在相互作用关系，钙可以抑制铁、锌等的吸收。

❻ 服用小剂量钙片容易吸收。特别是准妈妈胃部不适或胃酸相对不足时，少量多次服用可有效缓解不适现象。

温馨提醒

如果准妈妈在服用钙片，同时又在喝孕妇奶粉或牛奶，就要学会计算摄入的钙量，将钙片及同时喝的孕妇奶粉或牛奶中钙摄入量加起来，控制在合理范围内。

孕期通过饮食补铁怎么吃

中国营养学会对准妈妈孕中期和孕晚期每天摄入铁的推荐量分别是25毫克、35毫克，与准妈妈孕前每天所需的20毫克相比，大大增加了。这是因为胎儿生长和准妈妈自身血容量增加导致缺铁，准妈妈要注意摄入充足的矿物质铁，以防止妊娠期贫血的发生。防治缺铁性贫血的最佳方法是多吃富含铁的食物，保证铁的充足摄入。

含铁量高的食物

肉、禽和鱼是首选的补铁食物。这是因为肉、禽和鱼能够提供一种叫作血红素铁的矿物质，它比豆类、蔬菜和谷物中的非血红素铁更容易被准妈妈的身体吸收，达到补血的效果。一般而言，红肉中的血红素铁含量最高。

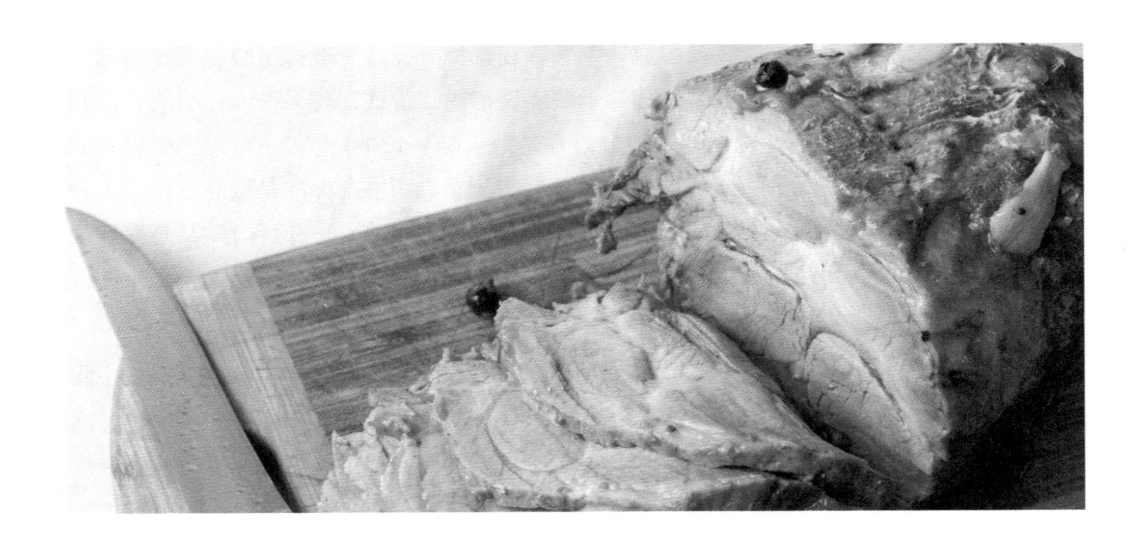

除了肉类外，可以用于准妈妈补铁的食物还包括豆类、谷物和蔬菜。而蔬菜中的维生素C也会促进铁的吸收。

饮食补铁的注意事项

❶ 同时补充维生素C。维生素C有助于铁的吸收，准妈妈要适当多吃富含维生素C的食物，如橙汁、草莓或西蓝花，也会起到补铁的作用。

❷ 用铁锅做菜。番茄酱等多汁的酸性食物特别容易通过这种方式吸收铁元素。

❸ 避免喝绿茶。吃含铁丰富的食物时，要避免同时喝绿茶，因为这样会降低对铁的吸收量。

❹ 菠菜、豆制品和奶制品也会降低铁的吸收率。但也不要不吃这些食物，只是不要和铁剂同时吃，否则会影响铁的吸收。

准妈妈不是必须每天都吃一大块肉来满足补铁的需要。如果准妈妈在孕前并不贫血，只需要每餐加一点儿肉或鱼，就能帮助准妈妈更好地补铁。

孕期铁剂怎么吃

如果准妈妈孕期缺铁比较严重，饮食多半无法满足身体对铁的需求。此时，准妈妈需要在医生或营养师的指导下，适量补充铁剂，预防缺铁性贫血。

选择适合自己的铁剂

对于中度以上贫血，除改善营养外，还可在医生指导下口服铁剂治疗，如硫酸亚铁、葡萄糖酸亚铁、富马酸亚铁及维血冲剂等。在选择时，注意选择易吸收的补铁剂。硫酸亚铁、碳酸亚铁、富马酸亚铁、葡萄糖酸亚铁都属二价铁，容易被人体吸收，准妈妈可适量选用。治疗缺铁性贫血的铁剂量通常是每天60～120毫克。注意，这里提到的剂量是指补充剂中“铁元素”或纯铁的含量。有些药品说明书上标的是硫酸亚铁（一种铁盐）的含量，或者在铁元素含量后还附加了硫酸亚铁的含量。一份含有325毫克硫酸亚铁的补铁剂能提供大约60毫克的铁元素，准妈妈要注意选择，避免过量。

服用补铁剂时的注意事项

❶ 空腹时服用补铁剂。空腹服用补铁剂可以让身体充分吸收铁，但有些准妈妈空腹服用补铁剂会刺激胃，如果准妈妈感到不舒服，可以改在饭后或进餐时补铁。

❷ 与铁会影响钙的吸收一样，钙本身也会降低铁的吸收。因此，如果准妈妈在补铁的同时服用钙补充剂或含钙的抗酸剂，最好是交叉进行。

❸ 准妈妈可以用水或橙汁（维生素C有助于铁的吸收）送服药物，但不要用牛奶，因为牛奶中的钙会妨碍铁的吸收。

❹ 铁剂对胃肠道有刺激作用，常引起恶心、呕吐、腹痛等，应在饭后服用为宜。反应严重者可停服数天后，再由小剂量开始，逐渐增加到需要的剂量；或者把一天的剂量分成几小份多次服用，若仍不能耐受，可改用注射剂。

铁剂易与肠内的硫化氢结合成硫化铁，使肠蠕动减慢，引起便秘，或排出黑色粪便，这些都是正常的，准妈妈不必紧张。

孕期怎么吃蔬菜更营养

蔬菜里含有丰富的维生素、矿物质和膳食纤维，是所有健康饮食的一个重要组成部分。因此，准妈妈在孕期应该多吃蔬菜。

准妈妈蔬菜的日摄入量

准妈妈在孕期应均衡摄入各种不同的绿叶菜和黄色蔬菜。营养学家建议每天吃5份蔬菜，以下是每份蔬菜的分量，供准妈妈参考：

半小碗煮熟的菠菜；1/3小碗煮熟的无头甘蓝或芥菜叶；3/4小碗煮熟的西蓝花或萝卜叶；8～10片深绿色生菜叶；1/4个小红薯或山药；1个中等大小的土豆；半小碗芹菜；半小碗荷兰豆；半小碗番茄；1小碗新鲜的蘑菇；半小碗豆苗；3/4小碗青豆；6根芦笋；2/3小碗甘蓝。

怎样摄取足量的蔬菜

荤素搭配。不爱吃蔬菜的准妈妈可以采取荤素搭配的方法摄取不同的蔬菜，如番茄炖牛肉、茭白炒肉等，蔬菜中的维生素C还能促进肉类中铁的吸收。

多种蔬菜做的蔬菜汤会让准妈妈吃到几种不同的蔬菜，为准妈妈增加维生素、矿物质和膳食纤维。

准妈妈可以将自己爱吃的和不爱吃的蔬菜混在一起。例如，把煮好的胡萝卜和土豆掺在一起捣成泥、在炒好的混合蔬菜上浇上喜欢的调料、尝试一种蔬菜咖喱、用番茄酱拌面条（选择蔬菜面条）等。

爱吃生蔬菜的准妈妈，可以将蔬菜和水果一起做成蔬菜沙拉，如把胡萝卜丁和葡萄用沙拉酱拌在一起；把胡萝卜和甘蓝放在一起凉拌；拿生蔬菜条蘸酱或其他调料等。还可以凉拌一些开胃小菜，如将豆腐丝、白菜丝和胡萝卜丝放在一起，加少许盐、香油、醋凉拌，刺激正餐的食欲。

在孕期准妈妈可以根据自己的口味变化，挑选新的蔬菜尝试，逐步增加食物种类。

准妈妈食用蔬菜的注意事项

❶ 准妈妈应注意用流水或淘米水清洗蔬菜上的残留农药，避免对自己和胎儿造成不必要的伤害。

❷ 在清洗绿叶类蔬菜时，动作要快，不可搓揉或挤压，也不应将菜叶久久浸在水中，否则菜叶部分营养素便会丢失，并注意尽量少用刀切，如果必须切碎，也要等到临放进锅时再用利刀来切，以免蔬菜中的营养素流失。

❸ 能生吃的蔬菜如胡萝卜、小黄瓜等，生吃时应注意卫生。要炒的菜，待油开后才下锅，用猛火炒，以缩短烹调的时间，保持蔬菜的营养价值。

❹ 煮菜叶不要放小苏打，以免破坏食物中的B族维生素和维生素C，水也不宜放得太多，同时要盖紧锅盖，菜汤不宜倒掉，也不应回锅多次。

温馨提醒

不同颜色的蔬菜所含的主要营养素是不同的，并不是一种蔬菜所有的营养成分都高于另一种蔬菜。饮食上应该多种蔬菜合理搭配，使它们的营养价值互补，这样才能促进身体健康，确保胎儿顺利成长。

孕期怎么吃水果更健康

水果富含水分、维生素和矿物质，是孕期营养的重要组成部分。准妈妈每天可以食用不超过500克的水果，满足孕期营养的需要。

准妈妈水果的日摄入量

很多水果对准妈妈有益，但水果并不是吃得越多越好。准妈妈每天食用水果的量不超过500克，或者以份的形式计算，不超过3份水果。下面简要列举每份水果的分量，供准妈妈参考：

半碗草莓；1小碗木瓜块；1/8 个哈密瓜；2个小橙子或半杯橙汁（可稀释后食用）；2个小橘子；1个猕猴桃；半个中等大小的芒果；半个中等大小的柿子；2个大个儿的新鲜杏；半个葡萄柚或半杯葡萄柚汁；2/3小碗去核新鲜樱桃；1片菠萝；1个中等大小的梨；1个小香蕉；1个苹果；2/3 小碗葡萄。

香蕉、西瓜等含糖量高的水果，准妈妈每天食用不要超过1份。

准妈妈食用水果的注意事项

❶ 吃水果最好在两餐之间，可以作为加餐的一部分。

❷ 水果中含有发酵糖类物质，对牙齿有较强的腐蚀性，准妈妈吃后注意漱口。

❸ 准妈妈可以将一种或多种新鲜水果榨成果汁，代替饮料食用，为避免水果过量，可加纯净水稀释。

❹ 菠萝、香蕉、葡萄、西瓜等含糖量高的水果，不适合偏胖或有糖尿病家族史的准妈妈食用，以免危害准妈妈的健康。

❺ 荔枝、桂圆、橘子、柿子等属于热性水果，准妈妈要注意适量摄取，以免引起便秘、口舌生疮等症状。若有先兆流产症状更不宜食用，因为热性水果易引起胎动不安。

❻ 孕早期的准妈妈应禁食山楂。山楂活血化瘀通经，对子宫有一定的收缩作用，易引起流产，即使是山楂制品也不例外。

❼ 准妈妈进食瓜果时一定要注意饮食卫生，生吃水果前必须洗净外皮，不要用切菜的刀削水果，避免将寄生虫卵带到水果上。

水果营养并不全面，尤其是蛋白质及脂肪含量相对较少，而这两种物质是胎儿生长发育所不能缺少的，准妈妈千万不要用水果替代其他食物。

孕期零食怎么吃

在孕中期，适量的零食能更好地满足准妈妈身体对多种维生素和矿物质的需要，让准妈妈更容易获得营养平衡。准妈妈在两餐之间吃1～2次有营养的零食，以补充孕期所需的营养素和能量。

健康吃零食的原则

零食宜安排在饭前2小时吃，量以不影响正常食欲为原则。准妈妈注意不要漏掉孕期饮食中的任何一餐，即使不饿，正在发育的胎儿也需要准妈妈有规律地饮食来提供营养。

有营养的零食应当选择季节性的蔬菜和水果、牛奶、蛋、豆浆、面包、土豆、红薯等。含有过多油脂、糖或盐的食物，如薯条、炸鸡、奶昔、糖果、巧克力、夹心饼干、可乐和各种软饮料等，都不适合作为准妈妈的零食。

可以偶尔吃点甜食。如果准妈妈没有患妊娠糖尿病的危险，可以偶尔吃点精致可口的零食，如什锦杂果等，只要适量即可。

适合准妈妈吃的零食

杏仁、花生、葵花籽：香脆且富含促进胎儿大脑发育的蛋白质及亚油酸。

果粒酸奶+麦片：富含丰富的钙质、蛋白质以及膳食纤维。

麦片制成的小饼干：味道香甜，富含碳水化合物，可补充准妈妈所需的能量。

香蕉+全麦面包：补充钾和蛋白质。

水果沙拉：补充水分和维生素C。

甜瓜+酸橙：含丰富的维生素A和维生素C，口味清爽。

甘蓝卷：富含维生素A和维生素C。

腌黄豆：黄豆煮熟冷却后撒盐食用。含蛋白质、维生素A、铁及钙。

蒸南瓜或南瓜做的糕点：含有维生素及矿物质。

小米发糕或驴打滚：补充准妈妈所需的能量。

烤土豆洒上纯酸奶：含碳水化合物、蛋白质和钙。

苹果片+奶酪片：补充膳食纤维和钙。

准妈妈不要不停地吃零食，也不要边看书边吃零食，一来不卫生，二来影响食欲，不利于消化。

孕期防晒美白怎么吃

孕4月后，准妈妈的脸上可能会出现蝴蝶形状的妊娠斑，而日晒会使其颜色加深。除了采取必要的防晒措施外，准妈妈还可以通过科学的饮食调理，尽量淡化妊娠斑。

防晒美白的饮食原则

❶ 多喝水。水对人体有“内洗涤”的作用，可以加快内循环，减少色素的沉淀。

❷ 多吃蔬菜和水果。大部分蔬菜和水果中都含有丰富的维生素C，具有消褪色素的

作用。如猕猴桃、草莓、桃、番茄、土豆、甘蓝、花椰菜、黄瓜、冬瓜、丝瓜等，这些食物均具有美白的功效。

❸ 适量吃小麦胚芽。小麦胚芽中含丰富的维生素E，能有效抑制过氧化脂质产生，从而起到干扰黑色素沉淀的作用。

❹ 适量多吃豆制品。豆制品中含丰富的维生素E，维生素E能够破坏自由基的化学活性，不仅能抑制皮肤衰老，且能防止色素沉着于皮肤。黄豆、扁豆、芸豆都是准妈妈不错的选择。

❺ 注意光敏性食物。莴苣、芹菜、萝卜叶、菠菜、香菜等属于光敏性食物，容易导致黑色素沉淀，准妈妈可选择在晚上食用。

❻ 少吃油炸食品等刺激性食物，保持皮肤清洁，这是皮肤美白中至关重要的一步，也是众多美白方法中的基础。

有助于美白防斑的食物

猕猴桃：猕猴桃被称为“维C之王”，它的维生素C含量比柑橘、苹果等水果高几倍甚至几十倍。维生素C能有效抑制皮肤内多巴醌的氧化作用，使皮肤中深色氧化型色素转化为浅色还原型色素，干扰黑色素的形成，预防色素沉淀，保持皮肤白皙。适合孕中期的准妈妈食用。

番茄：番茄含丰富的番茄红素和维生素C，这些营养成分是抑制黑色素形成的最好武器。准妈妈常吃番茄可以有效减少黑色素形成，并能保养皮肤、预防妊娠斑。

❶ 内服：用番茄、胡萝卜做成果蔬汁饮用，能令准妈妈面色红润。

❷ 外用：将面部清洗干净，然后用番茄汁敷面，15～20分钟后再用清水洗净。对治疗黄褐斑有很好的疗效。

柠檬：柠檬也是抗斑美容水果。柠檬中所含的枸橼酸能有效防止皮肤色素沉着。使用柠檬制成的沐浴露洗澡能使皮肤滋润光滑。

准妈妈出门前，抹上适量的孕妇防晒霜，外出的话，应每隔2～3小时补涂一次，防止紫外线的侵害。

孕期怎么喝水才健康

水是体内重要的溶剂，各类营养素在体内的吸收和运转都离不开水。准妈妈在孕期体内代谢旺盛，血液总容量将增加40%～50%，因此更要科学饮食，保证水的供给量充足。

养成健康饮水习惯

❶ 保证日饮水量。准妈妈每天喝水6～8杯，加上食物中含的内生水，每日摄入水共计2 000毫升。

❷ 清晨起床后喝一杯新鲜的凉开水。日本的一项研究表明：白开水对人体有“内洗涤”的作用。另有研究表明，早饭前30分钟喝200毫升25～30摄氏度的新鲜凉开水，可以温润胃肠，使消化液得到足够的分泌，以促进食欲，刺激肠蠕动，有利于定时排便，防止痔疮便秘。早晨空腹饮水能很快被胃肠道吸收进入血液，使血液稀释，血管扩张，从而加快血液循环，为细胞补充在夜间丢失的水分。

❸ 用鲜榨果汁代替水。如果准妈妈觉得喝水太单调，可以给自己准备一台榨汁机，可在孕期制作新鲜的、富有营养的果汁和蔬菜汁。但在喝果汁时，也要注意适量，以免摄入过多糖分。

❹ 随时随地喝水。准妈妈可以准备一个装水的大瓶，以便自己喝水。

❺ 喝些甜汤补充水。准妈妈可以自己做一些甜汤作为加餐，补充体内所需的水分。

百合汤

功效： 有良好的润肺清心作用。

原料： 鲜百合2颗，冰糖适量。

做法： 将鲜百合去除杂质洗净（除其外衣），在清水中反复漂洗几次，放入锅内加水，用小火煮至极烂，加入适量冰糖，百合带汤一并吃下。

健康喝水的注意事项

❶ 准妈妈喝水应适量。孕期缺水可能导致体内代谢失调，甚至代谢紊乱，引起疾病；但如果孕晚期饮水量过多，会加重水肿，也不利于健康。

❷ 有水肿的准妈妈晚上少喝水，白天要喝够量。多喝水也是保证排尿畅通、预防尿路感染的有效方法。

❸ 切忌口渴才饮水。口渴其实是准妈妈缺水的警示，此时大量喝水容易给胃造成负担。准妈妈应每隔2小时喝一次水，每日6～8次，共计约2 000毫升水。

❹ 注意几种不能喝的水。久沸或反复煮沸的水以及没有烧开的自来水不利于健康，准妈妈不能喝。本身有喝浓茶和咖啡嗜好的准妈妈，孕期应不喝浓茶和咖啡或只喝淡茶。

准妈妈在计算自己的饮水量时，除了要计算喝下的白开水、饮料、果汁，还要把每餐吃的粥、汤等流体食物计算在内。

偏胖的准妈妈怎么吃

肥胖的准妈妈更容易出现孕期并发症的风险，在孕前或者孕期偏胖的准妈妈，尽管在孕期不适合大力控制能量摄入，但也要注意合理调整饮食，控制自己的体重过快增长。

偏胖准妈妈的饮食原则

吃好早餐。早餐中应包含蛋白质、脂肪、碳水化合物和膳食纤维，让准妈妈在上午不至于很快感到饥饿而摄取其他高能量的零食。

重视叶酸。有研究显示，与身材较瘦的准妈妈相比，比较胖的准妈妈对叶酸的需求量可能会更高。因此，准妈妈可以向医生具体咨询一下是否需要增加叶酸的摄入量。

注意脂肪类食物的选择。准妈妈应避免选择不健康的脂肪类食物，如动物脂肪、棕榈油和人造黄油。而应吃不饱和的健康脂肪，如橄榄油、芥花油、花生油。

少食多餐。三餐适当控制量，并吃些含有蛋白质的食物，不要吃精制糖和精制白面粉制作的食物。这样做有助于稳定血糖水平，而且不会让准妈妈感觉饿。三餐之间吃些零食，零食可以选择1个苹果、1把杏仁或核桃仁、1杯脱脂牛奶等，或者选择可以当零食吃的蔬菜，如西芹、胡萝卜条或彩椒条等，控制过高的能量摄入。

注意喝的饮料。任何含有精制糖的饮料，如加糖的果汁、甜味苏打水等，都会让偏胖准妈妈的血糖指数波动，并引起饥饿感和头痛。准妈妈可以用低钠蔬菜汁、胡萝卜汁加少量橙汁及脱脂牛奶作为自己的饮料，当然，白开水最好。

记录自己的孕期饮食。准妈妈可以用日记表的形式来记录自己的饮食和营养摄入情况，以便发现可能需要改进的地方，确保自己摄入了足够的健康食物。

偏胖准妈妈的一日饮食示例

早餐：皮蛋瘦肉粥1小碗，蔬菜沙拉1盘。
点心：半杯原味酸奶，加一点蜂蜜。
午餐：米饭1碗，肉末番茄烧豆腐，炒黄瓜，冬瓜汤。
点心：1片全谷物面包，涂上1匙富含蛋白质和钙的芝麻酱。
晚餐：米饭1碗，清炖鲫鱼，炒小白菜，家常豆腐。

偏胖的准妈妈不能通过节食或药物来减肥，而应坚持健康均衡的饮食，不吃高脂、高糖类食物，并适当加强运动以达到控制体重增长的目的。

偏瘦的准妈妈怎么吃

准妈妈体重偏轻，可能会增加早产的风险。孕前偏瘦或在孕早期食欲不振、体重没有增长的准妈妈，需要均衡饮食，少量多餐，尽量多地摄入营养素，补充自己和胎儿所需的营养。

偏瘦准妈妈的饮食原则

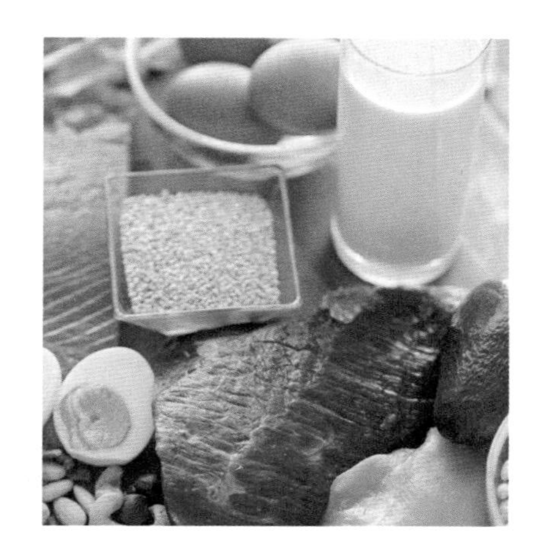

❶ 补充优质的蛋白质。偏瘦的准妈妈孕期通常需要更多的蛋白质，常见的优质蛋白质有：牛奶、鸡蛋、鸡肉、牛肉、猪肉、羊肉、鱼类，准妈妈应保证正餐中多吃这些食物。

❷ 多吃健康的脂类。准妈妈应该吃含健康脂类，并富含维生素和营养物质的食物，如核桃、开心果等，可以喝全脂的牛奶，而不是什么东西都吃脱脂的。

❸ 正餐之间吃两三次零食。选择酸奶（富含蛋白质和钙）、干果（富含维生素、矿物质和纤维素）或者果粒酸奶饮料（富含蛋白质、钙、维生素和矿物质），补充所需的营养。

❹ 用含维生素C或β胡萝卜素（一种抗氧化剂）的果汁来代替部分水。柚子汁、橙汁、木瓜汁含有丰富的维生素C，胡萝卜汁里有很多β胡萝卜素，能让准妈妈获取更多的维生素。

❺ 避免大量摄取膳食纤维。膳食纤维能增加饱腹感，还会抑制铁的吸收，偏瘦的准妈妈应少吃粗粮、豆类、全麦面包等食物。

偏瘦准妈妈的一日饮食示例

早餐：牛奶1杯，由面包片、奶酪、煎鸡蛋、生菜做的三明治1个。
点心：1杯果汁，一把坚果。
午餐：米饭1碗，土豆炖鸡，茭白豆腐肉丝，清炒油麦菜。
点心：1个小点心，1小份水果沙拉，配沙拉酱。
晚餐：米饭1碗，鱼头豆腐汤，酱牛肉，西芹百合。
点心：3块奶油饼干，配1～2片奶酪。

温馨提醒

孕期体重增加很少的准妈妈，不适于在孕晚期急速增加体重，而是应从孕中期开始，合理调节饮食，并与医生或营养师协商做适当的增重计划。

体重增长过快怎么吃

如果准妈妈进食太多，孕期营养过剩，体重增长过快，不但会危害准妈妈自身的健康，同时也会影响到腹中的胎儿。此时，准妈妈应调整饮食原则，避免体重增长过快。

孕期体重增加的范围及速度

孕期体重增加的范围见本书第二部分“母体变化与孕期体检”相关内容，孕期体重增加的速度见表10。

表10 孕期体重增加的速度

体重	增加的速度
孕早期	共增加1～2千克
孕中期	每周增加0.35千克，约为4.2千克
孕晚期	每周增加0.5千克，约为8千克

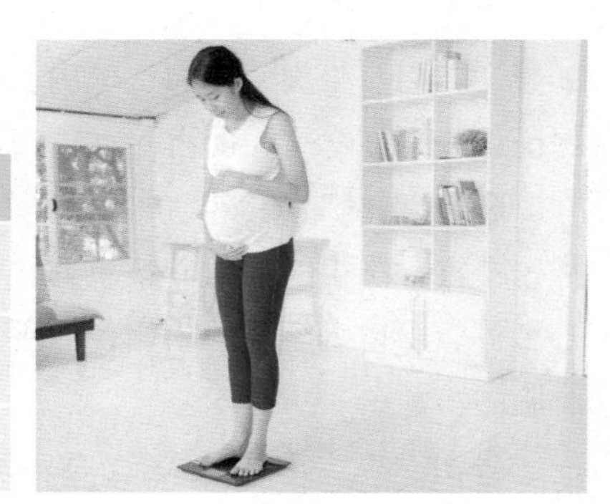

摄入孕期营养的同时控制体重

如果准妈妈体重增长过快，就需要调整自己的饮食原则，在保证基本营养的同时控制体重的过快增长。

❶ 控制全天总能量的摄入。即限制每天所吃的食物总量，在保证食物多样性的基础上，要注意各类食物的比例。

❷ 少吃多餐，定时定量。这一点对容易饥饿的准妈妈尤其适用。

❸ 限制高脂肪食物的摄入。脂肪类食物能量高，富含脂肪的食物吃多了会产生过多的能量，导致体重增长过快。

❹ 主食要适量，以粗粮取代一部分细粮。

❺ 增加摄入富含膳食纤维的蔬菜。如魔芋、芹菜、扁豆、竹笋、木耳、菇类等都富含膳食纤维。

❻ 合理安排进餐的顺序。如先喝汤，再吃菜，然后吃蛋白类食物，最后吃主食，这样的进餐顺序会增加饱腹感，避免吃得过多导致体重增长过快。

温馨提醒

如果准妈妈体重增加太多，要小心可能有妊娠糖尿病或妊娠高血压综合征。准妈妈应该按时去医院体检，排除孕期并发症的发生。

孕晚期怎么吃

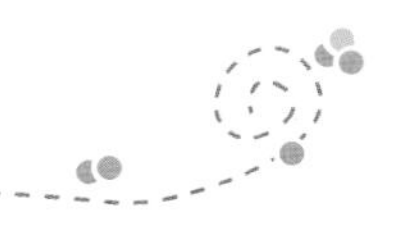

少食多餐

随着孕期的继续，准妈妈的子宫不断增大，胃的位置也相应提高，胃的容量也因此受到限制，即使按照平时的食量也会使得胃部过于饱胀。此时，准妈妈需要以“少食多餐”取代“一日三餐”。

少食多餐的饮食原则

❶ 定好食物摄入量，每天分几次摄入，每次吃得少一点。最好一天吃6顿，分为3大餐3小餐。尽量将早、中、晚餐的摄入比例分别保持在30%、40%、30%，每天摄入的能量控制在2 300千卡左右。

❷ 注意营养要全面均衡，一餐不要吃得过饱，尽量选择体积小、营养价值高的食物。例如，在早餐后两小时吃一点海苔，可补充碘元素，在午餐后两小时吃个苹果，可补充铁和维生素等。

❸ 注意荤素搭配，粗细结合。荤素和粗细搭配，不但能相互弥补，而且可以促进营养的吸收，使营养摄入更全面。

❹ 继续保证摄入足量的钙和维生素D。胎儿牙齿和骨骼的钙化加速，体内钙的一半以上是在孕晚期最后两个月储存的，准妈妈应多吃含钙量高的食物。准妈妈还可以在户外散步，让阳光照射皮肤增加维生素D的生成。

❺ 避免食用甜食、高能量点心、肥肉、油炸食物，以免导致肥胖，使胎儿发育过大，造成分娩困难。

❻ 避免食用含盐过高的食物，如腌肉、火腿、咸鱼、豆腐乳等，以免加重水肿。

孕晚期一日饮食示例

早餐：鲜虾小馄饨1小碗，小花卷1个；或拌萝卜丝1小碟，牛奶1杯，由面包片、奶酪、煎鸡蛋、生菜做的三明治1个。

加餐：牛奶1杯，橘子1个。

午餐：米饭1碗，草菇蒸鸡，虾皮炒小白菜。

加餐：果汁1杯，小点心。

晚餐：米饭1碗，熘肝尖，蒜蓉菜心，氽丸子丝瓜汤。

加餐：红小豆果仁粥。

温馨提醒

为了保证营养均衡，营养学家建议准妈妈每天至少吃20种的食物。这听起来有点多，但实际上很容易做到，只要每一道菜都多用几种食材搭配就可以了。

预防巨大胎儿怎么吃

有些准妈妈在孕6～7个月时体重已经增加得过多，为了控制体重，预防巨大胎儿，准妈妈可以在饮食上多加注意。

什么是巨大胎儿

新生儿的平均体重是3 000克，而体重超过4 000克的新生儿都被认为是大大超过平均水平，有5%～10%的新生儿被认为是巨大儿。如果准妈妈的宫高测量值大于实际孕周，医生可能怀疑胎儿是巨大胎儿。B超也可以更精确地显示胎儿有多大。

巨大胎儿可能带来的问题

胎儿过大，难产的概率也就更大。怀有巨大胎儿的准妈妈在分娩过程中出现会阴撕裂、失血或尾骨损伤的机会也可能增加，甚至还可能发生肩难产（即胎儿的肩膀会卡在准妈妈的耻骨后面，没法出来），导致胎儿在生产中出现锁骨骨折等现象。胎儿出生后还容易出现低钙血症、红细胞增多症等并发症，这些也是成年后患肥胖、糖代谢异常、高血压等疾病的潜在因素。所以，准妈妈应注意均衡饮食，避免营养过剩导致巨大胎儿的产生。

预防巨大胎儿的饮食控制方法

准妈妈在孕晚期后，每周的体重增长应不超过500克。为了符合这一标准，建议准妈妈在孕晚期每日摄取以下食物，以保证饮食不过量：

谷类：350～450克，其中杂粮不少于1/5。

鱼、禽、瘦肉：交替选用，约150克。

鸡蛋：每日1个。

蔬菜：500克（其中绿叶菜300克），可以多吃芥蓝、西蓝花、豌豆苗、小白菜、空心菜等深绿色的蔬菜。

水果：各类水果，总量不超过200克。

牛奶、酸奶：250～500克，或相当量的奶制品（如孕妇奶粉35～70克）。

植物油：20～25克。选择不饱和脂肪酸含量丰富的植物油，如橄榄油、芥花油、花生油等。

温馨提醒

准妈妈在孕晚期应密切关注胎儿的生长发育进程，当发现胎儿增长过快时，应该及早去医院做一次糖耐量的检测和营养咨询，合理调整饮食，避免隐性糖尿病的发生。

防治便秘怎么吃

准妈妈是便秘的高发人群，尤其是孕晚期，膨大的子宫压迫直肠，更容易引起便秘。此外，一些含铁的营养补充剂也会加重孕期便秘。食疗是预防便秘最有效又安全的方法，准妈妈可以参照以下的饮食原则，有效防治孕期便秘：

防治便秘的饮食原则

❶ 注意进食不要过精，多吃富含膳食纤维的食物，包括各种杂粮和薯类食物，以及水果和绿叶蔬菜等。

❷ 适当多吃一些富含膳食纤维的食物，可以促进肠道蠕动，缓解便秘，如香蕉、海带、白菜、白萝卜、洋葱、芹菜、菠菜、木耳、红薯、玉米、糙米、燕麦、蜂蜜、酸奶、杏仁等。

❸ 建立规律的饮食习惯，每天要保证吃早餐。饮食规律可以促进排便规律。准妈妈可以在早餐的麦片里加入两勺未经加工的麦麸（在出售健康食品的商店里可以买到），吃完以后再喝一杯水，可有效通便。

❹ 多喝水。每天要喝6～8杯。每天喝1杯果汁，也能有所帮助，特别是西梅汁对缓解准妈妈便秘的效果比较好。

防治便秘的营养食谱

花生拌菠菜

功效：菠菜含有大量的植物粗纤维，具有促进肠道蠕动的作用，利于排便。

原料：菠菜200克，花生50克，熟芝麻20克，食用油、醋、糖、盐、味精、芝麻油各适量。

做法：

1.花生用温油炸香炸透。

2.菠菜洗净，放入开水锅内烫熟，再放入冷水中冷却一下，捞出沥水。

3.熟菠菜切段，加盐、糖、味精、醋、芝麻油拌匀，装盘，洒上熟芝麻和花生即可。

蒜香芦笋虾仁

功效：芦笋除为准妈妈补充叶酸外，还富含膳食纤维，可以起到防治便秘的效果。

原料：芦笋100克，虾仁300克，蒜末1大匙，蛋清1个，淀粉1小匙，料酒1大匙，盐、食用油、白糖、白胡椒粉少许。

做法：

1.虾仁挑去泥肠，洗净、沥干，拌入蛋清、淀粉、盐略腌，过油捞出。

2.芦笋削除根部粗皮、洗净，用开水汆烫后捞出冲凉，切小段。

3.用2大匙油炒香蒜末、芦笋，接着放入虾仁，加入料酒、白糖、白胡椒粉，炒匀即可盛出。

孕晚期水肿怎么吃

大约有一半的准妈妈在孕期会出现水肿现象，特别是在孕晚期。水肿虽然不太可能避免，但是准妈妈可以采取一些饮食上的措施防止水肿变得更严重。

防治水肿的饮食原则

❶ 注重营养的合理搭配，饮食均衡，少吃高脂食物，尽量避免增重太多而加重水肿。

❷ 多喝水，确保肾功能正常，这样多余的水分才能有效通过泌尿系统排出。

❸ 多吃有助于维护正常肾功能并有利尿作用的食物，包括芹菜、香菜（少量）、苹果和柑橘类水果，红豆水、冬瓜鲤鱼汤（清汤、无盐）等有助于利尿消肿，此外，洋葱和大蒜也有助于循环。

❹ 含维生素C和维生素E的食物能有效缓解水肿。富含维生素C的食物包括柑橘类水果、番茄、草莓、甘蓝、西蓝花等。富含维生素E的食物包括植物油（特别是玉米、大豆和小麦胚芽油）、葵花籽、小麦胚芽、甜玉米、腰果、杏仁、玉米油等。

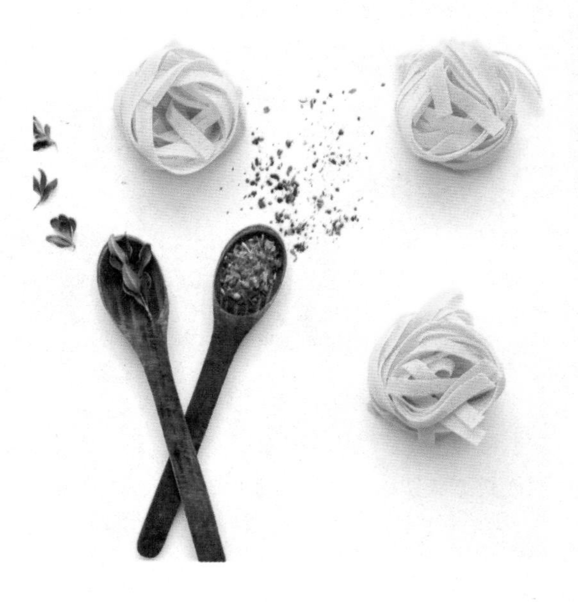

❺ 食用低盐餐。怀孕后身体调节盐分、水分的功能下降，因此在日常生活中要尽量控制盐分的摄取，每日摄取量在10克以下。

❻ 不吃烟熏或腌制食物，牛肉干、猪肉脯、鱿鱼丝等烟熏类食物，泡菜、

咸蛋、咸菜、咸鱼等腌制食物中含有过多的盐分和其他不利于健康的成分，尽量少吃。

利水消肿的营养食谱

黄豆银耳鲫鱼汤

功效： 鲫鱼可温补脾胃、祛湿利尿。银耳与鲫鱼搭配，有益肺气、健脾胃、补虚损，避免准妈妈的水肿现象加重。

原料： 黄豆100克，银耳2朵，鲫鱼1条，姜2片，食用油、盐适量。

做法：

1.黄豆洗干净；银耳用水浸20分钟，洗净后剪碎。

2.将鲫鱼去鳞、内脏，洗净，用油把鲫鱼略煎，盛起。

3.烧开适量水，下黄豆、银耳、鲫鱼和姜片，水开后改文火煲约90分钟，下盐调味即成。

海带排骨汤

功效： 海带有降低血压、减轻水肿的功效，对心脏也有很大的好处，对准妈妈的身体有很好的保健作用。

原料： 排骨300克，干海带30克，葱、姜片适量，食有油、料酒、盐、鸡精各适量。

做法：

1.将排骨洗净，放入开水中去除血泡后将排骨捞出；将浸泡好的干海带捞出，洗净，切成1厘米宽的长条备用。

2.在锅内放大半锅水，水烧开后加入排骨、少许葱、姜片、料酒用中火煮20分钟。

3.把海带加入排骨汤中，改用小火煲1小时后，加入盐和鸡精即可。

孕期失眠怎么吃

很多准妈妈在孕晚期会遇到睡眠问题，此时，不妨试试一些治疗失眠的食物，通过调整饮食改善睡眠质量。

改善睡眠状况的饮食原则

❶ 多吃富含B族维生素的食物。准妈妈缺乏B族维生素可能导致失眠，因此，准妈妈要保证饮食中包含谷类、天然食物、酵母提取物、鱼和大量蔬菜，确保摄入足量的B族维生素。

❷ 适量摄取富含色氨酸的食物。该类食物具舒缓心情与助眠作用，如牛肉、羊肉、猪肉、南瓜籽、葵花籽、腰果等食物都含有色氨酸，准妈妈可适量摄取。

❸ 科学地在睡前加餐。睡前加餐要在合适的时段，既能避免准妈妈在睡眠中饿醒，

又能让身体有时间来消化食物。准妈妈在睡觉前可以吃一些薄脆饼干、一根香蕉或一片全麦面包，或者饮一杯加糖的热牛奶，食用带有芬芳气味的苹果、香蕉、橘子、橙子、梨等水果，以促进良好的睡眠。

❹ 睡前喝杯热饮。准妈妈在睡前喝杯热饮也有好处，如洋甘菊茶，但是注意不要超过一杯（200毫升），更不能喝浓茶，因为喝得太多或者喝浓茶都会适得其反，让准妈妈失眠。

❺ 睡前避免吃某些食物。巧克力、甜饼干、糖果类的甜食，可能会让准妈妈兴奋或心神不宁，最好少吃此类食物。睡前更不能饮用任何含咖啡碱的饮料。如果准妈妈胃灼热或消化不良，在睡前须避免吃辛辣、油腻或酸性食物（如用番茄做的食物），尤其是在上床前的两三个小时内。有的准妈妈觉得吃了奶制品后胃里难受，在睡前就要避免喝牛奶。

改善睡眠状况的美味食谱

核桃芝麻糊

功效：核桃、芝麻含优质蛋白质和不饱和脂肪酸，有缓解疲劳和减轻压力的作用，有助于改善睡眠。准妈妈可以将其作为睡前加餐。

原料：核桃仁45克，黑芝麻40克，干桑叶30克，牛奶1杯。

做法：

1.将黑芝麻炒熟晾凉；干桑叶揉碎。

2.将核桃仁、黑芝麻、干桑叶混合，捣成泥糊状，混合着牛奶服用（每天睡前1小杯）。

绿豆百合羹

功效：百合具有养心安神、润肺镇咳的功效，与促进睡眠的牛奶搭配，能起到很好的安神功效。

原料：鲜百合30克，绿豆50克，纯牛奶100毫升，冰糖适量。

做法：

1.鲜百合洗净，剥成小片；绿豆浸泡3小时后，洗净。

2.将鲜百合、绿豆加少量水一同放入锅中煮熟烂后，放入纯牛奶再煮一小会儿。

3.食用时可加些冰糖调味。

温馨提醒

薰衣草、洋甘菊或伊兰精油对准妈妈的睡眠可能有帮助，但是每次只能用两三滴。特别是孕早期使用薰衣草精油要谨慎，虽然是安全的，但只能偶尔使用。

妊娠高血压怎么吃

如果准妈妈被确诊为妊娠高血压，也没有必要过于紧张，在长期坚持治疗的同时，利用合理饮食来加强自我保健，一定能孕育一个健康的胎儿。

妊娠高血压的饮食原则

❶ 适量摄入蛋白质。患有妊娠高血压的准妈妈因尿中蛋白质丢失过多，常有低蛋白血症，应摄入优质蛋白以弥补其不足。大豆、鱼类都对准妈妈补充蛋白质有好处。但是如果发生高血压合并肾功能不全时，应限制蛋白质的摄入。

❷ 多吃富含维生素的新鲜蔬菜和水果。维生素与高血压的关系不可忽视，B族维生素参与机体的各种酶促活动，维生素C参与血管壁胶原的形成。每天多吃些蔬菜、胡椒、柠檬和其他酸味水果，有利于降低血压。

❸ 多吃有降压作用的食品。如大蒜、芹菜、荠菜、菠菜、茼蒿菜、胡萝卜、茭白、木耳、西瓜、海带、海参、海蜇、鱼等有降压的功效，准妈妈可适量使用。每天吃2～3瓣大蒜，是降压的最简易办法。

❹ 多吃含钾、钙丰富而含钠低的食品。如土豆、芋头、茄子、海带、莴笋、冬瓜、西瓜等，因钾盐能促使胆固醇的排泄，增加血管弹性，有利尿作用，有利于改善心肌功能。

❺ 控制能量的摄入。每周体重增长过快是妊娠高血压的危险因素，因此准妈妈摄入热量应以每周增重0.5千克为宜。

❻ 控制钠盐的摄入，每天限制在3～5克。同时也要避免所有含盐量高的食物如调味汁、方便面的汤料末；所有的腌制品、熏干制品、咸菜、酱菜；罐头制品的肉、鱼、蔬菜等。

孕期降压的营养食谱

冬笋香菇炒白菜

功效：有降低胆固醇、降血压的功效，可有效防治妊娠高血压。

原料：白菜200克，干香菇5朵，冬笋半根，食用油、盐适量。

做法：

1.将白菜洗好，切成约3.3厘米长的段；干香菇用温水泡开，摘去蒂，切成小块；冬笋去掉外皮，洗净，切成长方形薄片。

2.油锅烧热后先炒白菜，再加肉汤或水，放入香菇及冬笋，盖上锅盖烧开后，放盐改用小火焖软即可。

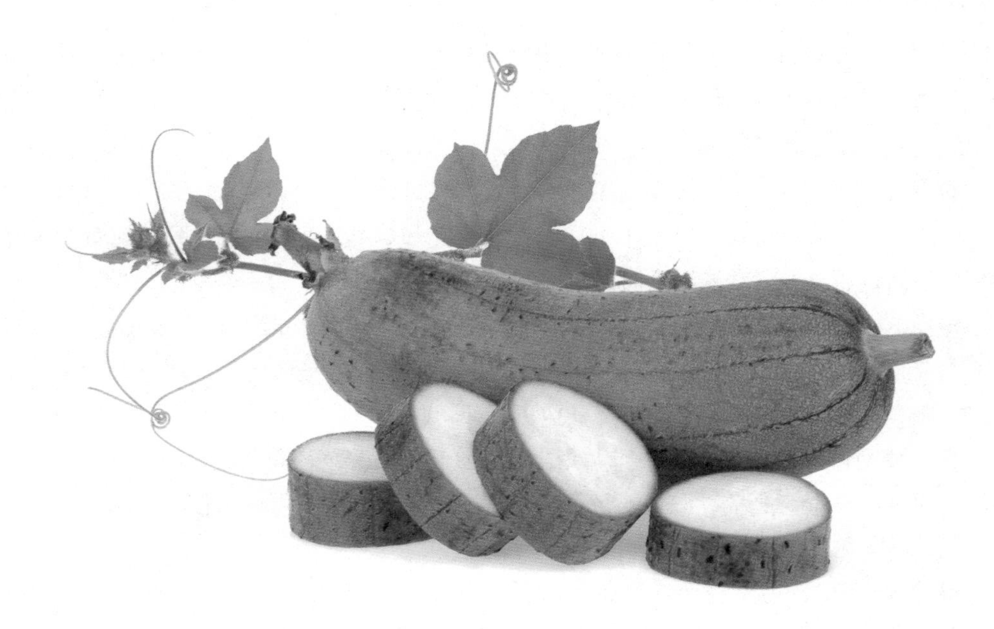

蚌肉炒丝瓜

功效：这道菜高蛋白、低脂肪，清淡而不腻，滋养而不燥，适宜患各种类型妊娠高血压的准妈妈食用。

原料：蚌肉200克，鲜嫩丝瓜300克，葱姜汁适量，食用油、酱油、料酒、盐各适量。

做法：

1.蚌肉洗净，用刀在硬边处拍松，改刀；鲜嫩丝瓜去皮，切滚刀块。

2.锅内放油烧热，倒入蚌肉迅速煸炒，烹入葱姜汁、酱油略烧，起锅。

3.另起锅放油烧热，投入丝瓜块煸炒至青绿色，倒入蚌肉，加盐、料酒，炒匀即可。

温馨提醒

患妊娠高血压的准妈妈应及时纠正异常情况。如发现贫血，要及时补充铁质；若发现下肢水肿，要增加卧床时间，抬高下肢休息；血压偏高时要按时服药，症状严重时要考虑终止妊娠。

妊娠糖尿病怎么吃

妊娠糖尿病不但会增加准妈妈产后发展成糖尿病的危险，而且也会增加胎儿成年后发生糖尿病、高血压、高脂血症等代谢综合征的风险，所以，患妊娠糖尿病的准妈妈在孕期更要注意合理营养，在饮食上一定要尽量控制血糖。

妊娠糖尿病饮食原则

❶ 饮食要多样，确保正餐和零食的比例合理。中国营养学会建议，患妊娠糖尿病的准妈妈一日三餐只吃较少到中等的量，然后再每天吃2~4次零食，其中包括一次晚餐后的零食，保证全天需要的能量。

❷ 不要错过任何一餐。吃饭要坚持定时定量，每餐饭量差不多，这样坚持平均分配每天需要摄入的食物，准妈妈的血糖水平会更加稳定。

❸ 适量控制碳水化合物（包括面包、谷类、水果和牛奶）的摄入，增加蛋白质的摄入量，尽可能不要吃含糖量高的水果、喝果汁。

❹ 多吃高纤维食物（如新鲜蔬菜）、全麦面包、谷类和豆类食物。这些食物比普通碳水化合物消化和吸收得更慢，有利于控制餐后血糖。蔬菜中的魔芋、芹菜、竹笋、香菇、木耳、各种菌类膳食纤维都很丰富。

❺ 谨慎挑选水果。尽量选择低血糖指数的水果，如青苹果、梨、桃、草莓、柚子、橘子等。而西瓜、香蕉相对而言，血糖指数较高，尽量少吃。水果最好在餐间食用，每天一份的量。若妊娠糖尿病期间的血糖控制不理想，可考虑用黄瓜、番茄等代替水果。

❻ 少吃或不吃含糖量较高的食物和饮料，如加有蔗糖、砂糖、果糖、葡萄糖、冰糖、蜂蜜、麦芽糖等的含糖饮料及甜食，因为这些食物会迅速升高血糖水平。

控制血糖的营养食谱

腐竹炒油菜

功效：有清肠通便、降低血糖的作用，可以作为患妊娠糖尿病的准妈妈的辅助食疗菜。

原料：油菜400克，腐竹50克，枸杞少许，食用油、盐、葱花、姜末各适量。

做法：

1.将泡好的腐竹切成柳叶形，油菜择洗干净，控干水分备用。

2.炒锅内放入少许的油，待油温五成热时放入葱花、姜末爆炒出香味。

3.放腐竹翻炒之后放入油菜，放入适量盐翻炒均匀，撒上枸杞即可出锅。

白萝卜煲羊肉

功效： 补充准妈妈所需的蛋白质和钙质，且萝卜中含香豆酸等活性成分，具有降血糖作用，对妊娠糖尿病有不错的食疗效果。

原料： 白萝卜1根，羊肉200克，猪脊骨150克，猪瘦肉100克，葱花、生姜、枸杞各少许，盐适量，鸡精少许。

做法：

1.将猪脊骨、猪瘦肉、羊肉斩块，入沸水中焯净血水，捞出洗净；白萝卜去皮洗净。

2.砂锅中加入适量清水，大火煮开。

3.放入猪脊骨、猪瘦肉、白萝卜、羊肉、生姜、枸杞，烧开后转小火煲3小时，调入盐、鸡精，撒上葱花即可食用。

患妊娠糖尿病的准妈妈只要适当控制饮食或者用药，并加强对胎儿的监护，也能生一个健康的孩子。

牙龈肿痛怎么吃

准妈妈在孕期很容易出现牙龈肿痛的现象，如果孕前已有牙龈炎存在，孕期就会使得症状加剧。准妈妈在怀孕期间照顾好牙齿非常重要，除了注重日常口腔保健外，还可以利用饮食来改善牙龈肿痛。

牙龈肿痛的饮食原则

❶ 保证充足的营养。孕期的母体比平时更需要营养物质，以维护母体包括口腔组织在内的全身健康。

❷ 挑选质软、不需多嚼和易于消化的食物，以减轻牙龈负担，避免损伤。

❸ 多食富含维生素C的新鲜水果和蔬菜，或口服维生素C片剂，以降低毛细血管的通透性。

❹ 多喝牛奶，吃含钙丰富的食物，以免钙流失，加重牙龈肿痛。

❺ 减少或干脆不吃甜的高糖点心。高糖的点心不但不利于准妈妈的健康，还会腐蚀

牙齿，加重牙龈肿痛。柑橘类水果也有腐蚀性，所以，在吃完橙子或喝完柚子汁、橙汁后也要刷牙。

⑥ 进食后刷牙漱口。准妈妈尽量每顿饭后都刷牙，最好是在吃完或喝完东西20分钟内刷牙。如果做不到，一天也至少要刷两次牙，在进食后漱口。如果准妈妈刷牙后有牙龈出血现象，可以在温水中溶入一些海盐来漱口。

缓解牙龈肿痛的营养食谱

山药番茄粥

功效：清淡易消化，而且富含维生素C，对准妈妈牙龈炎、缺铁性贫血及食欲不佳具有防治作用。

原料：大米100克，番茄100克，山药50克，盐、鸡精适量。

做法：

1.大米淘洗干净，待用；把山药润透，洗净，切片。

2.番茄洗净，切牙状。

3.把大米、山药同放锅内，加适量水和盐，置旺火上烧沸。

4.转小火煮30分钟后，加入番茄，再煮10分钟即成，出锅加鸡精调味。

蜜橘鸡丁

功效：补充缓解牙龈肿痛所需的蛋白质及维生素，对胎儿也有很好的健脑作用。

原料：橘子3个，鸡脯肉100克，鸡蛋1个，西芹叶子、白萝卜丝适量，盐、味精、淀粉、水淀粉、料酒各适量。

做法：

1.把1个橘子洗净，用刀切成两半，放在盘里；剩下的橘子剥皮后，橘肉切成小粒。

2.鸡脯肉洗净后，切丁，放在碗里，用盐、味精、蛋清、料酒、淀粉浸腌。

3.取适量盐、料酒、水淀粉放入碗里，兑成稀芡汁。

4.起锅热油，烧至三四成热下入鸡丁滑散，捞出沥油。

5.向锅里下入鸡丁、橘粒、稀芡汁，推匀出锅，分别浇在盘中已切成两半的橘子剖面上，用白萝卜丝、西芹叶子点缀即成。

温馨提醒

牙龈肿痛的准妈妈在刷牙时要轻柔而彻底，不要用力过猛，以免损害脆弱的牙龈，引起牙龈出血。刷牙时选用软毛牙刷及含氟牙膏，有条件的话，最好用电动牙刷。

胃灼热怎么吃

准妈妈胃灼热和消化不良在孕晚期都很常见。虽然很难完全消除胃灼热的感觉，但准妈妈可以从调整饮食习惯着手以减轻胃灼热带来的不适感。

防止胃灼热的饮食原则

❶ 少食多餐。少食多餐可以防止准妈妈的胃过饱并向上顶横膈膜。因此应注意不要一顿吃太多，要放慢吃饭的速度，细嚼慢咽。

❷ 不要在吃饭时喝大量水或饮料，因为这不但会使准妈妈感到胃胀，水还会冲淡胃液，从而使消化作用减弱。虽然孕期每天喝8～10杯水很重要，但应该在三餐之间小口小口地喝。

❸ 尽量在午餐的时候吃主食，把晚餐提早一些吃，在睡前2～3个小时就不要吃东西了，以便让身体在上床睡觉之前有时间消化食物。

❹ 吃东西后嚼块口香糖。嚼口香糖能刺激唾液分泌，有助于中和胃酸。

❺ 避免摄入过多易引起胃肠不适的食物和饮料，包括：碳酸饮料，咖啡，巧克力，酸性食物（包括柑橘类水果和果汁、番茄和醋等），肉类熟食，薄荷类食品，辛辣、味重、油炸或脂肪含量高以及其他会引发症状的食物。

❻ 适量吃些生蒜。生蒜可以减轻准妈妈胃灼热的症状。质量好的大蒜胶囊也有同等的效果，但注意服用补充剂之前要向医生咨询。

❼ 洋甘菊茶和蒲公英茶对缓解孕期胃灼热都有作用。但是，喝蒲公英茶时要小心，特别是准妈妈同时有高血糖或在服用抗高血压药时，因为大剂量的蒲公英会妨碍血糖水平，或可能影响抗高血压药的功效。

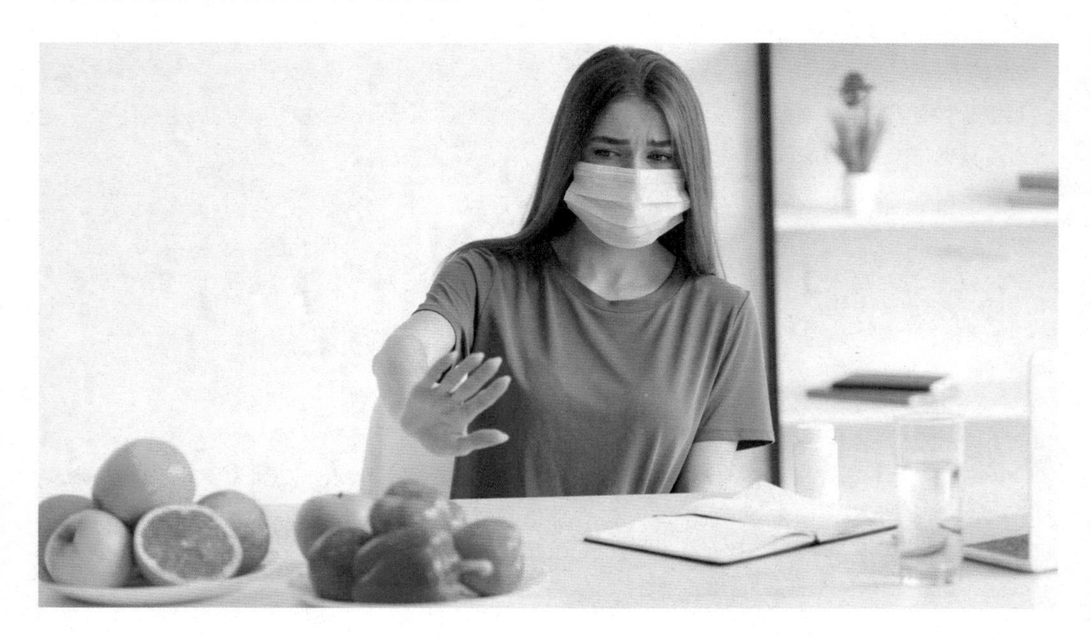

缓解胃灼热的营养食谱

红椒拌藕片

功效：富含维生素，清热解毒，能有效缓解准妈妈胃灼热症状。

原料：红椒2个，白嫩莲藕200克，生姜适量，白糖、香油、香醋、盐各适量。

做法：

1.先将莲藕、红椒及生姜清洗干净，莲藕去皮，切成薄薄的片。

2.莲藕先不要散开，直接装入一个器皿中，放盐并加凉开水浸泡至软，取出后装盘。

3.红椒去籽、去蒂、切丝，装入莲藕片盘中；生姜切细丝。

4.把白糖、香醋及生姜丝一起撒在莲藕片和红椒丝上，略腌一会儿，淋上香油拌匀即成。

香蕉薯泥

功效：香蕉和土豆中都含有丰富的维生素B_6，能够帮助准妈妈增进食欲，中和胃酸，缓解胃灼热，并使准妈妈感觉到精力充沛。

原料：香蕉2根，土豆1个，草莓6颗，蜂蜜1小匙。

做法：

1.将土豆去皮洗净，放入锅中蒸至熟软，取出压成泥，晾凉备用；香蕉去皮，切成小块，用汤匙捣成泥；草莓洗净，切成小粒。

2.将香蕉泥与土豆泥混合，搅拌均匀。

3.镶上草莓粒，淋上蜂蜜即可。

含镁或钙的非处方抑酸剂也可能帮准妈妈缓解胃灼热，但是服用之前一定要咨询医生。

增加产力怎么吃

生产是一件很耗体力的事情，准妈妈的身体、精神都经历着巨大的能量消耗。因此，越接近预产期，准妈妈越要掌握均衡且规律的饮食。

增加产力的饮食原则

❶ 不能暴饮暴食。随着预产期的临近，准妈妈的食欲会逐渐恢复，此时要规律饮食，避免暴饮暴食导致体重剧增，对生产不利。

❷ 分娩时的食物，应该选择能够快速消化、吸收的高糖或淀粉类食物，以快速补充体力。不宜吃油腻、蛋白质过多、需花太久时间消化的食物。准妈妈可以根据产程的不同具体选择以下食物：

第一产程：由于时间比较长，产妇睡眠、休息、饮食都会因阵痛而受到影响，为了确保有足够的精力完成分娩，准妈妈应尽量进食。食物以半流质或软烂的食物为主，如鸡蛋挂面、蛋糕、面包、粥等。

第二产程：子宫收缩频繁，疼痛加剧，消耗增加，此时准妈妈可以尽量在宫缩间歇摄入一些果汁、藕粉、红糖水等流质食物，以补充体力，帮助胎儿娩出。

❶ 适量吃些巧克力。巧克力营养丰富，含有大量的优质碳水化合物，而且能在很短时间内被消化吸收和利用，产生出大量的能量，供人体消耗。而且巧克力体积小，香甜可口，吃起来也很方便。

❷ 不宜多吃桂圆。民间有产时吃桂圆鸡蛋或桂圆汤增力气、补气血的风俗，但从中医上看，桂圆安胎，抑制子宫收缩，会减慢分娩过程，还有可能造成产后出血，所以分娩时不宜多吃桂圆。

增加产力的营养食谱

归芪羊肉汤

功效：增加准妈妈的体力，有利于顺利分娩。同时还有安神、快速消除疲劳的作用，对于防止产后恶露不净也有一定的恢复作用。

原料：羊肉350克，红枣100克，红糖100克，黄芪15～20克，当归15～20克。

做法：

1.将除红糖外的所有材料加1000毫升水一起煮，在煮成500毫升后，倒出汤汁，分成2碗，加入红糖即可。

2.准妈妈可以在预产期前3天开始早晚服用。

红枣桂圆粥

功效：红枣含有铁质，可以补血，还含有丰富的给生素A、维生素C等营养素，可给准妈妈增加产力。

原料：大米100克，红枣50克，干桂圆3颗，红糖2大匙，老姜适量。

做法：

1.大米洗净泡水1小时；老姜拍碎。

2.老生姜加3碗水煮出味。

3.锅内加入姜汁、红枣、干桂圆、大米和适量水，用小火慢慢炖煮至粥稠。

4.再加入红糖煮10分钟即可。

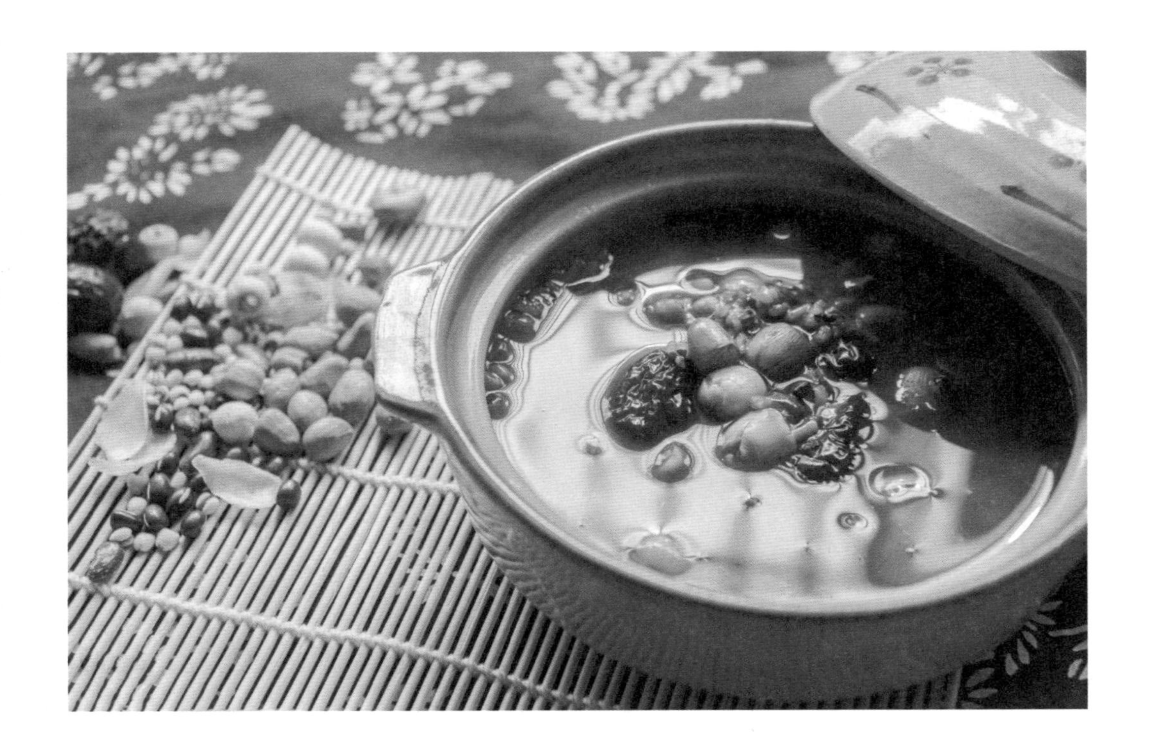

温馨提醒

某些医院可能会要求准妈妈在入院之后到生产之前有一段时间不能吃东西，因此，在阵痛开始的时候，建议准妈妈视情况吃点营养丰富又不增加胃肠负担的汤或粥再入院。

促进顺利分娩怎么吃

研究表明，准妈妈的分娩方式与其孕晚期饮食中锌含量有关。每天摄锌越多，其自然分娩的机会越大。锌对分娩的影响主要通过增强子宫有关酶的活性，促进子宫肌收缩，把胎儿驱出子宫腔。当缺锌时，子宫肌收缩力弱，无法自行驱出胎儿，还会增加分娩的痛苦。子宫肌收缩力弱，还有导致产后出血过多及并发其他妇科疾病的可能。此外，锌对胎儿的身体和大脑发育起着不可忽视的作用。所以，准妈妈在孕期应摄入足量的锌，在满足孕期营养需要的同时，促进顺利分娩。

准妈妈在孕期需要多少锌

中国营养学会建议，准妈妈在孕中期和孕晚期每天摄入16.5毫克的锌，比准妈妈孕前或产后没有哺乳时所需的11.5毫克要多。在母乳喂养期间，母体需要的锌摄入量是21.5毫克。

准妈妈补锌的饮食原则

适量多吃补锌的食物。其中，强化麦片和红肉是锌的最佳来源，贝类、禽类、豆类、坚果、全谷物和奶制品也是获得锌的良好食物来源。以下是一些优质的适合准妈妈补锌的食物，供参考：

- 100克山核桃：含7.1毫克锌。
- 100克芝麻：含6.13毫克锌。
- 100克牛里脊肉：含4.7毫克锌。
- 100克羊肉（后腿）：含3.1毫克锌。
- 100克猪里脊肉：含2毫克锌。
- 100克早餐麦片：含1.94毫克锌。
- 100克香菇：含8.57毫克锌。

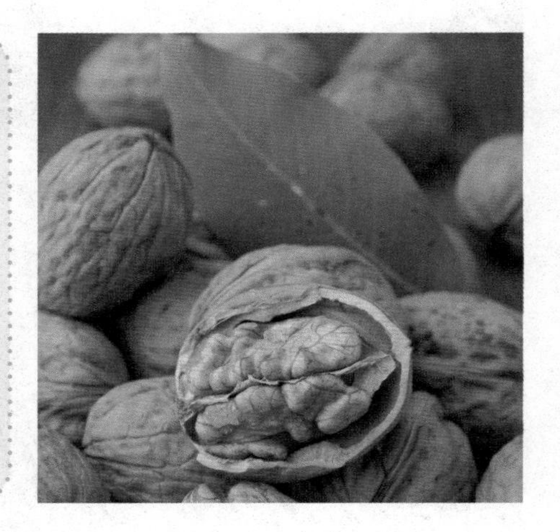

素食准妈妈需补充多维片。由于从植物类食物中吸收锌比较难，所以素食准妈妈可能难以只从饮食中获得充足的锌。此时，可以在医生的指导下吃孕期多维片，以提供胎儿发育及顺产所需的足量的锌。

补锌营养食谱

桂圆猪心

功效：不仅能为准妈妈补充丰富的锌，还具有养血补气、健脾开胃的功效。

原料：猪心1个，桂圆肉适量，姜、胡椒、盐各少许。

做法：

1.将猪心剖开，去掉脂肪、筋膜，再将桂圆肉洗净，姜切片。

2.将猪心汆水、过凉，然后加入桂圆肉、姜片及适量水，转小火炖煮半小时，加入胡椒及盐，起锅即可。

温馨提醒

牡蛎是含锌最丰富的食物来源之一。但是孕期吃生牡蛎可能会感染通过食物传播的疾病。而且，某些海域出产的牡蛎还可能含有大量的汞，准妈妈应注意选择食材及食用方法。

孕期饮食禁忌提醒

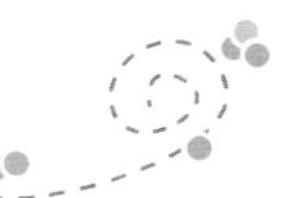

易致过敏的食物

属于过敏体质的准妈妈，在孕期应尽量避免吃容易过敏的食物。目前已知可引起过敏的食物主要有8类，占所有过敏原食物的90%以上，而其他常见的间歇性食物过敏原（160多种）仅占10%以下，下面列举容易引起过敏的几类食物，供准妈妈参考。

花生及花生制品

如花生酱、含花生的饼干等花生制品食物。

甲壳类产品

如虾、蟹、龙虾、小龙虾等。其主要过敏原是存在于肌纤维中的一种肌原纤维蛋白。对某种虾、蟹过敏的人也会对其他品种的虾、蟹过敏。

鱼类

包括海水和淡水鱼类，如金枪鱼、三文鱼、鳕鱼等。

蛋类及蛋类制品

其主要的过敏原是溶菌酶、卵清蛋白、卵黏蛋白、卵类黏蛋白和伴清蛋白等。

奶类及奶类制品

牛奶、奶酪、酸奶及发酵制品等。牛奶中的酪蛋白、乳球蛋白、乳清蛋白、血清白蛋白等是引发过敏的主要过敏原。

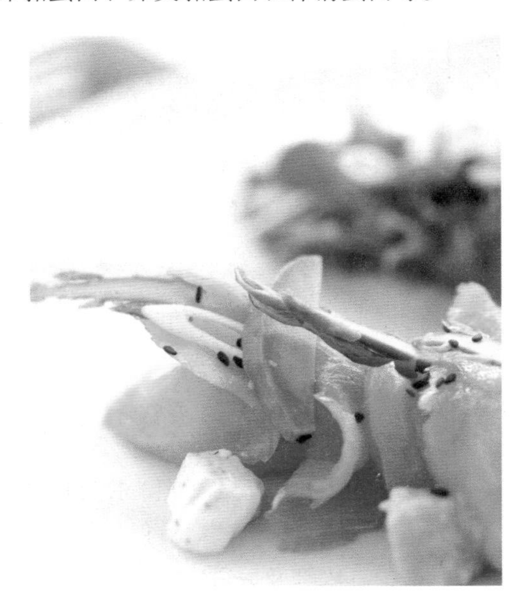

坚果类

如杏仁、山核桃、巴西果、榛子、腰果等。

大豆及大豆制品

如黄豆、豆腐、豆皮等。

其他容易引起过敏的食物

具体包括食物添加剂及转基因食物，其中食物添加剂中的人工色素、香料引起过敏反应较为常见，而转基因食物主要是指以玉米、土豆、大豆等许多基因工程植物为原料制成的食物。

温馨提醒

如果准妈妈在食用某些食物后出现全身发痒、荨麻疹或心慌、气喘，或腹痛、腹泻等现象，应考虑食物过敏的可能。而在孕前就发现吃某些食物会发生过敏现象，在孕期应禁止食用该类食物。

孕期营养的几大误区

一些传统的孕期饮食习惯，在现在的营养学看来并不科学。准妈妈应改变一些传统孕期饮食观念，避免走进误区。

误区一：孕期吃得越多越好

传统观念认为，准妈妈只要吃得多，胎儿就一定会健康。其实，相对于孕前女性每天大约需要的2 100千卡能量，中国营养学会推荐女性在怀孕中、晚期再增加200千卡。这200千卡的能量相当于大半碗米饭，一个中等大小的鸡蛋加200克牛奶，一片面包加一杯130克的酸奶，或一片面包加一个中等大小的苹果，并不需要吃更多来增加营养。如果准妈妈吃得太多，容易导致营养过剩，加重身体的负担，并存积过多的脂肪，导致肥胖和冠心病的发生。体重过重还限制了准妈妈的体育锻炼，致使身体的抗病能力下降，造成分娩困难。

孕期营养是否足够，关键在于准妈妈的饮食是否均衡，在均衡饮食的基础上适量摄取孕期所需的钙、铁、锌等营养食物，即可吃出健康。

误区二：多吃菜，少吃饭

许多人认为菜比饭更有营养，准妈妈应该多吃菜。这种观点是极其错误的。孕期需均衡摄取营养，特别是米饭、面等主食，是能量的主要来源，一个孕中、晚期的准妈妈一天应摄入400～500克的米、面及其制品，而不能只吃菜不吃饭。

误区三：补钙就要多喝骨头汤

为了补钙，有的准妈妈便按照老年人的指点猛喝骨头汤。其实，喝骨头汤补钙的效果并不理想。骨头中的钙不容易溶解在汤中，也不容易被人体的肠胃吸收，而喝了过多骨头汤，反而可能摄入过量融入汤中的脂肪，不利于准妈妈的健康。

误区四：多吃动物的肝脏补充维生素A

猪肝的营养价值人尽皆知，具有补血、养肝、养颜和防治夜盲症的食疗保健作用，含有人体所必需的营养物质。但如果准妈妈摄入过量的维生素A，可能会导致胎儿患唇裂、腭裂、耳眼部及尿道缺陷。而动物肝脏中含维生素A相当多，所以专家建议，准妈妈在孕早期最好减少食用动物肝脏，以偶尔吃一次为宜，每次控制在30～50克。可以从新鲜蔬菜、水果中获取胡萝卜素转化为维生素A，可以从鱼类、瘦肉中补充B族维生素和微量元素锌等。

再好的营养，也会过犹不及。准妈妈应均衡摄取每类食物，注意定点定量用餐，在确保孕期营养的同时，吃出健康。

吃酸、辣食物的注意事项

准妈妈吃酸的注意事项

少吃人工腌制的酸菜和醋制品。人工腌制的酸菜、醋制品虽然有一定的酸味，但维生素、蛋白质、矿物质、糖类等多种营养几乎丧失殆尽，而且腌制酸菜中的致癌物质亚硝酸盐含量较高，过多食用不利于准妈妈及胎儿的健康。

吃酸味水果时注意细嚼慢咽。准妈妈在吃苹果、橘子、草莓、酸枣、葡萄、樱桃、杨梅时，注意慢咽，这样不仅有利于消化，更重要的是保持口腔卫生。如果花15分钟吃一个苹果，那么苹果中的有机酸和果酸质就可以把口腔中的细菌杀死，有利于准妈妈的健康。但注意吃完后要漱口，并且不要过量，以免刺激牙龈。

准妈妈吃辣的注意事项

掌握少量、适量、不过量的原则。辛辣食物常常会引起正常人的消化功能紊乱，如胃部不适、消化不良、便秘、痔疮等。怀孕后随着胎儿的长大，本身就会影响准妈妈的消化功能和排便，如果准妈妈始终保持着进食辛辣食物的习惯，一方面会加重准妈妈消化不良、便秘或痔疮的症状，另一方面也会影响准妈妈对胎儿营养的供给，甚至增加分娩的困难。因此，准妈妈在孕期应少吃辛辣食物，如果在吃辛辣食物后感觉身体不适，应立即停止，用其他健康食物代替。

常见的辛辣食物除了辣椒之外，还包括大蒜、胡椒、茴香、韭菜等，准妈妈在孕期应少吃。

辛辣食物会刺激或改变胃肠道蠕动，如果有流产病史或早产病史的准妈妈，则整个孕期都不建议食用过辣食物。

认清和远离垃圾食品

准妈妈都知道垃圾食品对胎儿和自己的健康不利，但对什么是垃圾食品没有明确的概念。此外，如果准妈妈特别想吃垃圾食品时怎么办？

什么是垃圾食品

垃圾食品是指仅仅提供一些能量，别无其他营养素的食物，或是提供超过人体需要，变成多余成分的食品。世界卫生组织公布的十大垃圾食品包括：油炸类食品（油条、油饼、薯片、薯条等）、腌制类食品（酸菜、咸菜、咸蛋、咸肉等）、加工类肉食品（肉干、肉松、香肠、火腿等）、饼干类食品（不包括低温烘烤和全麦饼干）、汽水可乐类饮料、方便类食品（主要指方便面和膨化食品）、罐头类食品（包括鱼肉类和水果类）、话梅蜜饯果脯类食品、冷冻甜品类食品（冰激凌、冰棒、雪糕等）、烧烤类食品。这类食品对准妈妈和胎宝宝的健康不利，准妈妈在孕期应尽量少吃或不吃。

爱吃垃圾食品怎么办

胎儿发育需要健康的营养物质，准妈妈在忍不住想吃垃圾食品时，想想孩子，尽量控制自己吃垃圾食品的量。特别想吃时，可以用一些健康食品来代替。表11列举了常见垃圾食品的替代食品，供准妈妈参考。

表11 常见垃圾食品的替代食品

垃圾食品	健康的替代食品
冰激凌	脱脂酸奶或低糖冰激凌
酸奶油	低脂酸奶油或脱脂原味酸奶
巧克力	用脱脂牛奶制作的脱脂热可可。用葡萄干、水果干、坚果和一小把碎巧克力做成的什锦果仁
甜饼点心	全麦薄脆饼干，加一点花生酱调味
水果罐头	新鲜水果或不加糖的冻水果
罐装可乐	加入果汁的矿泉水
甜甜圈或其他甜味糕点	全麦面包配果酱
蛋糕	五谷面包配新鲜草莓
甜谷物	全麦谷物或撒上红糖和肉桂的燕麦粥
薯条	低脂薯条、烤土豆片、微波炉爆米花、脆饼干
奶酪蛋糕或其他奶油甜点	小块奶酪全麦脆饼干或低脂香草布丁

温馨提醒

如果准妈妈偶尔放纵自己吃了一次垃圾食品也别太内疚，只要注意适量，并养成少吃的习惯，如只吃几勺冰激凌，而不要吃一整盒，或者只吃一小块巧克力，而不是吃一整条，再坚持吃健康食品就好。

避免生鱼、生肉的细菌污染

孕期避免感染非常重要，特别是那些可能危害胎儿的感染。准妈妈在饮食方面要注意卫生，避免吃生鱼、生肉，生食和熟食要分开，食物变质后不要再吃，确保胎儿的安全。

细菌感染对胎儿的危害

轻微的细菌感染对准妈妈本身并没有很大伤害，如只是出现身体疼痛、咽痛、腹泻等症状。但是如果准妈妈感染李斯特菌后，则可能会导致流产、早产以及孕晚期胎死宫内。如果在孕期的最后几周被感染，那胎儿出生时也可能会患有非常严重的疾病。

怎样避免饮食中的细菌感染

❶ 高温可以杀死食物中的细菌。准妈妈须严格加热食物，注意将食物烹饪至十分熟，在外吃牛排时也不例外，不要吃生肉和未煮熟的鱼类和家禽，寿司、刺身中的生鱼生贝可能包含有害的微生物，最好也不要吃。

❷ 在超市购买冷冻食品后，回家的路上如果冷冻食品的温度升高，细菌就会大量繁殖。因此，如果可能的话，准妈妈可以像装冰糕一样，用隔热的袋子或盒子把冷冻的方便食品带回家。

❸ 彻底清洗水果和蔬菜。在厨房料理食物时，注意生食和熟食要分开，料理两种食物的工具也要分开，避免交叉感染。

❹ 把冰箱冷藏室内的温度控制在2～4摄氏度，冷冻室温度控制在－18摄氏度以下，以防止细菌繁殖及食品变质。

❺ 不要购买不符合卫生标准的食品或者在没有质量保证的饭店吃饭。

❻ 在“最佳食用日期”之前食用方便食品，这样食品中可能含有的细菌就不会繁殖到一个对准妈妈造成危险的水平。

准妈妈在孕期一定要注意饮食卫生，注意勤洗手，尤其在准备生肉或生蛋后，要仔细清洗双手后再进餐，严防病从口入。

不能搭配食用的几种食物

准妈妈孕期饮食需注意营养搭配，粗细搭配，荤素搭配。但一些食物如果搭配不当，反而会引起身体的不适，严重的还会导致中毒，准妈妈一定要注意。

菠菜和豆腐搭配降低钙质的吸收

菠菜中的草酸会和豆腐中的氯化镁、硫酸钙结合形成难以被人体吸收的草酸镁和草酸钙，造成人体对钙的吸收困难。

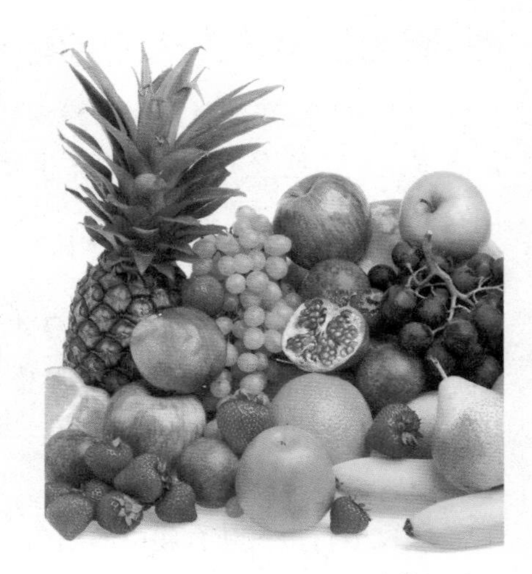

鸡蛋与豆浆搭配不利于蛋白质吸收

生豆浆中含有胰蛋白酶抑制物，它能抑制人体蛋白酶的活性，影响蛋白质在人体内的消化和吸收，鸡蛋的蛋清里含有黏性蛋白，可以同豆浆中的胰蛋白酶结合，使蛋白质的分解受到阻碍，从而降低人体对蛋白质的吸收率。

牛奶与巧克力搭配易发生腹泻

牛奶含丰富的蛋白质和钙，巧克力则含草酸，若二者混在一起吃，牛奶中的钙会与巧克力中的草酸结合成一种不溶于水的草酸钙，食用后不但不吸收，还会发生腹泻、头发干枯等症状，影响胎儿生长发育。

水果与海鲜搭配不容易消化

吃海鲜的同时，若再吃葡萄、山楂、石榴、柿子等水果，可能会出现呕吐、腹胀、腹痛、腹泻等症状。

土豆与牛肉搭配不利于消化

土豆及牛肉这两种食物消化时所需胃酸浓度不同，会延长食物在胃中的滞留时间，从而延长胃肠消化吸收的时间，造成胃肠的不适。

萝卜与橘子搭配易诱发甲状腺肿大

萝卜会产生一种抗甲状腺的物质硫氰酸，如果同时食用大量的橘子、苹果、葡萄等水果，水果中的类黄酮物质在肠道经细菌分解后就会转化为抑制甲状腺作用的硫氰酸，进而诱发甲状腺肿大。

少吃或不吃含咖啡碱的食物

研究表明，虽然咖啡碱可能会通过胎盘进入胎儿体内，但适量的咖啡碱，只要每天不超过300毫克，是不会对胎儿有害的。但咖啡碱对准妈妈的孕期健康不利，为了自己和胎儿的健康，准妈妈最好在怀孕后严格控制自己摄入的咖啡碱，甚至完全戒除咖啡碱。

孕期摄入过量咖啡碱的危害

对准妈妈的危害。咖啡碱不仅没有任何营养价值，还会导致骨骼中钙的流失。咖啡碱的兴奋作用会使准妈妈的心搏和新陈代谢速度加快，有可能会引起失眠、紧张和头疼；咖啡碱还会刺激胃酸分泌，引起胃灼痛。同时，咖啡碱也是一种利尿剂，会使准妈妈更频繁地上厕所，更容易导致脱水。咖啡碱的不良影响很可能会随着预产期的临近而变得更严重，因为越到孕晚期，身体对咖啡碱的代谢越慢，也就是说，准妈妈和胎儿的血液中的咖啡碱含量会更高。

对胎儿的危害。研究表明，每天摄入咖啡碱超过300毫克的准妈妈发生流产的概率更高，甚至可能会增加早产儿或低体重儿的概率。咖啡碱还会影响胎宝宝的心率和呼吸频率，不利于宝宝出生后的睡眠。

哪些食物和饮料中含有咖啡碱

所有的有提神功效的饮料（咖啡、茶、可乐）、巧克力、其他软饮料（包括一些橙汁汽水）和"能量"型饮料中都含有咖啡碱。下面列举含有咖啡碱的饮料和食物及其中咖啡碱的含量，供准妈妈参考。

- 1大杯速溶咖啡：含咖啡碱100毫克。
- 1杯红茶：含咖啡碱35~175 毫克。
- 1杯绿茶：含咖啡碱8~30毫克。
- 1杯速溶茶：含咖啡碱 40~80毫克。
- 1听可乐：含咖啡碱40毫克。
- 1听"能量"型饮料：含咖啡碱80毫克。
- 50克原味巧克力：含咖啡碱50毫克（牛奶巧克力中的咖啡碱含量大约是原味巧克力的一半）。
- 28毫升巧克力糖浆：含咖啡碱4毫克。

如何减少咖啡碱的摄入

爱喝咖啡的准妈妈，如果不容易戒掉咖啡，可以考虑改喝脱咖啡碱的茶或咖啡。但需要注意的是：即使这些饮料标明了脱咖啡碱，通常还是会含有一定量的咖啡碱，准妈妈要注意适量饮用。

喝绿茶时，试着泡淡点儿，或者少泡一会儿，这样也能降低绿茶中的咖啡碱含量。在泡袋装红茶时，如把泡茶的时间从5分钟缩短到1分钟，茶里的咖啡碱含量就会减少几乎一半。

减少碳酸饮料的摄入。准妈妈可以用果汁加矿泉水代替可乐，减少咖啡碱的摄入量。

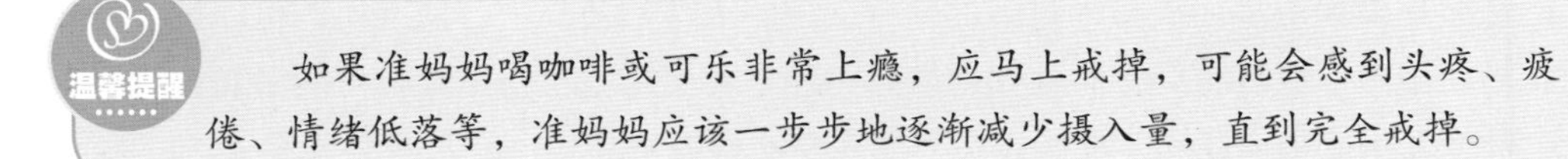

如果准妈妈喝咖啡或可乐非常上瘾，应马上戒掉，可能会感到头疼、疲倦、情绪低落等，准妈妈应该一步步地逐渐减少摄入量，直到完全戒掉。

补品、补药不宜随意服用

除非特殊情况，孕期一般不主张吃中药进补。如果确实因为体虚需要进补，也要在医生的指导下，根据自己的体质来确定服用补品的方式方法，而不能自己随意服用补品补药。

孕期盲目进补不可取

准妈妈在孕期容易产生“内热”，通常处于“阳有余而阴不足，气有余而血不足”的状态，所以进补时应依循“宜凉忌温热”的原则，温热的人参、党参、鹿茸、鹿角胶等均不宜食用。桂圆性味甘温，有益心脾、补气血和安神作用，但甘温之品能助火，火动阴血，对母婴的健康有害无益。而且体虚的准妈妈也可能因为体质不同，盲目进补反而适得其反。体虚有气虚、血虚、阴虚、阳虚之分，补药也有补气、补血、补阴、补阳之分，准妈妈在进补前，应在医生的指导下，根据自身体质，适量合理地服用一些补品。

孕期适当进补的方法

一般来说，准妈妈进补最好选用清补、平补之品，如生白术、怀山药、百合、莲子等。如果准妈妈确实有气虚之象，表现为倦怠乏力、气短懒言、心慌、便溏、舌肥嫩、脉沉细无力，可在医生指导下服用些西洋参、太子参，它们都能补气养阴，同时清热生津，而不会增加准妈妈的“内热”。

维生素过量对准妈妈及胎儿的健康也不利，因此即使是准妈妈需要服用一些维生素补充剂，也要咨询医生，在医生的指导下根据自己的状况服用。

不宜高脂、高糖、高盐饮食

准妈妈在孕期不仅要重视加强营养，适量吃些营养丰富的食物，也要注意避免长期食用高脂、高糖、高盐的食物，以保证自身健康及优生。

不宜高脂饮食

准妈妈在孕期能量消耗较多，而糖的储备减少，这对分解脂肪不利，因而常因氧化不足而产生酮体，容易引发酮血症，表现为尿中酮体、严重脱水、唇红、头昏、恶心、呕吐等症状。而且高脂食物还容易增加准妈妈的体重，催生巨大胎儿，如果准妈妈长期用高脂饮食，势必会增加自己和胎儿的健康风险。

不宜高糖饮食

大量医学研究表明，摄入过多的糖分会削弱人体的免疫力，使准妈妈机体抗病力降低，易受细菌、病毒感染，而且如果准妈妈经常食用高糖食物，常常可能引起糖代谢紊乱，甚至发生妊娠糖尿病。准妈妈在孕期应少吃含糖量高的点心、水果及零食。

不宜高盐饮食

有些准妈妈由于饮食习惯嗜好咸食。现代医学研究认为，食盐量与高血压及先兆子痫发病率有一定关系，食盐摄入越多，发病率越高。众所周知，妊娠高血压综合征是准妈妈特有的一种疾病，其主要症状为水肿、高血压和蛋白尿，严重者可伴有头痛、眼花、胸闷、晕眩等自觉症状，进而发生子痫，危及母婴安全。因此，专家建议准妈妈每日食盐摄入量应为5克左右。

准妈妈在孕期应该注意饮食健康，少吃高脂、高糖、高盐类食物，多吃新鲜蔬菜水果，确保营养均衡。

测一测：孕期营养常识知多少

在了解孕期怎么吃后，准妈妈可以测试一下，自己是否真正掌握了孕期营养常识。

1. 下面哪种孕期营养物质已经证明能防止胎儿出生缺陷？

A. 叶酸　　B. 泛酸　　C. 锰

2. 下面哪种维生素可能有助于减轻恶心？

A. 维生素B_6　　B. 维生素C　　C. 维生素E

3. 下面哪种维生素如果大剂量服用会对胎儿有害？

A. 维生素B_6　　B. 维生素C　　C. 维生素A

4. 既然吃肝能补血，为什么孕妇又不能多吃呢？

A. 肝脏中维生素A含量很高　　B. 肝脏中的胆固醇含量高

C. 以上都是

5. 以下哪种营养物质是大多数准妈妈在孕期都很难充足获得的？

A. 铁　　B. 蛋白质　　C. 维生素C

6. 如果准妈妈在孕期前半阶段体重增加过快，就应该注意节食了。是这样吗？

A. 是　　B. 不是

7. 以下哪种因素已经被确切证明与先兆子痫有关？

A. 大蒜　　B. 盐　　C. 体重指数

8. 鉴于水果对人体的多项好处，准妈妈在饮食中应该用水果代替蔬菜吗？

A. 应该　　B. 不应该

9. 孕期营养物质中，哪种维生素有助于准妈妈的身体吸收铁？

A. 维生素C　　B. 维生素B_2　　C. 维生素E

10. 以下哪种维生素是每天晒十几分钟太阳就能获得每日所需量的？

A. 维生素D　　B. 维生素A　　C. 维生素B_1

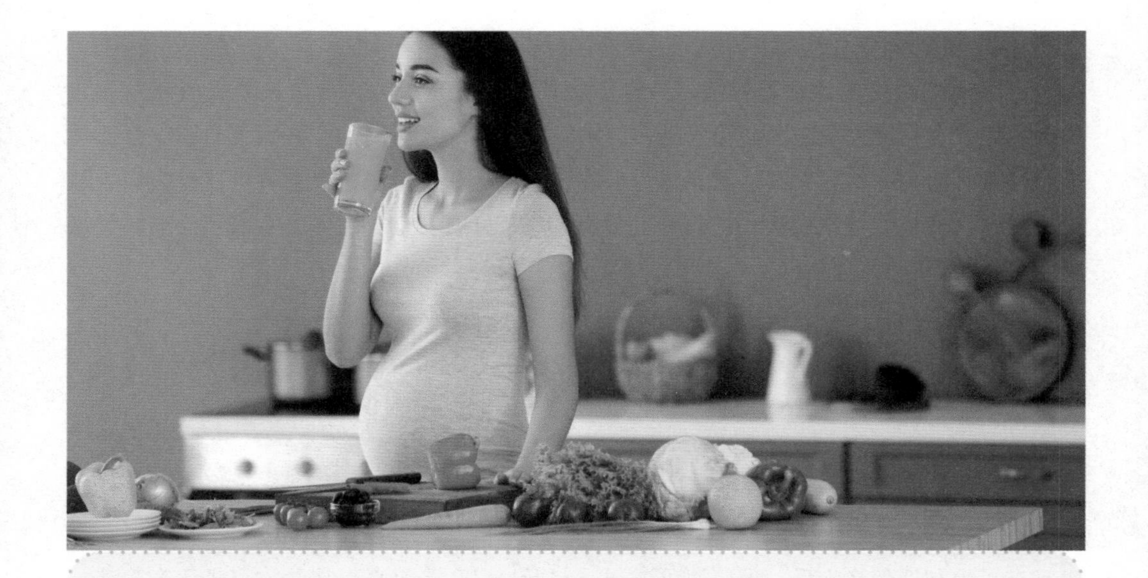

答案：

1．A. 叶酸。准妈妈每日服用推荐叶酸剂量，胎儿患出生缺陷的可能性会降低50％。

2．A. 维生素B_6。如果准妈妈孕吐很严重，医生可能会建议准妈妈服用维生素B_6。

3．C. 维生素A。孕期摄入太多维生素A会导致胎儿出生缺陷。

4．C. 以上都是。虽然动物肝脏中富含多种营养素，孕期吃肝仍然要慎重，注意适量。

5．A. 铁。孕期身体需要产生很多额外的血来维持胎儿的发育，大多数准妈妈在孕期会缺铁，从而导致贫血。

6．B. 不是。孕期节食影响准妈妈和胎儿的健康，正确的做法是坚持正常、营养均衡的饮食，不吃蛋糕、糖果和冰激凌等没有营养的食品。

7．C. 体重指数。英国妇产科杂志的一份报告显示，先兆子痫的风险会随着体重指数的增加而急剧升高。

8．B. 不应该。从营养素整体含量和总抗氧化能力来说，水果不如蔬菜；膳食纤维含量也不如蔬菜。因此，不应该用水果替代蔬菜。

9．A. 维生素C。维生素C有促进铁吸收的作用，专家建议准妈妈每顿饭都要尽量吃一种富含维生素C的食物。

10．A. 维生素D。每天只要晒15分钟太阳，就能获得促进钙吸收的充足的维生素D。

Part 4

孕期安全与生活保健

怀孕总是让人欣喜又兴奋，但与此同时，孕期也是一个特殊的时期，准妈妈的身份变了，身体里多了一个鲜活的小生命，准妈妈的举手投足都可能在无意间影响着这个小宝贝。所以，在日常生活中，准妈妈要小心加小心，远离对胎儿有危害的事物，并学习一些对孕育有利的保健方法，让小宝贝得到全方位的保护。

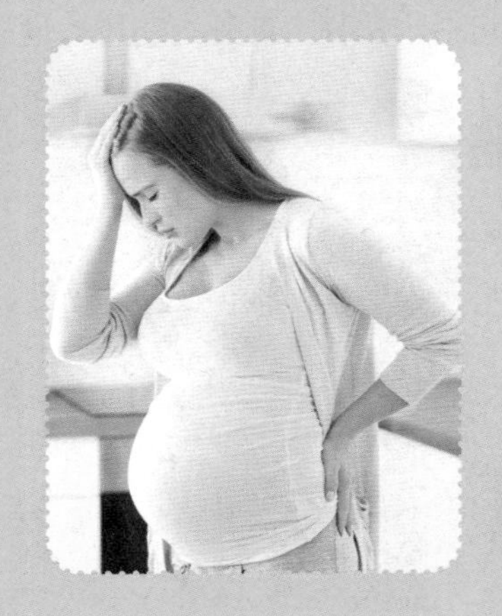
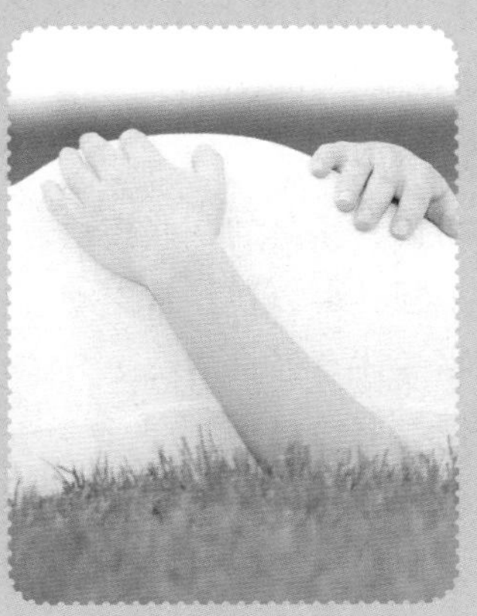
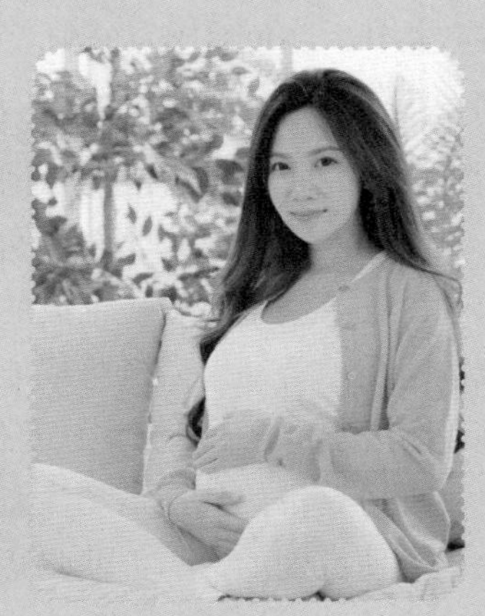

生活环境安全

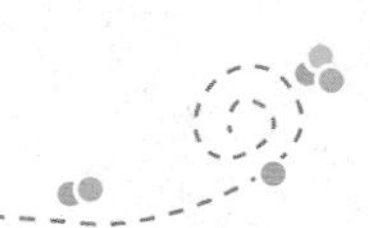

创造良好的家居环境

良好的家居环境对准妈妈的健康、情绪有着重大影响。准妈妈可以根据季节、气候或者自己的心情变化，创造一个安全、舒适、温馨的家居环境。

保持室内清新整洁

准妈妈在孕期最好不要住新装修的房子，如果要装修，则一定要选择环保、无污染的装修材料及环保家具等。装修之后至少要闲置3个月再入住。入住前最好能够请环保机构对新居内的空气质量进行检测，以确保达到安全标准。

相对于新装修的房子，老房子的主要问题是需要注意除螨灭蟑。地毯、枕巾、浴室中的湿毛巾和屋子角落的灰尘是螨虫聚集地，日常生活中一定要注意这些日用品和卫生死角的清洗和打扫。地毯最好卷起来，暂停使用。用药物灭蟑螂时，最好由家里其他人执行，使用后要保持室内通风，药物气味完全消尽后才能进入。

营造一个舒适的家居氛围

适宜的居室温度为20～22摄氏度，湿度为50%左右。在空气干燥的秋冬季节，可在室内放一盆水或不时在地上洒点水，也可使用空气加湿器。湿度太高时，可打开门窗通风换气以散发潮湿气体，并移去室内潮湿的东西。

在装饰方面，准妈妈可挑选自己喜欢的颜色。柠檬黄、淡蓝、淡绿、淡紫等光波缓弱和柔和的颜色对感官的刺激小，能够抚平心绪，准妈妈可适当选择，此外，还可以增加一些风景画、照片来点缀，烘托温馨气氛，让孕期有个好心情。

为日常起居提供安全和便利的设置

为避免碰伤腹部，准妈妈可以将家具的一些棱角包裹起来。如果家里是瓷砖铺成的地板，可以在经常走动或比较湿滑的位置铺上防滑垫或地毯（注意经常清洗），这样既可防滑，走在上面又能使身体得到较好的缓冲。

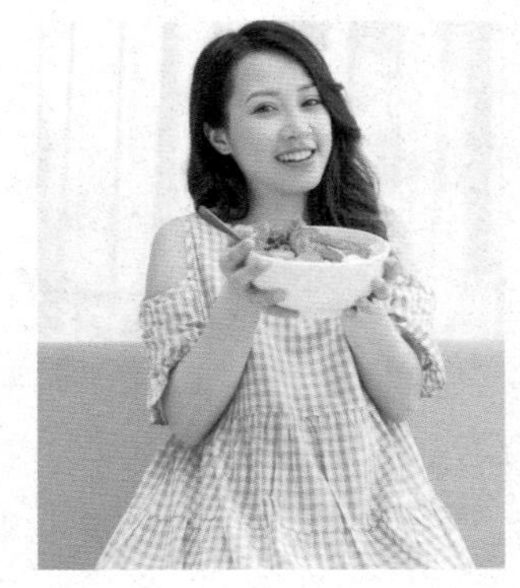

此外，准妈妈还需要注意调整一些物品，为日常起居提供方便。例如，为方便晾晒衣服，准妈妈可以挑选一套可升降的晾衣架，避免登高或者伸长手臂给胎儿带来的危

险。而一个与准妈妈身高相适宜的床铺，可以给准妈妈起床和睡觉提供充分的便利。

温馨提醒

准妈妈在布置家居时，可根据自己的爱好，在墙上挂几幅赏心悦目的山水、风光、人物等美术作品，如安格尔的《泉》、凡·高的《向日葵》，或者是孩子的漂亮图片等，在赏心悦目的同时，还可以在潜移默化中进行胎教。

有些植物不宜在孕期种养

绿色植物可以美化环境、净化空气，而且准妈妈在养花种草的过程中，还能拥有一份好心情。但有些植物存在安全隐患，不适合准妈妈在孕期种养。

孕期不宜种养的花草

易使人过敏的花草：五色梅、天竺葵、洋绣球、报春花等花草散发出的微粒容易使准妈妈发生皮肤过敏。

产生气味的花草：松柏类、玉丁香、接骨木、兰花、百合、茉莉等散发出浓郁的气味，如果长期闻的话会使准妈妈气喘烦闷、恶心、食欲不振，或过度兴奋而导致失眠。

耗氧性花草：丁香、夜来香等花草在进行光合作用时会消耗大量的氧气，从而影响准妈妈的身体健康。

有毒花草：一品红、黄杜鹃、夹竹桃、水仙、郁金香、含羞草等都具有毒性，长时间接触可能使准妈妈中毒。

温馨提醒

准妈妈的卧室内尽量不要摆放花草。花的香味会使准妈妈的神经兴奋，长时间闻的话，会导致失眠。而且，大部分花草在夜间无法进行光合作用，会释放二氧化碳，吸收氧气，这样就会在睡眠时和准妈妈争夺氧气，影响准妈妈健康。

夏天如何合理使用空调

孕期可以使用空调吗

怀孕后，由于血容量的增加，准妈妈会比以前更容易感觉热。而夏天的高温会让准妈妈的身体变得更热，从而使流向胎儿的血液量减少，这可能会对胎儿造成压力。使用空调能有效降低室内温度，让准妈妈感觉舒适些，有助于准妈妈保持平静的心情和良好的食欲。不过，使用空调时如果不注意清洁，或者室内外温差太大，准妈妈会很容易感冒。所以，准妈妈在孕期使用空调时要格外小心。

使用空调时的注意事项

❶ 定期清洗空调。空调室内机的一些部件需要定期清洁，特别是空气过滤网，要及时去除灰尘以及附着在上面的尘螨和细菌，保证室内空气的质量。

❷ 定时通风换气。空调自带的换气功能只能完成部分室内和外界空气的相互流通，准妈妈还需要自己定时通风换气。一般来说，空调连续使用1～3小时后，需要关闭，打开门窗，更换一下室内的空气，每次10分钟以上，以降低空气中病毒和细菌的浓度，改善空气质量。

❸ 保持室内湿度。空调会让室内空气变得更干，准妈妈可以使用加湿器，保持室内湿度。此外，为缓解皮肤干燥的现象，准妈妈还要多喝水，为身体补充足够的水分，随身携带的保湿喷雾也会有效地缓解准妈妈在空调房里皮肤干燥、发痒的症状。

❹ 设置适当的温度。为避免感冒，准妈妈最好在使用空调时让室内温度保持在26～28摄氏度，同时注意室内外温度差不要超过7摄氏度。如果准妈妈在办公室无法控制室内温度，可常备一件薄外套，并注意不要让通风口的冷风直接吹在身上，特别是出汗时不要直接吹冷风，也不要从低温的室内直接走到高温的室外，要给身体适应温度变化的时间。

如果准妈妈使用的是电风扇，跟吹空调一样，也最好不要一直对着电风扇吹。把电风扇放在房间通风处吹，更利于空气对流。

避免蚊虫叮咬的有效方法

准妈妈在孕期的呼吸量较孕前增加21%，而人的呼吸气味是吸引蚊虫的主要原因之一，所以准妈妈要比孕前更需要做好措施避免蚊虫叮咬。

居家环境避免蚊虫叮咬的方法

把家里纱门、纱窗上的裂缝修理好，或者直接给自己的床铺挂上蚊帐。也可以在房间内放一些晾干后的橘子皮，它们散发出来的气味既防蚊又可以清新空气。

如果室内蚊虫较多，可以让家人关闭门窗喷驱蚊剂驱蚊，然后开窗通风，等室内气味散尽后再让准妈妈进屋。

市面上的驱蚊灯对驱蚊有一定的作用，准妈妈可以在靠近门窗的地方安装一个橘红色灯泡，或用透光的橘红色玻璃纸套在灯泡上，开灯后蚊虫会因惧怕橘红色光线而逃离。

注意清洁房屋，避免滋生尘螨或蟑螂。清除室内积水，夏天不要养需水多的花草，否则湿气太重，而且容易滋生蚊虫。

出门在外避免蚊虫叮咬的方法

准妈妈在户外活动时，注意穿浅色的、能尽量多地遮住皮肤的轻薄棉质衣服。鲜艳和有花朵图案的衣服容易招引蚊虫，应尽量避免。散步过程中尽量不去有草丛的地方，通风的地方蚊虫相对比较少。

香味皂或有香味的乳液会吸引某些虫子，准妈妈可挑选无味、无刺激性的日常用品。

孕期不可用蚊香驱蚊虫

普通蚊香里含有超细微粒，据研究，一盘蚊香燃烧释放出的微粒相当于4～6包香烟的量。而电蚊香片、液体蚊香释放出来的气体主要成分为拟除虫菊酯类杀虫剂，对准妈妈和胎儿有害，最好不要经常使用。

温馨提醒

花露水、风油精、清凉油的主要成分为樟脑、薄荷脑、桉叶油、冰片、丁香油，这些成分有可能透过胎盘屏障，影响胎儿的正常发育。所以，被蚊虫叮咬后，准妈妈最好不要涂抹这些药物，可抹一点苯海拉明药膏或炉甘石药膏，一般第二天就消肿了。

远离二手烟的危害

即使准妈妈自己并不吸烟，如果吸入二手烟，仍然会有一些污染物进入准妈妈的血液，危害胎儿的健康。准妈妈和吸烟的人在一起的时间越长，吸入的这些污染物就越多，所以，准妈妈应尽量远离二手烟。

二手烟对胎儿的危害

二手烟对准妈妈、胎儿及其各个成长阶段的健康所产生的负面影响是医学界所公认的。研究表明，它是导致准妈妈发生妊娠高血压综合征等妊娠并发症的重要危险因素。同时，二手烟会污染胎儿生长的子宫内环境，影响胚胎细胞增殖、分化，导致胚胎发育异常，致使胎儿神经系统发育障碍，宫内生长迟缓。所以，准妈妈怀孕之后，要避免二手烟的侵害。

远离二手烟危害的方法

❶ 不要待在烟雾缭绕的吸烟者身边。如果办公室有同事抽烟，可以小声提醒，或者通过QQ、短信、微信的方式提醒，相信他们会理解的。

❷ 选择条件好的无烟餐厅吃饭，远离吸烟区。

❸ 如果不可避免地处于二手烟环境下，应尽快远离，并立即洗脸和洗手，并换掉被二手烟污染的衣服，避免烟残留加重危害。

准妈妈最大的二手烟来源是家人抽烟，所以，家人为了准妈妈及自己的健康，应少抽烟或者戒烟，至少不能在准妈妈面前抽烟。

提前布置婴儿房

准妈妈可以在身体感觉良好的时候，提前给孩子布置一间温馨的婴儿房，这将是孕期所做过的最令人兴奋的事情之一。

创造一个安全、舒适的环境

准妈妈可以按照自己的创意来布置婴儿房。在选择颜色时，色彩要丰富、温暖、明快，有利于促进孩子的视力发育。一般可以使用淡雅、柔和又不失活泼的暖色调，如粉色、黄色、橘色、淡绿色等，尤其是淡蓝色，对孩子的中枢神经系统有良好的镇定作用。应避免大面积使用容易产生压抑感的冷色调，还要注意墙壁、天花板、窗帘等色调的统一。另外，灯光也不宜过强，光线柔和才不会刺激孩子的眼睛。准妈妈还需要考虑婴儿房的采光、室内温度及湿度。准妈妈可在孩子的床头挂一个温度计，以便将来可以随时观察温度的变化，适时增减孩子的衣物及被褥。

选择一张适宜的婴儿床

婴儿床是孩子健康睡眠的保障。标准的婴儿床应该使用无铅的涂料，如果孩子呼吸含铅的灰尘或烟雾，或是吞食任何含铅的东西，都可能造成铅中毒，从而导致学习能力障碍和其他神经系统问题。婴儿床应该足够深，床边缘的栏杆间距离要在45～65毫米，在床头床尾都没有突出的角柱，也没有多余的装饰性镂空，以免卡住孩子的四肢。婴儿床的床垫要大小合适，结实平坦，不选鸭绒被或皮毛垫等蓬松的寝具。把婴儿床放在远离窗户、暖气、灯、墙壁装饰、绳索的地方，婴儿床周围及上方也不要摆放过多的杂物，确保孩子的安全。

给孩子准备一些玩具

婴儿床床头一般有悬挂玩具的地方，准妈妈可以选购一些玩具促进孩子的视力发育。玩具最好是可以晃动的，如床铃等，因为新生孩子喜欢用眼睛搜寻目标，一旦发现目标就会盯住不放，如果目光总停留在一处，容易形成内斜视（俗称“斗鸡眼”），而他的眼睛随着玩具转动时，就不会发生这种情况。一旦孩子可以借助手或膝盖支起来，准妈妈必须把那些可爱的床铃以及所有横挂在小床上方的玩具取下来。

温馨提醒

从小就让孩子单独睡，容易培养其独立的性格，但要在孩子不黏人、恐惧感降低的时候再将其安排在独立的房间，新生儿还是睡在妈妈身边或者旁边的婴儿床上比较好。

日常起居保健

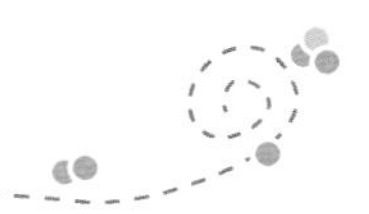

日常清洁剂安全清单

日常清洁剂中都含有一定量的有害化学成分，如果准妈妈双手经常接触清洁剂，其有害化学成分可经皮肤渗透或呼吸进入准妈妈体内，危害准妈妈及胎儿的健康。

可能给准妈妈造成危害的日用品

洗涤剂：洗衣粉、洗衣液、漂白剂、柔顺剂、洗洁精、洁厕剂。

其他化学品：油污净、杀虫喷雾剂、蚊香、空气清新剂。

洗洁精、洗衣粉等的主要成分是烷基磺酸钠，不仅具有协同致癌作用，还对胎儿有潜在的致畸作用。研究发现，孕期经常使用日常家用清洁剂的准妈妈与较少使用日常家用清洁剂的准妈妈相比，她们学龄前的孩子在婴幼儿阶段出现持续性喘鸣的可能性要高出一倍以上。所以，准妈妈需要掌握一定的日常清洁剂安全使用方法，来尽量减少它们的危害。

日常清洁剂的安全使用方法

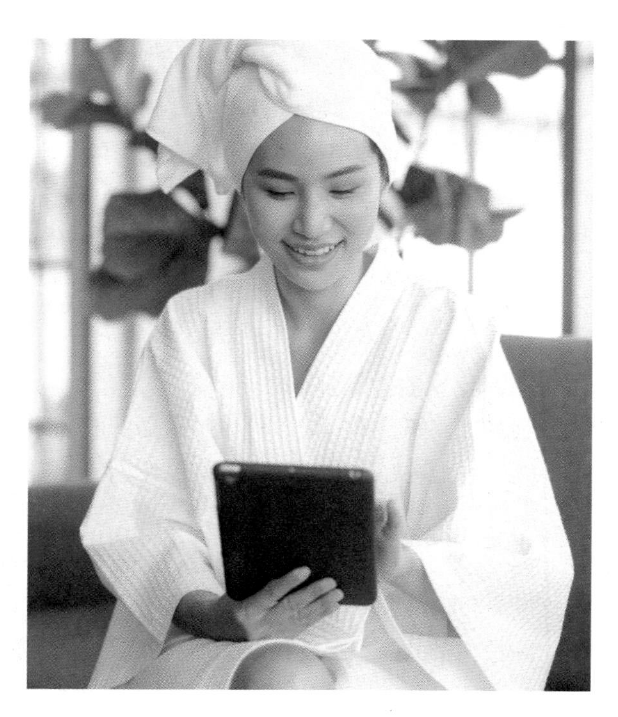

❶ 选购性质温和制品。在购买清洁剂时，最好先看看它的成分，选择那些添加剂少、性质温和的，然后打开盖子闻一闻，以气味清淡的为佳，避免直接接触有浓烈气味或有严重警示标签的产品，如某些炉灶清洁剂、卫生间瓷砖清洗剂等。避免接触杀虫剂、杀菌剂。

❷ 减少用量。使用清洁剂时要牢记“能不用就不用，能少用不多用”的原则，尽量减少使用量。

❸ 戴手套。在清洗衣物和餐具时，准妈妈可以戴上橡胶手套，避免清洁剂直接接触皮肤。用清洁剂

清洗过的衣物、餐具，要用清水多冲洗几遍，减少其中有害化学成分的残留，还要将双手彻底洗干净。

❹ 注意通风。为了减少准妈妈吸入化学试剂，在使用日常清洁剂清洗厨房或卫生间时，一定要开窗通风，加速有害物质的挥发，并避免购买喷雾罐装产品。如果有任何烟味或气味让你感到恶心，最好请别人接着做。

用吃剩下的米汤清理餐具，可去除餐具上的大部分油渍，也可以用洗洁精来清洗餐具；对于没有油污的餐具，只要用水清洗干净即可。

护肤品使用安全

怀孕后，有的准妈妈脸色红润，皮肤光泽度非常好，只需要基础护理即可，但大部分准妈妈的皮肤由于受激素的影响，容易出现敏感、出油、长痘、干燥或暗沉等问题，此时，怎么选择安全的护肤品成为准妈妈重点关注的问题。

护肤品中的不安全因素

皮肤在孕期会变得更敏感，有些护肤品中的成分可能会刺激皮肤，引起过敏，甚至危害胎儿的健康，准妈妈一定要注意。一般而言，适合准妈妈的护肤品中不应该含有以下成分：

- 香水和香料，如人工麝香，会增加孕早期准妈妈流产的风险。
- 乙氧基醇类，如十二烷基硫酸钠和聚乙二醇。十二烷基硫酸钠可能会导致皮肤和眼睛不适或过敏，孕期皮肤比平常敏感，更容易引起准妈妈的不适。
- 大剂量的维生素A，如维A酸、阿达帕林等，可能损害胚胎的发育。
- 防腐剂，它是护肤品引起过敏的主要原因之一。
- 铅和汞等重金属，含有铅和汞等重金属的美白护肤品，会严重影响胎儿的智力发育。

相对安全的护肤品

很多准妈妈并不一定看得懂护肤品的成分列表，所以很难准确判断能不能在孕期使用，但一些比较好的品牌都会温馨地在包装上提示“不建议在孕期使用”。为了安全起见，准妈妈可以选择以下护肤品：

婴儿油、婴儿霜：婴儿护肤品一般含化学添加剂少，性质温和，刺激性低，具有基础的保湿润肤效果。

纯植物护肤品：植物护肤品用料比较天然，很少有过敏的情况发生。但市售的此类护肤品鱼龙混杂，准妈妈在购买时一定要用心辨别，选择正规厂家的正规品牌。

孕妇专用护肤品：这类护肤品是专门针对孕妇设计的，专业性强，安全无刺激，整个孕期都可以使用。

准妈妈需要针对自己的皮肤状态选择护肤品，而且要精简护肤流程，以免引起过敏。

孕期皮肤护理与化妆

孕期的皮肤护理最重要的是清洁和保湿。在做好基础护理的同时，准妈妈可以偶尔化一次淡妆，让自己感觉更有自信。

孕期皮肤基础护理的方法

洁面：用温水打湿面部，取少许洁面乳用水揉开，轻轻按摩面部，避开眼、唇部。准妈妈也可以将开水晾至34摄氏度左右再洁面，这时水的性质与细胞内的水十分接近，有利于溶解皮脂，打开汗腺管口使废物排出，并使皮肤摄入水分。洁面时间不要太长，以不超过1分钟为宜，然后用流动的水冲洗干净。

化妆水：用毛巾将面部多余水分轻轻压干（不可用力揉搓），然后立即涂抹保湿化妆水，并用手轻轻拍打至完全吸收。

涂抹乳液（干燥季节可换用乳霜）：用指腹按照从下到上、从里到外的方法轻轻打圈按摩至完全吸收即可。

涂抹防晒霜：用指腹按照从下到上、从里到外的方法涂抹均匀即可，于出门前20分钟涂抹。

孕期化妆的注意事项

❶ 选用适合孕期的化妆品。孕期专用的保湿粉底液、粉饼对遮盖暗沉的肤色很有效果，腮红可以给准妈妈好气色。但因为口红中的羊毛脂容易黏附细菌，准妈妈需要在擦干净后再喝水或吃东西，以免将有害物质带入体内。

❷ 注意卸妆。孕期准妈妈皮肤敏感，化妆后更应注意卸妆，并选用温和、无刺激性的卸妆产品。

❸ 孕期禁用的化妆品。指甲油、染发剂、烫发剂都含有害的化学物质，很容易进入准妈妈皮肤及血液，对胎儿产生不利的影响。其他非孕期专用的粉底、粉饼有可能含铅，准妈妈使用时均须注意。

❹ 尽量少化妆。由于化妆品不可确定性太大，为了胎儿的安全，准妈妈在孕期尽量少化妆。要知道，在旁人眼中，孕期的准妈妈是最漂亮的。

准妈妈在孕期可以去美容机构做皮肤护理，但要注意最好是自带护肤品，并告诉美容师自己已经怀孕的事实，请其注意动作轻柔。

孕期头发护理

由于雌激素的影响，准妈妈的头发变得更浓密，更有光泽。如果抓住孕期这个保养头发、改善发质的好时机，做好头发护理，准妈妈可能将这种好发质保持到产后。

孕期护理头发的方法

除了基本的日常清洁及护理外，准妈妈还可以做好如下护理：

❶ 洗头后不要忽视护发素。在孕期，准妈妈可以用橄榄油或常用的护发素进行护发，以供给头皮营养，让头发更有光泽。油性发质可以适当减少使用量。

❷ 按摩促进头皮健康。每天用指腹按摩头部10～15分钟，改善血液循环，促进皮脂腺、汗腺的分泌。准备一把质量好的木梳或牛角梳，每天早晚按照从前向后的顺序各梳头100次，能够刺激头皮，改善发质，防止脱发和头皮屑的产生。

❸ 修剪发梢。头发生长到一定长度时，发梢就会产生分叉、易断的现象，定期修剪可避免这种现象的产生，使发丝保持健康亮泽的状态，还能刺激毛发细胞的新陈代谢，刺激头发的生长。准妈妈在家用小剪刀便可完成，不一定非去理发店。

孕期护理头发的注意事项

❶ 经常变换分发线。分发线如果一直保持在相同的地方，会造成分发线部位因太阳照射而变得干燥，导致头发干枯、稀疏、易断裂。

❷ 适量吃坚果类食品。核桃、黑芝麻、瓜子等坚果不但对胎儿的大脑发育有益，还有利于准妈妈保持头发浓密、乌黑、柔顺。

❸ 头发也要防晒。夏季外出时使用遮阳帽或遮阳伞，避免头发直接暴露在阳光下，受到紫外线的伤害。

短发更容易护理，准妈妈可以在孕期剪一个清爽的短发。

孕期安全有效的防晒方法

适度的日晒可以促使皮肤产生维生素D，促进体内钙的吸收和利用，对准妈妈和胎儿有重要作用。但准妈妈皮肤敏感，过度日晒，特别是在紫外线强的夏季，可能仅仅晒上10~15分钟就会给准妈妈的皮肤带来损伤。

孕期应避免长时间阳光直射

准妈妈应尽量避免太阳直射。在户外时，尽量使用防紫外线伞、浅色遮阳帽及遮阳眼镜等，也可以穿上浅色的透气性良好的长袖薄衫或长裤。准妈妈可以选择在树荫下活动，既可避免烈日照射，又能让自己接受适当的阳光。上午10点到下午2点，紫外线很强烈，准妈妈最好不要晒太阳。无论是阴天还是晴天，准妈妈在夏天出门时，除了做好以上防护外，一定要涂上防晒霜。

孕期防晒霜的安全选择

为避免给胎儿造成不必要的风险，准妈妈在孕期应选择安全性能高、以物理防晒为原理的防晒霜。

❶ 防晒霜的选择。现在有很多适合准妈妈使用的专用防晒霜，准妈妈也可以选择安全性能高的儿童防晒霜。

❷ 防晒霜的涂抹方法。无论晴天还是阴天，准妈妈都应该每天使用防晒系数30或更高的全效防晒霜（既防紫外线A又防紫外线B）。一般而言，需要给所有露出来的部位都涂抹防晒霜，而不单单是面部，并在出门前20分钟提前涂抹。如果待在室外，需要每两个小时补涂一次防晒霜。阴天也要涂上防晒霜，这是因为虽然见不到太阳，但是紫外线的照射量并没有显著减少，准妈妈的皮肤很容易受伤。

温馨提醒

无论准妈妈是走在街上、坐在车里，甚至只是坐在屋里靠近窗户的地方，皮肤都可能暴露在大量的紫外线下，所以准妈妈应该养成涂抹防晒霜的习惯。

挑选合适的孕妇服装

孕期准备几套合适漂亮的孕妇服装不但是为了适应胎儿的发育需要，而且可以提升准妈妈美丽的孕味，让准妈妈心情更愉悦。

孕早期服装的选择

在孕早期，准妈妈腹部还不明显，此时可充分利用衣橱中已有的服装。挑选腹部、臀部和大腿部位裁剪宽松的款式即可，柔软的针织衫、A字裙、高腰上衣和罩衫，以及系带上衣和连衣裙都是准妈妈的选择。也可以选择底部收腰的束腰宽上衣，配一套靴形弹力牛仔裤，看上去会更舒适、更搭配。

孕中期服装的选择

在此阶段，准妈妈可以买几件能随着身体增大而变化的孕妇装，这类服装特有的设计能让准妈妈的腹部更有韵味。有褶饰、后系带、侧面系扣或打褶、韩版高腰设计及细带等有细节设计的衣服可以让准妈妈在身形增大和体型改变的时候，随时调整衣服。背带类的孕妇装既方便穿着又能够减轻腹部的压力，搭配前开襟的开衫，也是不错的选择。

孕晚期服装的选择

孕中期可调式的衣服，准妈妈在孕晚期可继续穿着。在孕晚期，由于准妈妈行动不便，可以尝试高腰线打底长裙，即飘逸的针织及踝长裙，或者使用中长款高腰裙配打底裤，外面随着温度选择厚薄的开衫，以方便穿脱。这些衣服在胎儿出生后也可以继续穿着。

购买孕妇装的时间不要太早，大概在孕4～5月，腹部隆起明显时购买就可以，这样试穿时才更直观，才能买到更合适的衣服。

选择孕妇文胸的讲究

孕期挑选合适的孕妇文胸能更好地帮助准妈妈适应乳房变化。挑选孕妇文胸时，最好选择正规厂家的产品，可以综合以下几个方面来考虑：

孕妇文胸的材质

在孕期，准妈妈的皮肤敏感，特别是到了孕晚期，乳头皮肤可能会变得更加敏感易损，所以孕妇文胸的材质需要注重柔软、透气、吸湿性强。一般而言，最好是柔软的棉质材料，触感舒适，对准妈妈的皮肤刺激相对也较小。

支撑能力一定要好

在整个孕期，准妈妈的乳房会增重大约400克，需要专门的文胸来支撑孕期乳房的变化。文胸的支撑能力可以从肩带和钢托两方面体现。

肩带：肩带较宽的款式往往能够提供更好的拉力。肩带紧贴在肩胛骨附近的文胸更舒适，在试穿时，准妈妈可以举起手臂或耸耸肩，试试它是否容易滑落下来或有无不适。

钢托：最好选择软钢托。硬钢托会压迫下胸围和乳房下半部分，影响血液循环，但如果使用没有支撑物的文胸，乳房下垂的幅度比较大，乳房内的纤维组织就有断裂的风险，容易导致产后乳房下垂。孕妇文胸的软钢托提供了更好的支撑和保护。

选择合适的罩杯

罩杯太小，会阻碍胸部的血液循环，压迫乳腺、乳头，影响乳房的发育；罩杯太大，起不到对乳房的承托作用，容易造成乳房变形。在孕期，准妈妈的胸部会较孕前增大两个尺码，其中在孕3～5月时增大一个尺码，在孕7～9月时，罩杯又会升级一个尺码。准妈妈要经常观察自己乳房的变化，适时换用尺码合适的文胸。也可以在购买时请专业销售人员测量胸围，以选择最适合自己的文胸。

温馨提醒

准妈妈也可以考虑购买哺乳期文胸，这种文胸和孕期文胸一样能为胸部提供足够的承托力，而且是前开扣设计，方便穿脱，产后哺乳期可以继续使用。

挑选一双合适的鞋子

很多准妈妈孕期脚都会增大半号或更多，而且随着腹部渐渐增大，身体重心转移，对脚的压力会更大，所以，准妈妈需要挑选一双合适的鞋子，关照自己的脚。

选择合适的鞋子尺码

很多准妈妈在孕期脚会增大，这是因为孕期产生的松弛素不但会使骨盆周围的关节变松弛，也会使双脚的韧带松弛，从而令足骨伸展，脚部变大。此外，孕期脚会增大的另一个原因是体重增加，以及因体内滞留了多余的水分而出现的脚部水肿（具体参见“水肿”）。

所以，准妈妈需要在孕期买几双舒适、宽松的鞋子，千万不要勉强凑合穿以前的旧鞋。因为鞋子如果太紧，会加重足踇囊炎，引发嵌甲、鸡眼和茧等足部问题。

用低跟鞋代替高跟鞋

随着体重的增加，腹部渐渐增大，准妈妈的体型和重心变化，走路方式也随之发生改变，不如孕前稳当。如果准妈妈仍然穿高跟鞋，会增加摔倒的风险。孕期摔跤，不但准妈妈可能会受伤，对胎儿也可能造成伤害。并且孕期身体重心前移，而上身微向后仰，整个脊椎不能像平时那样保持稳定，高跟鞋会加重这种不稳定，致使准妈妈感觉到背痛。

虽然孕期不能穿高跟鞋，但也不能穿完全没跟的平底鞋。因为足并不是扁平的，足心带有足弓，穿平底鞋会使重心向后，使人有向后仰的感觉。怀孕本身上身就向后仰，这样一来就会感觉很不稳定。而且，穿上平底鞋，走路时产生的震动会直接传到足跟，产生足跟痛。

准妈妈可以选择穿有2厘米左右厚鞋跟的鞋子。这种高度的鞋底造型正好符合正常人的足弓，能使足部受力均匀，准妈妈无论是站立还是行走都不会感到很累。

温馨提醒

准妈妈生产完大约一个月后，脚肿消退，鞋号稳定了，可能又该换鞋了。因此，准妈妈产后最好在鞋号稳定以后，再去买那些比较昂贵的名牌鞋子。

更换床上用品让睡眠更安稳

一套好的床上用品不但有很好的装饰作用，能让准妈妈的心情愉悦，还是准妈妈健康睡眠的保障。

床垫的选择

准妈妈在孕期宜选用软硬适中的床垫。太软的床垫容易让准妈妈陷于床垫中，不易翻身，醒来后容易产生疲劳感。而太硬的床垫缺乏对身体的缓冲力，也无法使骨关节得到拉伸放松。所以，准妈妈可以选择棕垫，或者在硬床上铺9厘米厚的棉垫，也可以选用有一定硬度的席梦思床，软硬适度，让准妈妈的睡眠更舒适。

床上用品的选择

被褥：准妈妈可以选择全棉布包裹棉絮的褥子，棉质品透气、吸汗且对皮肤无害。被子可根据气候的变化来选择，夏天用纯棉的床单及毛巾被即可，冬天可选择轻便保暖的羽绒被，因其具有很好的透气性和吸湿性。

床单和被套：床单、被套和人的皮肤直接接触，必须要符合卫生舒适的要求，要有较好的透气性和吸湿性，一般可以选择棉麻的床单和被套，不宜使用化纤混纺织物作被套及床单，因为化纤布容易刺激皮肤，引起瘙痒。颜色宜选用鹅黄、嫩粉、淡绿等柔和色，不会对视觉造成较大刺激，有利于稳定准妈妈的情绪。

枕头：以9厘米（平肩）高为宜，过高会迫使颈部前屈而压迫颈动脉，使大脑血流量过低而引起脑缺氧。枕芯的填充物以荞麦皮或决明子为佳，不仅承托力强，而且不论冬夏都能用，不会成为过敏原，可以放心使用。羽绒或丝棉的枕芯太软，对头颈部起不到支撑作用，最好不要选用。

温馨提醒

床单、被套、枕套使用率较高，很容易滋生细菌，所以要勤于清洗、晾晒。而被褥也要经常放在阳光下晾晒，利用紫外线杀菌消毒，保证卧具的卫生，这对睡眠质量及健康都非常重要。

调整睡姿，安全又舒适

随着腹部的渐渐增大，准妈妈有可能需要改变孕前的睡姿，重新调整一个安全又舒适的睡姿。

孕期应避免的睡姿

趴着睡：怀孕后，准妈妈的乳房会变得比较敏感，趴着睡时会感到很不舒服，而且随着乳房和腹部的不断增大，趴着睡会变得越来越难受。趴着睡觉还会使胎儿间接受压，同时影响腹腔血液循环和脐带血循环，导致宫内缺氧，不利于胎儿的健康。

平躺着睡：在孕中晚期，平躺着睡会把子宫的全部重量都压到准妈妈的脊柱、背部肌肉、肠道和下腔静脉上，可能导致准妈妈出现背痛、长痔疮、消化不良、呼吸和循环系统不畅等情况。

孕期宜选用左侧卧位

一般来说，左侧卧位的睡姿对准妈妈和胎儿都有益，是孕期的最佳睡姿。子宫是一个呈右旋转的器官，采取左侧卧位的睡姿可以改善子宫的右旋程度，减轻子宫血管张力和对主动脉、髂动脉的压迫，增加胎盘血流量，改善子宫内的供氧状态，有利于胎儿的生长发育。此外，左侧卧位有助于肾脏有效地将废物和废液排出体外，不但可以减轻准妈妈孕期水肿的状况，还有利于避免和减轻妊娠高血压综合征的发生。

怎样调整孕期睡姿

尽早调整成左侧卧位的睡姿。如果准妈妈在孕前或孕早期就养成了左侧卧位睡觉的习惯，那么孕中、晚期腹部增大时，入睡就会更容易了。

利用枕头或靠垫调整。准妈妈在面向左侧躺的时候，可以试着在双腿间垫一个枕头，也可以选择比较长的枕头，将一侧放置于腹部下，包覆整个腹部，还可以在背部放置一个靠垫，不但可以稳定睡姿，还可以分散腹部重量，减轻背部的负担，让准妈妈睡得更舒服。现在市面上有各种各样的孕妇专用枕头，准妈妈可以根据自己的需要来选择。

孕期准妈妈右侧卧位睡觉并没有实质性的坏处，但左侧卧位更有益于孕期保健。为了自己和胎儿的健康，准妈妈应该尽量调整自己的睡姿。

孕期洗澡的注意事项

怀孕后洗澡也要注意方法，以免对自身和胎儿造成危害。

孕期宜选择淋浴的方式

比起盆浴来，淋浴更适合准妈妈。准妈妈的内分泌功能发生了变化，阴道内具有杀菌功效的酸性分泌物变少，自然防御功能下降，阴道及子宫很容易受到细菌的感染，而盆浴时下半身浸泡在水中，水里的细菌极易进入阴道或宫颈，从而引发炎症。所以，孕期准妈妈需要暂时放弃泡澡。在孕晚期，为了安全起见，准妈妈洗澡时可以坐在小板凳上淋浴。

水温控制在38摄氏度以下

在怀孕前3个月，如果准妈妈的身体温度持续超过39摄氏度，很容易造成发育中胎儿脊髓缺损，导致胎儿畸形，所以水温应该尽量控制在38摄氏度以下。其实，人体能接受的水温，一般都在39摄氏度以下，而且，只要不在39摄氏度的水中停留超过15分钟，体温就不会升到对身体有害的程度。所以，爱洗热水澡的准妈妈也不必过于担心。

洗澡时需时刻注意安全

❶ 每次洗澡时间不要超过20分钟。因为浴室通风不良，空气混浊且湿度大，准妈妈很容易出现头昏、胸闷等缺氧症状。

❷ 饭前饭后1小时内不要洗澡。空腹洗澡易诱发低血糖导致虚脱昏倒；饱餐后洗澡，皮肤血管扩张，血液过多流向体表，影响消化，甚至引起晕厥。

❸ 注意防滑。孕中、晚期的准妈妈行动不便，而浴室湿滑，最好能在浴室里铺上防滑垫，以免滑倒摔伤。

❹ 有家人在旁。在孕晚期洗澡时家里最好有人，如果在自家浴室洗澡尽量不要锁门，以防万一晕倒、摔倒可得到及时救护。

沐浴产品尽量选用天然制品，以中性、温和、没有浓烈香味、保湿性强为佳，以免伤害敏感的皮肤。

孕期足浴须谨慎

足浴可以促进血液循环，缓解脚部水肿、劳累的状况，准妈妈适度泡脚是有益的。但在怀孕这个特殊时期，准妈妈在进行足浴时应谨慎。

足浴时泡脚时间不宜过长

与准妈妈不宜过长时间洗热水澡的原理一样，如果用高于39摄氏度水温的水进行足浴，只需要10～20分钟就会使准妈妈的体温上升过高，危害胎儿的健康。因此，准妈妈进行足浴的水温不宜过高，以35～39摄氏度为佳，泡脚时间也不宜过长，以20分钟最好，不能超过半个小时。

不要随意添加中药进行足浴

在进行足浴时，为加强保健效果，有时会添加中药或其他成分。但在孕期，除非有专业人士的指导，准妈妈不要随意添加中药材进行足浴，以免对准妈妈与胎儿的健康造成不良影响。不仅是中药，其他药物或精油也要避免，准妈妈可以用牛奶进行足浴。

足浴时不要随意进行按摩

按摩是足浴中的一部分，但并不适合准妈妈。因为脚底是身体很多部位的反射区，如果随意按摩，可能引起宫缩，导致流产或早产。按摩型的洗脚盆，孕期也不要使用了。

准妈妈可在足浴后，用毛巾将脚上的水分轻轻压干，然后涂上润肤乳，并轻轻按摩以促进吸收，对缓解准妈妈足部不适也有很好的效果。

调整坐、走、蹲等基本姿势

随着腹部渐渐增大，身体重心转移，准妈妈须调整日常生活中坐、走、蹲等基本姿势，以减少劳累，呵护自己和胎儿的安全。

孕期的基本站姿

准妈妈的重心后移，站立时需要放松肩部，两脚稍微分开并保持两腿平行，将重心置于两脚中间，这样才不易疲劳。准妈妈也可以想象有人在头顶和头的后方系了一根绳子，把自己往高处拉，这样收紧骨盆底部和腹部肌肉的站姿有助于支撑后背，预防背痛。长时间站立时，可一腿在前、一腿在后，将重心放在后腿上，隔几分钟便交换一下两腿的位置，使两条腿都能够都得到休息。

孕期的基本坐姿

坐下时，先将手支撑在大腿或椅子扶手上，然后再慢慢坐在椅子稍靠前边的位置上，用双手支撑腰部向椅背方向慢移，然后将臀部移向椅背，深深地坐在椅子里。保持后背挺直靠在椅背上，双脚平行叉开，髋关节和膝关节呈直角，大腿与地面保持平行。也可以使用小靠垫，将背部靠实，可有效预防腰背疼痛。

孕期行走的姿势

在孕晚期，准妈妈腹部前凸，重心不稳且影响视线，很容易摔倒，所以在行走时要特别小心。行走时要抬头、挺直后背、绷紧臀部，也可以一手扶腰，保持全身平衡。起步时脚跟先着地，前一只脚踩实后再迈另一只脚。也可利用扶手或栏杆行走，切忌快速急行，也不要向前突出腹部。上楼梯时，按照先脚尖、后脚跟的顺序，将一只脚置于台阶上，手扶栏杆，同时挺直腰部，将重心前移，用后脚向前推进。

孕期下蹲的基本姿势

准妈妈下蹲或从地面拾东西时，不要直接弯腰，否则会压迫腹部。正确的姿势应该是保持上身挺直，先屈膝，然后落腰下蹲，将东西捡起，双手扶腿慢慢起立，放东西也是一样。

孕晚期起卧床的姿势

起床前要先侧身，肩部前倾，屈膝，然后用肘支撑上半身的重量，盘腿，以便腿部从床边移开，再伸直背部，最后将双脚放在地上站起来。躺下的时候先坐在床边，慢慢把腿放上床，然后用肘支撑上半身的重量，再慢慢侧躺下。

如果准妈妈对腹部增大感觉到吃力，可以使用孕妇专用的托腹带将笨重的腹部托起，这样行动起来会轻松一些。

孕期出行安全须知

准妈妈在孕期选择不同的出行方式，需要注意不同的事项。

孕期坐飞机出行

❶ 根据自己的孕周咨询航空公司的规定。考虑到早产的风险，一些主要航空公司规定怀孕36周以上的准妈妈不允许登机，而怀孕32周以上的准妈妈一般需要有医院的诊断书才可以登机。准妈妈最好在坐飞机出行前咨询航空公司。

❷ 孕早期和孕中期准妈妈坐飞机是安全的。但如果准妈妈在孕期出现点滴性出血、糖尿病、高血压，或者以前有过早产经历，最好在出行前咨询一下医生。

❸ 挑选适合自己的座位。在办理登机手续时，可以告知工作人员已怀孕的事实，尽量挑选靠近过道的座位，为出行提供便利。

❹ 注意缓解静脉曲张。坐飞机可能会加重静脉曲张，准妈妈可以穿上医用护腿长袜，以便于保持血液循环，缓解静脉曲张。

孕期坐火车出行

坐火车是准妈妈比较安全舒适的出行方式之一，但在坐火车出行时也要注意如下问题：

❶ 选择卧铺中的下铺。选择环境相对好的特快列车，如果是乘车4个小时以上的旅程就需订卧铺，一般考虑下铺。在白天，准妈妈可以每隔1小时就起来走走，促进血液循环。如果准妈妈打算睡觉，可尽量把腿伸直，把脚垫高，减缓小腿水肿的症状。

❷ 带上水和适量的食物。坐火车时最好带上足够的水，自己准备一些食物（特别是新鲜水果和蔬菜），还可以带一个有轮子的拉杆箱以节省力气。

自己开车出行

❶ 孕早期和孕晚期不宜开车。孕早期由于早孕反应比较严重，准妈妈常感觉恶心、呕吐、疲倦，而开车需要高度集中注意力，这种情况显然是不适合开车的。而到了孕晚期，准妈妈的腹部已经变得很大，极易撞上方向盘或仪表板，造成损伤。

❷ 系好安全带。不管是自己开车还是乘车，准妈妈都一定要先系好安全带。系安全带时，腰部安全带要放在准妈妈的腹部以下，横跨骨盆紧贴在大腿根部，肩部安全带横过腹部上方和两乳之间。千万不要让安全带横过隆起的腹部。

❸ 避免长时间开车。开车时长时间处于单一姿势，坐的时间过久，会使准妈妈腰部承受太大压力，导致腹压过大，可能引发流产。同时，长时间处于震动和摇晃之中，对准妈妈来说过于疲劳，可能会引起胎动异常和腹痛。

如果可能，准妈妈最好不要选择旅游高峰时间出行，也不要选择热门线路，尽量避开人多拥挤的出行时段。

孕期旅行注意事项

孕中期（怀孕14～27周）是准妈妈旅行的最佳时间。如果有条件，准妈妈可计划一次旅行，并在旅行中注意如下问题，让旅行真正成为准妈妈值得纪念的快乐时光：

制订一个安全的旅行计划

出行前，准妈妈可挑选一个感兴趣的目的地，计划好出行方式（参见以上“孕期出行安全须知”），预订好酒店等。准妈妈需要咨询旅行地是否有相应的医疗机构，询问当地医院所在地，急救中心和医院电话，有备无患。

准备一个百宝行李箱

准妈妈可以随身带上各种健康的小零食，如洗好的水果、坚果、水果干、全麦饼干等，带上水杯和矿泉水及一些必需用品，如卫生护垫、卫生纸、保暖的外套、一本好书或一个平板电脑等，这些东西可以放入带有轮子的、可以拉着走的行李箱里，以便准妈妈轻装出游。

注意旅行期间的饮食卫生

旅行期间要十分注意饮食卫生，并注意饮食规律，不暴饮暴食。到达目的地后，准妈妈就应该定时进餐了，而且要尽量多吃一些营养丰富、搭配均衡的食物，如新鲜水果、蔬菜和富含蛋白质的食品。随时在包里带些健康并能迅速补充能量的小食品和瓶装水，以备不时之需。

旅行期间注意休息

在旅行期间，准妈妈的水肿状况可能会加重，所以尽量穿舒适的鞋，如鞋底和鞋面都有弹性或鞋带可调整的鞋，并注意不宜久坐久站，适时休息，休息时尽可能地把脚抬高，帮助下肢的血液回流至心脏。

旅途中，准妈妈可以多带一双鞋，给脚换换环境。另外，还可以带上一些创可贴，以备磕碰出小伤口时救急之用。

拍孕妇照的时机和注意事项

随着胎儿的发育，隆起的腹部让准妈妈有别样的美，准妈妈可以去专门拍孕妇照的影楼，拍摄一套大肚照留作纪念。

孕妇照的最佳拍摄时间

准妈妈拍孕妇照的最佳时间在孕25～30周，此时，准妈妈已经显怀，孕味十足，非常适合拍摄。孕25周之前腹部还没有凸出来，孕30周之后腹部太大，行动不方便，容易发生意外，而且腹形也不好看。特别是孕36周之后就不要再拍了。

拍孕妇照时的注意事项

❶ 选择合适的影楼。准妈妈可以选择专业拍孕妇照的影楼，在确定影楼后，须提前预约好时间，咨询注意事项，以节省时间和体力。

❷ 选择合适的时机。一般而言，春天、初夏、初秋气温适宜，服装的选择范围较大，拍摄起来更便利。应尽量避免在寒冷的冬季拍摄，露出腹部拍摄时很容易着凉。

❸ 带上自己的化妆品和孕妇装，影楼里的化妆品和服装有太多人使用和穿着过，不能保证干净、卫生。准妈妈的抵抗力偏弱，尽量不要涂指甲油，妆也要化淡一些。如果准妈妈选择在腹部画彩绘，须确保颜料的质量，以免间接影响胎儿。

❹ 拍摄时注意安全。准妈妈在拍摄时，注意时间不要太长，也不要设计高难度动作，以免发生意外。

温馨提醒

准妈妈也可以在准爸爸或者懂摄影的朋友的帮助下，自己在家拍孕妇照。这样的拍摄不受环境限制，想怎么拍就怎么拍，拍出来的效果也比较真实自然。拍完后用图片处理软件处理一下，也同样具有纪念意义。无论在哪里拍摄孕妇照，别忘了让准爸爸也一起合拍几张温馨照。

孕期运动安排

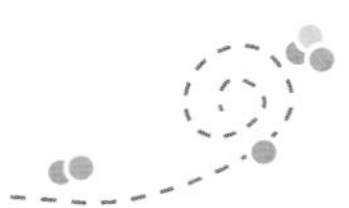

孕期运动中的安全提示

孕期运动对准妈妈的健康和胎儿的成长大有好处。但怀孕是一个特殊时期，准妈妈在运动时须加倍小心。准妈妈可在运动前注意以下安全提示，最大可能地保证孕期运动安全。

运动前的准备

❶ 运动前咨询医生。孕前经常运动的准妈妈，如果身体状况良好，基本上可以坚持继续运动。如果以前没有运动习惯的准妈妈，可以尝试散步、做盆底肌锻炼及一些帮助顺产的小运动。但孕期毕竟是特殊时期，在开始一项不确定的运动前，最好向专业人士咨询，确保自己和胎儿的安全。

❷ 做好热身运动。由于激素的变化，准妈妈的肌肉、关节较为松弛，若没有做好热身运动，很容易在运动过程中造成肌肉、关节的拉伤。

❸ 准备专用运动服和运动鞋。运动专用的服装往往具有吸汗散热的功能，可避免不吸汗材质为皮肤带来的不适，有弹性的运动服装有利于身体的活动及伸展。一双合适的运动鞋能让准妈妈的运动更安全。

运动过程中的注意事项

❶ 注意自己的身体状况。在做孕期运动的过程中，准妈妈需要根据自己的状况不断调整运动的节奏和强度。如果准妈妈有任何不舒服的感觉，记住要马上停下来。

❷ 控制运动强度。准妈妈在运动时心搏速率需控制在每分钟140次以内，如果超过此范围，准妈妈的血流量较高，血管可能负荷不了。如果准妈妈感到跟别人谈话都有困难时，就要降低运动的强度了。

❸ 控制运动的时间。为避免过度劳累与心搏过快，准妈妈每运动15～20分钟就要停下来稍作休息，待心搏平稳后再继续进行。

❹ 运动时起身要慢。随着腹部隆起，准妈妈身体的重心也会发生改变，如果准妈妈起身太快，可能会感到头昏，或失足摔倒，所以准妈妈变换姿势时，一定要特别小心。

❺ 避免身体过热。在运动中，准妈妈很容易感觉到热。为避免对胎儿造成危害，准妈妈须避免让自己感到过热，尤其是在孕早期。如果准妈妈出汗很多，觉得不舒

服，或者感到头昏，喘不过气，就要引起注意了。如果天气炎热或闷湿，就要暂停锻炼，或者改在通风好、有空调的室内锻炼。穿着宽松、没有束缚的衣服，多喝水，避免体温上升过快。

运动结束后的工作

❶ 慢慢结束。锻炼结束时，花几分钟走动一下，再做做伸展动作。由于怀孕后心搏频率增加，所以孕期运动后，准妈妈的心搏频率可能需要15分钟才能恢复到安静时的频率（静息心率）。

❷ 补充充足的水分。运动前、中、后3个阶段都要尽量补充水分。补充水分除了能避免脱水之外，还可以控制体温上升的速度，确保胎儿的安全。一般而言，运动前喝一杯水（大约230毫升）；运动中，每20分钟喝一杯水；运动结束后，再喝一杯。如果天气比较热（或者潮湿），准妈妈还需要多喝一些。

刚开始运动的时候，准妈妈可以每周锻炼3天，隔一天锻炼一次，每次15～20分钟，然后根据自己的身体状况逐渐增加运动量。

避免危险的散步方法

散步是整个孕期中最安全的运动之一，也是最适合准妈妈的运动之一。但是，如果散步方法错误，同样可能对准妈妈有危险。

散步环境杂乱、空气污浊

散步路途中的环境非常重要。闹市区、集市或交通要道人多车杂，噪声大、空气污浊，如果在这些地方散步，不仅起不到应有的作用，反而会有损准妈妈和胎儿的健康。在空气清新、环境安静的地方散步，如花草茂盛、绿树成荫的公园或小区的人行道尘土和噪声少，会让准妈妈在运动的同时，感到身心愉悦，是很好的环境胎教。一般情况下，城市里下午4—7时空气污染相对严重，外出散步最好避开这段时间。

一次散步的时间过长

散步时间不是越长越好。每次散步超过1小时，对于准妈妈来说，其实有点过于劳累了。准妈妈可以将散步在一天中分2～3次进行，每次10～20分钟，这样既不过于劳累，又充分锻炼了身体。

散步时速度过快

散步不同于慢跑，如果速度过快，会使准妈妈的心搏加快，不利于平复情绪，而且走得太快，在遇到一些突发事件时，就来不及反应，容易出现意外。如遇到一块石头，但由于准妈妈走得太快，没有时间去躲避，就很容易被绊倒。准妈妈可以在家人的陪同下，以舒适的速度，在观看大自然景色、聊天、谈心时散步，不但让准妈妈得到了锻炼，还有利于调节准妈妈的情绪，有利于准妈妈身心健康。

穿不适合的鞋子散步

拖鞋、高跟鞋、平底鞋等不适合准妈妈长时间走路。准妈妈在散步前可以选择一双合适的运动鞋，如有支撑功能的运动鞋，这类鞋专门针对运动设计，符合人体力学原理，可以保护准妈妈的双脚，还能让准妈妈走起路来更轻松。

散步的速度、距离和时间因人而异，准妈妈可根据体力以不感觉劳累为宜。

孕妇体操让准妈妈更轻松

孕妇体操是专门针对准妈妈设计的运动，有利于促进准妈妈的健康，对胎儿健康发育也十分有利。每天坚持做5 ~ 10分钟孕妇体操，会让准妈妈感觉更轻松。

几个简单的孕妇体操动作

孕妇体操简单易操作，下面提供几个简单的动作，供准妈妈练习。

❶ 腹肌运动。单腿曲起、伸展、曲起、伸展，左右各10次，然后双膝曲起，单腿上抬、放下、上抬、放下，左右各10次，可以锻炼支持子宫的腹部肌肉。做抬膝盖的动作时，臀部保持水平，腹部向后收。

❷ 振动骨盆运动。呈仰卧位，后背紧靠床面，双膝曲立。双手手掌向下置于身体两侧。腰部贴进床面时收缩肛门，将腹部呈弓形向上突起，使挺起的背与床面之间能伸入平放的手掌。默数十下左右，恢复原来的姿势。早起、晚睡前数次，可使产道出口肌肉变柔软，并强健下腹部肌肉。

❸ 腿部运动。把一条腿搭在另一条腿上，然后放下来，重复10次，每抬1次高度增加一些，然后换另一条腿，重复10次；然后两腿交叉向内侧夹紧、紧闭肛门，抬高阴道，然后放松。重复10次后，把下面的腿搭到上面的腿上，再重复10次，有助于消除妊娠后期的脚部水肿。

❹ 踝部的运动。准妈妈保持仰卧，然后左右摇摆、转动踝部10次，再前后活动踝部，充分伸展、收缩跟腱10次。在日常生活中，准妈妈站立、坐在椅子上时也可以随时随地锻炼踝部，使踝关节变得柔韧有力。

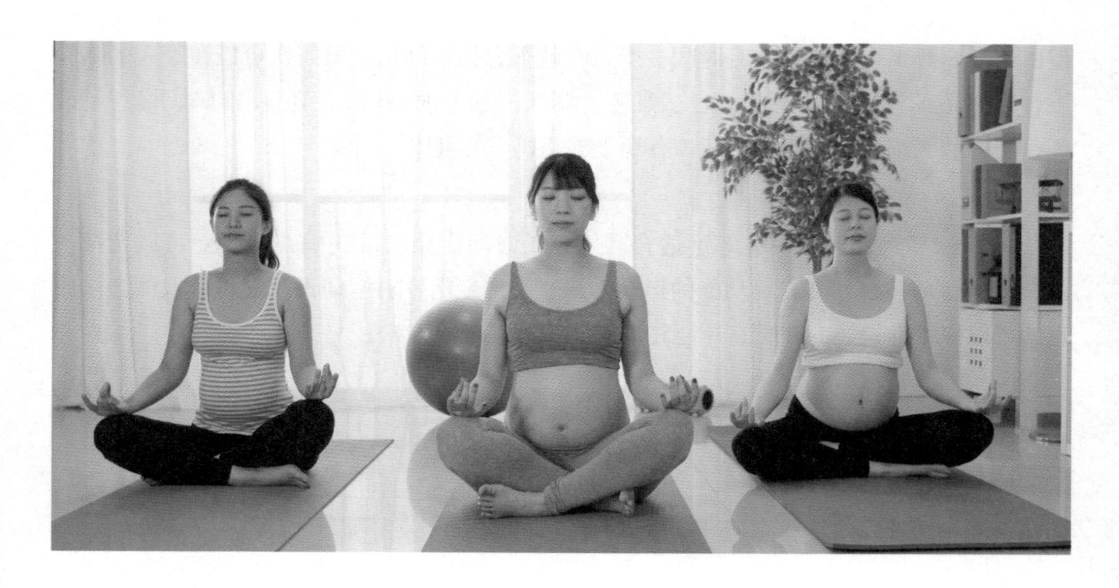

做孕妇体操的注意事项

动作要轻柔，运动量以不感到疲劳为宜，微微出汗时就可停止，每次做操不要太累，不要勉强自己。

做操时，穿上宽大、舒适的衣服，以方便运动，并除去首饰等硬物，以免硌伤。

注意随时补充水分。准妈妈可以在身旁备好水，以便感到累时能够随时停下来休息和补充水分。注意不要在餐后马上开始做操，做操之前要排空小便。

利用健身球。健身球能减轻准妈妈下肢的压力，而且前后左右运动都可以，坐在球上配合孕妇体操，可以锻炼骨盆底肌肉的韧带，有助于分娩。

准妈妈可以在做孕妇体操时收紧骨盆底肌肉，可有效避免孕晚期漏尿的现象。

条件允许，可以游泳

游泳能促进血液循环，增加肌肉弹性和力量，增强体力，对准妈妈来说，游泳几乎让准妈妈感觉不到任何重力，而且不太可能受伤，所以说游泳是适合孕期的最佳运动之一。如果在咨询医生意见后可以游泳，准妈妈不妨经常去游泳。

准妈妈游泳前的准备

❶ 选择卫生条件好、人少的游泳池，场边应有专职的医务人员或救生人员，一旦发生意外，确保能够得到及时的救助。最好选择室内恒温的游泳池。如果有条件，也可以去专门的孕妇游泳馆。

❷ 水温适宜。在29～31摄氏度为宜，并能避开阳光的直射。水温若是低于28摄氏度，就会使子宫收缩，容易引起早产或者流产。

❸ 换上适合的泳衣（可以选择孕妇专门的泳衣）、泳裤，戴好泳帽，最好还戴上泳镜。应选择防滑拖鞋，到了池边再脱掉。

❹ 游泳之前，要先测量血压和脉搏，做各种检查，合格后才能下水游泳。游泳的时间应选择在子宫不容易紧张的时候，也就是上午10点到下午2点。

❺ 做好热身运动。准妈妈游泳前要充分活动身体，逐渐热身和放松，避免发生腿抽筋等意外状况。

准妈妈游泳时的注意事项

❶ 选择感觉舒服的划水方式。准妈妈只要仰面漂浮在水上，双腿慢慢踩水就可以得到很全面的锻炼。

❷ 不要过度伸展关节，也不能潜水、跳水，不要仰泳，避免蛙泳。如果准妈妈盆骨前部的耻骨联合部位感觉疼痛，就更要避免蛙泳。

❸ 游泳时动作不宜剧烈，时间也不要过长，一般不宜超过1小时，大致游300～400米即可。

❹ 游泳后将身体冲洗干净，并马上排小便，防止阴道炎或皮肤病的发生。游泳后体温略微下降，要注意保暖，还要及时补充水分。

有流产史、早产史、阴道出血、腹痛、妊娠高血压、心脏病的准妈妈，在孕期要避免游泳。

孕妇瑜伽能不能练，因人而异

瑜伽对准妈妈来说是一种非常好的运动形式，它能够促进血液循环，增加肌肉弹性和身体灵活性，帮助准妈妈改善身体、大脑和情绪的健康。但孕妇瑜伽能不能练习也必须因人而异。

哪些准妈妈不宜练习瑜伽

如果准妈妈有任何疾病或并发症，在进行瑜伽练习前最好咨询医生。一般而言，有下列状况的准妈妈不宜练习孕妇瑜伽：

- 有流产史。
- 孕吐很厉害。
- 妊娠高血压。

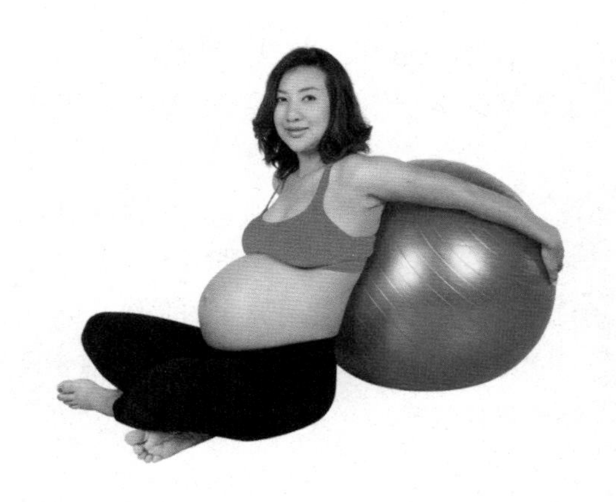

- 高危妊娠。
- 阴道出血或阴道分泌物带血。
- 深静脉血栓。
- 胎盘或子宫颈功能不全。
- 心脏病。
- 某些呼吸道并发症。
- 背部不适。
- 怀有双胞胎或多胞胎。

准妈妈练习瑜伽须注意的问题

参加专门的孕妇瑜伽培训班。孕妇瑜伽培训班是为准妈妈量身定制的。孕妇瑜伽教练会根据准妈妈的个性化需求和怀孕的阶段，变换所练习的瑜伽体位，并根据准妈妈的身体状况调整瑜伽练习时间，提供正确的练习指导，让准妈妈的练习更安全。以下列举出孕期瑜伽中应避免练习的动作，供准妈妈参考：

- 颠倒性的动作，如头倒立、手倒立或肩倒立等姿势。
- 腹部贴地俯卧。
- 过度拉伸腹部肌肉的姿势，如前下腰、后下腰和大幅度扭转动作。
- 需要屏气或暂停呼吸的呼吸方法。
- 需要剧烈呼吸的方法。
- 长期平躺的动作。
- 对身体平衡要求高的姿势。
- 扭转姿势。
- 任何有跳或翻滚动作的瑜伽体位。
- 热瑜伽或高温瑜伽。
- 需要用力、类似有氧运动或是动作剧烈的瑜伽。

练习瑜伽时，准妈妈须留心自己的身体变化，如果感觉头晕、胸部疼痛、羊水渗漏、特别渴或尿频、持续背疼，要立即停止练习，并咨询医生。

增强腰背肌肉力量的运动

随着子宫的不断增大，腹部变得越来越沉重，会给准妈妈的腰背造成负担。平时做一些增强腰背肌肉力量的练习，会让身体感觉更轻松一些。

增强腰背肌肉力量的运动

Step 1 以舒适的姿势侧卧在地毯上或床上，右手臂自然地放在身上，左手臂屈肘向头部弯曲，并且把小臂枕于头下，左腿向下伸直，右腿向上屈膝并放在一个枕头上。以闭目养神的方式，心里从1默数到10，先深吸气再做呼气动作。按照这个姿势，上身再向相反方向侧卧，做同样动作。

Step 2 将两条腿放松地跪在地毯上或床上，向前弓腰，双臂下伸，两只手扶地，两条手臂与大腿平行，两条小腿着地。心里从1默数到10，先深吸气再做呼气动作，使身体重心移向两手和两膝。

Step 3 保持刚才的姿势，将头慢慢地低下，让颈部用力地挺直。心里从1默数到10，先深吸气再做呼气动作，然后身体恢复原状，使背部受力。

以上动作可以重复做5～6次，一定要注意动作轻柔缓慢，并充分放松腹部。

准妈妈在睡觉前后做以上动作，并注意随时观察自己的状况，如有异常，马上停止动作，立即去看医生。

盆底肌锻炼方法

锻炼盆底肌对准妈妈来说意义重大。盆底肌弹性的增加不但能有效地加强对膀胱的控制，预防压力性尿失禁，有助于顺利分娩，而且对提高日后性生活的质量有一定帮助。

锻炼前找到盆底肌

盆底肌承载着尿道、膀胱、子宫和直肠，当紧闭并提拉阴道和肛门时，感觉到收紧的那部分肌肉就是盆底肌。一般而言，在忍住放屁或在小便时突然中断尿流时运用的就是收紧盆底肌的原理。也可以将一根干净的手指放入阴道，然后收紧阴道和肛门，如果手指感觉到受挤压，那就说明找的位置正确。

锻炼盆底肌的方法

取站姿或坐姿，或任意一个觉得舒服的姿势，然后收紧盆底肌，数8～10秒，放松几秒，然后再收紧，反复重复同样的动作。

在练习的过程中，不要收紧腹部、大腿和臀部或屏住呼吸，要注意保持身体除盆底肌外的其他部位放松。可以将手放在腹部，以帮助确认腹部肌肉是否处于放松状态。

准妈妈可以在一天中分多次来进行练习，如每天做3次，每次3～4组，每组10次。但刚开始时不要急于做太多，随着准妈妈肌肉弹性的不断增强，可以逐渐增加每天练习的次数，并延长每次收紧盆底肌的时间。只要坚持，不管准妈妈什么时间或在什么地方做盆底肌练习都没问题。

温馨提醒

准妈妈应该养成习惯，让盆底肌锻炼成为生活中的一部分，每日必做。如早晨醒来时、坐车时、工作中或看电视时以及睡觉前，都可以有意识地练习。

帮助顺产的小运动

一些小运动可以增强骨盆和腰部的力量，有助于准妈妈在分娩过程中正确用力，促进自然生产的顺利进行。

增加腰部力量的小运动

用手扶椅背，慢慢吸气，同时手臂用力，脚尖立起，腰部挺直，使下腹部紧靠椅背，然后慢慢呼气，手臂放松，脚还原。早晚各做5～6次，可加强腰部力量，练习时注意平衡，避免摔跤。

有利于打开骨盆的运动

扭动骨盆运动：仰卧在床，双膝屈曲、并拢，大腿与床面成45度，双肩紧靠床上。由双膝带动大、小腿左右缓慢和有节奏地摆动，反复数次。这种运动可增强骨盆关节和腰部肌肉的柔软性，有利于产时骨盆打开，使胎儿顺利产出，适合在孕中期进行，孕晚期腹部过大时不宜进行。

马步式下蹲运动：手扶桌沿，双脚平稳站立，慢慢弯曲膝盖，骨盆下移，双腿膝盖自然分开直到完全屈膝；接着慢慢站起来，用脚力往上蹬，直到双腿及骨盆全部直立为止。重复数次。这种运动可增强骨盆肌肉力量，有利于生产时开宫顺利。

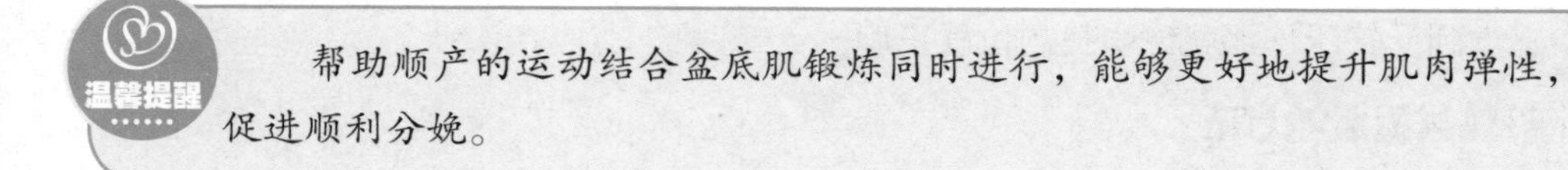

孕期应避免的运动项目

准妈妈在孕期运动时要格外小心，注意避免以下运动项目，并随时注意自己身体的感觉，千万不要勉强自己。

孕期应避免的运动项目

❶ 跳跃和震荡性的运动。跳跃和震荡性的运动容易使准妈妈重心不稳，如果滑倒或碰撞到物体，都容易使胎儿产生撞击造成宫缩或破水，甚至发生早产。

❷ 仰面平躺的运动。平躺时，增大的子宫会压迫下腔静脉，导致流到大脑和子宫的血液减少，让准妈妈感到头昏，喘不过气，或者恶心。所以，在怀孕3个月之后，准妈妈就要避免仰面平躺的运动，

❸ 仰卧起坐运动。怀孕4个月后，腹部隆起明显，为避免压迫到胎儿，准妈妈禁止做仰卧起坐运动。

❹ 身体接触性项目（如篮球、跆拳道等）和可能让人失去平衡的运动（如滑雪、溜冰、骑马、骑自行车等）都是准妈妈应避免的运动项目。

❺ 潜水和其他会受到压力的运动。这些运动可能会让准妈妈血液中形成气泡，导致危险状况，准妈妈也不能参加。

❻ 举重和其他需要长时间静止站立的运动。这些运动可能会使流向胎儿的血液量减少，影响宫内的供氧状况。

运动时应注意的异常状况

如果准妈妈在孕期运动中出现了以下任何一种症状，都要马上停止锻炼，并去医院检查：

- 体温突然变化。
- 行走困难。
- 心搏过快、气短。
- 身体任何部位的疼痛，尤其是胸腹部反复出现尖锐疼痛、背部或骨盆区域的疼痛。
- 恶心、头晕或感觉昏厥。
- 阴道出血或流出液体。
- 子宫收缩。

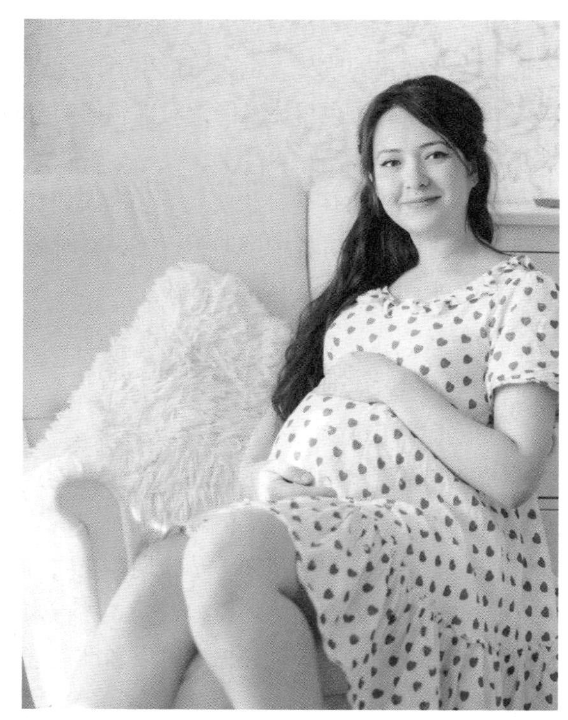

准妈妈应避免在天气炎热和闷热时做运动。在过分炎热的天气下做运动，可能使准妈妈中暑，最适宜准妈妈进行运动的温度为26～27摄氏度。

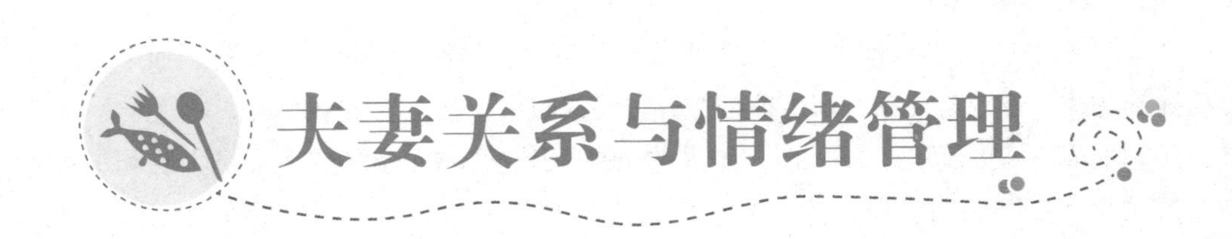

孕期如何保持良好的夫妻关系

孕期不但给准妈妈身体和心理上带来巨大的影响，也会给准爸爸的生活带来一系列变化，这些变化甚至可能影响夫妻关系。所以，在孕期准妈妈不能只在乎自己而忽视准爸爸，而应该在互相体谅、加强沟通的同时，让准爸爸参与到孕期中来，这样不仅能顺利度过孕期，还能加深夫妻感情。

孕期夫妻关系容易出现问题的原因

性生活失调。出于对胎儿安全的考虑，有的准妈妈对孕期性生活避之不及。而孕期不适及生活方式的改变，也会对性生活产生影响。对准爸爸而言，可能会担心伤害到准妈妈和胎儿，有时也可能是因为对准妈妈的身材变化有点儿不习惯，提不起兴趣，导致性生活失调。

将准爸爸排除在孕育胎儿之外。准妈妈在孕期，忙于为胎儿提供充足的营养、适应自己身体变化、应对各种孕期不适等，有时候显得过于独立坚强，将准爸爸排除在自己和胎儿之外，夫妻关系开始变得疏离。

准爸爸不理解准妈妈的心理和情绪变化。准妈妈在孕期情绪跌宕起伏，有时候甚至有点无理取闹，让准爸爸感觉疲累。

如何保持良好的夫妻关系

孕期巧妙缓解准爸爸的欲望。食色性也，性是生活中的一个重要内容。准妈妈也没必要在孕期过“无性”的生活。一般而言，孕中期是进行性生活的最佳时间，如果为了胎儿的安全，决定在孕早期、孕晚期停止同房，也可以想办法采取其他方式保持亲密关系，比如尝试营造浪漫的环境，对爱人进行亲吻和爱抚，使用性爱工具也是一个不错的选择。如果准妈妈有各种顾虑，可以和准爸爸充分沟通，而不是一味地拒绝，相信准爸爸也能理解。

让准爸爸参与到孕育胎儿的过程中来。在整个孕期，准妈妈可以充分地依赖准爸爸，让其参与孕育胎儿的整个过程。比如，和准爸爸一起给胎儿进行胎教，一起布置一间温馨的婴儿房，让准爸爸陪伴自己产检、散步、做孕妇体操等，这样不但可以让自己精神更愉悦，还可以让准爸爸知道自己的辛苦，以便互相理解。准爸爸在参与孕育的过程中，也会变得更有责任感。这为以后一起教育孩子，打下了良好的基础。

温馨提醒

准妈妈在孕期要适度关注准爸爸的思想和生活，同时不忘维护两人的关系，随时保持相互的吸引力，维护自己的婚姻，给即将到来的孩子一个最好的家庭成长环境。

孕早期性生活注意事项

最新的医学证据显示，只要准妈妈在孕期身体一切正常，那么从生理上讲，没有原因要求在孕期停止正常的性生活。但由于孕早期胎盘尚未发育完善，此时进行性生活须慎之又慎。

孕早期可以停止性生活

孕早期胚胎和胎盘正处在形成时期，胎盘尚未发育完善，如果此时进行性生活，容易引起子宫收缩，加上精液中含有的前列腺素对产道的刺激，使子宫发生强烈收缩，很容易导致流产。因此，如果准妈妈有流产史或者有任何不适，在孕早期最好避免进行性生活。

此外，在孕早期，准妈妈和准爸爸的心情都会比较紧张，唯恐发生意外状况，危害胎儿的健康。在这种情况下，勉强进行性生活可能会影响情绪。此时，不妨采取其他形式缓解对方的欲望。

缓解欲望的其他方式

准爸爸对性的要求可能要比准妈妈强烈一些，此时，准爸爸可以采取以下方式，释放自己的欲望：

让自己忙起来。准爸爸在孕期，可以帮助准妈妈承担一些家务，如打扫卫生，充当营养师等，让自己忙碌起来，转移自己的注意力。

用亲密接触代替“性”。有些时候，准爸爸可以通过温柔地亲吻、拥抱和爱抚准妈妈来表达自己的温情，但应注意适度。

温馨提醒

在孕早期，准爸爸要避免过度刺激准妈妈的乳头、阴部等性敏感部位，以免引起子宫收缩，给胎儿带来危险。

孕中期是性生活的好时机

孕中期是进行孕期性生活的最佳时机，在这一时期进行适度的性生活，不但有利于增进夫妻感情，而且对准妈妈身心健康也十分有益。

孕中期是进行性生活的最佳时机

这一时期，胎盘已经发育完全，子宫中有胎盘和羊水作为屏障，可以缓冲外界的刺激，使胎儿得到有效的保护，相对不容易流产。性生活带来的一定程度的子宫收缩，对胎儿也是一种锻炼。而且在孕晚期之前，准妈妈的子宫颈是紧闭的，并有许多黏液封闭着，能够防止致病菌的入侵。因此，这时是孕期享受甜蜜性爱的最佳时机。而和谐的孕期性生活，可以让准妈妈心情愉快、情绪饱满，这对胎儿也是一种良好的情绪胎教。

进行性生活时的注意事项

❶ 控制次数和时间。每周1～2次，每次最好不要超过20分钟。

❷ 使用避孕套。孕期过性生活，虽然不用担心会怀孕，但也要使用避孕套。一是避免精液刺激子宫发生收缩，二是防止准爸爸生殖器上的细菌感染阴道。

❸ 注意个人卫生。尤其是准爸爸，一定要充分清洁双手和生殖器，以免使准妈妈发生细菌感染。

❹ 准爸爸的动作一定要温柔，不要压迫准妈妈的腹部，不能太激烈，还要避免过度刺激准妈妈的乳房和阴道。

❺ 不要勉强。在性生活过程中，如果准妈妈感到十分疼痛，就要暂停，等到疼痛感消失后再继续，但如果还是感到疼痛，就应停止，不可勉强为之。

不宜进行性生活的状况

有些准妈妈，为了胎儿和自身的安全，在整个孕期都需要禁止性生活。

❶ 准妈妈有流产史，在本次妊娠流产危险期过去前，最好不要进行性生活。

❷ 准爸爸患有性病或准妈妈阴道发炎，在治愈前禁止性生活。

❸ 子宫收缩太频繁或子宫颈闭锁不全，可能会导致流产或早产，应避免性生活。

❹ 发生早期破水情况时，禁止性生活，以免病菌感染胎儿。

性高潮后，胎动可能会加强，那是因为准妈妈的心脏剧烈搏动引起的，而不是因为胎儿知道准爸爸和准妈妈正在做什么或者他感到疼痛。

最后一个月应避免性生活

进行性生活时会释放催产素。催产素可促进子宫颈为分娩做好准备，在孕期的最后一个月进行性生活时可能会诱发宫缩，引起早产，所以，准妈妈在孕8~9月进行性生活应谨慎，在最后一个月应避免性生活。

孕8～9月谨慎性生活

此时胎儿生长迅速，子宫增大很明显，胎膜里的羊水量日渐增多，张力随之加大，在性生活中稍有不慎，就可能导致胎膜早破，甚至引起新生儿感染。因此，这一段时间不一定要绝对禁止性生活，但在过性生活时要非常小心。

在进行性生活时，须注意体位，不要压迫准妈妈的腹部，并注意控制频率和时间，动作要轻柔，避免给予机械性的强刺激，以免引起子宫强烈收缩。如果准妈妈在孕期性生活过程中或之后发觉自己的阴道分泌物量突然发生变化，如感到液体在缓慢地渗漏，有可能就是胎膜早破，准妈妈应去医院检查。

孕10月应避免性生活

进入孕期的最后一个月，准妈妈的子宫已经变得很大，对外来的刺激非常敏感。尤其是孕9月后，子宫口逐渐张开，随时会出现分娩征兆，如果这时进行性生活，很容易使胎膜发生破裂、羊水受到感染或子宫收缩而引起早产。因此，为了准妈妈和胎儿的安全，最后一个月一定要停止性生活。如果有早产史，在孕期的最后3个月都需要避免性生活。

到了孕晚期，准妈妈的欲望会再次减弱，而且孕期的各种不适也会让准妈妈失去对孕期性生活的兴趣，此时，准爸爸应充分体谅准妈妈，千万不要勉强。

测测自己是否有产前抑郁

有些产前抑郁的症状普遍存在于健康的孕妇中，比如易疲劳或睡眠困难。但除此之外，如果准妈妈还有以下3种或更多症状，并持续2周以上，就有可能是被产前抑郁的情绪所困扰了：

- 注意力无法集中，记忆力减退。
- 总是感到焦虑、迷茫。
- 不停地想吃东西或者毫无食欲。
- 脾气变得很暴躁，非常容易生气。
- 睡眠质量很差，爱做梦，醒来后仍感到疲倦。
- 对什么都不感兴趣，懒洋洋的，总是提不起精神。
- 持续的情绪低落，莫明其妙地想哭。
- 情绪起伏很大，喜怒无常。

温馨提醒……

产前抑郁与怀孕后激素及其引起的神经介质变化有关，准妈妈如果偶尔出现以上症状，也不要过于担心，需要做的是照顾好自己的情绪，缓解产前抑郁的症状，让自己的心情保持良好，并减少出现产后抑郁的可能性。但如果症状较严重，则必须引起高度重视，并及时寻求心理医生的治疗。

学会调整自己的情绪

孕早期迅速升高的激素水平会影响准妈妈大脑化学物质的分泌，使得情绪波动剧烈，甚至引发产前抑郁。所以，准妈妈须学会调整自己的情绪，避免产前抑郁的发生。

学会倾诉

如果准妈妈感觉到郁闷的情绪久久不能散去，应该及时与准爸爸、亲密的朋友倾诉。把自己的不愉快与担心，把压在心中的那块“石头”一股脑地说出来，相信哪怕他人没能给自己提供任何建议，而只是真诚耐心地听自己说完，自己也会有一种如释重负的感觉。

暂时离开郁闷的环境

眼睛所看到的总是能直接影响人的心情和行为，消除烦恼的最快、最直接的办法就是暂时离开令自己感到郁闷的环境。准妈妈也可以通过能引起自己兴趣的活动，如听音乐、看画册、郊游等，使情绪转向欢乐。

广交朋友

闭门锁居只会使自己郁郁寡欢，因此应积极参与准妈妈俱乐部活动，多交一些朋友，交流孕期的一些体验，分享一些有益的方法和技巧，将自己置身于乐观向上的人群中，用友情的快乐驱散心头的乌云。

让自己放松

准妈妈在感到情绪不佳的时候，要学会让自己放松。准妈妈可以读书、在床上吃早饭，或是在家附近好好地散步，放一些喜欢听的音乐，做一些让自我感觉良好的事情。

给自己自信

准妈妈要相信自己在身体上是正常的，完全能够生育，而且能够生育一个聪明健康的孩子。只要自己和准爸爸一起努力，生活就会逐渐好起来的；孩子会健康、快乐成长，一个充满幸福、和谐与欢乐的家庭就在前方……这样给自己自信，情绪自然会变得更好。

增进和准爸爸之间的感情

确保有很多时间和准爸爸待在一起，培养彼此之间的感情。如果可以的话，就一起休假吧。做一切可以增进夫妻之间感情的事，这样准妈妈会更有安全感，使情绪趋于稳定。

温馨提醒

在准妈妈感到情绪不佳时，注意不要让沮丧不断加重。要想办法让自己的心情好起来，如适当的休息、充足的睡眠、适量的运动，以及均衡的饮食等，配合以上放松心情的办法，缓解消极的情绪。

准爸爸也要警惕产前抑郁

不仅是准妈妈，准爸爸在准妈妈怀孕期间，也可能出现产前抑郁的症状。因此，准爸爸在担心准妈妈的同时，也千万不要忘记关注一下自己的心情。准爸爸出现产前抑郁的原因如下：

❶ 担心孩子的降临会打扰甜蜜安逸的二人世界。

❷ 担心孩子降临带来的经济压力。

❸ 准妈妈在孕期出现的各种不适让准爸爸感到紧张、无措。

❹ 准妈妈情绪不好时觉得准爸爸做什么都不对，或将情绪都发泄给准爸爸时，使其觉得委屈。

❺ 害怕自己不适应父亲的角色，教育不好孩子，因而对未来产生担忧。

准爸爸预防产前抑郁的方法

❶ 和准妈妈一起备孕，经历孕期的各种状况，与准妈妈一起想象一家三口其乐融融的画面，而不只是把孩子的到来看成一种责任和压力。

❷ 更多地参与胎教，在出现胎动时用手摸摸准妈妈的腹部，加深对胎儿的感情。

❸ 多看看孕产类的书籍，陪准妈妈上产前培训班，了解相关护理的知识，让自己在照顾准妈妈孕期生活时变得从容。

❹ 和已经做爸爸的同事或朋友交流，向他们请教经验，并得到支持、鼓励和安慰，以更好的心态做好爸爸这个角色。

❺ 坚持锻炼身体，健康的身心有助于增强信心，舒缓压力，克服焦虑。

❻ 享受当下的生活，不要过分苛求自己、过分追求完美。

温馨提醒

当有所担心的时候，准爸爸可以把所担心的东西写出来，然后分析一下，会发现自己的这些担心可能完全是多余的，或者是杞人忧天，这样的方式有利于缓解焦虑的情绪。

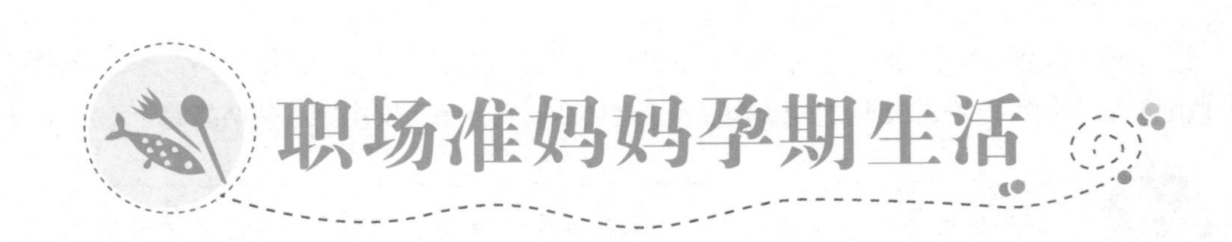

孕期坚持工作好处多

一边怀孕、一边工作已成为大部分女性的选择。对于身体一切正常、工作环境适宜的准妈妈来说，在孕期坚持工作不但不会影响自己和胎儿的健康，而且相反地还会带来很多益处。

有助于缓解早孕反应

上班族因为有良好的工作生活习惯，早孕反应也会有所减轻，且集中精力工作是缓解早孕反应的一种有效办法。但剧烈的早孕反应也可能会影响工作，准妈妈可以按照本书提供的方法来缓解。一般早孕反应在怀孕的3个月以后会自动消失。

保持运动量

怀孕后，特别是孕晚期，准妈妈身体相对更笨重，如果没有外出工作的动力，可能变得懒散，活动范围变小，将导致体重激增和难产概率增加。坚持工作可以给准妈妈更多的外出机会。准妈妈还可以在去工作的途中选择适当的步行路程，确保孕期所需的运动量。

汲取更多育儿经验

怀孕育儿是已育女性的共同话题。相当一部分的怀孕女性认为，这一阶段，是她们与已育女同事关系最融洽的阶段。在交谈怀孕感受的同时，那些作为过来人的女同事，会给准妈妈提供相当多的孕育经验供借鉴，让准妈妈体会到别样的温暖。这些贴心经验，或许比待在家中，由老人或保姆传授的知识科学和客观得多。

减少产前抑郁的发生

工作也使准妈妈的社交氛围变融洽，不论是原先争强好胜的同事，还是锱铢必较的客户，这一阶段相对都比较宽容。众人态度的友善，将对准妈妈保持乐观情绪十分有益。即使有一定的“致畸幻想”，工作中的忙碌也会帮助准妈妈冲淡这种可笑的担忧。尤其是，当见面的所有同事都表扬自己“气色很棒”“育儿知识储备丰富”“一定能生个漂亮聪明的孩子”时，“致畸幻想”便会不知不觉消失。

有利于重新返岗工作

随着竞争压力的递增，一旦放假松懈下来，人们普遍对重返高强度的工作节奏心生畏惧。而身体并无不适的准妈妈可以工作到预产期前3～5天。并且，生产1个月以后也可以恢复对社会资讯的关注，与上司和同事联络，关心行业动向……如此，让重新返岗成为一种期待，可以有效降低准妈妈重新返岗的压力。

温馨提醒

准妈妈选择边工作边怀孕的前提，一是职场的工作环境相对比较安全，不会危害胎儿的健康；二是准妈妈身体状况良好，可以继续工作，这样在预产期的前一周或两周休假即可，无须早早地待在家里等待孩子的出生。

怎样告诉领导自己怀孕了

如果领导知道准妈妈怀孕的计划，那么告诉领导自己怀孕的好消息时会很容易；如果领导事前不知道，准妈妈可能需要选择合适的时机及合适的方式告诉领导自己怀孕了。

寻找合适的时机

为了避免汇报怀孕消息时太过突然，准妈妈可以在准备怀孕时就先做好铺垫工作。比如时不时地和同事或领导谈论有关孩子的话题，让领导感觉到你有要孩子的计划，他也有个心理准备。然后在怀孕后，再挑个合适的时机告诉领导。准妈妈可以先厘清自己的工作安排，做一个计划，然后在一项或一个阶段的工作圆满完成之后告诉领导，再告诉他自己的工作安排计划，表明自己的工作并没有因为怀孕而受到影响，这样在和领导谈话时，才更有说服力，不至于使自己的立场很被动。

选择合适的方式

直接领导应该是第一个被告知的对象，以便其有充足的时间来安排和调整接下来的工作。准妈妈可以在以上时机具备后，找个机会与他进行一次长谈。在进行谈话前要站在领导的立场上多想一想。自己的怀孕是否会影响某些重要的工作计划？自己最近的工作中是否有不专心或失误的情况出现？谈话时，要尽量表现得诚恳和谦虚，向领导表明接下来的一段时间由于身体原因，在工作中可能出现的一些困难，或者需要受到一定的照顾（如不加班、能够按时进行产检等），然后在谈话中流露出自己为公司和领导考虑的意思，表明自己依然会在工作中尽职尽责的态度。如果领导很通情达理，你们也能进行顺利的沟通，相信他也会理解你的。

温馨提醒

在谈判时不要过分强势，暂时不要急于谈论孕产期的工资待遇，这些是人事部门需要考虑的问题。不要站在对立的立场和领导进行理论，因为法律毕竟是问题无法调解时采用的途径。

工作餐怎么吃营养又健康

在孕期，不管准妈妈的工作有多忙，都要留出时间让自己吃好，保证均衡健康的饮食。

自带营养工作餐

现在市面上的快餐或盒饭可能比较油腻，而且可选性较少，准妈妈可以在前一天晚上或当天早上在家里提前做好营养便当，如煎几块带鱼、切几片熟牛肉、拌一碗蔬菜沙拉，加上一份汤，用保鲜盒密封带到公司就是一份丰富的营养工作餐。

主食：米饭或选择不同馅料的夹馅烧饼或包子、饺子。

菜品：注意荤素搭配，包含肉类、鱼虾、豆类、蔬菜等，保证脂肪、蛋白质、维生素等摄入均衡。

蔬菜沙拉：蔬菜沙拉是在工作餐中补充维生素的好方法。为了减少沙拉成分中维生素C的损失，要把菜切成大块，而不是小块或丝。此外，用酸性沙拉调味品，以此减少维生素C的进一步流失。

汤：如果准妈妈有时间，可以在前一天晚上多做点汤。若是在公司把汤加热比较麻烦，可以当天早上把汤装在保温饭盒里带着，主食和菜品也可以一并放入保温饭盒中。

以健康零食来补充营养

准妈妈可以自备一些零食，来应对工作期间的加餐。

袋装牛奶：牛奶可以为准妈妈补充钙质，经过巴氏杀菌消毒的袋装牛奶是一种好选择。一杯牛奶，加两块全麦饼干，就是准妈妈的健康加餐。

新鲜水果：在饭前30分钟吃一些水果，可以补充维生素。如果在办公室清洗不方便，可以早上出门前清洗后，用保鲜膜包裹。

饱腹食物：可选择全麦面包、全麦饼干等饱腹食品，搭配蛋黄酱、花生酱、奶酪等，应对工作期间的饥饿感。

干果类：核桃仁和杏仁等坚果不仅体积小、好携带，而且含有准妈妈需要的多种营养元素。

温馨提醒

如果时间允许，准妈妈可以与同事一起到干净卫生的餐馆吃饭，这样可以多点几个菜式，荤素搭配，营养更均衡，而且也更经济实惠。

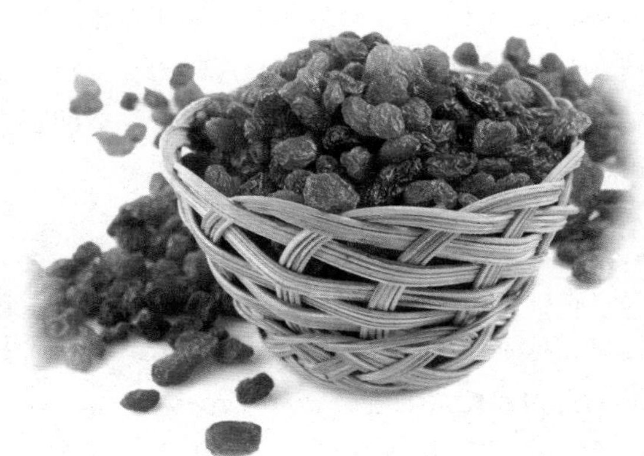

上下班路上的注意事项

和普通上班族一样，许多坚持工作的准妈妈上下班时会有诸多不便。为了自己和胎儿的安全，准妈妈在上下班途中须注意如下问题。

坐公交车、地铁上下班时的注意事项

避开上下班高峰期。在孕期，准妈妈尽量避开上下班高峰期，留出足够的时间。如有可能，试试跟领导谈一谈，看能否早点上班、早点下班或晚点上班、晚点下班，或者一周在家工作一两天。

慢上慢下，注意安全。在上下公交车或地铁的时候要注意安全，不要不顾一切地追赶即将发动的公交车或地铁，不要与他人争抢车门、座位，以免造成危险。

尽量找个座位坐下。在地铁或公交车上晃来晃去，对准妈妈来说，实在是很不安全。乘车途中要尽量坐着，如果没有座位可坐，客气地请别人让一下。如果是乘坐公交车，尽量选择靠前的位置，这样能减少颠簸，以免意外发生。

孕早期防孕吐。在孕早期时，容易孕吐，准妈妈可以随身携带塑料袋，以防随时到来的孕吐。坐在靠窗通风的位子对准妈妈有好处。

自己开车上下班时的注意事项

❶ 孕早期应尽量避免驾车。孕早期的准妈妈由于体内激素的变化，心理状态不稳定，注意力容易分散，也容易产生困倦，对于需要高度集中精神的开车来说是不适合的。

❷ 不宜长时间开车。开车时长期处于单一姿势，坐的时间过久，会使得准妈妈腰部受力最大，致使腹压过大，从而可能引发流产。而且，开车时长期处于震动和摇晃之中，对准妈妈来说过于疲劳，胎儿长时间处于颠簸状态，可能会引起不正常的胎动和腹痛。

❸ 注意行车安全。准妈妈在开车时应系上安全带，速度适中，不能开“斗气车”，确保行车安全。

❹ 避免在凹凸不平或弯曲的路面上行驶，更不要快速行驶，以防紧急刹车碰撞腹部。

在办公室怎样舒适午睡

坚持上班的准妈妈，在午休的时候，找个适当的地方，小睡20分钟左右，可以使大脑和身体都得到休息与放松，有助于恢复精力和体力。

自己创造午睡的环境

如果条件允许，准妈妈可以自己创造一个午睡的环境。如办公室本来就有午休的习惯，准妈妈可以带一个可以折叠的钢丝床或旅行睡袋，中午睡觉时铺开，不用时就收起来藏在桌下，方便易携，不影响环境。沙发也是午休的好地方。如果办公椅子靠背可以向后倾倒，那准妈妈可以尽量向后靠，使身体放平，或者将几张椅子拼起来躺在上面，

然后用纸箱或另外一张椅子将双腿垫高，这样可以避免腿部水肿。自己带个褥子铺在椅子或沙发上面，然后用靠垫当枕头，这样就舒服多了。也可以再准备一个眼罩和耳塞，用来降低亮度和噪声，方便更快地入睡。

午睡时的注意事项

❶ 不要趴着午睡。趴着午睡会影响手臂的血液循环和神经传导，使身体的某些肌肉群、汗腺、皮肤处于紧张状态，导致醒后不但没有精神饱满的感觉，反而会感到更加疲惫。

❷ 注意保暖。准妈妈抵抗力低，容易感冒。在午睡时最好盖上大衣或者毯子。

❸ 睡后注意补充水分。睡醒后不要马上站起身，先慢慢坐起来活动一下，然后喝杯热水再进行工作。含糖的饮料容易使身体疲倦，尽量不要喝。

即使是没办法午睡，准妈妈也可以在午休时，把双腿抬高使自己放松，再打个盹，对恢复精力也非常有好处。

办公室必备的有助于孕期舒适的常用物品

充分利用一些小道具可以让辛苦工作的准妈妈更舒适。准妈妈不妨在办公室准备以下常用物品。

塑料袋：应对孕吐

孕早期妊娠反应强烈的时候，在办公桌上准备几个深色的塑料袋，万一孕吐突然来袭，又来不及去卫生间，就可以迅速抓起手边的塑料袋吐在里面。

小毯子或外套：预防感冒

准妈妈可以在办公室常备一张小毯子或一件外套，夏天如果办公室的空调温度太低，将小毯子或外套盖在身上可以避免受凉；到了冬天，将它盖在腿上或披在身上可以防寒保暖。

凳子或箱子：预防腿部水肿

久坐时垫高脚部可以有效缓解小腿水肿。准妈妈可以在办公桌下放一个小凳子或小箱子，或者大厚本的书，坐下来工作时就把双脚搁在上面。

靠垫、小木槌：缓解腰酸背痛

将一个柔软的靠垫放在椅背上，这样靠在上面工作会舒服很多。久坐或久站容易腰酸背痛，用小木槌敲敲打打有助于减轻肌肉疲劳。

小风扇：降温防暑

如果办公室没有空调，准妈妈可以买一个小风扇摆在办公桌上，不但实用，而且还能将办公桌装点得活泼可爱，一举两得。注意风扇不宜对着自己吹，以防着凉感冒。

暖手鼠标垫或暖宝宝：保暖防寒

在寒冷的冬天操作鼠标和键盘，容易冻手。准妈妈可以准备一款暖手鼠标垫或者直接用暖宝宝，有很好的保暖防寒作用。

准妈妈在桌面上不要放太多东西，用不着时，要将这些用品都收起来，以免引发意外。

预防小腿水肿的办公室锻炼法

在办公室工作的准妈妈由于需要久坐，可能更容易出现水肿现象。所以，准妈妈在空闲的时候，不妨尝试一些可以在办公室按摩的小办法，预防水肿。

按摩预防腿部水肿

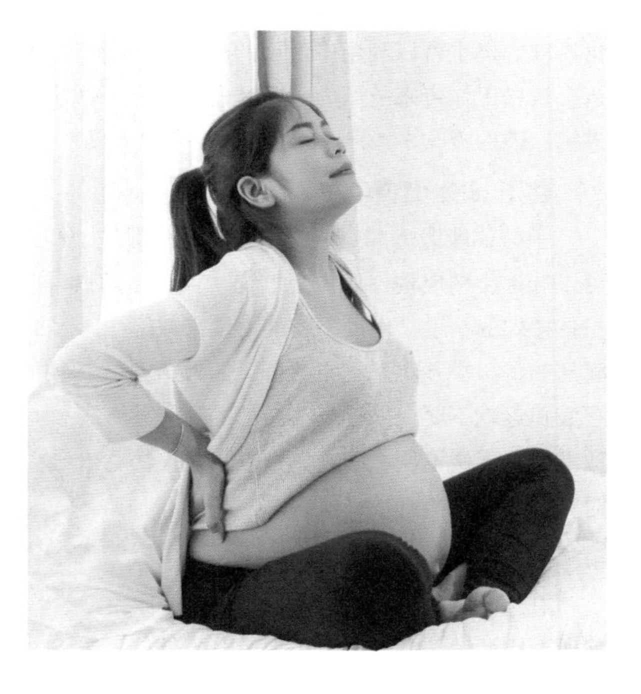

❶ 坐在椅子上，将一条腿弯曲，搭在另一条腿上，用两只手捏住小腿上的肌肉，一边捏一边从中间向上下按摩，不断改变按捏的位置，重复做5次，换另一条腿。

❷ 两手一上一下握住小腿，像拧抹布一样左右拧小腿的肌肉，从踝部开始往膝盖处拧，重复做5次，换另一条腿。

❸ 两手握住小腿，大拇指按住小腿前面的腿骨，从上往下按摩，重复3次，换另一条腿。

❹ 两手握住大腿，拇指放在膝盖上面，边按压边按摩，重复5次，换另一条腿。

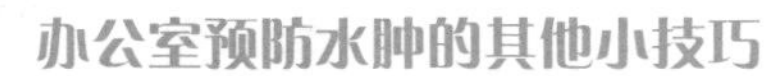

办公室预防水肿的其他小技巧

避免久坐久站。要经常改换坐立姿势；每隔1小时就要站起来走一走。

坐着时将脚搁在凳子上或箱子上，促进腿部的血液循环。

坐在办公桌前工作时，可以将双脚脚尖踮起来，然后上下或左右颤动双腿，这种方法也可以在一定程度上加速体液循环。

不要穿袜口收紧的袜子，否则容易阻碍血液循环，加重小腿水肿的现象。

考虑到准妈妈腹部突出，不方便屈身弯腰，按摩时可以将腿搭在另一把椅子上，这样在按摩时就不会太吃力。

久坐办公室，如何保证运动量

身体状况良好的准妈妈可以每天保持15～20分钟的运动量，即使对坐在办公室工作的准妈妈来说，只要适当安排，就可以轻松达到这个运动量。

留出适当的散步时间

准妈妈可以在上下班时，留出15～20分钟的散步路程。如在时间允许的前提下，提前一站下车，或者下班后稍微绕远一点路程，慢慢溜达回家，即可以保证每天的运动量。准妈妈也可以利用午饭后的时间出去走走，不但能达到运动的目的，而且也能借此机会放松工作带来的压力。尤其是在阳光下散步，不仅可以借助紫外线杀菌，还能够促进钙、磷的吸收。

将上楼梯当作运动

上楼梯能锻炼准妈妈腿部的力量，促进顺利分娩。如果公司处在大厦高层，准妈妈可以选择爬两层楼梯后再坐电梯，保证运动量。但爬楼梯也有一定的注意事项，上楼时拉住楼梯的扶手，借助手臂的力量来减轻腿部的负担，并注意量力而行，如果感到腰酸腿疼就不要走楼梯了。腹部的隆起导致准妈妈下楼不便，准妈妈可以只在上楼时爬楼梯，下楼时乘坐电梯。

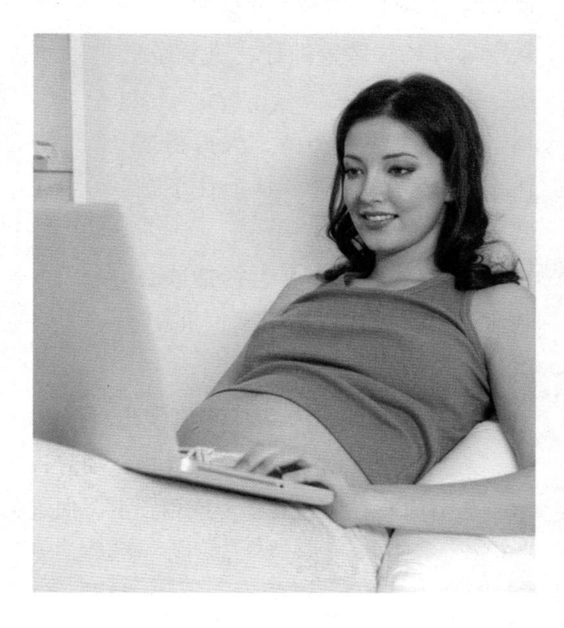

办公桌前的小运动

在空闲之余，准妈妈可以在办公桌前做些小运动，活动一下小关节，不但能增加运动量，还能帮助缓解孕期不适。

颈部运动： 先挺直前望，然后弯向左边并将左耳尽量贴近肩膀；再将头慢慢挺直，右边再做相同动作。缓解颈部肌肉酸痛。

腰部运动：先挺腰，再将两肩往上耸以贴近耳，停留10秒，放松肩部。缓解腰部肌肉酸痛。

肩部运动：将肩胛骨往背内向下移，然后挺胸停留10秒。减轻腹部增大带来的不适。

手肘运动：手部合十，将手腕下沉至感觉到前臂有伸展感，停留10秒，接着再将手指转向下，将手腕提升至有伸展的感觉。缓解手腕痛及手肘痛。

踝部运动：坐在靠背椅上，保持背部挺直，腿与地面呈垂直状态，脚心着地；然后脚背绷直、脚趾向下，使膝盖、踝部和脚背成一直线，停留5秒。增强脚部肌肉的力量。

收拾办公桌、扫地、擦桌子等也属于孕期运动的一部分，如可能，准妈妈可以婉拒别人的代劳，自己做这些事情，以增加孕期的活动量。

怎样合理安排产假时间

何时停止工作开始休产假，取决于准妈妈自己的身体状况。准妈妈可以综合考虑所在公司对产假的规定及自己的身体状况，合理安排产假时间。

准妈妈的产假时间

根据中国《女职工劳动保护特别规定》第七条规定，女职工生育享受98天产假，其中产前可以休假15天。难产的，应增加产假15天。生育多胞胎的，每多生育一个婴儿，可增加产假15天。

各地的计划生育条例对产假的规定会略有差别，如有的地方规定，剖宫产的女职工增加10天产假。而公司作为一种福利，也可能会延长产假的时间。准妈妈在休产假前可向人力资源部或者同事咨询公司的具体规定。

什么时候开始休产假

准妈妈可以根据自己的身体状况来具体安排产假的休息时间。有些准妈妈在第7、8个月就开始休息，而有些则坚持到预产期的当天。一般而言，如果身体状况及工作条件适宜，坚持上班可以让准妈妈的生活更充实，适当的活动量还有助于生产。而且，把产假都保留在生产后，也有助于准妈妈的身体恢复。如果准妈妈感觉到吃力，可以在预产期前一两周休产假，并利用这段时间多休息，做好生产准备。

做好休假前的交接工作

在决定好休产假的时间后，准妈妈需要在休假前妥善安排工作的交接。准妈妈可以列一份工作明细表，与主管领导沟通，及早确定工作代理人。由于职务和职位的不同，工作代理人可能是一个人，也可能是不同的人负责不同的工作项目。无论怎样，准妈妈

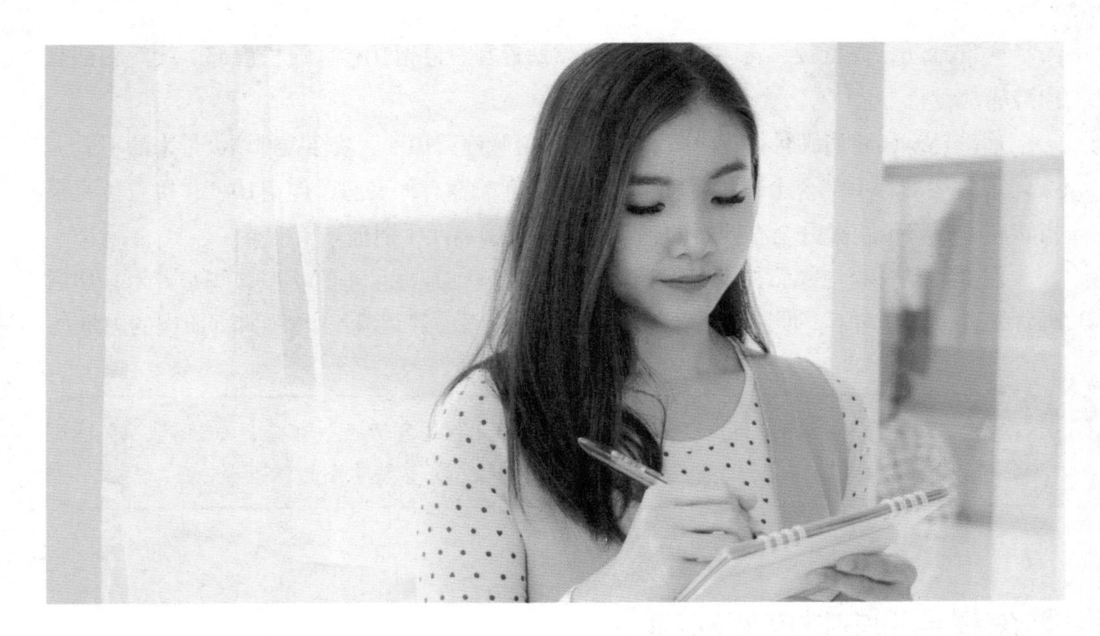

需要提前让代理人对工作内容和流程有一个熟悉和适应的过程，提前进入工作状态，以便准妈妈出现紧急生产状况时，可以随时接替工作。

准妈妈可以向人力资源部了解情况并办理相关手续，将本年度其他假期（如探亲假、年假等）计入产假，延长产假的时间。

了解生育保险的相关规定

为保护女职工的利益，中国很多省、市、地区都规定了单位必须为女职工缴纳生育保险。准妈妈事先了解生育保险的相关规定，不但可以为办理相关事宜提供便利，还可以更好地维护自己的孕产期权益。

缴纳生育保险的方法

在行政区域内的企业和与之形成劳动关系的城镇职工，按规定参加的社会保险中即包含生育保险。生育保险费由单位缴纳，职工个人不需缴纳生育保险费。

参加生育保险可享受的待遇

参加生育保险的职工可以报销基本费用及领取产假期间的生育津贴。

可报销的相关费用：孕期和分娩时所需的检查费、接产费、住院费、药费及出院后因生育引起的疾病的医疗费由生育保险基金支付，超出规定的医疗服务费和药费由本人承担。

可领取的生育津贴：生育后，单位会向地方社保机构申请，社保机构经过核定后，按照当地生育保险政策和单位缴纳的社保基数核算生育津贴，一次性打入单位账户，单位在扣除三险一金（医疗、养老、失业保险和住房公积金）个人缴纳部分和个人所得税后，将余额发放到个人手中。

领取生育津贴需要提交的资料

单位在申领生育津贴时，可能需要准妈妈提供以下文件（各地因政策差异，可能会有所不同）：

❶ 夫妻双方的身份证原件及复印件。

❷ 夫妻双方的户口簿（集体户口的，携带户籍所在地公安部门出具的户籍证明）。

❸ 医疗机构出具的《出生医学证明》原件及复印件。

❹ 带有转账功能的实名制银行卡原件及复印件。

温馨提醒

各地的政策和规定可能略有差异，准妈妈可向人力资源部及已育同事咨询相关规定。此外，只有符合生育保险规定的药品、诊疗项目和医疗服务设施项目才能够报销，准妈妈须注意。

保护职场准妈妈权益的法律法规

准妈妈可以事先了解保护自己权益的法律法规，必要时拿起法律的武器维护自己的权益。

保护孕期权益的相关法律法规

《女职工劳动保护特别规定》第五条规定，用人单位不得因女职工怀孕、生育、哺乳降低其工资、予以辞退、与其解除劳动合同或者聘用合同。

《女职工劳动保护特别规定》第六条规定，女职工在孕期不能适应原劳动的，用人单位应当根据医疗机构的证明，予以减轻劳动量或者安排其他能够适应的劳动。对怀孕7个月以上的女职工，用人单位不得延长劳动时间或者安排夜班劳动，并应在劳动时间内安排一定的休息时间。怀孕女职工在劳动时间内进行产前检查，所需时间计入劳动时间。

《中华人民共和国妇女权益保障法》第二十七条规定，任何单位不得因结婚、怀孕、产假、哺乳等情形，降低女职工的工资，辞退女职工，单方解除劳动（聘用）合同或者服务协议。但是，女职工要求终止劳动（聘用）合同或者服务协议的除外。

《中华人民共和国劳动合同法》第四十二条第（四）项规定，女职工在孕期、产期、哺乳期的，用人单位不得解除合同或者裁员。

《北京市企业职工生育保险规定》第二十三条规定，企业未按照本规定参加生育保险的，职工生育保险待遇由企业按照本规定的标准支付。

享受哺乳假的权利

《女职工劳动保护特别规定》第九条规定，对哺乳未满1周岁婴儿的女职工，用人单位不得延长劳动时间或者安排夜班劳动。用人单位应当在每天的劳动时间内为哺乳期女职工安排1小时哺乳时间；女职工生育多胞胎的，每多哺乳一个婴儿每天增加1小时哺乳时间。

《中华人民共和国劳动法》第六十三条规定，不得安排女职工在哺乳未满1周岁的婴儿期间从事国家规定的第三级体力劳动强度的劳动和哺乳期禁忌从事的其他劳动，不得安排其延长工作时间和夜班劳动。

维护自己权益的法律法规

《女职工劳动保护特别规定》第十四条规定，用人单位违反本规定，侵害女职工合法权益的，女职工可以依法投诉、举报、申诉，依法向劳动人事争议调解仲裁机构申请调解仲裁，对仲裁裁决不服的，依法向人民法院提起诉讼。

《女职工劳动保护特别规定》第十五条规定，用人单位违反本规定，侵害女职工合法权益，造成女职工损害的，依法给予赔偿；用人单位及其直接负责的主管人员和其他直接责任人员构成犯罪的，依法追究刑事责任。

《女职工劳动保护特别规定》附录第三项还规定了女职工在孕期禁忌从事的劳动范围。

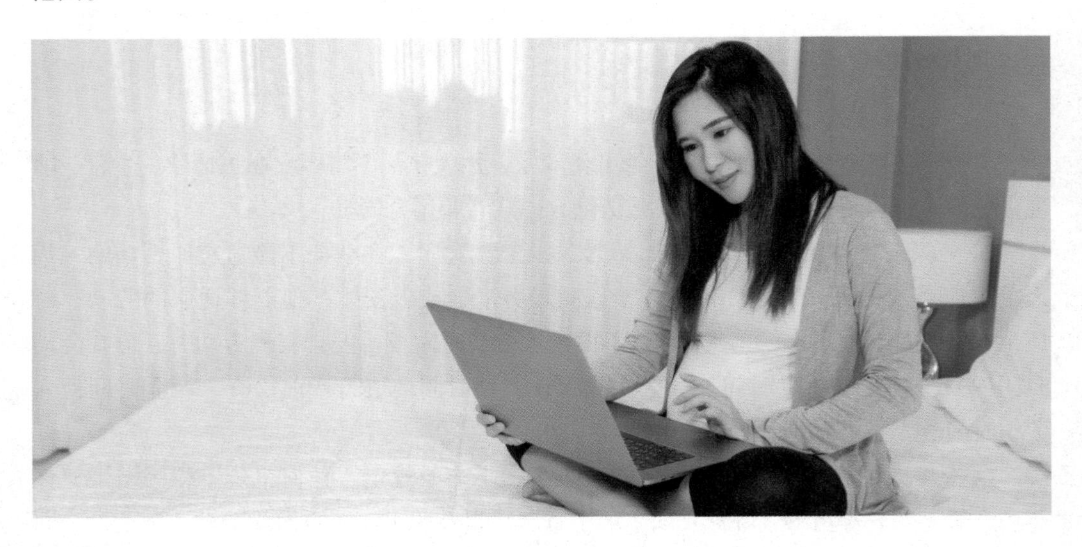

温馨提醒

准妈妈须保留劳动合同及有法律效力的相关证件、证明，以便在需要的时候提供给相关部门，以证明与所在单位的劳动关系，维护自己的正当权益。

Part 5

胎儿发育与胎教

科学的胎教方案，有利于胎儿的身体和大脑发育，同时也能增进亲子感情，帮助准妈妈缓解在孕期的焦虑情绪。

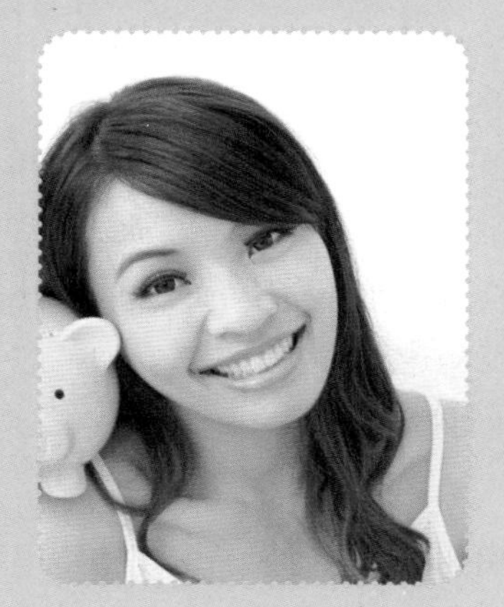

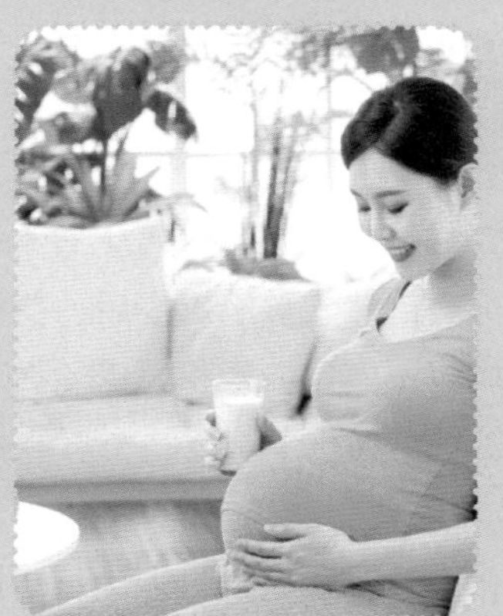

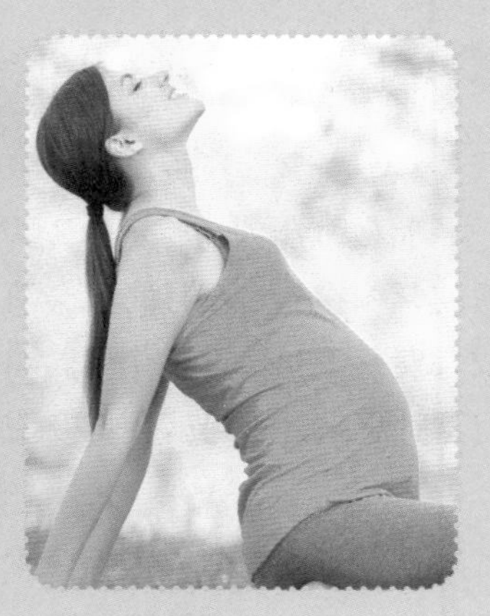

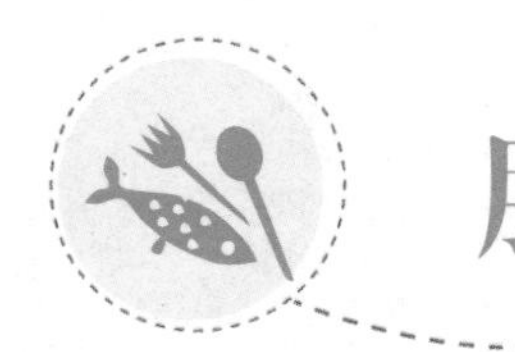

胎教的基本常识

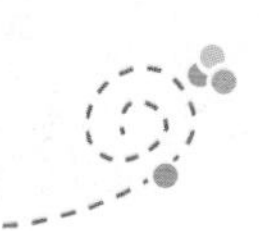

胎教可以让孩子变得更聪明

早在20世纪80年代，美国费城的“人类潜能研究所”曾对200多名接受过胎教的4～7岁孩子进行了调查，结果显示接受过胎教的孩子比没有接受过胎教的对照组智商要高出20%～45%。我国著名的育儿专家戴淑凤教授也对受过胎教的新生儿进行了行为测评，她发现受过良好胎教的新生儿在以下几个方面表现能力较没受过胎教的新生儿优秀：

❶ 开始说话时间较早，说话能力较强，能较早地理解语言。

❷ 对陌生环境的好奇心强，容易接受新的知识，同时记忆力也较好，记忆速度也较快。

❸ 运动与感觉系统发育较早，吮吸手指的能力、手的握力及四肢运动能力强，动作协调性好。

❹ 受过音乐胎教的新生儿，对音乐敏感，音感准确。

如果你认为一些胎教方法让你愉快，同时也对胎儿有益，不妨从开始怀孕就着手去做，说不定就会收到意想不到的效果。

走出对胎教的认识误区

误区一：胎教会培养出一个天才孩子

胎教可能创造一定的先天条件，但如果孩子出生后不继续给予发音和认物训练，胎教的影响在6～7个月时就会消失。当然，孩子出生后的持续营养和外界环境的影响对其成长发育也起着重要作用。准妈妈不应该期望仅凭借胎教就创造出一个天才来。如果抱有这种思想，难免就会走极端，进而为孩子制定一个可能永远都达不到的目标。

误区二：胎教进行得越多越好

胎儿绝大部分时间在睡眠中度过，为了尽可能不打搅胎儿的睡眠，胎教的实施要遵循胎儿生理和心理发展的规律，以适度为原则，并不是进行得越多越好。

胎教过程中要注意把握适度原则，毕竟不太可能只通过胎教就培养出一个“天才”来，更需要的是孩子出生后持续的训练和教育，以免因为不适当的胎教方式而对孩子造成损害。因此，如果准妈妈对胎教方式有任何不确定，一定要咨询医生后再开始。

误区三：胎教可以随时随地进行

胎教的实施需要遵循胎儿生理和心理发展的规律，不能随意进行。

在胎教实施过程中，准妈妈要观察了解胎儿的活动规律，选择胎儿觉醒时进行胎教，且每次不超过20分钟。在了解胎儿活动规律的基础上有规律地进行胎教，可以让胎儿养成规律的生活习惯，同时也利于胎儿出生后再教育，为其认知能力的发展奠定基础。

误区四：胎教就是严格按照书本进行

胎教方法只是一种指导，每位准妈妈和胎儿的状况不同，应该按照实际情况具体安排。

胎教并不是机械的教育，而是准妈妈与胎儿的情感交融。在施教过程中，准妈妈应注意力集中，完全投入，与胎儿共同体验，建立起最初的亲子关系。

胎教也许创造不了奇迹，但是胎教完全可以通过调节准妈妈的身心，来给胎儿合适的刺激，激发胎儿的潜能，让胎儿在生命之初得到良好的培养。

常用且有效的胎教方法

纵观胎儿的发育过程，胎儿的大脑是所有器官中发育最快的。大脑的发育程度是影响胎儿智力的物质基础。在大脑发育过程中，椎体细胞的数量增加和细胞间连接的建立发挥着重要作用，而充足的营养和外界刺激会直接影响到细胞数目和连接建立的多少。如果准妈妈能把握胎儿大脑的快速发育期，并给予积极的刺激，胎儿的大脑发育也许就会得到有益的促进。常用的积极有效的刺激方法有：营养胎教、情绪胎教、运动胎教、听觉胎教（音乐胎教及语言胎教）、视觉胎教（美学胎教及光照胎教）和触觉胎教（抚摸胎教）。

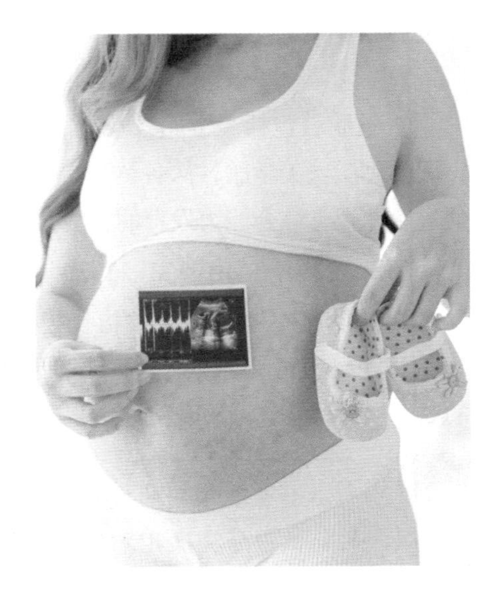

营养胎教——贯穿整个孕期

准妈妈均衡充足的营养是胎儿健康的保证，也是提供给大脑发育养分的保证。准妈妈应注意定时定点摄入三餐两点心，多吃核桃、鱼类、鸡蛋及富含维生素C的食物，促进胎儿的大脑发育。

情绪胎教——贯穿整个孕期

准妈妈通过对自己情绪的调节，可以创造良好的氛围及和谐的心境，促进体内分泌出一种有利于胎儿生长的激素以及酶和乙酰胆碱，通过准妈妈的神经递质作用，促使胎儿的大脑良好地发育。

如果准妈妈处在不良的情绪中，如在应激状态或焦虑状态中，会产生大量肾上腺皮质激素，并随着血液循环进入胎儿体内，使胎儿产生与准妈妈一样的情绪，影响胎儿的正常发育。所以准妈妈在整个孕期都应尽量保持轻松愉快的情绪。

运动胎教——孕中期是最佳时期

孕期适当地运动，可促进胎儿大脑及肌肉的健康发育，有利于准妈妈正常妊娠及顺利分娩。孕早期可以选择散步的活动方式；孕中期胎儿状态较为稳定，准妈妈可进行简单的运动；孕晚期也可选择散步及做促进分娩的体操。

听觉胎教——贯穿整个孕期

听觉胎教包括音乐胎教和语言胎教。合适的音乐胎教的意义是双重的，一方面可以让准妈妈心情愉快，改善情绪状态；另一方面可以给胎儿良好的刺激，促进胎儿各方面的发育。音乐胎教从备孕开始，可以贯穿整个孕期。语言可以传递准妈妈对胎儿的爱，而胎儿在4个月左右时，内耳听觉器官已经初步形成，怀孕6～7个月时外界环境声音便很容易传到子宫里，可以更方便胎儿听到准妈妈的声音并做出相应的反应，是语言胎教的最佳时机。

视觉胎教——贯穿整个孕期

视觉胎教包括美学胎教及光照胎教。美学胎教可以给准妈妈美的享受，进而给胎儿良好的刺激。美学胎教从备孕开始，可以贯穿整个孕期。而光照胎教，是指用适量的光照促进胎儿视觉综合能力发育的方法，一般从胎儿7个月、视觉开始发育时进行。

触觉胎教——出现明显胎动时进行

触觉胎教在本书中主要指抚摸胎教，指用手在准妈妈的腹壁轻轻地抚摸胎儿，引起胎儿触觉上的刺激，不但可以促进胎儿感觉神经及大脑的发育，还能促进亲子之间的联系。

胎儿在不同的发育时期，各种胎教方法有不同的侧重点，本书将在下面的篇幅中分阶段具体介绍。

胎儿发育与胎教重点

当胎儿的感觉器官发育成熟，能够接收到外界传达的信息，并且能够产生反应的时候，胎教的效果才会更加明显。

胎儿大脑和各感觉器官的发育状态

胎儿大脑和各感觉器官的发育状态见表12。

表12　胎儿大脑和各感觉器官的发育状态

器官	发育状态
大脑	12周时胎儿逐渐有了接受能力，16周时胎儿已能表示喜恶
听觉	15周开始有听力，20周时听觉功能已经完全建立，25周时听力几乎与成人相当，28周时对音响刺激已经具备充分的反应能力
视觉	13周时视觉已经形成，29～32周，胎儿开始尝试睁开眼睛
触觉	一般而言，在12周左右，胎儿的触觉就形成了

孕期各月的胎教重点一览表

孕期各月的胎教重点见表13。

表13　孕期各月的胎教重点

发育时期	胎教重点	基本理论
孕1月	环境胎教、营养胎教	准妈妈应为胎儿的到来创造优良的外部环境、身体环境和心理环境，保证充足的营养，积极迎接胎儿的到来
孕2月	情绪胎教	此时是胚胎腭部发育的关键时期，准妈妈长期情绪过度不安或焦虑，会导致胚胎的发育异常和新生儿腭裂或唇裂。准妈妈应重点注意情绪胎教，保持豁达和轻松的心情
孕3月	音乐胎教	音乐对安抚准妈妈的情绪，帮助准妈妈克服早孕反应，促进胎儿健康发展有重要作用
孕4月	语言胎教	这个时期胎儿对声音已相当敏感，坚持跟胎儿对话，不但胎儿会认识准妈妈的声音，还能成为培养其语言能力的捷径
孕5月	运动胎教	此阶段是孕期运动最安全的时期，准妈妈可以选择柔韧性和灵活性较强的锻炼方式，如做健美操、练瑜伽、游泳、慢跑等，以促进准妈妈和胎儿的健康
孕6月	抚摸胎教	此时胎动明显，当隔着母体触摸胎儿的头部、臀部和身体的其他部位时，胎儿会做出相应的反应，可促进胎儿感觉器官及大脑发育

（续表）

发育时期	胎教重点	基本理论
孕7月	光照胎教	胎宝宝初步形成的视觉皮质就能接受通过眼睛传达的信号，并能间接体验准妈妈的视觉感受，光照胎教可以促进胎儿视网膜光感受细胞的功能尽早完善
孕8月	美学胎教	这个月份，胎儿初步的意识萌动已经建立，所以，对胎儿心智发展的训练可以以较抽象、较立体的美育胎教法为主
孕9月	音乐胎教	听力逐步完善，音乐胎教可促进胎儿的大脑发育，尽早开发其音乐潜能，对其性格培养也有重要作用
孕10月	冥想胎教	冥想能够提高准妈妈的自信心，并且可能最大限度地激发胎儿的潜能，对克服分娩恐惧也很有效果

温馨提醒

以上胎教方法只是针对胎儿的大脑发育状况这一个侧重点，准妈妈在具体操作过程中应注重这些侧重点，并兼顾其他的胎教方法，以达到最佳的胎教效果。

胎教的注意事项

❶胎教不宜过度。胎教时，既不要让自己太累，也不要让胎儿感觉紧张。

❷胎教要依据自己的情绪进行。胎教不是要给准妈妈压力，而是为了让准妈妈放松。如果准妈妈某天情绪不佳，或者身体不适，完全可以等等再说。

❸让胎儿感受到爱。在胎教过程中，准妈妈要集中注意力，完全投入，与胎儿共同体验，达到与胎儿的身心共振共鸣。这不仅有利于胎儿和准妈妈的身心健康，而且对培养准妈妈和胎儿之间的亲子关系也十分有益。

温馨提醒

科学地说，胎教从备孕那一刻就可以开始，并不是说已经怀孕或者孕期过半再做胎教已经没有意义，其实胎教对在孕期任何一个阶段的胎儿来说，都不会过时。

准爸爸在胎教中的重要作用

胎教并不是准妈妈一个人的事，事实上，胎儿虽然是在准妈妈的肚子里孕育长大的，可是和准爸爸却有一种与生俱来的亲密关系，准爸爸在胎教中具有重要的作用。

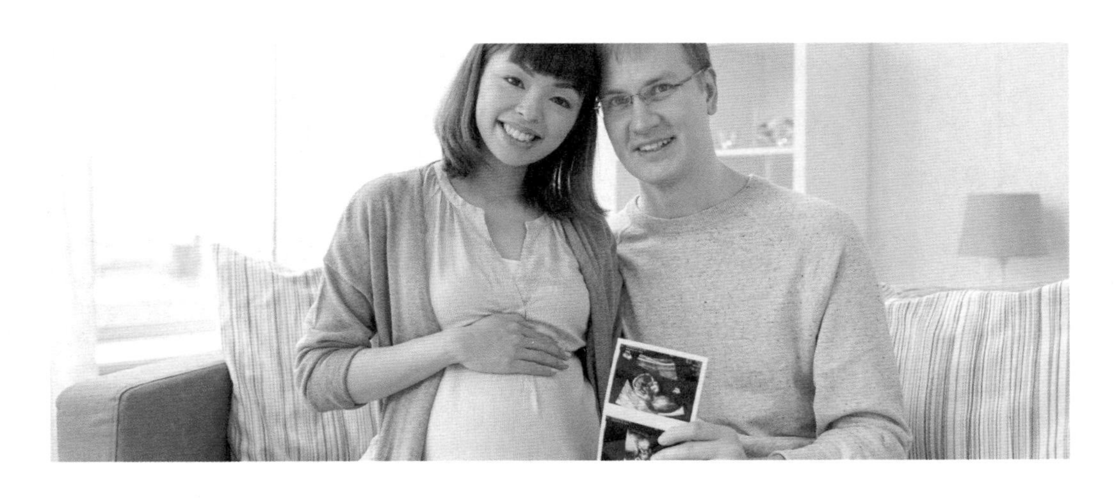

准爸爸参与胎教有利于胎儿的成长

研究表明，胎儿更喜欢男性低频率的声音，是非常乐意跟爸爸交流的。有些胎教方法更适合准爸爸和准妈妈一起做，如准爸爸可以调动准妈妈的情绪，帮助准妈妈一起做语言胎教、抚摸胎教、光照胎教，与准妈妈一起运动等。准爸爸积极参与到胎教中，会让准妈妈感觉自己和胎儿被重视，并感觉无比幸福，这对孕育一个聪明健康的孩子是非常有益的。

准爸爸参与胎教的具体方法

情绪胎教：准爸爸帮助准妈妈创造温馨和谐的居家环境，是对胎儿进行情绪胎教的基础。除了保证居室整洁温馨、色彩和谐外，准爸爸还要尽量多地理解、关怀准妈妈，当准妈妈出现不良情绪时要及时安慰开导，并注意多分担家务，以减少夫妻之间的摩擦，减少准妈妈的辛苦。

运动胎教：准爸爸要尽量每天安排时间陪准妈妈一起做运动，如散步、做操等，让准妈妈更安心，而且有特殊情况时，也能及时帮助。

音乐胎教：准爸爸可以为准妈妈选择适宜的胎教乐曲，也可以多为胎儿唱歌。准爸爸以中低频为主的声波很容易透入子宫内，能够让胎儿建立安全感，更有利于以后亲子关系的建立。

语言胎教：准爸爸与准妈妈一起跟胎儿说话，聊一聊一天的见闻，胎儿出生后会更容易对爸爸妈妈的亲切呼唤做出反应，也容易与爸爸建立起亲密的关系。

抚摸胎教：准爸爸帮忙做抚摸胎教，不但可以刺激胎儿的大脑发育，还有助于缓解准妈妈的情绪，让她感觉精神非常舒畅，进而促进胎儿的健康发育。

准爸爸在胎儿的胎教中扮演着重要的角色，如果准爸爸能和准妈妈一起参与胎教，那对胎儿的促进作用是非同一般的。

孕早期胎儿发育情况与胎教方案

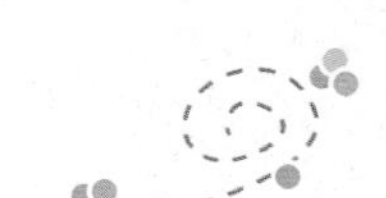

孕早期胎儿发育变化及胎教要点

孕早期胎儿发育变化

孕早期胎儿发育变化见表14。

表14 孕早期胎儿发育变化

孕早期	胎儿的发育变化
孕1月	卵子排出后与精子在输卵管结合成受精卵，3天后到达子宫，并在子宫内着床，开始迅速分裂，逐渐发育成胚胎，进而成为胎儿 到本月底，胚囊直径约1厘米，重约1克。胎盘、脐带、心脏、脑和脊髓的原型开始出现。此时的胎儿身体外形就像一只小海马，已经开始做爬行蠕动了
孕2月	胚胎期开始。胚囊直径为2～3厘米，重为4～5克，周围绒毛组织渐渐发育形成胎盘。大脑、眼睛、嘴、内耳、消化系统、四肢开始发育，脊椎雏形隐约可见，心脏开始跳动了。这一时期到孕3月结束的胎儿最为脆弱，特别容易受到任何影响其发育的因素的干扰
孕3月	身长为7～9厘米，体重为15～30克。已经形成外生殖器雏形，但仍无法明确区分；胸部、腹部渐渐增大；其他身体器官也渐渐形成。胎盘开始形成，一边以绒毛与准妈妈连接，一边以脐带与胎儿连接。羊膜腔的羊水开始积在胎儿周围，以后的胎儿会浮在羊水中成长 可借助胎音器听到胎儿心跳的声音。通过B超可见完整人体雏形

孕早期胎教要点

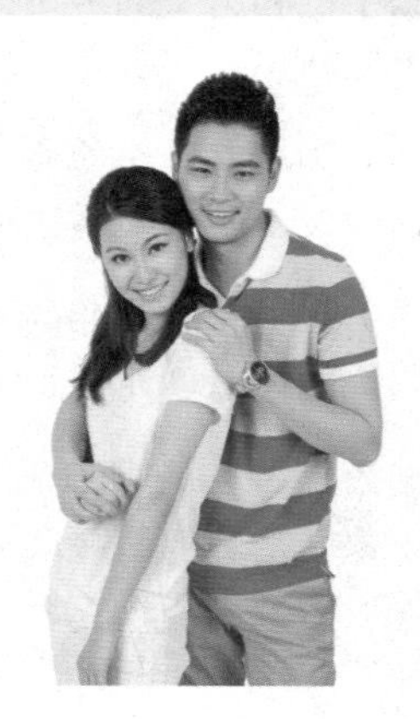

在孕早期，准妈妈通常需要应对怀孕而产生的紧张焦躁情绪，以及早孕反应的影响，特别是第一次怀孕的准妈妈。所以，准妈妈需要的是了解怀孕的一些反应，积极调整情绪，进行情绪胎教。音乐和运动可以很好地帮助改善情绪，因此，这两种方式也是怀孕早期胎教的重点内容。但由于孕早期的特殊性，准妈妈的运动主要是以散步为主，并时刻关注自己的身体状况。

营养胎教也是孕早期的重要组成部分。由于早孕反应，准妈妈需要选择饮食，确保自己和胎儿的营养。

温馨提醒

如果准妈妈还没有做过早孕检查，可以去医院做相关体检，一方面可以确定是否怀孕，另一方面可以检查自己的健康状况，做到有病早治、无病早防，为胎儿提供一个良好的生长环境。

孕早期的环境胎教

生存环境决定胎儿的生长发育，胎儿所生活的环境大概可以分为内环境和外环境两部分。内环境是指准妈妈的身体，外环境是指准妈妈生活的环境（包括准爸爸的影响）。建立良好的内外环境，对胎儿生长发育有着十分重要的意义。

建立优质内环境的方法

在心理上，准妈妈要有计划地怀孕，对怀孕有充分的心理准备并有意识地进行心理调适，让自己的心态更加平和、更加愉悦。在备孕过程中，准妈妈不要大悲、大怒、大喜过望，可以制造浪漫的情调，与准爸爸设想孩子来临的各种美好情景，把心中对孩子的憧憬和渴望当作最初的胎教，切实保护好孕育初期的胎儿。

在生活上，准妈妈应该养成良好的生活习惯，保证合理的营养，继续补充叶酸，保证自己的身体健康，建立优质内环境。

建立优质外环境的方法

眼睛所看到的总能直接影响人的心情和行为，建立优质外环境最直接的方法就是布置一个温馨的居家环境。准妈妈可以用自己喜爱的颜色或物品来装饰居室。比如，将窗帘和床单换成干净、柔美的粉红色，床头和沙发上堆满可爱的毛绒玩具，桌子上摆一捧娇艳欲滴的鲜花，将灯光调得柔和、温暖……看到这种场景，会感觉很温馨，很甜蜜，自然就会放松心情。

某些气味具有令人放松和平静的作用，如花草的香味。准爸爸可以利用一些准妈妈喜欢的味道，让家中的气味变得更好。另外，在孕早期，有些准妈妈会偏爱一些特殊的味道，如太阳晒过的棉被的味道，火柴燃烧的味道，甚至是准爸爸身上的汗味，准妈妈可以充分利用这些味道，让自己放松。

此外，准妈妈可以与准爸爸一起听音乐、去公园散步等，为孕育胎儿建立一个好的大环境。

准妈妈应该避免外界环境不良因素的刺激，如噪声、电磁辐射、X射线、二手烟等，保护好孕育初期的胎儿。

孕早期的情绪胎教

准妈妈的精神情绪，不仅可以影响自己的食欲、睡眠、精力、体力等方面，而且可以通过神经—体液调节影响胎儿的血液供应、心率、呼吸和运动等方面的变化，甚至影响胎儿的健康发育。

孕早期进行情绪胎教的重要意义

人脑下垂体分泌的激素可以分为两种。一种是与紧张情绪有关的激素，当准妈妈情绪不好的时候，身体就会分泌一些肾上腺素，通过影响血管收缩而影响胎儿及整个子宫的供血供氧，甚至影响胎儿的器官发育。

一种则是与愉悦的心情相关的激素，属于多巴胺类。当准妈妈心情愉悦时就会分泌这种快乐激素，它会从准妈妈的脑部开始分泌，然后到达全身，当然也会到达子宫的血管，通过脐带送到胎儿身上。它有舒张血管、加速代谢的作用，能使脐带血管舒张，为胎儿提供更多、更好的养分和氧气。

孕早期是胎儿脑神经管闭合发育成为脊髓、胚胎主要器官形成的时期，准妈妈豁达和轻松的心情，是保证胎儿健康的基础。

孕早期如何做情绪胎教

- 多学习一些关于孕期自身变化和胎儿发育的知识，如怀孕的症状、自测方法、早孕反应及简单的处理方法、孕早期的禁忌事项等，避免因不了解而产生的烦恼、担忧，保持平静、乐观、舒畅的心情。
- 怀孕早期，准妈妈往往脾气大，烦躁易怒，所以要有意识地接触一些偏冷的色彩，如绿色、蓝色、白色等，可能有助于调节情绪，保持宁静的胎教心境。
- 饮食起居要有规律，按时作息。衣着打扮、梳洗美容应尽量有利于胎儿和自身健康。
- 多听优美的音乐，阅读隽永的文学作品，让自己尽量多看一些美丽的景物。避免接触恐怖、暴力的信息和网络产品。
- 美好的音乐具有很好的治疗效果，能够缓解焦虑的情绪。准妈妈可以买几张模拟大自然声响的CD，如海浪拍打沙滩、微风拂过树叶、鸟儿快乐啼鸣……让自己感觉到仿佛置身于大自然一样轻松、惬意。

温馨提醒

良好的心态、积极的情绪，不但有助于准妈妈自身的健康，对胎儿神经系统的发育也有很大的影响。所以准妈妈应注意调节自己的情绪，让自己摆脱压力，放松身心，孕育健康的胎儿。

孕早期的音乐胎教

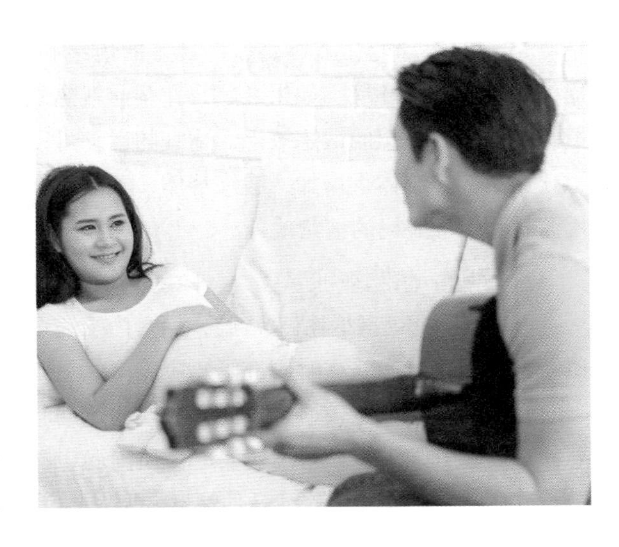

准妈妈在孕早期，情绪比较反复，胎教时选择的音乐要以宁静为原则，并结合自己的脾性和喜好。比如平常比较急躁的准妈妈可以多听节奏舒缓的音乐，而慵懒的准妈妈则可以多听轻松活泼的音乐。音乐胎教的作用是为了让自己心情愉悦，这也是准妈妈选择音乐的一个标准。一首乐曲适不适合作为胎教音乐要看个人的感觉，即使别人都说好，如果自己不喜欢，听过之后引发紧张焦虑，那么这首曲子还是不要用为好。

哪些音乐适合孕早期胎教

孕早期的胎教音乐主要是给准妈妈听的，以优美、安静为原则，以E调和C调为主；一般情况下，世界名曲中的一些舒缓、轻柔、欢快的乐段适合作为胎教音乐，如莫扎特的交响乐，因为此类音乐的声音和重复模式都很合适，具有和缓情绪的作用，胎儿可能也会喜欢。而悲壮、激烈、亢奋的乐段则可能会激化准妈妈的情绪，不适合作为胎教音乐。注意，放音乐时，声音不要太响，更不要让音乐声音大得成为噪声，只要类似平时谈话的声音大小即可，让音乐在室内回荡。听音乐也最好能选择固定的时段。如果每天从早到晚都沉浸在音乐里，难免制造另一种饱和。

胎教音乐举例

乐曲：《梦幻曲》，作者：舒曼

《梦幻曲》是舒曼于1838年创作的一首钢琴曲，作为其《童年情景》中的一部分，曲子欢快动人，饶有情趣，描写了儿童的快乐生活，可以很好地引发成年人对童年时光的回忆。

准妈妈在聆听这首曲子时，可以回忆起自己美好的童年，想象和孩子一起嬉戏的场景，培养与腹中胎儿的感情。准妈妈也可以把音量降低，在给胎儿朗诵诗歌或者讲故事时作为背景音乐，让自己心情更愉悦。

如果准妈妈平常没有听音乐的习惯，孕期也许是开始学习欣赏音乐的一个好机会，不妨好好利用起来吧。

孕早期的运动胎教

适宜的运动能让准妈妈保持良好的情绪和身体状态，从而更好地为胎儿生长发育提供优良的外部环境。如果准妈妈在孕前就热爱运动，在孕早期只要注意安全，小心谨慎，就能达到理想的锻炼效果。适宜的运动可以促进准妈妈的血液循环，使其保持身体柔软灵活，控制体重增加，锻炼身体，不但不会对准妈妈或胎儿造成过度的身体压力，反而有利于准妈妈的情绪改善。

孕早期运动胎教的特点

孕早期，胚胎刚刚植入宫腔，胎盘尚未完全形成，胎儿与准妈妈的连接还不稳定，比较容易发生流产。这时候准妈妈应该多休息，避免剧烈运动，但并不是完全不动，适当的有氧运动还是比较适合作为孕早期的运动胎教的。但需要注意的是，运动要因人而异，不要过分强求。如果准妈妈的体质虚弱，动一下就虚汗气喘、头晕耳鸣，或者有轻微不适症状，就要马上停止任何运动，听从医生的指导，确保自身和胎儿的安全。

适合孕早期的运动胎教

❶ 散步。散步是孕早期最好的运动。散步可以放松心情，而且胎儿可以得到适度的晃动，有利于神经发育。在环境优美、空气新鲜的地方散步，还可以呼吸新鲜空气、有个好心情。散步可以在每日早上起床后和晚饭后进行，时间和距离以自己的感觉来调整，以不觉劳累为宜。

❷ 游泳。游泳是一项非常安全有益的运动，因为水的浮力能使准妈妈的身体放松，有助于缓解酸痛不适。同时，还能锻炼准妈妈的心肺功能，对改善胎盘供血是很有帮助的。但游泳的不确定因素较多，危险性较高，进行前最好能请医生对身体状况进行一下检查，不会游泳或孕前很少游泳的准妈妈不要轻易尝试。

❸ 做孕妇操。做孕妇操可以增强肌肉的弹性和关节的柔韧性，对自然分娩很有好处。在孕早期做孕妇操的节奏一定要慢，动作幅度要小，千万不可做跳跃动作。

❹ 家务劳动。家务劳动也属于运动胎教之一，准妈妈可以在不累、不搬动重东西、震动较小、不压迫腹部（如弯腰或下蹲的动作）的前提下做一些家务。

温馨提醒

在孕早期，绝对禁止需要瞬间爆发力的运动，如打羽毛球、乒乓球、网球、高尔夫球等，这些运动会对腹部产生压力，容易引起流产。

孕中期胎儿发育情况与胎教方案

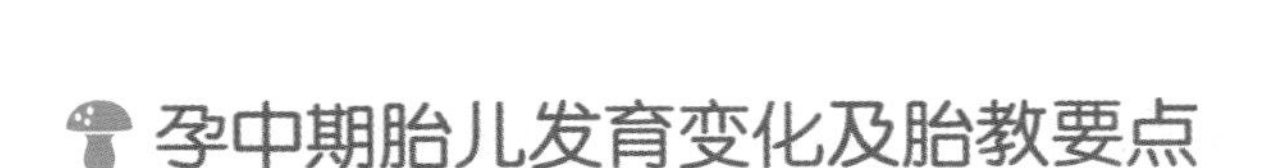

孕中期胎儿发育变化及胎教要点

孕中期胎儿发育变化

孕中期胎儿发育变化见表15。

表15 孕中期胎儿发育变化

孕中期	胎儿发育变化
孕4月	身长为10～20厘米，体重为100～120克，已完全成形，内脏器官形态几乎已发育完成。开始有胎动，敏感的准妈妈会感觉到。胎盘发育完成，胎儿由胎盘和脐带连接 各器官功能发育渐趋成熟。听觉神经渐发育成熟，已能听到子宫外的声音。脑部器官记忆功能此时已开始发展。肾开始排尿
孕5月	身长为20～30厘米，体重为200～350克。心脏发育成熟，可听到胎心音。全身长出胎毛。指甲和皮下脂肪长出，皮肤变成不透明。骨骼快速发育，手臂与腿成比例。有胎便出现。胎儿在子宫内活动更频繁，且可听到准妈妈心搏声音。声带及味蕾也已长成
孕6月	身长为25～35厘米，体重为600～800克。头发渐渐长出，眉毛、睫毛已长成。皮下脂肪渐渐增加，但皮肤还很薄且多皱，并且为皮脂腺分泌物（胎脂）和胎毛所覆盖 大脑皮质继续发育，此时已可记忆准妈妈的心搏声音。嗅觉神经已发育，故可模糊闻到准妈妈的味道。胎儿浮动于羊水中，容易变动其位置 胎儿活动强壮有力，双脚会出现踢子宫壁的动作，准妈妈能感觉到强烈胎动
孕7月	身长为35～40厘米，体重为1000～1200克。胎儿非常爱动，胎位仍会改变，有睡眠与活动交替的现象，对外界声音有反应 脑部发育完全，开始有记忆、思考、感情等能力，是进行胎教的好时机。味觉已发育成熟，能辨别甜与苦味。视觉神经渐发育，但仍看不见任何东西。眼睛已经可以睁开，手脚可自由伸展摆动

孕中期胎教要点

进入孕中期后，随着胎儿的成长，准妈妈能更清晰地感知胎儿的存在，和胎儿的交流也会更多。此阶段的胎儿大脑迅速发育，中枢神经系统已经分化完成；胎儿的听觉、触觉、视觉也在慢慢发育完善，并逐渐对外界施加的压力、动作、声音做出相应的反应，尤其对母体血液的流动声、心音、肠蠕动声等更为熟悉。此时，胎儿对来自外界的声音、触动等单一刺激反应更为敏感。准妈妈可以借助胎儿神经系统飞速发展的阶段，给胎儿各感觉器官适时、适量的良性刺激，促使其发育得更好，为出生后早期教育的延续奠定良好的基础。

孕中期是对胎儿进行胎教的黄金时期，如果准妈妈在孕早期没有开始胎教，可以从现在开始，以促进胎儿各方面的发展。

孕中期的音乐胎教

不同于孕早期的音乐胎教，孕中期的音乐胎教主要是以声波刺激胎儿听觉器官的神经功能，进而刺激胎儿的大脑发育。准妈妈在进行音乐胎教时应注意挑选音乐。

主要针对胎儿的音乐胎教

孕16周后胎儿就有了听力，孕20周时胎儿的听觉功能完全建立，尤其是孕24周后，其听力几乎和成年人接近。因此，从孕16周开始，便可以挑选适合胎儿听的音乐，有计划地针对胎儿实施音乐胎教。

音乐胎教实施方法

给胎儿听的胎教音乐的乐曲应该在频率、节奏、力度和混响分贝范围等方面尽可能与胎心音合拍、共振，音频应该保持在2 000赫兹以下，声音强度不要超过85分贝，最好选择经过医学界优生学会审定的胎教音乐，这样的音乐可以将对胎儿的伤害控制到最低。选择在胎儿觉醒有胎动时进行，晚上临睡前比较合适。可通过收录机或CD播放机直接播放，让准妈妈和胎儿共同聆听。每天听1～2次，每次15～20分钟。听的时候播放机应距离1米左右，音量强度以65～70分贝为度，声音太高有可能伤害或惊吓到胎儿。

适合孕中期胎教的音乐

适合胎儿听的音乐基调应轻松、活泼、明快，以C调为主。有专家建议胎教音乐优先采用古典音乐，如莫扎特的交响乐，因为此类音乐的声音和重复模式都很合适，胎儿可能会喜欢。以下列举适合作为胎教音乐的十首乐曲：

- 小约翰·施特劳斯的《维也纳森林的故事圆舞曲》。
- 贝多芬的F大调第六号交响曲《田园》。
- 老约翰·施特劳斯的《拉德斯基进行曲》。
- 勃拉姆斯的《摇篮曲》。
- 维瓦尔第的小提琴协奏曲《四季·春》。

- 普罗科菲耶夫的《彼得与狼》。
- 德沃夏克的E小调第九交响曲《自新大陆》第二乐章。
- 约纳森的《杜鹃圆舞曲》。
- 格里格的《培尔·金特》组曲中《在山魔王的宫殿里》。
- 罗伯特·舒曼的《梦幻曲》。

音乐的音量只要类似平时谈话的声音大小即可。让音乐在室内回荡，对准妈妈放松情绪也十分有益。

孕中期的语言胎教

此阶段的胎儿已具备了听力和感觉能力，准爸妈的话语会在胎儿的脑海里留下粗浅的痕迹，进行语言胎教不但可以促进胎儿大脑细胞的发育，完善听觉系统，也可以为胎儿出生后培养亲子关系建立良好的基础。

语言胎教的作用

语言胎教跟音乐胎教一样，主要是为了给胎儿声音的刺激，通过适宜的声音在胎儿大脑听觉神经通路行径的过程，让胎儿的大脑细胞伸展出更多的树突，大脑网络得到丰富，同时听觉系统也会得到进一步完善和促进。胎儿经过语言胎教后，对语言的节奏、内容和情调之间的关系会有一个初步的印象，为今后更好地把握和理解语言的规律打下良好的基础。研究证明，受过语言胎教的孩子开口说话要早于普通孩子，拥有出色的语言能力。而在进行语言胎教时，准爸妈的声音会在胎儿的脑海里留下记忆，当胎儿出生后重新听到爸爸妈妈的声音，他会感觉这些声音很亲切、很熟悉，这是对胎儿期间记忆的一个重现，可增进胎儿出生后和父母的感情，促进胎儿健全人格的培养和形成。

进行语言胎教的时间

语言胎教要在胎儿觉醒的时候进行，一般最好和下文提到的抚摸胎教同时进行，可以边抚摸边对胎儿说话。准妈妈在早上醒来，或者午睡醒来，以及晚上临睡前都可以与准爸爸一起对胎儿进行语言胎教。

语言胎教的内容

准妈妈可以将日常生活中看到的、听到的、感受到的，转化成语言说给胎儿听。比如，早晨起床时可以边摸肚子边对着胎儿说：“宝贝，该起床了，今天天气很好哦！”外出散步时告诉胎儿你看到的一切，穿梭的行人、奔跑的汽车……总之，要将一切事物都形象化、视觉化，语言尽量优美、生动、亲切，要让胎儿感到温馨而轻松。准妈妈也可以选择适合的图书对胎儿进行语言胎教。古诗词、童话、寓言等都适合进行语言胎教，准妈妈读的时候要充分发挥想象力，在大脑里形成画面，然后用富有感情的语言表达出来。值得注意的是，有暴力情节的故事读后会使人出现恐惧、悲伤、愤恨等情绪，应该回避。

准爸爸更适合对胎儿进行语言胎教

准爸爸的声音大都属于有磁性的男中音或男低音，更容易被胎儿听到。准妈妈则大多属于高频的尖细声音，而高频的声音传到子宫时是有衰减的，不容易被胎儿听到，所以，语言胎教的重任最好让准爸爸来完成，这同时也是准爸爸和胎儿建立亲子感情的好机会。

温馨提醒

准妈妈的说话声和胸腔的振动都可以传递给胎儿，对胎儿产生一定的影响。因此，准妈妈要特别注意自己说话的音调、语气和用词，以便给胎儿一个良好的刺激。

孕中期的抚摸胎教

抚摸胎教是触觉胎教的一种，是通过腹壁轻轻地抚摸胎儿，引起胎儿触觉上的刺激，以促进胎儿感觉神经及大脑的发育。根据胎动来做抚摸胎教，不但能使胎儿对准妈妈的动作做出反应，更能收到胎教的良好效果。

抚摸胎教的作用

进行抚摸胎教时，胎儿不但可以通过触觉神经感受体外的刺激，提高皮肤触觉，促进大脑细胞的发育，加速智力的发展，还能够促进胎儿运动神经的发育，激发胎儿的活动积极性。经常受到抚摸的胎儿，对外界环境的刺激反应机敏，出生后翻身、抓握、爬行、坐立、行走等运动发育都明显提前。配合语言胎教和音乐胎教等方法，效果会更佳。如果是准爸爸和准妈妈一起做抚摸胎教，还能使准妈妈身心放松、精神愉快，对稳定情绪很有好处。

抚摸胎教的实施方法

孕3月以后，准妈妈就可以放松腹部，用手从上至下、从左到右来回做抚摸胎教了。抚摸时，准妈妈可以挑选一个安静舒适的环境，保持室内空气新鲜，温度适宜，抚摸动作要轻柔，时间不要太长，以3～5分钟为宜，每天2～3次，并在固定的时间进行，方便胎儿配合准妈妈的抚摸。抚摸胎儿时，准妈妈应保持轻松愉快的心态，情绪不佳时不要进行抚摸胎教。一般情况下，如果胎儿喜欢外界的抚摸，他会轻轻地蠕动或转动手足，这时抚摸可以继续进行。每次抚摸胎教结束后，记得把胎儿的反应情况记录下来。准爸爸也可以一起参与抚摸胎教，边抚摸边和胎儿说话，一家人共同互动，效果会更好。

在孕4月以后，准妈妈可以使用触压拍打的抚摸胎教法。进行此种抚摸胎教时，准妈妈须平卧，放松腹部，先用手在腹部从上到下、从左到右来回抚摸，然后轻轻地按压和拍打。开始时每次5分钟，等胎儿有反应时可延长至10分钟。触压拍打时随时注意胎儿的反应，如果感觉胎儿用力挣扎或蹬腿，则表明他不舒服，应立即停止。

孕中期的运动胎教

进入怀孕第4个月，胎儿比较稳定了，加上胎盘和羊水的屏障作用，可缓冲外界的刺激，是进行运动胎教的最佳时机，准妈妈可以适当多做些运动，加大运动量。

适合孕中期的运动胎教

如果孕早期没有运动的准妈妈，在孕中期可适度地进行体育锻炼，散步、游泳、球操、跳慢舞都是可行的运动项目。

如果条件允许，准妈妈可以到花草茂盛、绿树成荫的地方活动。这些地方空气清新、氧气浓度高，尘土和噪声都较少，对准妈妈和胎儿的身心健康大有裨益。如果是在家运动，也尽量注意保持空气清新，及时通风，可以配合优美舒缓的音乐来做运动。

准妈妈的运动时间最好能基本固定，规律运动是很有必要的。每次的时间不要太长，根据自己的舒适度来控制调整。孕中期的体重增加，身体失衡的情况准妈妈还未完全适应，这个时候切记不要做爬山、登高、蹦跳之类的平衡运动，以免发生意外。

运动胎教的注意事项

❶穿着宽松、便于运动的衣服，注意穿胸罩和舒适合脚的平底鞋。

❷注意保暖，尤其是在秋冬季节，戴好帽子、围巾、手套等，避免着凉。

❸注意随时补充水分，避免水分流失。喝水多，活动时出汗多，体热散得快，体温不会过于升高。

❹运动前先做准备活动，舒展全身关节和肌肉。

❺运动过程中，如发生眩晕、恶心、局部疼痛、极度疲劳，应立即停止活动。如出现阴道分泌物增多或出血，须立即去医院。

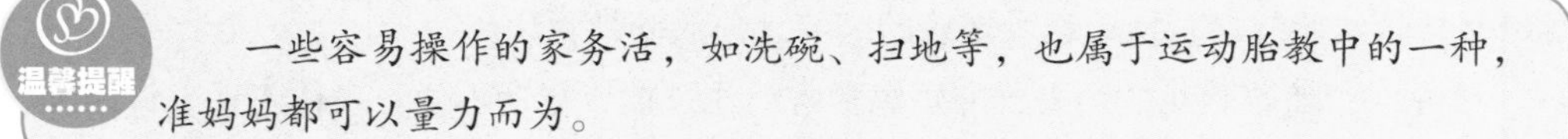

一些容易操作的家务活，如洗碗、扫地等，也属于运动胎教中的一种，准妈妈都可以量力而为。

孕晚期胎儿发育情况与胎教方案

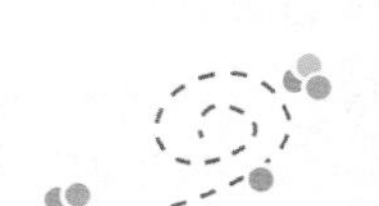

孕晚期胎儿发育变化及胎教要点

孕晚期胎儿发育变化

孕晚期胎儿发育变化见表16。

表16 孕晚期胎儿发育变化

孕晚期	胎儿发育变化
孕8月	身长为38～43厘米，体重为1 500～1 800克。皮肤已无皱纹，指甲长出，皮肤长满胎毛。胎儿的活动力变强，胎动强而有力。从这个时候起，大多胎儿头部向下（正常胎位） 骨骼系统发育完成，但很柔软，体重迅速增加。肌肉系统、神经系统功能也渐趋发育完整。听觉神经更加发达，且出现响应动作与身体反应
孕9月	身长为45～50厘米，体重为2 500～3 000克。皮下脂肪增厚，皮肤没有纹路，呈粉红色。胎毛渐消除，指甲已长好，皮肤变得平滑，男女性器官发育完成 此时的胎儿已准备好要出生了。胎位固定并下降，超过36周胎位还不正的胎儿，要再变为正常胎位的机会就很小了
孕10月	身长为48～52厘米，体重为2 800～3 200克。胎脂布满全身，特别是腋下及腹股沟。头发为2～4厘米长。胎毛完全消失 外观发育完全，体内器官的功能亦已成熟。胎盘开始逐渐钙化，表示已经成熟 胎儿的位置会下移至下腹部，并且转身，头向下入盆，准备出生

孕晚期胎教要点

此阶段，胎儿各器官、系统发育逐渐成熟，对外界的各种刺激反应更为积极，应该继续坚持情绪胎教、抚摸胎教、音乐胎教等之前的胎教方法。

孕晚期，随着胎儿的增大，准妈妈常常动作笨拙，行动不便，身体不适。许多准妈妈可能因此而放弃孕晚期的胎教，特别是运动胎教。适当的运动可以给胎儿躯体和前庭感觉系统自然的刺激，可以促进胎儿的运动平衡功能，如果就此放弃，不仅影响前期胎教的效果，而且影响准妈妈的身体与生产准备。因此，准妈妈在孕晚期最好不要轻易放弃自己的运动以及对胎儿的胎教训练。

为了巩固胎儿在孕早期、孕中期对各种刺激已形成的条件反射，孕晚期更应坚持各项胎教内容。

孕晚期的营养胎教

在孕晚期，母体基础代谢率增至最高峰，而且胎儿生长速度也达到最高峰。准妈妈应均衡摄取各种营养素，在防止胎儿发育迟缓的同时，控制胎儿的体重。

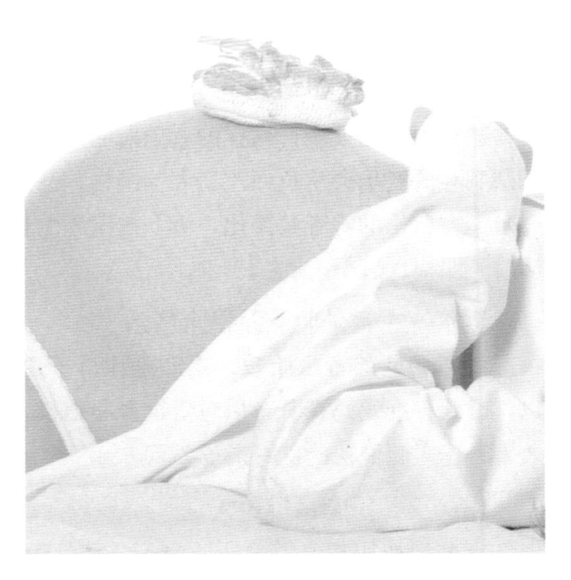

孕晚期的营养胎教原则

由于胎儿的增大，子宫此时已经占据了大半个腹腔，而胃部被挤压，饭量受到影响，准妈妈常有吃不饱的感觉。此时，准妈妈应该尽量补足因胃容量减小而减少的营养，实行一日多餐，均衡摄取各种营养素，在防止胎儿发育迟缓的同时，控制胎儿的体重。

出生体重过低或过高均会影响婴儿的生存质量及免疫功能。孕晚期的营养胎教还可以使胎儿保持适当的出生体重，有益于婴儿的健康成长。

孕晚期一日配餐指导方案

为了保证准妈妈后期的合理营养，准妈妈可以按以下标准来调配饮食，每天膳食由以下食物组成，用量可适当增减：

主食：面粉300克，大米200克，小米（适量）及玉米面（少量）50～100克。

蛋白质食物：瘦肉、鱼、肝、豆制品（每天选择两种以上）100～150克，蛋1～2个，牛奶300～500毫升。

蔬菜：黄绿色菜100克，其他蔬菜200～300克，海带、紫菜等海产品10～20克。

水果：各种瓜果100～200克。

油脂：烹调用油30克。

饮水：6~8杯。

孕晚期注意控制盐分和水分的摄入，以免发生水肿。

孕晚期的音乐胎教

孕晚期的准妈妈，可以坚持孕中期音乐胎教的方法，同时避免一些音乐胎教的误区，以免适得其反。

误区一：任何音乐都可作为胎教音乐

不是任何音乐都可以作为胎教音乐，有些乐曲风格消极、颓废，容易引起神经紊乱，甚至内分泌失调，这样的音乐对胎儿的伤害是巨大的。对动物的研究显示，经常听嘈杂刺耳的音乐会从负面改变大脑结构，甚至植物似乎也不喜欢这类音乐。比如，整天“听”古典乐的常春藤要比“听”摇滚乐的长得旺盛。适合胎儿听的音乐基调应轻松、活泼、明快，以C调为主。

误区二：音乐胎教就是听音乐

针对胎儿的音乐胎教，实质是让母子达到情感的交融，不是只让胎儿听音乐就可以。因此，准妈妈在听音乐时要全身心地投入，与胎儿共同体验，达到身心共振共鸣的效果，建立起最初的良好亲子关系。

误区三：乐曲音量过大

有些准妈妈担心胎儿听不到音乐声，就把播放器的音量调得很大或将播放设备贴在腹壁上，殊不知这样会对胎儿的听觉系统造成直接的伤害。因为羊水就是一种声音导体，这种传导方式会使声波直接进入体内，强烈刺激胎儿耳基底膜上的短纤维，加上胎儿的听觉器官还很娇嫩，耳蜗底很容易遭到破坏，严重时会造成耳聋。

误区四：总是听相同的曲子

音乐的内容、节奏、旋律应当视情况不同而做出相应的选择。如果胎儿文静安静时，可以听一些节奏明快、跳跃性强的乐曲，但不宜过于强烈、杂乱，以免引起胎儿体能消耗过大。如果胎动频繁、剧烈时，最好听一些节奏缓慢、旋律柔和的音乐，以免胎动更剧烈。

准妈妈不应该希望凭借音乐胎教培养出一个音乐天才来。如果抱有这种思想，难免会走极端，并进而为孩子制定一个他可能永远都达不到的目标。

孕晚期的语言胎教

孕晚期，胎儿的各个器官发育趋于完善，已经具备初步的学习能力了，从现在开始，准妈妈可以尝试一些别出心裁的语言胎教。

妙趣横生的双语胎教

准爸妈可以给胎儿进行双语胎教。妙趣横生的教学，不但可以给胎儿良好的听觉刺激，还能给准妈妈带来欢笑，调整准妈妈的情绪，有利于胎儿的健康。准妈妈还可以选择一些优美的英语短文读给胎儿听，也可以收到不错的效果。

值得怀念的地方方言

也许准妈妈和准爸爸来自不同的地方，使用着具有地方特色的方言，准爸妈用本土语言和胎儿说话，也可收到异曲同工之效。

温馨提醒

要想语言胎教收到成果，须长期坚持练习，多加巩固，不然日久胎儿就会生疏了。

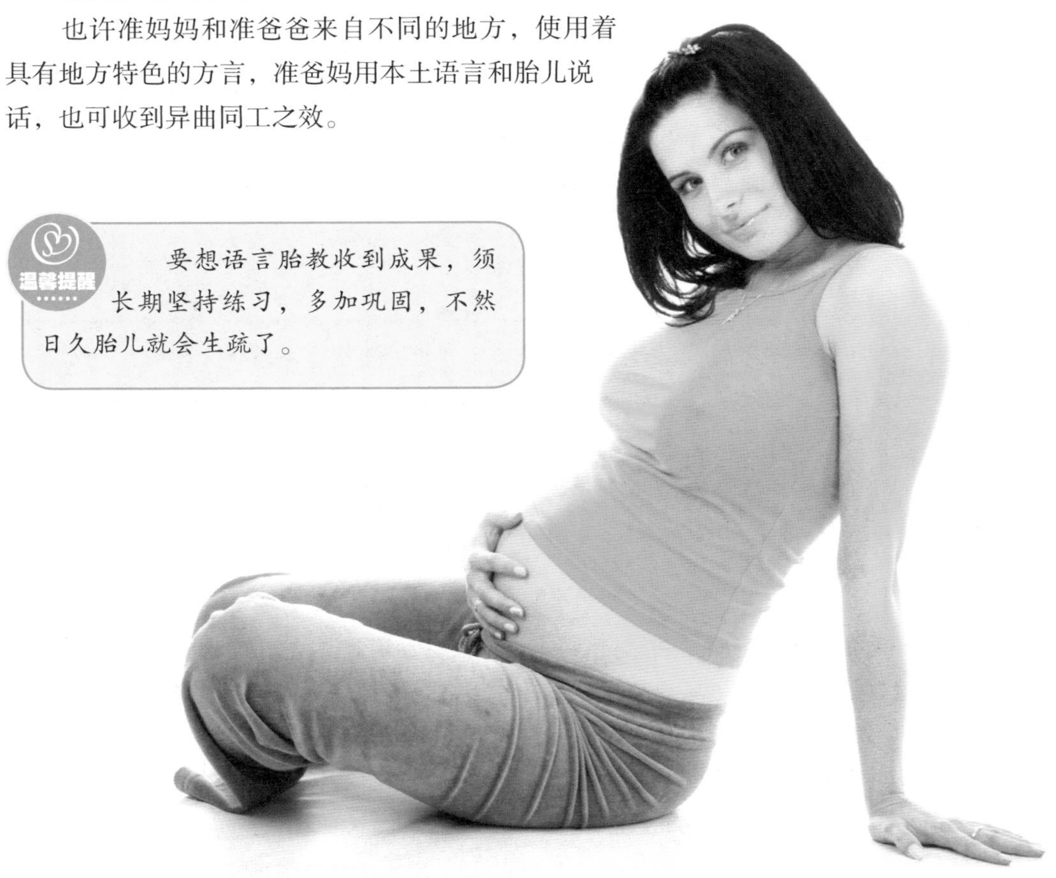

孕晚期的美学胎教

美学胎教，是指准妈妈将自己感受到的美通过神经传导给胎儿，提高胎儿对美的欣赏。孕晚期的胎儿发育日趋完善，而准妈妈由于身体的原因，外出的机会变少，此时不妨在家进行美学胎教，陶冶自己和胎儿的情操，让未来的孩子更加热爱生活。

在家欣赏名画

准妈妈不妨多看一些情感美好的世界名画，这些名画将引领胎儿感受艺术的魅力，插上想象的翅膀，感受生活的美丽。准妈妈可以在家多看一些名画的画册，如《摇篮》纱帐中，孩子在熟睡，妈妈一边轻摇着摇篮，一边深情地凝视着恬静入睡的孩子，温馨的母子之情顿时从画面中弥漫开来，这种情景用任何语言都难以描绘。

学插花来装点美好家居

准妈妈亲自动手插花，实际上是一种隐性胎教。准妈妈平和、宁谧的心绪在插花的过程中传递给腹中的胎儿，让他从小就懂得热爱生活，善于发现生命之美。而且鲜花不仅可以怡情养性，还可以装点家居，为居室平添一抹生动的亮色，让准妈妈心情更愉悦。

自己动手制作布偶

现在DIY十分流行，如袜子娃娃、手工玩具，准妈妈可以按照书本或者网络教程开始学习，制作憨憨的维尼熊、可爱乖巧的小狗……家里的袜子、碎布片、旧毛巾，这些东西在制作玩具时都可以用得上。在制作的过程中，准妈妈不仅可以体会到创造的乐趣，而且可以当作送给孩子的礼物。

准妈妈的品德与性情等对促进胎儿智力、情绪、品质等方面的良好发育尤其重要，因此要注意提高自己的修养和素质，进而对胎儿形成积极影响。

孕晚期的冥想胎教

日渐临近的分娩可能使准妈妈感到忐忑不安甚至有些紧张，这时不妨开始冥想胎教。冥想胎教是由瑜伽中的冥想衍生而来的。当准妈妈把注意力集中在某一特定对象之上，并持续不断地朝一个方向“走”时，冥想就发生了。准妈妈的紧张、焦虑、担心、恐惧都会在冥想的过程中得到释放，而准妈妈可以通过感官得到健康的、积极的、乐观的冥想信息，这就是冥想胎教最好的过程。

冥想胎教的实施办法

穿着宽松舒适的衣物以盘腿坐姿坐在沙发或软垫上，腰、背挺直，闭上眼睛，暂时放下内心的想法，摒除一切杂念，深呼吸，意识保持在清醒与模糊之间，静心聆听自己内心的声音。随着平稳的呼吸，准妈妈可以展开想象：孩子降生时天使般可爱的样子；孩子被包在包被中，送到你怀里的情景；孩子出生后，穿上你买的婴儿装的样子；你们一家三口，准爸爸是国王，你是王后，孩子是带着金色皇冠的王子或公主，三人在豪华的宫殿里一起快乐生活的情景……准妈妈可以充分放飞自己的想象，并让想象唤起视觉、触觉、听觉和嗅觉的共鸣，让自己真正放松。

冥想胎教时的注意事项

❶ 尽量穿宽松的衣服，排空膀胱，有利于身心放松。

❷ 选择一间干净、明亮且无异味的房间，创造良好的冥想环境。

❸ 不要使用香水，否则会分散注意力。

❹ 如果意识游离不定，不要在意，也不要强迫自己，让它存在，它最终会自然消失的。

❺ 在进入冥想前，准妈妈也可以先做深呼吸，让自己放松。深呼吸时如果方法不当，引起头晕等不适感受时，需要马上停止。

如果杂念太多，思想不能集中，准妈妈就不要勉强自己，换个时间或地点再做。

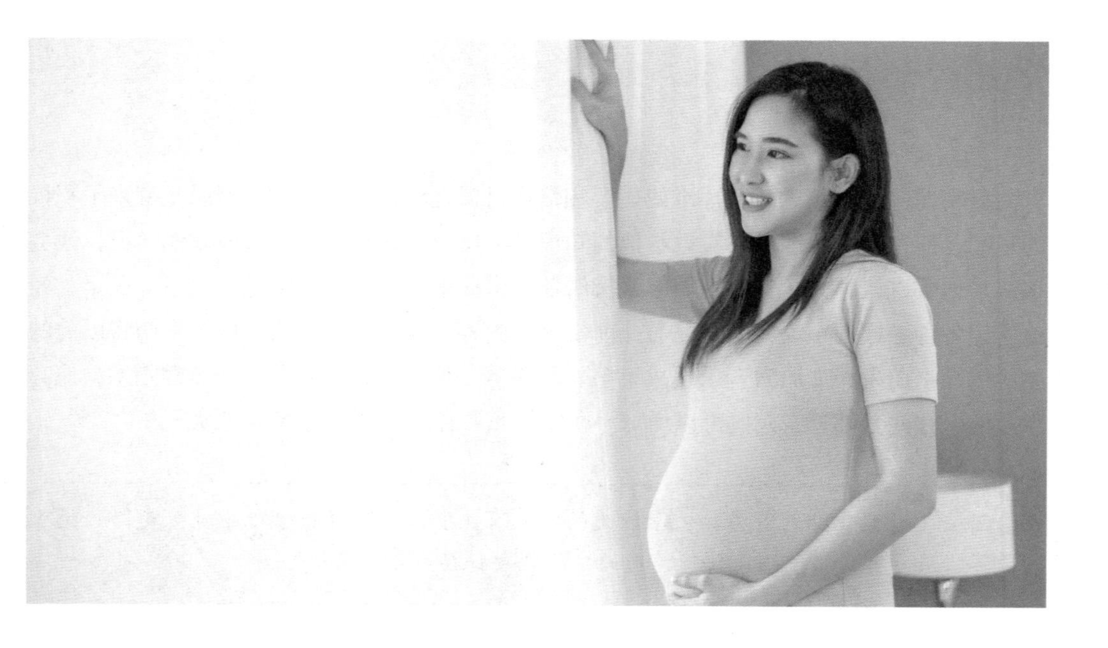

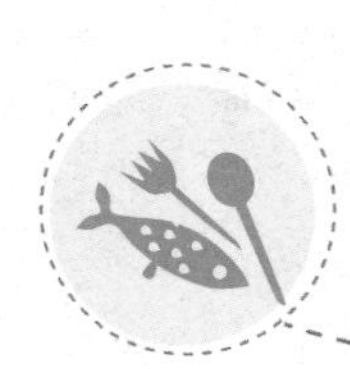

附：孩子出生后继续巩固胎教成果

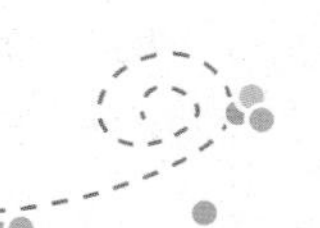

孩子出生后的持续营养和外界环境、持续的教育对其成长发育起着重要作用，所以，孩子的出生，并不是胎教的结束，而是必须以胎教时的教育方式和耐心，继续巩固胎教的成果。

巩固胎教成果的重要意义

胎教只是让孩子做好学习和认知的准备，如果能够在胎教的基础上，持续教育，坚持给孩子复习以前的胎教内容，能够给孩子巩固胎儿期的胎教成果，这将对孩子的发育带来有益的影响，甚至孩子可能每天都在发生令人惊奇的变化。

关于巩固胎教成果，斯瑟蒂克胎教法的创始人斯瑟蒂克夫人对女儿苏珊有这样的回忆：

"当时，苏珊出生只有两周，一天的大半时间都在睡眠中。然而有一天，她突然说话了，她最初说的是'奶'。这是我在她出生前常对她讲的词。在她出生以后每次喂奶时，我也都是对她说：'苏珊，吃奶了。'所以对苏珊来说，这可能是最使她感到亲切的词语。一般来说，孩子开始说话最快也要到1岁左右，而出生后两周就开始说话，确实是令人吃惊的。"

教育是一个连续的过程

教育是一个连续的过程。准妈妈要相信自己持之以恒的胎教已经给胎儿带来了积极的影响，他在出生后即可以对教给他的知识做出反应，如果妈妈耐心地教他学习，他会很认真地听讲，因此，爸爸妈妈应坚持给孩子讲故事，教他认识字母、数字、汉字，教他认识各种各样的小动物等，复习此前学过的内容。在学习的时候，妈妈不妨将以前的胎教用品拿出来，如胎教音乐、故事书、玩偶等，孩子对这些东西也许非常熟悉，他会喜欢的。在此基础上，妈妈可以增加一些婴幼儿教育的内容，将教学持续下去。

婴儿期的智力和运动能力的发展有快有慢，有的孩子很早就会走路、说话，有的孩子则比较晚，对此，妈妈要保持一颗平常心。

Part 6

临产与分娩常识

孕期的最后一段时间，胎儿已经成熟，安静地等待着降生。而准妈妈，也进入了紧张忙碌的倒计时阶段，除了应付身体上的沉重，还面临着精神上的紧张。耐心地等待一下吧，胜利就在眼前，马上就能和朝思暮想的孩子见面了！

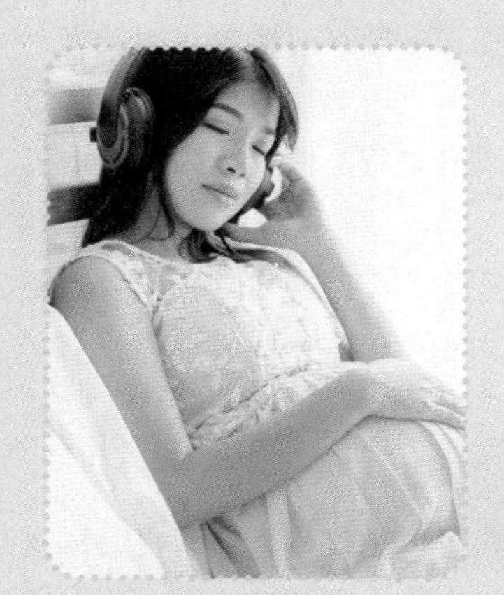
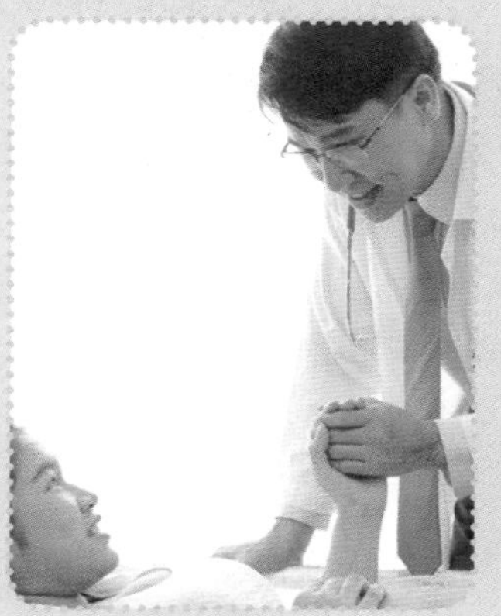
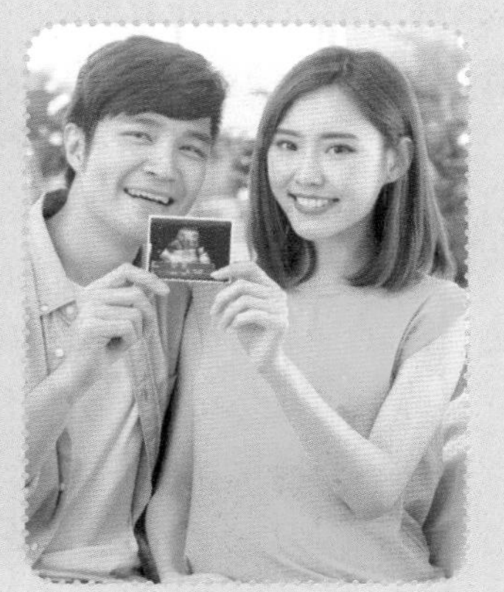

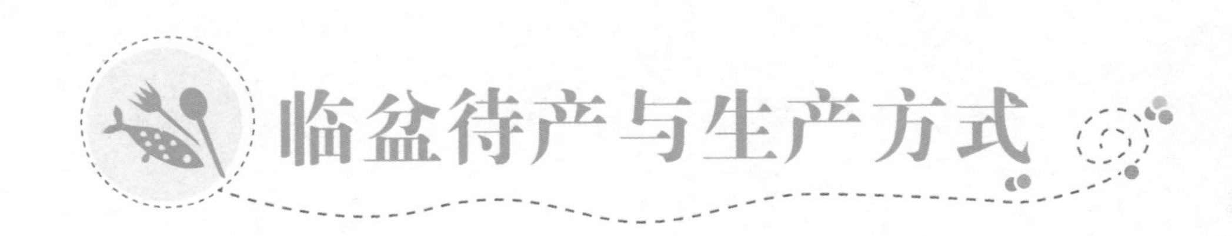

分娩的三大产程

第一产程（6~12小时）：从出现规律性的宫缩开始，直到子宫口逐渐扩张到10厘米

第一产程的具体过程：子宫开始有规律地收缩，阵痛开始。当子宫颈已经扩张到三四厘米时，宫缩会变得越来越强烈、越来越频繁，而且每次宫缩持续的时间也变得更长。最终，宫缩频率会加快到每三四分钟一次，每次持续40~60秒，疼痛会变得越来越明显；在子宫颈口从8厘米开大到10厘米的过程中，宫缩每次持续时间可达1分钟到1.5分钟，每两三分钟一次，疼痛也随之加剧，有的准妈妈可能会感觉浑身颤抖、恶心。

顺利度过第一产程的方法：

❶ 让自己放松，积蓄精力。当阵痛开始时，准妈妈应尽量放松，如出门散散步、看影碟、洗温水澡，或稍微睡一会，或者找个自己舒服的姿势躺着，在疼痛变得明显前积蓄精力。

❷ 适当进食。准妈妈在此时可以吃些食物，补充将要大量消耗的能量。富含碳水化合物的食物，如面包、面条；高能量容易消化的食物如巧克力、酸奶等都是准妈妈的好选择。

❸ 按摩缓解不适。宫缩时，准妈妈可以让准爸爸上下左右按摩腰部，用两手轻轻从两侧下腹部向腹中央来回按摩，或者用手或拳头压迫自己感觉不舒服的地方，如腰部、骶部、下腹耻骨联合处，缓解宫缩引起的不适。

❹ 勤排尿。尿液储存可能会妨碍胎儿下降，影响分娩顺利进行，而且排尿会让准妈妈更舒服，所以，准妈妈可以勤去卫生间排尿。

❺ 分散注意力。当宫缩频率加快、疼痛剧烈时，准妈妈可以变换成自己舒服的姿势，并可以与其他待产准妈妈或准爸爸说话，增强自己分娩的信心。

❻ 采用可以减缓疼痛的呼气方法。

第二产程（1~2小时）：从宫口开全到胎儿娩出

第二产程的具体过程：第一产程末期宫缩暂停，准妈妈可以稍作休息。当宫缩再次开始时，胎儿的头部对会阴后部产生一种压力，迫使准妈妈在每次宫缩时，不由自主地向下用力，推压胎儿穿过骨盆，从阴道（也称为产道）娩出，第二产程结束。这一阶段最耗体力，准妈妈可能会感觉剧痛难忍。初次分娩的准妈妈经历这一过程可能需要2小时左右，再次分娩的准妈妈可能只需要5～10分钟就结束了。

顺利度过第二产程的方法：

❶ 顺应身体的感觉。当准妈妈感觉自己迫切需要往下用力时，坚持向下用力。在用力过程中尽量不要屏气，在一次宫缩期间能够用力数次。

❷ 抓住宫缩间歇放松。如果一直用力，准妈妈会感觉更疲劳。虽然第二产程宫缩间歇时间短，准妈妈还是可以慢慢放松，喘口气，为接下来的用力积蓄能量。

❸ 可以采取不同的姿势。如果医护人员允许，准妈妈可以采取站位、跪位或蹲位，以利用重力的作用来加快胎儿娩出。

❹ 尽量保持呼吸的节奏。准妈妈可以用鼻子吸气，用嘴轻轻地呼气，在用力时采取减缓阵痛的呼气方法（具体参见“顺产第二产程中的呼吸法”），如果准妈妈想喊叫、呻吟或发出点声音，可以尽管去做，但注意不要大喊大叫，以免消耗过多的体力。

❺ 听从助产士的指示。当胎儿的头部将要开始娩出时，助产士可能会让准妈妈停止向下用力，而改为轻柔地喘息，让胎儿轻柔而缓慢地娩出，减少发生会阴裂伤的风险。

第三产程（5~30分钟）：胎盘娩出

第三产程的具体过程：胎儿娩出几分钟后，宫缩会重新开始，开始第三产程。随着宫缩，胎盘会从子宫壁上剥离下来，到达子宫的下方，带着胎膜和一些羊水一起排出阴道，第三产程结束。这一过程一般需要5～15分钟，但有时也会长达1个小时。

顺利度过第三产程的方法：

❶ 相对于第一、二产程而言，第三产程宫缩强度小，疼痛变得不那么明显，准妈妈保持第二产程的姿势，协助胎盘的娩出即可。

❷ 在孩子出生后，妈妈可以抱着孩子，进行初次哺乳，这样会刺激体内的催产素分

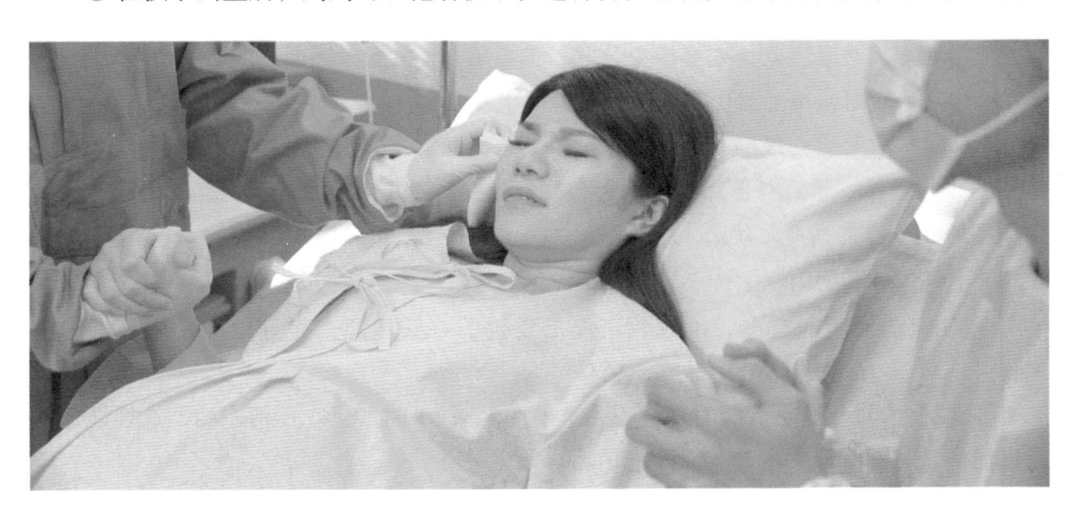

泌，帮助胎盘剥离，也有助于母乳喂养的顺利进行。

❸ 在胎盘娩出后，医生会仔细检查胎盘和胎膜是否完整，确认没有任何部分留在子宫内，并会用手触诊妈妈的腹部，检查子宫是不是收缩得很好，变得比较硬，这样才能让胎盘剥离的部位停止出血。

温馨提醒

在分娩过程中，剧烈的疼痛可能会使准妈妈变得紧张和恐惧，认为自己无法坚持。准妈妈要对自己和胎儿有信心，相信在医生的指导和自己及胎儿的共同努力下，一定能顺利分娩。

剖宫产手术的流程

需要进行剖宫产手术的情况

如果在正式进入产程之前，或者在孕期有如下情况，准妈妈须进行剖宫产手术：

- 经历过子宫手术，或以前做过剖宫产。
- 怀有3个或3个以上的多胞胎。
- 怀有巨大儿，或者头盆不称。
- 胎儿是臀位或横位。
- 胎盘早剥或胎盘前置、脐带脱垂。
- 准妈妈或胎儿有某种致命的疾病或异常，自然分娩有危险。

在进入产程后，准妈妈如有以下情况使得继续自然分娩有危险，也需要进行剖宫产手术：

- 胎儿出现缺氧现象，或者胎心异常，但在短时间内无法通过阴道顺利分娩。
- 出现脐带脱垂或胎盘早剥，致使胎儿供氧不足。
- 胎膜破裂延迟：经24～48小时，分娩仍未开始。
- 分娩停滞：子宫口停止扩张，或胎儿停止在产道中继续下降刺激宫缩，让产程继续下去的各种措施也都无效。

剖宫产手术的术前准备

一旦确定采用剖宫产，准妈妈可能需要提前一天住院，做好以下手术前的准备工作：

❶ 在手术前一晚吃清淡的食物，手术前的8～12小时禁止吃任何东西，这样能保证肠道清洁，从而降低手术感染风险。

❷ 进行术前检查，包括抽血化验、尿液检查及必要的化验。

❸ 换上手术服，摘掉所有首饰，摘下义齿（如有），以免影响剖宫产手术。

❹ 由护士备皮（刮去腹部的汗毛以及阴毛，以更好地为剖宫产手术创造无菌环境）、放置导尿管（以排空膀胱）。

剖宫产手术的流程

输液：以补充身体将要在剖宫产手术中失去的液体，也便于手术过程中通过静脉注射药物。

麻醉：目前剖宫产手术大多不采用全身麻醉，而采用硬膜外麻醉、脊椎麻醉或腰硬联合麻醉（统称椎管内麻醉）。麻醉后，准妈妈可能会觉得下肢有点麻或有点热，麻醉医生会询问你的感觉，并用一根粗的穿刺针头触碰皮肤，测试麻醉平面，了解麻醉效果后，即可以开始剖宫产手术。

剖宫产手术全过程：消毒腹部，铺上无菌单，露出腹部的切口部位；在测试麻醉效果后切开腹部皮肤；用手分开脂肪层，划开脂肪下面的筋膜层，分开肌肉层，划开腹膜层，进入腹腔；在子宫下段与子宫体交界下方1～2厘米处，切开一个长约3厘米的横切口，将切口向两侧用手撕开至约10厘米；把羊膜囊夹破，吸出部分羊水，取出胎儿，剪断脐带；使用催产素促进子宫收缩，等待胎盘自然娩出；用纱布清理宫腔后缝合子宫—检查子宫附件后缝合腹部伤口，消毒后覆盖上无菌纱布或敷料。

整个手术过程一般需要30～45分钟，在手术进行中，也许准妈妈会有所感觉，但不会有痛觉。如果在手术中感到任何不适，可以告诉医生。

顺产须具备的4个条件

顺产，即自然分娩，是最有益于准妈妈和胎儿的分娩方式，但并非所有的准妈妈都能选择顺产，一般情况下，能否选择顺产取决于下面4个条件。

产力：顺产的力量来源

产力，即将胎儿推挤出产道的力量，表现为宫缩，在孕晚期就已经出现。进入第一产程后，将在10分钟内有两次规律的宫缩，伴随着子宫口的扩张和胎头的下降。在这一过程中，产力逐渐加强，至子宫口扩张完全（10厘米）、胎儿娩出需要12～14小时。只有经过充分时间的宫缩，才能迫使子宫口扩张开全，以利于胎儿的下降及顺利娩出。准妈妈在孕期进行适当的运动，可以尽可能地增强产力，以免在分娩过程中宫缩无力。

产道：胎儿顺利娩出的前提

产道是一个形态不规则的椭圆形弯曲管道，胎儿必须在每一个转弯处发生转动才能顺利出来，而且产道中还有两个坐骨棘，其间径的距离平均为10厘米，如果准妈妈的骨盆有异常（发育过小或受过外伤），那么产道中的某些径线就会缩短，或者坐骨棘间径过窄，胎儿通过时就会受阻，影响顺利娩出。这也是准妈妈在孕晚期会测量骨盆，与医生讨论分娩方式的原因。

胎儿条件：顺产的重要因素

胎儿的大小、在子宫中所处的位置（胎方位），是能否顺产须考虑的重要因素。准妈妈要注意营养均衡，避免胎儿过大，并注意适当运动，定期产检，随时关注胎儿的状况。不过一般情况下，大部分胎儿在产前都会转为头位，便于顺利生产。

精神因素：影响顺产成功的关键

焦虑紧张不仅会影响准妈妈的情绪，还可能会让准妈妈消耗体力，对疼痛的敏感性增加、感到更痛，并且会直接影响胎儿在产道内的下降及转动，延长分娩的时间。而胎儿在子宫内待的时间过长，容易造成缺氧、窒息等危险状况，所以，在分娩过程中，准妈妈应对自己和胎儿有信心，战胜对分娩的恐惧，尽量在宫缩期间放松，避免过于焦虑紧张，影响顺产的进行。

温馨提醒

强行顺产不仅对准妈妈有生命威胁，也给胎儿带来了极大的痛苦和危险。如果医生会诊后觉得准妈妈不具备顺产的条件，不能进行顺产，准妈妈就不要心存侥幸坚持顺产了。

了解临产征兆，做好分娩准备

临产前，会有一些征兆预示着分娩的到来。准妈妈可以了解一些分娩的征兆，提前做好分娩的准备。

临产征兆1：胎儿下沉

临近分娩前，准妈妈会感到骨盆部位的压迫感加重，可能会有一种胎儿要掉下来的感觉，这是胎头进入骨盆入口时子宫底下降的缘故。此时，准妈妈上腹部比以前舒服，食量增加了，呼吸更通畅。

临产征兆2：假性宫缩增多

大部分准妈妈临产前会出现更频繁、更强烈的假性宫缩。随着真正分娩的临近，假性宫缩会伴随着阵痛，而且每隔10~20分钟，就会发作一次。此时，准妈妈可以记录一下阵痛和宫缩的间隔时间，如果不规律或有规律但间隔很长，说明离分娩还有一段时间，可以在家休息，等阵痛达到10分钟1次时再入院待产。

临产征兆3：见红

见红是分娩即将开始的一个可靠征兆，通常是粉红色或褐色的黏稠液体，或只是分泌物中有血丝。见红通常出现在分娩前24～48小时，这时子宫颈口开始活动，使子宫颈口附近的胎膜与该处的子宫壁分离，毛细血管破裂的少量血液与子宫颈管内的黏液相混而排出。见红的个体差异很大，很多人见红后几天甚至1周后才分娩，所以关键在于见红后要观察它的形状、颜色、量等再做判断，一般而言，如果是淡淡的血丝，量不多，可留在家里观察，避免剧烈运动即可；如果流出鲜血，超过生理期的出血量，或者伴有腹痛的感觉，则需要马上入院就诊。

临产征兆4：羊水破裂

羊水破裂俗称破水，就是包裹着胎儿的羊膜腔自然破裂，羊水流出，准妈妈感觉到一股温热的液体持续从阴道流出。破水一般发生在宫缩之后，当这种情况发生时，产程通常很快就会开始。如果发生在宫缩前，就是胎膜早破，胎膜早破可能会引起细菌感染或是脐带脱垂，准妈妈需要引产。

破水之后，不管在什么场合，准妈妈都要立刻平躺，然后立即打电话叫救护车。在去医院的途中，也必须保持平躺的姿势。

温馨提醒

出现了分娩的征兆后，准妈妈可能马上就要生产了。所以，临近预产期的前几天，准妈妈尽量不要外出，应留在家中休息，在家人的陪伴下安心等待临产征兆的出现。

有条件的情况下尽量顺产

顺产相对于其他分娩方式，对妈妈和孩子的健康均十分有利。

顺产对妈妈的好处

❶ 有利于母乳喂养。胎儿经阴道自然分娩时，腹部的阵痛会刺激准妈妈的垂体分泌一种叫催产素的激素，这种激素不但能促进产程的进展，而且能促进准妈妈产后乳汁的分泌，甚至在促进母子感情中也起到一定的作用。

❷ 有利于产后恢复。自然分娩损伤小、出血少，住院时间短，产后最多3天就能出院，产后会立刻觉得十分轻松，很快能下地活动，饮食、大小便等日常生活也能很快恢复正常，可以有充沛的精力照顾新生儿。

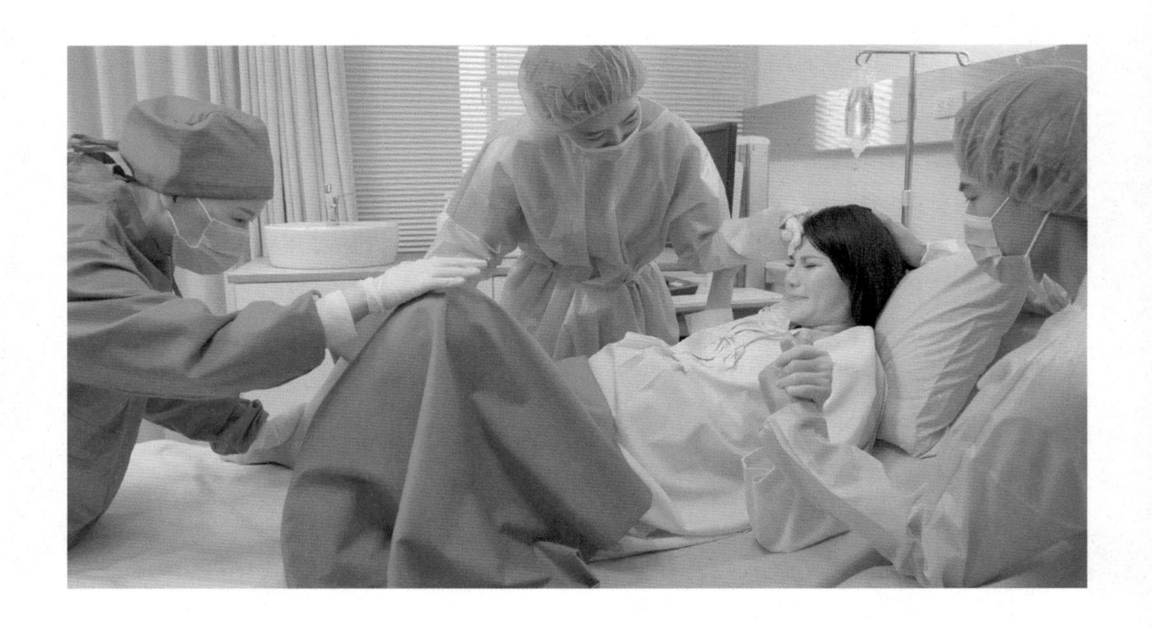

❸ 有利于体型的恢复。顺产的妈妈可以及早进行锻炼，促进体型的恢复。

❹ 再次怀孕时风险低。剖宫产产妇再次怀孕时有发生前置胎盘和胎盘植入的危险，后者是指胎盘植入过深，以至于分娩时不能正常剥离，这种情况可以引起致命性大出血或子宫切除，而顺产会降低此种风险。

顺产对孩子的好处

❶ 预防新生儿吸入性肺炎和新生儿湿肺的发生。自然分娩时有规律的子宫收缩会促使胎儿肺部迅速产生一种叫作肺泡表面活性物质的磷脂，使胎儿出生后肺泡弹力足，容易扩张，能很快建立自主呼吸。同时，胎儿经产道的挤压，呼吸道里的黏液和水分都被挤压出来，能预防新生儿吸入性肺炎和新生儿湿肺的发生。

❷ 增强孩子的免疫力。经阴道自然分娩时，胎儿有一种类似于“获能”的过程，它能帮助胎儿从母体获得一种免疫球蛋白（IgG），出生后机体抵抗力增强，不易患传染性疾病。

❸ 促进协调性的发育。胎儿在经过产道时会主动参与一系列适应性的转动，可以增加皮肤及末梢神经的敏感性，为日后身心协调发育打下良好的基础。

❹ 有利于智力发育。通过阴道分娩的胎儿，由于头部受到产道的挤压，对今后的大脑及智力发育都有一定的好处。

如果准妈妈和胎儿一切正常，应尽量选择顺产，以保证准妈妈和孩子的健康。

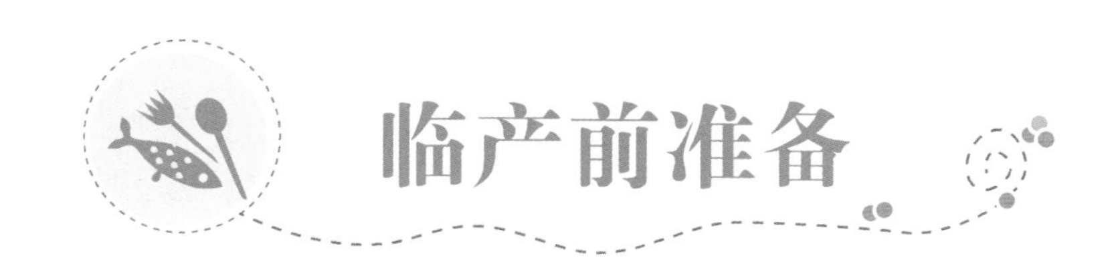

待产包里需要准备些什么

在临产前，准妈妈可以提前准备住院的待产包，以免因出现突发状况临时入院时，弄得手忙脚乱。

待产包里的妈妈用品

衣裤鞋袜：开襟外套1套，出院服装1套，棉内裤3~4条或一次性内裤若干；拖鞋1双，棉袜3~4双；束腹带1个。

哺乳专用：哺乳式文胸2～3件，吸奶器1个，防溢乳垫或纱布垫若干。

洗漱用品：毛巾3条（洗脸、清洁乳房及洗脚各1条），水盆3个（洗脸、清洁乳房及洗脚各1个），牙膏、牙刷、漱口杯1套，香皂1个，梳子、镜子、洗面奶、润肤露。

卫生用品：餐巾纸、卫生纸、湿巾纸、特制或加长加大的卫生巾。

餐具：饭盒、筷子、勺子、水杯1套，洗洁精1瓶。

食物：营养品、巧克力、红糖。

待产包里的孩子用品

喂养用品：奶瓶、奶瓶消毒器、配方奶（小袋装，在母乳不足时补充喂养）。

婴儿护理用品：纸尿裤或尿布若干，湿纸巾，护臀霜1瓶，爽身粉1盒。

衣被用品：婴儿衣服2套，围嘴2个，包被1条。

其他需要准备的物品

证件类：身份证、准生证、医保卡、母子健康手册。

住院或手术押金：提前了解医院的支付方式，带好现金和银行卡。

照相机或摄像机：为妈妈和孩子拍照、摄像留念，要确保电量充足。

温馨提醒

有的医院可能会提供部分母婴用品，准妈妈可以提前了解一下。此外，不要担心自己准备的东西不够，就算到时候缺一两种，让家人临时准备也是没有问题的。

临产前的各项禁忌

临产前，准妈妈应避免出现以下禁忌状况，以免影响自己及胎儿的健康：

忌情绪不稳定

准妈妈对即将到来的分娩或多或少都有些担心，但千万不要让这种担心影响自己的情绪。情绪不稳定不但会影响临产前的饮食和睡眠，而且还会妨碍全身的应激能力，使身体不能很快地进入待产的“最佳状态”，因而影响正常分娩。所以，准妈妈要学会放松，在家里做一些自己喜欢的事情，如看书、听音乐、休息等，多吃一些营养丰富又易于消化的食物，养精蓄锐等待孩子的降临。

忌出门远行

一般在接近预产期的前1~2周，准妈妈就不宜再远行了，尤其是不宜乘车、船远行。因为旅途中各种条件都受到限制，一旦分娩出现难产是很危险的事情，有可能危及母子安全。在这一时期，准妈妈也应适当减少工作强度，如有必要可提前1周请产假，提前在家休息。

忌粗心大意

在临产期，准妈妈应了解临产征兆，密切关注自己的身体状况，提前做好分娩的准备。如发觉破水后，要马上平躺，并及时去医院待产，以免出现不必要的危险状况。

忌说泄气话

准妈妈要相信自己和胎儿，一定不要说泄气话，以免影响产前的情绪，使自己变得慌乱、紧张，失去顺产的信心。准爸爸也要多多鼓励准妈妈。

临近预产期时，准妈妈特别要注意休息好，保证睡眠充足，并定期去医院体检，关注自己的身体状况，在分娩来临时对自己有信心，迎接健康的孩子。

临产前的饮食安排

临产前，准妈妈一般心情比较紧张，不想吃东西，或吃得不多，但分娩时需要消耗大量体力，此时，准妈妈可以巧妙安排饮食，补充营养，增强体力。

临产前的饮食原则

❶ 选择营养价值高和热量高的食物，如鸡蛋、牛奶、瘦肉、鱼虾和大豆制品等。巧克力含脂肪和糖丰富，临产前吃一些巧克力能迅速补充能量，尤其对于那些吃不下食物的临产准妈妈更为适宜。

❷ 食物应少而精。防止胃肠道充盈过度或胀气，以便顺利分娩。

❸ 宜吃含水分较多的半流质软食。分娩过程中消耗水分较多，因此，临产前应吃面条、猪肝粥等半流质的软食。民间传统的产前食物白糖（或红糖）荷包蛋、肉丝面、鸡蛋羹等也非常适宜。

❹ 不宜吃油腻或含蛋白质较多的食物。因为宫缩的干扰及睡眠的不足，分娩时胃肠道分泌消化液的能力降低，蠕动功能也减弱，胃排空时间变长，胃内极易积存食物，所以准妈妈在临产前最好不要吃不易消化的油腻性食物或含蛋白质较多的食物。

准妈妈在产程各阶段的进食

第一产程：这一产程时间比较长，准妈妈应少量多次，尽量进食。食物以半流质或软烂的食物为主，如鸡蛋挂面、蛋糕、面包、粥等，这样才能一直保持着较好的体力。

第二产程：因为剧痛，准妈妈可能没有食欲，但为了有足够的体力，准妈妈应尽量在宫缩间隙摄入一些能够迅速补充体力的高能量食物，如巧克力、香蕉、藕粉、果汁、牛奶、红糖水等，以帮助胎儿顺利娩出。

第三产程：在生产后，可根据自己的分娩方式听从医生嘱咐适时适量进餐，补充流失的能量。

临产时，准妈妈若发生恶心、呕吐、不能进食等情况，应及时告知医生，医生可能会根据具体情况注射葡萄糖等补充准妈妈的体力。

去医院待产的时间

到了孕期的最后阶段，医生会告诉准妈妈什么时候去医院待产。去医院待产的具体时间因准妈妈的情况不同而有差异，一般情况下，可根据以下具体情况确定。

决定待产时间的因素

已确定做剖宫产手术的准妈妈（具体参见“剖宫产手术的流程”），须提前预约，在手术前2~3天去医院待产。

有孕期并发症或其他高危因素者，须提前去医院待产。

如果准妈妈的住所到医院的距离比较远，可提前去医院待产。

虽然临产征兆还不明显，但准妈妈自我感觉已经快要分娩了，也可以去医院。但一般情况下，医生会建议准妈妈留在家里再观察一下，等宫缩变得频繁、剧烈后再去医院待产。

临产前情况正常、交通便利的准妈妈，可以等到每次宫缩持续1分钟、每5分钟1次以后去医院待产。

须及时去医院就诊的情况

❶ 羊水破裂。破水之后，不管在什么场合，准妈妈都要立刻平躺，立即去医院待产。

❷ 胎动减少，感觉到胎儿不如以前活跃了。

❸ 有无法控制的用力排便的感觉。

④ 与见红不同，准妈妈阴道出血增多，并伴有发热、剧烈头痛、视觉变化、下腹痛等症状。

⑤ 怀孕不到37周就出现宫缩或其他早产征兆。

温馨提醒

入院后较长时间不临产，会使准妈妈心里产生紧迫感，而且在医院可能不像家中那样舒适、安静和方便，进而可能影响准妈妈的情绪。因此，如果没有特殊情况，准妈妈可以在家中安心等待分娩的到来。

战胜对分娩的恐惧

面对近在眼前的分娩，准妈妈可能会感觉到恐惧，从而导致情绪不稳定、精神压抑等心理问题，甚至严重影响顺利分娩。此时，准妈妈可以适当调整自己的心理状态，消除自己对分娩的恐惧感。

为分娩做好准备

分娩的准备包括孕后期的健康检查、心理上的准备和物质上的准备。在准备过程中，能及时发现并诊治各类异常情况，同时这一准备的过程也是对准妈妈情绪的安抚，帮助其以很好的心态直面对分娩的恐惧。

了解分娩流程，克服恐惧

可以多阅读一些相关的书籍，了解分娩的全过程，并有目的地进行分娩前的有关训练，这样对减轻心理压力，解除思想负担有一定的好处。此外，准妈妈的家人，尤其是准爸爸，可以一起了解分娩的注意事项，并在分娩的过程中，给准妈妈足够的扶持和协助，这些都将有助于准妈妈克服对生产痛的恐惧，顺利分娩。

学会倾诉

当自己有不良情绪郁结时，千万不要憋在心里，否则会越积越多。倾诉本身就是一种减压方式，找个合适的时机向准爸爸、家人、朋友、医生倾诉，会让自己的心情逐渐开朗。

转移注意力

如果准妈妈确实有一些分娩恐惧感挥之不去，可以在分娩前做一些自己感兴趣的事情，如看书、散步等，转移自己的注意力，而不是把注意力集中到对未来的担忧上。

温馨提醒

在分娩过程中，若非难产导致产程进展不良，真正的剧痛时间并不会太长。而且，当疼痛达到一定程度，身体会分泌出一种能减少痛感的激素，减缓疼痛的感觉，勇敢的准妈妈一定会坚持过去的。

分娩进行时

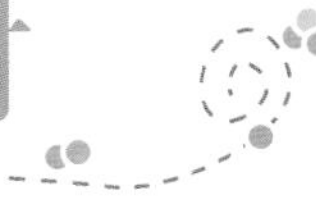

进入产房前的准备事项

选择顺产的准妈妈，在进入产房前，也需要进行一系列的准备。

医生须提前准备的事项

产前检查： 包括检查血压、抽血化验、尿液检查及必要的化验，确保胎儿一切正常。

进入待产室： 助产士会带领准妈妈进入待产室，介绍待产环境、设备给准妈妈更换待产服，并讲解生产的流程及住院流程。

装上胎儿监护仪： 观察准妈妈子宫收缩的情形及胎儿心搏是否正常。

输液： 有些医院为避免准妈妈在生产时太过疲劳或出现突发状况，所以会静脉输液，以适时补充体内水分及体力。

备皮（进行剃毛处理）： 由护士刮去靠近会阴部（肛门口至阴道口）的阴毛，万一会阴发生撕裂伤，在产后处理会阴部伤口时较容易进行，并避免感染，使伤口较快愈合。不同于在进入产房前备皮，有些医生则等到准妈妈上了产台后再进行。

灌肠： 灌肠是让靠近直肠部分的宿便先行排掉，避免准妈妈因为生产用力而排便污染产道、伤口及胎儿。但一般情况下，准妈妈生产前并不需要灌肠，只有特殊情况才需要灌肠。

准妈妈可以提前准备的事项

在进入产房时，准妈妈可以带入以下物品，以备不时之需。但具体情况视各医院规定来决定。

巧克力： 进入产房后，胎儿不会马上出生，所以这个时候还要带点巧克力，用来增加产力。

水： 阵痛会使准妈妈出汗过多，所以要带点热水进去，抓住机会喝一点，以免发生脱水现象。

卫生纸： 生产时会流出大量的血液、羊水，需要用卫生纸擦拭。

对准妈妈来说，产房是一个重要但陌生的场所，准妈妈可以事先多了解相关知识，配合适当的放松方式，以有效帮助自己排解压力，让生产更顺畅。

顺产第一产程中的呼吸法

在分娩过程中，掌握正确的呼吸方法，不但有利于正确用力，加快分娩进程，还可以尽可能地保存体力，让准妈妈顺利分娩。在不同的分娩过程中，准妈妈可以采取不同的呼吸方法，在第一产程，可以采用以下几种呼吸方法。

拉梅兹呼吸法（第一产程部分）

❶ 胸部呼吸法：在分娩开始的时候，准妈妈可以感觉到子宫每5～20分钟收缩一次，每次收缩30～60秒，子宫口开3厘米左右，此时，可以在宫缩时采用缓慢的胸式呼吸。

具体操作方法：由鼻子深深吸一口气，随着子宫收缩开始吸气、吐气，反复进行，直到阵痛停止恢复正常呼吸。

❷ 嘻嘻轻浅呼吸法：子宫口开至7厘米时，间隔2～4分钟会收缩一次，每次持续45～60秒。随着子宫开始收缩，准妈妈可以采用胸式深呼吸，当子宫强烈收缩时，采用嘻嘻轻浅呼吸法，收缩开始减缓时恢复深呼吸。

具体操作方法：让自己的身体完全放松，眼睛注视着同一点，用嘴吸入一小口空气，保持轻浅呼吸，让吸入及吐出的气量相等，呼吸完全用嘴呼吸，保持呼吸高位在喉咙，就像发出“嘻嘻”的声音。

❸ 喘息呼吸法：当子宫口开至10厘米时，准妈妈感觉到子宫每60～90秒就会收缩一次，每次收缩维持30～90秒时采用这种方法。

具体操作方法：先呼气，再深吸一口气，接着快速做4～6次的短呼气，感觉就像在吹气球，比嘻嘻轻浅呼吸法还要更浅，也可以根据子宫收缩的程度调解速度。

协助分娩呼吸法

如果准爸爸陪产，此时可以采取协助分娩呼吸法，尽量让准妈妈放松，保持平稳、有节奏的呼吸。进行协助分娩呼吸法时，准妈妈需要和准爸爸的目光进行交流，让准爸爸拉着准妈妈的手，或者把准爸爸的手放在准妈妈的肩上，让准爸爸半拥着准妈妈，然后让准爸爸引领准妈妈呼吸：吸气，稍微停一下，再呼出。呼出时，气息的长度及深度与吸气的长度和深度是相对应的。然后停顿一下，再进行下一次呼吸。当宫缩剧烈时，准妈妈的呼吸难免会变浅，准爸爸可根据准妈妈的具体情况进行调整，只要呼吸没有开始变得越来越急促，变成过度的呼吸，就没有太大的关系。

分娩时的呼吸，要注意节奏，用鼻子吸气，用嘴巴呼气，而且呼气的时间应该比吸气的时间长。

顺产第二产程中的呼吸法

在第二产程中，准妈妈需要将胎儿用力“推挤”出来。在用力时，采取正确的呼吸方法十分重要。

拉梅兹呼吸法（第二产程部分）

帮助用力的呼吸法：子宫口开全时，帮助胎儿通过产道。

具体操作方法：下颌前缩，略抬头，用力使肺部的空气压向下腹部，完全放松骨盆肌肉。需要换气时，保持原有姿势，马上把气呼出，同时立即吸满一口气，继续憋气和用力，直至助产士要求不要用力。

哈气式呼吸：当胎儿的头部将要开始娩出时，准妈妈可以采取哈气式呼吸，让胎儿轻柔而缓慢地娩出，以免发生会阴撕裂。

具体操作方法：准妈妈先深吸一口气，接着短而有力地哈气，如浅吐1、2、3、4，接着大大地吐出所有的“气”，就像在吹一样很费劲的东西。

其他有助于用力的呼吸法

当准妈妈感到自己的宫缩正在开始时，深吸一口气，然后一边慢慢呼出这口气，一边用力推挤胎儿。呼气时，准妈妈可以让意识顺着身体向下行，行到两条腿之间胎儿头部的位置，然后用力推挤。每次宫缩时用力推的次数要根据准妈妈的情况来决定。通常每次宫缩用力推挤四五次比较好。

温馨提醒

在第二产程中，准妈妈最好不要屏住呼吸，尽可能长时间地用力推挤胎儿，因为这样会使准妈妈和胎儿缺氧，而且准妈妈很快就会感到筋疲力尽，无法坚持整个产程。

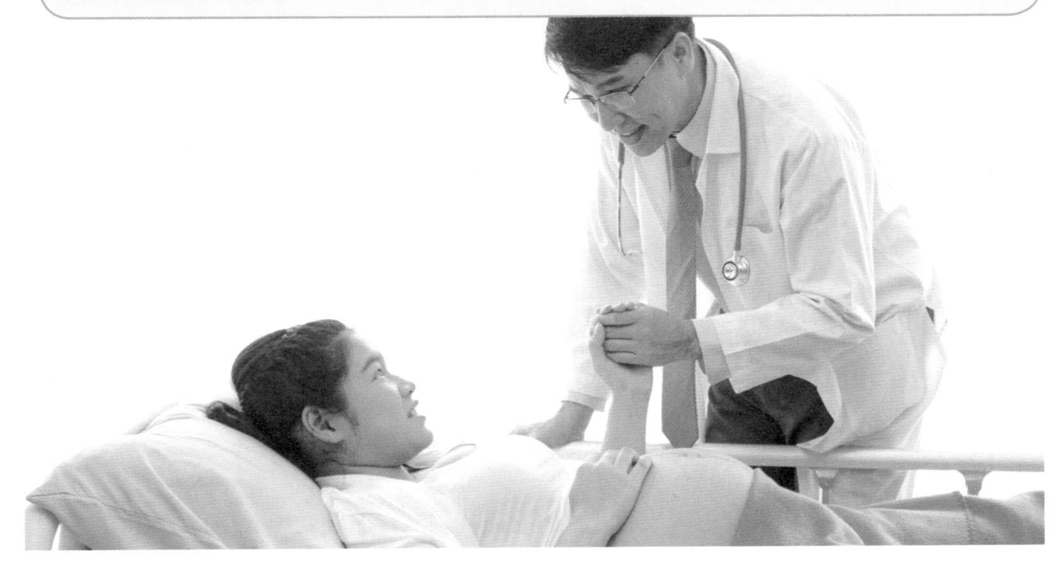

分娩过程中可能出现的尴尬事

在分娩过程中，准妈妈可能会遇到以下几件尴尬事：

尴尬事一：遭遇男医生

当发现自己的主治医生为男性时，有些准妈妈可能会觉得很难为情。其实，男医生力气大，而且心理素质好，能临危不乱，接产的时候能让准妈妈更加安心。准妈妈只要相信主治医生的专业能力即可，其他不必太放在心上。

尴尬事二：发生呕吐现象

几乎90%的准妈妈在产床上都经历过恶心和呕吐的感觉。如果准妈妈采用硬膜外麻醉进行无痛分娩，可能会导致准妈妈血压突然下降，进而出现恶心、呕吐现象。分娩时的剧痛也可能导致准妈妈呕吐。为了能最大限度地避免呕吐，从分娩开始的最初阶段，准妈妈可以只吃一些易消化的流食，不宜过多，宜清淡些。

尴尬事三：牙齿发出磕碰的声音

在分娩时，50%的准妈妈由于疼痛，身体会颤抖，牙齿相碰发出“咔嗒咔嗒”的声音，这是分娩过程中身体处于临时状态的直接反应。此时，准妈妈可以转移注意力，或者将注意力放在呼吸上，运用产程中的呼吸方法，让自己尽量平静一些。

尴尬事四：无法控制的排气、排便

当胎儿在产道里慢慢下降，准备降生的时候，会挤压到直肠，使一些气体从肛门被迫排出。尤其是进行硬膜外麻醉以后，肛门附近的括约肌变得麻痹，没有知觉，这种情况更会发生。而当胎儿的头通过产道时，直肠会变得平滑，里面的内容物也许会被排出来，也就是排便，这会使准妈妈非常难堪。每次宫缩时想排便的感觉都非常强烈，这是子宫口开得很大，甚至是开全的征兆。如果真的发生了这样的事，准妈妈也不用感到不好意思，这完全是正常的反应。医生对这件事的态度很客观，并不会太在意。

当遭遇以上尴尬事时，准妈妈没必要紧张和难堪，这些都是分娩过程中的正常事项，准妈妈从心理上放轻松，坦然面对即可。

顺产时可能要做会阴侧切

在顺产过程中，为了避免会阴撕裂，可能需要通过会阴侧切术来帮助准妈妈娩出胎儿。

需要进行会阴侧切的情况

1. 早产、胎儿宫内发育迟缓或胎儿宫内窘迫，须减轻胎头受压并尽早娩出时。

❷ 由各种原因所致的头盆不称（胎儿头过大，不能通过骨盆等）。

❸ 用产钳或胎头吸引器助产时，需要会阴侧切获取更大的操作空间。

❹ 初产的准妈妈，胎儿臀位经阴道分娩时。

❺ 准妈妈患心脏病、高血压等疾病，需要缩短第二产程时。

❻ 产妇曾做会阴切开缝合术，或修补后瘢痕大，影响会阴扩展时。

❼ 初产妇头位分娩时会阴紧张、会阴体长、组织硬韧或发育不良、炎症、水肿，或遇急症时会阴未能充分扩张，胎头娩出可能会发生严重裂伤时。

会阴按摩法避免侧切

研究显示，会阴按摩可以减少发生裂伤和需要做会阴侧切术的机会。在分娩前5～6周，准妈妈可以开始尝试做会阴按摩。

❶ 修剪指甲，将手洗净，坐在一个温暖舒适的地方，将腿伸展开，呈一个半坐着的分娩姿势。然后把一面镜子放在会阴的前面，面朝会阴部。这样可以清楚地看见会阴周围肌肉组织的情况。

❷ 选择一些按摩油，如纯的菜籽油，或者水溶性的润滑剂，用手指把按摩油涂在会阴周围。

❸ 把手指尽量深地插入阴道，伸展双腿。朝直肠的方向按压会阴组织。轻柔地继续伸展会阴口，直到觉得有轻微的烧灼或刺痛的感觉。保持这种伸展，直到刺痛的感觉平息，然后继续前后地轻柔按摩阴道。

❹ 按摩中，在阴道里勾起手指，并且缓慢地向前拉伸阴道组织，分娩时胎儿的头也会这样出来。

❺ 最后，前后轻柔按摩拇指和示指（又称食指）之间的肌肉组织大约1分钟。

值得注意的是，有早产等问题的准妈妈不适合做会阴按摩，为了自己和胎儿的健康，准妈妈在进行会阴按摩和锻炼之前，一定要先咨询医生自己是否可以进行该项练习。

要不要保存脐带血

储存的脐带血对孩子和家庭其他成员有一定的健康保障，而现代技术也为脐带血的长期保存提供了条件。但现在关于储存脐带血的问题没有统一的定论，准妈妈需要根据自身条件，来综合考虑。

脐带血可能带来的好处

脐带血是胎儿娩出、脐带结扎并离断后残留在胎盘和脐带中的血液，通常是废弃不用的。但近些年的研究发现，脐带血中含有可以重建人体造血和免疫系统的造血干细胞，可用于造血干细胞移植，治疗多种疾病，如血液系统恶性肿瘤（如白血病、多发性骨髓瘤、淋巴瘤等）、血红蛋白病（如重症地中海贫血）、骨髓造血功能衰竭（如再生

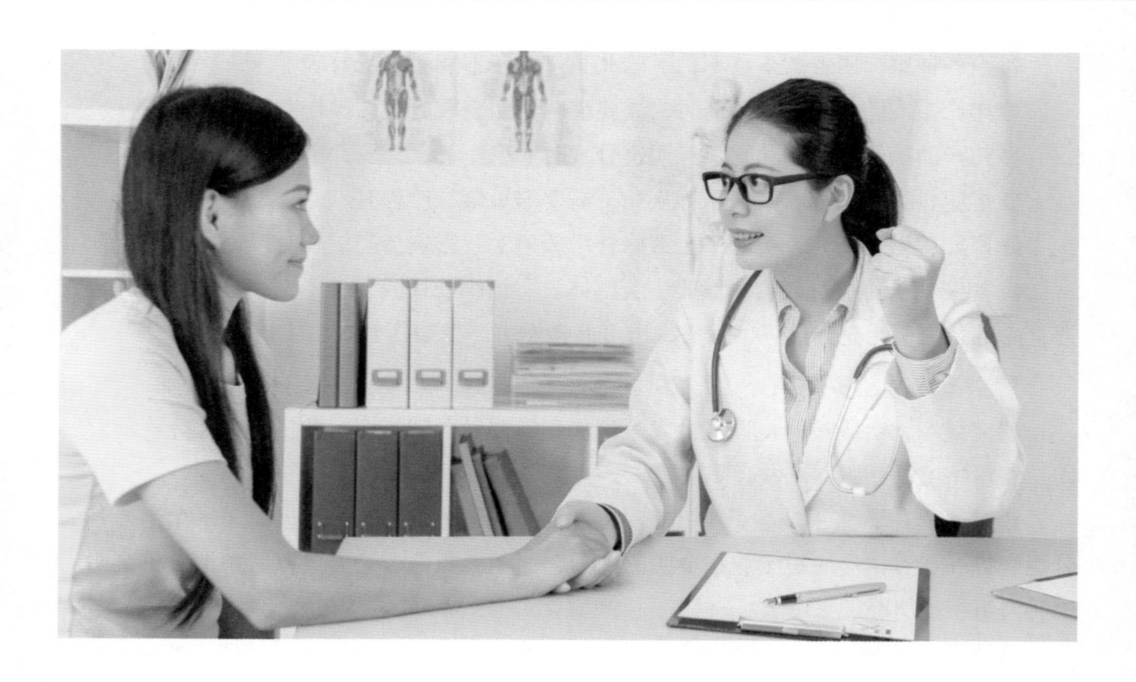

障碍性贫血）、先天性免疫缺陷疾患等。在使用脐带血治疗时，不需配型，无免疫排斥的危险，有比较高的治愈率，医疗费用相对较低，是孩子健康的保证。另外，由于遗传基因相近，且免疫投合概率高，储存的脐带血还能对家庭其他成员有一定的保障。

不保存脐带血的理由

但也有人认为，需要脐带血移植的概率非常小，即使需要移植也只是一种治疗的辅助手段，成功移植后也并不能保证完全不复发，它并非根治许多恶性疾病的最有效手段。而且脐带血保存20年左右需近2万元，所需要的费用比较高。

脐带血保存流程

❶ 在孕28周左右与脐带血库进行联络，和脐带血库签署一份保管协议，缴纳脐带血采集费、检验费、冷冻费和保管费。

❷ 准妈妈在住院后第一时间通知脐带血库，并告知所在医院、预产期及床位号，留下联系电话。

❸ 采集脐带血后36小时内，脐带血入库。脐带血在入库前会进行乙型肝炎、丙型肝炎、巨细胞病毒、梅毒螺旋体、艾滋病病毒以及细菌、霉菌的检验，如果存在以上问题，一般情况下将不予保存。

如果有条件，准妈妈可以自己为孩子保存一份，也可以考虑把脐带血捐献给公体库，让有需要的人使用。

准爸爸需要了解的事项

掌握一些应急处理方法

作为准妈妈的第一陪护人，准爸爸应掌握一些应急的处理方法，以备不时之需。

应对临产的处理办法

提前勘察去医院的路线。一般情况下，准爸爸须考虑乘何种交通工具去医院，在平常时间和交通高峰期，各需要多少时间到达医院。如有可能，可寻找一条备用的道路，以便当第一条道路堵塞时能有另外一条道路供选择，尽快到达医院。

准备紧急联络人通讯录。准爸爸可将住院医院、出租汽车公司（不仅是1家，要有2～3家）、亲朋好友的电话号码贴在电话机旁，以便在遇到紧急情况时不至于惊慌失措。

了解临产征兆。准爸爸须与准妈妈一起了解临产征兆（具体参见“了解临产征兆，做好分娩准备”），特别是在准妈妈羊水破裂时，让准妈妈立刻平躺，并让准妈妈保持平躺的姿势到医院。

发生急产时的处理办法

产程不到2小时的生产称为急产。当遇到这种情况时，在等待医生救护的同时，准爸爸可以做如下处理，呵护准妈妈和胎儿的安全：

拨打急救电话，如有可能拨打准妈妈主治医生的电话，在医生的指导下操作。

在床上和地上铺上干净的厚棉被，让准妈妈迅速半躺在床上，脱掉下身衣物，以防胎儿出生时滑落摔伤。

为免胎头太快冲出来，导致产道和会阴严重裂伤，准爸爸可尝试一手拿干净小毛巾压住会阴，另一手挡着胎头并稍微向上引导，随着准妈妈哈气式呼吸，让胎儿能够慢慢地挤出阴道口。

胎儿娩出后，将脐带对折用橡皮筋或绳子绑紧，阻断血流以免婴儿血液回流到母体。

把孩子脸上的血渍擦拭干净后，放置成头低足高的姿势，轻拍其足底或按摩背脊，有助于排出口鼻内的羊水，并且刺激其哭出声音，然后擦洗干净，用大毛巾和包被覆盖身体并且抱在怀中，以免受凉。

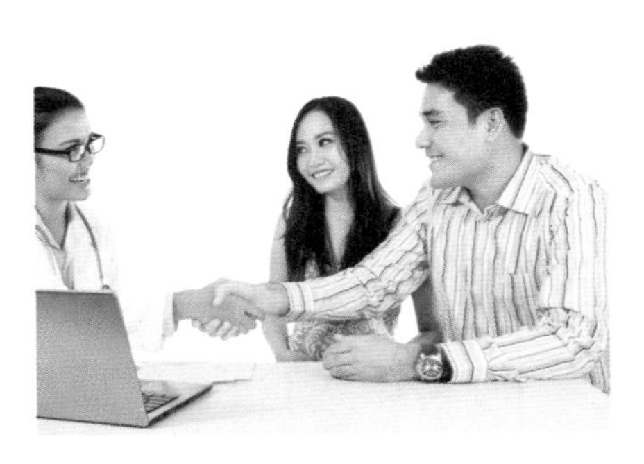

接着胎盘自动娩出伴随强烈宫缩，产妇可自行按摩缩小到肚脐下的子宫，通常就不会再有太多出血量。

温馨提醒

到了孕期的最后1个月，准爸爸应该随时处于待命状态，保证准妈妈随时可以找到准爸爸。如果准爸爸因为工作需要暂时离开本地，也可以临时委托亲友陪伴准妈妈。

学习助产放松法

准爸爸可以学习一些助产放松法，不但可以在准妈妈分娩过程中给予一定的协助，帮助准妈妈舒缓疼痛，也可以给准妈妈提供心理上的支持。

第一产程的助产放松方法

❶ 让准妈妈尽量放松。准爸爸可以陪伴准妈妈散步、说话或者半抱着准妈妈倚靠在床上，帮助准妈妈放松及积蓄精力。

❷ 观察床边的胎心以及阵痛监测器，了解准妈妈与胎儿的状况。

❸ 在宫缩间隙，准爸爸可以让准妈妈尽量进食，并协助准妈妈补充足量的水分。

❹ 陪同准妈妈如厕，减轻准妈妈的困难。

❺ 帮准妈妈上下左右按摩腰部，或者用手或拳头压迫准妈妈感觉不舒服的地方，缓解准妈妈的不适。

第二产程的助产放松方法

❶ 紧握准妈妈的手或轻轻抱住准妈妈，替她擦擦汗水，给准妈妈精神上的支持和鼓励。

❷ 与准妈妈一起采用协助分娩呼吸法，引领准妈妈的呼吸，尽量让准妈妈放松，保持平稳、有节奏的呼吸。

第三产程的助产放松方法

❶ 向新妈妈表达自己的情感和感激，如亲吻新妈妈，夸奖新妈妈“你真棒”之类，给新妈妈情感上的支持。

❷ 观察新妈妈产后的状况约30分钟，以防产后大出血或其他的意外状况。

❸ 协助新妈妈给孩子哺喂母乳，如果没有母乳可以喂养，可以与新妈妈一起，与孩子贴贴脸，对刺激新妈妈的乳汁分泌十分有益。

温馨提醒

准爸爸在陪产的时候，不仅要表现得十分镇静，而且注意力都要集中在准妈妈的感受上，及时在情感上支持她，让准妈妈的分娩过程更顺利。

帮助准妈妈减缓阵痛

在分娩过程中，准妈妈可能因为疼痛而感觉慌乱或紧张，此时，准爸爸可以在一旁协助其做平时练习好的呼吸法，并采取一定的措施，帮助准妈妈减缓阵痛。

帮助准妈妈找到放松的姿势

在阵痛之间，准爸爸可以帮助准妈妈找一个可以帮助放松的姿势。具体的姿势以准妈妈自己的感觉为准，可以以各种姿势坐着、半躺着、躺着，用枕头靠垫等支撑准妈妈身体的各个部位，在帮助准妈妈寻找姿势时可以询问其是否舒服，再观察各种状态的放松程度，并不断进行调整，最后选择准妈妈觉得相对最舒服的方案，帮助准妈妈松弛全身的紧张，缓解肌肉僵硬，保存准妈妈的体力和能量。一般而言，侧卧有利于准妈妈放松全身。

在准妈妈分娩过程中，准爸爸可以检查准妈妈身体各个部位是不是都放松了，是不是都很舒服。确保准妈妈的肘、腿、腰、颈都有地方支撑，随时关注准妈妈是不是处于最舒服的状态。

使用缓解阵痛的按摩法

准爸爸可以提前练习一些按摩手法，找到适合准妈妈的按摩手法，缓解准妈妈的阵痛。

配合准妈妈的呼吸做按摩。准妈妈吸气时准爸爸可以用手向外扩展式抚摸准妈妈的腹部，呼气时双手从上向下轻推。准爸爸也可以在准妈妈吸气时，将手指并拢，放在准妈妈的下腹部向侧腹部作环状抚摸，呼气时双手并拢向下腹部按摩。

按压式按摩。准爸爸将手掌放在准妈妈的髋骨处，拇指朝里，呼气时用拇指强力压迫髋骨内侧，随着吸气放松压迫。也可把拳头放入腰下，垫在疼痛部位，配合呼吸进行，缓解腰痛。

给准妈妈按摩背、脚、肩，可减轻阵痛的不适感，并有助于准妈妈放松紧张的心情。

很多妇产医院和大型综合医院都开设有孕妇课堂和产前培训课程，准爸爸如果有时间，最好与准妈妈一起听课，接受更专业的培训。

准爸爸是否选择陪产

准爸爸陪产有利有弊，准爸爸是否选择陪产，要根据准妈妈和准爸爸的具体情况来考虑，如果选择陪产，也应在陪产过程中注意一些事项。

选择陪产的利弊分析

选择陪产的益处

在陪产过程中，给准妈妈最大的支持，通过准爸爸的努力会让准妈妈更有信心战胜对分娩疼痛的恐惧，促进分娩的顺利进行。

共同迎接孩子出生的同时，可以增进夫妻间的感情，让准爸爸更能体会准妈妈的辛苦，更加体谅准妈妈。

准爸爸伴随准妈妈走过怀孕和分娩的过程，可以让自己更快地进入父亲的角色，增进亲子之间的感情。

选择陪产的弊端

可能因目睹准妈妈在生产时的剧痛，而患产后抑郁，甚至影响性生活。

有的准爸爸不能忍受看着准妈妈承受分娩的痛苦，因而阻止自然分娩的继续，从而使剖宫产的个案增加。

选择陪产时需要考虑的情况

❶ 医院是否允许陪产。我国绝大部分的医院并不具备陪产所需要的医疗条件，准爸爸可以提前咨询是否可以陪产。

❷ 准爸爸的性格对是否适合陪产非常重要。一般而言，乐观配合型的准爸爸非常适合陪产，但如果准爸爸不善于表达或者自身就比较容易紧张，心理承受能力比较低，最好还是在产房外等待。

❸ 准妈妈是否有陪产的意愿。有的准妈妈并不希望准爸爸看到自己生产时失控的一面，或者准爸爸在身边会感觉到更紧张，此时，当然可以选择不让准爸爸陪产。

陪产时的注意事项

如果医院具备陪产的条件，而准爸爸选择陪产，也需要注意以下问题：

❶ 提前学习一定的基本知识。只有具备一些分娩流程，以及帮助准妈妈应对阵痛、放松的知识，才能更好更快地进入角色，充分发挥“镇静剂”和“镇痛剂”的作用。

❷ 调整好心态。准爸爸自己一定要坚强、勇敢，对于准妈妈在生产过程中所承受的痛苦不能逃避，也应该采取一定的措施去缓解准妈妈的痛苦，协助分娩的顺利进行。

❸ 尊重医护人员的工作。在陪产的过程中，眼见准妈妈饱受痛苦的折磨，不舍之情油然而生，这是人之常情，但是切勿因为情绪激动而干扰医护人员的工作，以免发生意外。

温馨提醒

如果没有十分把握，准爸爸可以只陪准妈妈走过第一产程，然后在产房外安心等待。准妈妈可以选择专业的助产士和导乐人员，配合自己度过这段艰难的过程。

Part 7

坐月子与产后恢复

月子期间是身体各器官系统调养恢复的时期，虚弱的身体可以靠着“坐月子”来恢复元气。从某种意义上说，它是女人“重生”的机会，一定要把握好这段时间，科学地坐个好月子。

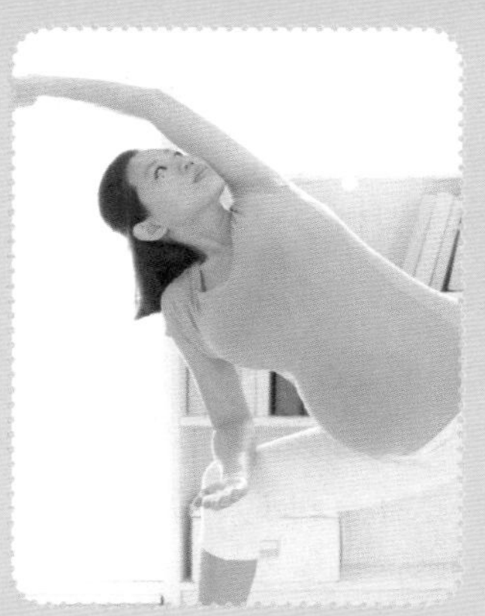

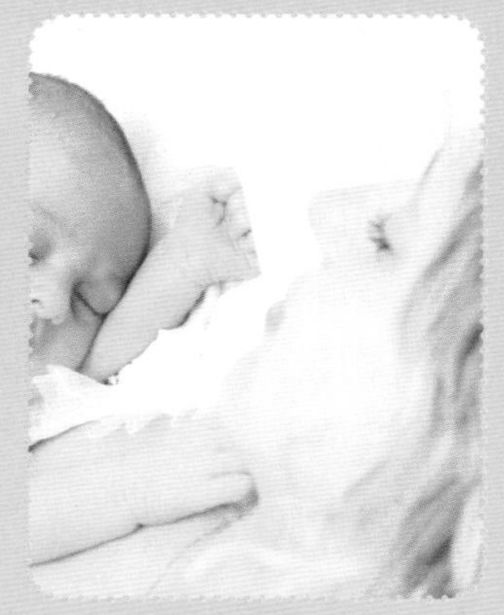

产后营养与健康

产后进补分阶段

坐月子期间，在不同的阶段，有不同的饮食方法。一般来说，新妈妈可以按照以下3个阶段进行月子里的饮食调养：

第1阶段，分娩后第1周：补血、恢复体力

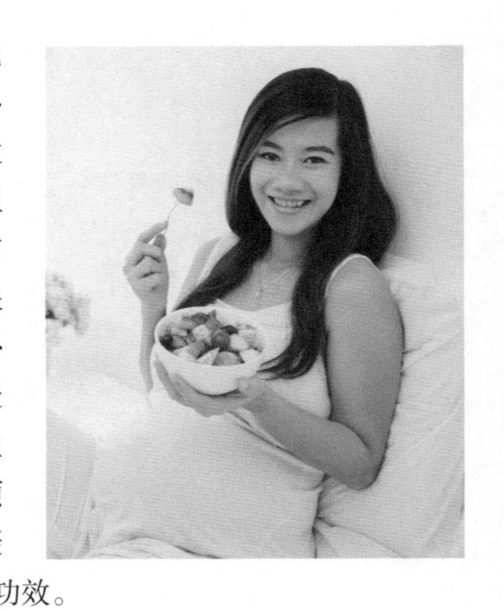

由于生产过程会消耗许多体力，新妈妈分娩后，应多休息以调养生息。这一时期，饮食应以补血、恢复体力为主。新妈妈可以选择容易消化吸收的食物，烹饪时也要注意以稀软为主，避免食用粗糙不易咀嚼、消化或是油炸的食物。特别是剖宫产的新妈妈，在生产后的前几天，因为麻醉药的关系，使得胃肠蠕动的速度变慢，加上须较长时间卧床休养，更要避免食用这些难消化的食物，以免造成明显的胃肠不适。不论是顺产还是剖宫产，在生产当中都会增加血液的流失，所以在这一阶段必须注意增加蛋白质、铁、B族维生素、维生素C等的摄取，以利于身体制造足够量的红细胞，达到补血的功效。

第2阶段，产后2~3周：促进乳汁分泌

在此阶段，新妈妈的体力初步恢复，而孩子吸食母乳的状况已渐渐稳定，吮吸时间与次数也逐渐增加，新妈妈可能感觉乳汁供不应求。此时，可食用一些食物来增加泌乳量。如果乳汁分泌量不够，新妈妈可以适量补充一些催乳的食物，如花生炖猪蹄、青木瓜炖排骨等，同时注意水分的摄取，多喝汤，促进乳汁分泌。

第3阶段，产后第3~4周：避免体重增长过快

在此阶段，新妈妈需要在减少油脂摄取的基础上，摄入足量的优质蛋白质，保证充足营养，避免体重增长过快，这样有利于产后身材的恢复。坐月子的饮食常以麻油或苦茶油来烹调，一方面是为了调整产后虚冷的体质，另一方面是高脂肪的摄取可以增加泌乳的分量。但有的新妈妈为促进乳汁分泌，一直保持高脂肪的摄取，最后导致产后肥

胖，不利于身材的恢复。新妈妈等到泌乳量稳定后，脂肪的摄取就应适度减少。例如，可以将鸡汤中的浮油捞去，将鸡肉去皮后食用，或是采用以鲫鱼汤取代麻油老母鸡汤等方式，在摄取足够量蛋白质的同时，减少脂肪的摄取。

虽然新妈妈的饮食在不同的阶段有不同的侧重点，但都需要注意饮食均衡，每天摄取多种食物，尽可能地加快产后恢复进程。

月子期间的饮食原则

月子期间的饮食是产后恢复的关键。如果新妈妈掌握正确的饮食原则，不但不会发胖，还能尽快调整好身体。

月子期间饮食须知

❶ 少食多餐。新妈妈的胃肠功能还没有恢复正常，为了不给胃肠加重负担，可以一天吃5~6次，食物也应以细软为主，不宜食用油炸及坚硬的带壳食物。

❷ 注意营养均衡。产后，新妈妈可以继续坚持孕期的均衡饮食习惯，量也与孕期基本持平即可。如果新妈妈乳汁偏少，食量可以大一些，并注意摄入足量的优质蛋白质，喝催乳汤的时间也可以早一点。

❸ 饮食多样化。新妈妈产后饮食应注重荤素搭配，进食的品种越丰富，营养越均衡，对新妈妈的身材恢复越好。

❹ 适量加餐。由于产后需要分泌大量的乳汁，新妈妈可以在正餐之间适量加餐。芒果牛奶露、小米鸡蛋粥等都是新妈妈加餐的好选择。

❺ 补充大量水分。产后新陈代谢旺盛，大量出汗，需要多补充水分以防脱水。补充水分还有助于乳汁分泌。新妈妈每天需要8~12杯水，也可以用牛奶、豆浆或汤品来代替部分水。

月子期间的饮食禁忌

❶ 忌立即大补。如果没有特殊情况，产后只需以适当饮食调养，就能够自行恢复。如果有产程延长等情况，进补时也需要根据自己的体质和实际情况进行，不要盲目进补，否则不但起不到补益身体的作用，还会带来危害。

❷ 忌生冷食物。产后新妈妈体质虚寒，月子里的饮食要以温补为主，忌生冷。而且“寒主收引”，产后饮食生冷，还会有碍新妈妈体内恶露的排出，导致恶露淋漓不尽。生冷的食物不仅包括物理意义上为冷的食物，如冷饮和冰箱里刚拿出来的食物等，还包括物性寒凉的食物，如螃蟹、章鱼、柿子、西瓜、苦瓜、荸荠等，新妈妈不宜大量食用。

③ 忌辛辣等刺激性食物。辛辣等刺激性食物不但会刺激新妈妈的胃肠，让吃母乳的孩子感觉不适，还容易引起新妈妈便秘，影响身体的恢复。因此，在月子期间应避免摄入此类食物。

产后，新妈妈可用党参、怀山药、茯苓、扁豆、莲子、芡实等加上猪肚或猪排骨煮汤食用，促进胃肠功能恢复，为日后进补时充分吸收营养做好准备。

产后须重点补充的营养素

产后须重点补充的营养素见表17。

表17 产后需重点补充的营养素

营养素	具体情况
蛋白质	蛋白质是机体细胞的重要组成部分，是人体组织更新和修补的主要原料。坐月子期间，为了自己身体的恢复和孩子的茁壮成长，新妈妈需要摄入充足的优质蛋白质。含优质蛋白质的食物包括鱼类、禽类、红肉、奶制品和豆制品等
必需脂肪酸	必需脂肪酸是能调整激素、减少感染的营养素，产后，身体需要必需脂肪酸帮助子宫收缩，所以必需脂肪酸对产妇特别重要。香油，也称麻油，是必需脂肪酸的食物来源，而且麻油还具有润肠通便的效果，民间就有坐月子吃麻油鸡的传统
碳水化合物	分娩中宫缩的疼痛，消耗大量能量，只能动员体内储存的肝糖原分解，以补充能量的不足，造成体内能量的大量消耗。因此，产后应注意能量的补充，不能仅吃含蛋白质的食物而忽视大米等主食
铁	分娩中大量出血，需要补充足够的铁元素。含铁丰富的食物有动物肝脏、动物血、瘦肉、鱼类、红糖、干果、蛋、豆类等
钙	分娩中丢失了大量的钙，而且哺喂孩子需要足量的钙元素。奶和奶制品中钙含量最为丰富且吸收率高，虾皮、芝麻酱、大豆及其制品是钙的良好来源。此外，应注意同时补充钾、钠、镁等微量元素
维生素B	有助于身体能量的代谢和神经系统的运行，也可加强血液循环，对于产后器官功能的恢复很有帮助，富含B族维生素的食物有粮谷类、豆类、干果、硬壳果类等

温馨提醒

月子里不偏食、不挑食，新妈妈摄入的营养才能全面。所以，新妈妈在月子里要多吃谷物、新鲜的水果和蔬菜，以及富含钙和铁的食物，做到精粗搭配、荤素搭配。

适合产后食用的食物

下面这些食物对产后恢复十分有益，新妈妈可以在多吃这些食物的基础上再吃一些自己喜欢又营养的食物，做到营养全面均衡。

米酒

米酒有活络通经、补血生血的功效，并且能够增进食欲、帮助消化，米酒与鸡蛋搭配，能滋阴、润燥、养血，利于新妈妈消化和吸收；米酒煮鸡蛋很适宜作为产后调养的食物，可帮助新妈妈恢复体力。注意：坐月子药膳只需加少量米酒，目的是去除腥味、增加血液循环，并非一定要使用整锅的米酒。

小米粥

营养价值丰富，有“代参汤”之美誉。从中医上说，小米具有滋阴养血的功效，可以使产后虚寒的体质得到调养，帮助恢复体力。小米有清热解渴、健胃除湿、和胃安眠等功效，有利于调节新妈妈产后感觉食欲不振、疲累少眠的现象，是新妈妈的滋补佳品。小米可以单独熬煮，亦可添加大枣、红豆、红薯、莲子、百合等，熬成风味各异的营养品。小米磨成粉，可制糕点，美味可口，可作为点心供新妈妈食用。

蔬菜和水果

色鲜味美，可以促进食欲，助消化和排泄。新妈妈身体康复及乳汁分泌都需要更多的维生素和矿物质，尤其是维生素C，它具有止血和促进伤口愈合的功效。另外，蔬菜和水果中含有大量的膳食纤维可促进肠蠕动。木瓜、香蕉、苹果、桃子、芹菜、白菜、莴苣、菠菜、胡萝卜等都非常适合在月子期间食用。

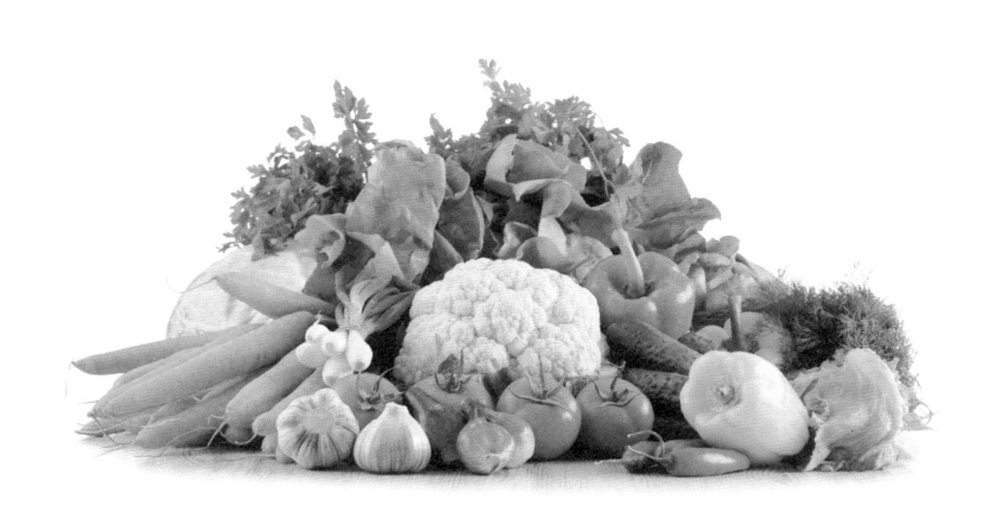

红糖

虽然红糖可以补血、活血，促进子宫复原，但产后不要食用太多红糖，一般连续饮用不能超过10天。食用红糖的时间过长会增加血性恶露，并且在夏天会导致汗液增多，从而使体内钠离子丢失。

麻油和姜

麻油（北方称“香油”）含有丰富的必需脂肪酸，而生姜可健胃、祛寒，具有促进子宫恢复与温补气血的功能。中国传统主张以麻油、老姜作烹饪时的材料是基于中医产后热补的原理。

鸡蛋

蛋白质含量高，而且还含有卵磷脂、卵黄素及多种维生素和矿物质，营养丰富且容易消化。产后可每天食用2～3个鸡蛋，最多不宜超过4个，吃得过多身体无法吸收，甚至还会影响正常的消化功能。

温馨提醒

以上食物虽好，但也不适合长期食用。新妈妈在食用时，最好与其他食物合理搭配，这样不但可以避免缺乏其他营养，也可以提高营养价值，发挥“互补作用”。

产后补血养虚怎么吃

刚刚生产完的新妈妈，面临的主要问题就是气血俱虚、正气不足，此时补血养虚是新妈妈调养身体的关键。

产后补血养虚的饮食原则

月子期间的女性，身体的主要特征是体寒、血虚、肌肤毛孔疏松，新妈妈可选用增阳补气、补血养血、有通利作用的食物和药物进行调养。此类食物有菠菜、花生、莲藕、黑木耳、鸡肉、猪肉等。

适量多吃含铁丰富的食物。铁元素是造血的主要元素，新妈妈可以多吃含铁量丰富的食物，如动物肝脏、动物血、瘦肉、鱼类、红糖、干果、蛋、豆类等。

适量补充维生素C。维生素C能增加铁在肠道内的吸收，达到事半功倍的效果。维生素C主要来源于新鲜蔬菜和水果，蔬菜中以番茄、豆芽含量最多，水果中以酸枣、桃、梨、葡萄、柑橘、草莓、猕猴桃等含量高；新妈妈在月子期间适量吃些蔬菜和水果，这样不但能补血，还有利于预防便秘。但月子期间要避免吃太多凉性水果，如西瓜、火龙果等。

补血养虚营养食谱

阿胶糯米粥

功效：滋养补血，能固表止汗，缓解气虚所导致的盗汗、劳动损伤后气短乏力等症状。

原料：糯米100克，阿胶50克，红糖适量。

做法：

1.阿胶擦洗干净，捣碎，糯米淘洗干净，用清水浸泡约2小时。

2.锅内放入清水、糯米，先用大火煮沸后，再改用小火熬煮成粥。

3.下阿胶拌匀，再用红糖调味即可。

小米红糖粥

功效：小米营养丰富，适用于失血较多的新妈妈在产后头几天食用。

原料：小米80克，红糖10克。

做法：

1. 将小米淘洗干净，放入锅内加水，旺火烧开后，转小火煮至粥黏稠。

2. 食用时，加入适量红糖搅匀，再煮开，盛入碗内即成。

新妈妈的饮食应清淡而富有营养，不要吃生冷、辛辣、油腻的食物，以免阻滞恶露排出或使血液妄行，造成产后大出血。

产后催乳怎么吃

新妈妈应在产后半小时让孩子尽早吮吸乳头，坐月子期间，也应该和孩子待在一起，按需喂养。随着孩子的吮吸，乳汁也会分泌得更旺盛。但如果乳汁不足，新妈妈可以从产后第2周开始，通过饮食调养的方式进行催乳。

产后催乳的饮食原则

❶ 注意饮食均衡。新妈妈每天所摄取的食物种类会影响乳汁的分泌与质量。所以，新妈妈应注意饮食均衡，每天都要摄入包括碳水化合物、脂肪、蛋白质、维生素、矿物质等五大营养元素的食物。

❷ 多喝汤。汤水可以补充新妈妈身体里的水分，增加乳汁的分泌。

❸ 注意钙质与铁质的吸收，保证乳汁中含有充足的营养。钙质和铁质可从奶类、豆制品、瘦肉、血制品、肝脏等中获取。

④ 避免一些退乳的食物。韭菜、麦芽等食物有退乳的作用，新妈妈应避免食用。

催乳营养食谱

除了以上催乳的饮食原则外，可以适量食用一些催乳食物，帮助乳汁的分泌。

鲫鱼汤

功效： 补虚通乳。

原料： 鲫鱼1条，葱2根，生姜少许，白糖1小匙，五倍子末3小匙，盐、胡椒粉少许。

做法：

1. 鲫鱼去鳞洗净，用剪刀从鱼腹剖开，取净肠杂，冲去血污备用，将生姜切成片状，葱洗净切花；姜片与五倍子末共同置于布袋中。
2. 将布袋与鲫鱼一起放入砂锅内，加水5碗煮煲2小时。
3. 加入盐、胡椒粉、白糖调味，撒上葱花即可。

猪蹄炖黄豆

功效： 富含丰富的蛋白质，具有催乳的功效，适用于产后新妈妈催乳。

原料： 猪蹄300克，黄豆200克，盐2克（产后要少摄入盐），米酒10克，姜少许，葱1根。

做法：

1. 黄豆提前浸泡1小时；姜洗净切片；葱洗净切成葱花。
2. 猪蹄用沸水烫后拔净毛，切成大块，加入清水、姜片煮沸，撇去血沫。
3. 倒入米酒，放入黄豆，加盖，用文火焖煮；至半酥时，加盐，再煮1小时。
4. 出锅时撒上葱花即可。

温馨提醒

产后应先让孩子吮吸乳房，使乳腺管全部畅通后，才能进行科学催乳。在这之前，孩子的胃口也比较小，新妈妈不用担心会饿着孩子，只要按需喂养即可。

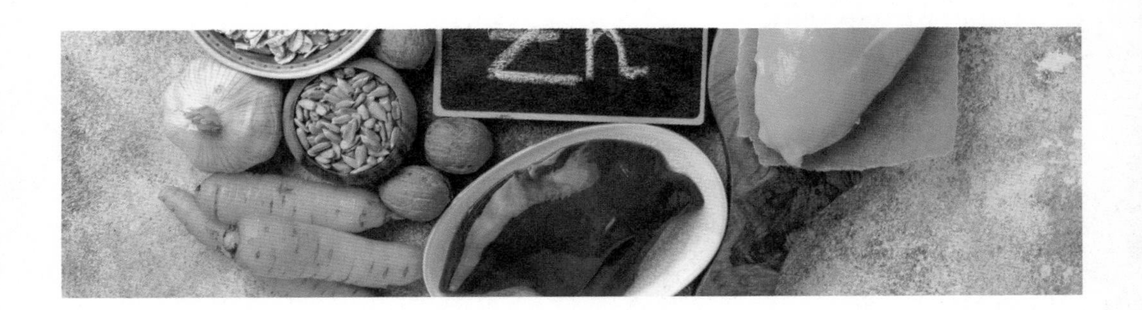

产后恢复与锻炼

剖宫产伤口护理方法

如果分娩方式是剖宫产，那么新妈妈产后一定要特别注意腹部伤口的愈合及护理。

关注伤口的愈合状况

剖宫产后，新妈妈腹部的切口部位也许会有麻木和酸痛的感觉，而且伤口还可能会稍稍鼓起、肿胀，颜色也比正常的肤色深。在住院期间，护士会给伤口换敷料，检查有无渗血及红肿，一般情况下术后伤口要换药两次，产后第7天基本恢复。如果出现伤口发热、发红或肿胀，伤口部位有渗出，恶化或突然性疼痛，或者全身发热（即使伤口表面看上去很好）等感染的迹象，要及时告诉医生或就诊。

日常生活中保护好伤口

❶ 避免衣服压迫伤口。新妈妈需选择大一号的系带子的内裤或平脚内裤，或者继续穿孕妇装。

❷ 避免沾水。伤口沾水有可能引发感染，新妈妈在洗澡的时候，最好用防水胶布把伤口遮挡一下，洗澡后用干毛巾将纸胶轻轻擦干，约1周更换一次纸胶，更换纸胶时可用碘伏消毒伤口。如果没有问题，不需再涂抹任何药物。

❸ 尽量避免会给腹部造成一定压力的动作。打喷嚏、咳嗽或笑等会引起伤口疼痛，新妈妈在做这些动作的时候，可以用手撑住伤口或用枕头顶住腹部，减轻伤口的疼痛。

❹ 不要提举任何重物。负重有可能导致伤口崩裂，新妈妈在月子期间，不要提举任何重物。

温馨提醒

如果护理良好，在术后6周之内，剖宫产瘢痕会明显收缩，颜色在数周或数月之后，会逐渐变浅，呈粉红色。等一两年后，瘢痕很可能只是一条银白色的线，新妈妈不必过于担心。

如何减轻会阴伤口疼痛

顺产的新妈妈都会暂时感到会阴不适，如果在分娩过程中出现会阴撕裂或进行了会阴侧切手术，新妈妈在产后头几天还得适应伤口的疼痛。此时，新妈妈可以采取一定的措施减轻会阴伤口的疼痛。

会阴伤口的护理方法

❶ 保持伤口清洁。拆线前，每天应该冲洗伤口两次，大便后也要冲洗。冲洗时可用一个消过毒的瓶子装满温水，用倒出来的水流冲洗伤口，或用水拍打会阴周围。拆线后，如果恶露没有排干净，仍应坚持每天用温开水冲洗外阴两次。

❷ 泡浴促进伤口恢复。新妈妈可养成每天泡4次温水浴的习惯，每次泡15分钟，可帮助缝线的吸收（现在的医院一般都是使用可吸收而不用拆线的缝线），并可促使伤口尽快愈合，避免感染。泡温水浴时最好不要加入市售的清洁液（它们会使伤口过分干燥而脱皮，使伤口更痛），只使用清水即可。

❸ 保持伤口的干燥。新妈妈如厕、洗完澡后，要用面巾纸轻拍会阴部，保持伤口的干燥与清洁。平时睡觉或卧床时，最好侧卧于无会阴伤口的一侧，以减少恶露流入会阴伤口的机会。

❹ 防止伤口裂开。新妈妈在产后恢复期间一定要注意保持大便通畅，排便时最好采用坐式，并尽量缩短时间，以防伤口裂开。拆线后，在伤口未彻底愈合时也不要进行过多、过剧烈的运动，以免伤口裂开。

减轻会阴疼痛的方法

❶ 避免接触会阴伤口。在换卫生巾或护垫时，注意确保卫生巾垫得合适牢靠，以免卫生巾移动引起更多刺激。

❷ 尿液会使伤口更加刺痛，新妈妈在便后宜用温水冲洗会阴，并用干净的毛巾轻轻蘸干，而不要用手纸，以免摩擦伤口，让新妈妈感觉到更痛。

❸ 多淋浴或坐浴可以缓解会阴疼痛，但注意洗澡时间不要太久，因为这会使会阴处于潮湿的状态，从而延缓恢复的时间。

❹ 不要长时间站着或坐着，并选择合适的姿势哺乳，避免伤口压痛。

温馨提醒

每个新妈妈恢复的方式和时间长短都不同，新妈妈不宜操之过急，应放松身心，把注意力集中在痊愈和恢复照料孩子所需的体力上，这对缓解会阴伤口的疼痛也有好处。

产后如何使腹部恢复平坦

刚生产完的新妈妈，腹部可能还是孕4月，甚至是孕5月时的样子。这是由于子宫仍然处于增大的状态及腹部肌肉未复原引起的，要使产后腹部恢复平坦，须注意产后护理，促进子宫及腹部肌肉逐步恢复。

产后促进子宫缩复

分娩后，随着胎盘的排出，子宫也会通过不断收缩变回孕前的状态。一般情况下，分娩后第1天子宫底可降落至脐部，然后子宫底每天下降1～2厘米。到了产后2周，子宫进入盆腔，与耻骨联合平齐，从腹部便摸不到了。到产后6周时，子宫已经从分娩时的1 000克逐渐减到60～70克，体积也会缩小到一个鸡蛋大小，恢复到孕前的水平。这个过程被称为“子宫缩复”。适当地下床活动、母乳喂养都有助于子宫恢复。新妈妈可以进行腹式深呼吸，以及于产后1周躺在硬床上进行抬腿、提臀，或做膝胸卧位等产后运动，能使子宫及下腹有效收缩及复原。

腹部肌肉的逐步恢复

60%～70%的新妈妈在产后3天检测时会发现腹直肌出现两指宽的分离。即使坐完“月子”，仍有30%的妈妈不能完全恢复，造成腹肌松弛。新妈妈可以在坐完月子后进行一些恢复性锻炼，以促进腹部肌肉逐步恢复。

❶ 仰卧高抬腿。仰卧在垫子上，双手放在身侧或臀部底下。向上高抬腿，并让臀部抬离地面，重复10次。

❷ 提臀运动。仰卧在垫子上，双手放在身侧，膝盖弯曲，脚着地。抬起臀部，只让肩和脚与地面接触。重复10次。这个动作也能促进臀部肌肉的缩紧。

❸ 跪式俯卧撑。新妈妈可以跪在一块垫子或毛巾上，用双手支撑住自己，进行起伏运动。在支起上身的同时收紧小腹，并做深呼吸。重复10次。

❹ 骑车式仰卧起坐。仰卧在垫子上，双手放在脑后。一条腿伸展，另一条腿弯曲向胸部抬起，同时用相反的肘部来碰触弯曲的膝盖。再用另一侧胳膊和腿重复同样的动作，反复10次。

为使腹部恢复平坦，新妈妈还需在月子期间均衡饮食，减少油脂的摄取，以免脂肪堆积于腹部。

防止乳房下垂的护理方法

在母乳喂养的过程中，新妈妈应注意乳房的护理，防止出现乳房下垂的状况。

掌握正常哺乳的方法

在母乳喂养时采用正确的哺乳方法不但不会影响乳房原貌，而且乳房在哺乳期后还会变得更加丰满、结实。

❶ 哺乳时不要让孩子太贴近胸部，让孩子小嘴含住整个乳晕，避免过度牵拉乳头。

❷ 每次哺乳，先让孩子吸一侧乳房，吸空后，再吸另一侧，反复轮换。并尽量换用不同的乳房来哺育。在第2次哺乳孩子时，应该让孩子吮吸另一侧的乳房，以避免一侧胸部受到太大的压力，造成乳房不对称或提前下垂的情况。

❸ 哺乳前，可以在胸部洒一些温水，促进乳汁分泌，孩子可以不费力地从坚硬而疼痛的乳头吮吸乳汁，避免对乳房造成伤害。

❹ 每次哺乳后，可以用手轻轻托起乳房按摩10分钟，出月子后还可以用冰冷的毛巾擦拭乳房，能起到收缩血管、降低乳房肿胀程度的作用。这样，能保持断奶后乳房仍旧丰满，并能保持两侧乳房一样大。

饮食起居中的乳房护理

❶ 保持乳房卫生。每日用温水洗浴乳房两次，忌用过冷或过热的浴水刺激乳房。清洗时，手法要轻柔，不要用毛巾大力擦拭。清洗完后可进行适当的按摩，防止乳房下垂。

❷ 戴合适的哺乳胸罩。专为哺乳设计的胸罩具有预防乳房下垂的作用。胸罩切忌过紧，以免压迫胸部，也不可太松，以免支撑不足引起乳房下垂。

❸ 避免过于压迫乳房。乳房受外力挤压，不但会引起下垂，还可能导致乳腺增生。因此，新妈妈应注意睡觉时不宜过于压迫乳房，护理时动作也应尽量轻柔。

❹ 忌过度节食。饮食可控制身体脂肪的增减。乳房内部组织大部分是脂肪，乳房内脂肪的含量增加了，乳房才能得到正常发育。

产后性生活注意事项

产后什么时候恢复性生活是很多新爸爸新妈妈关心的问题。为了新妈妈的健康，产后不宜过早进行性生活，而且在性生活过程中，还须注意一些问题。

恢复性生活须等到产后42天（6周）之后

新妈妈在身体恢复良好的情况下，至少要到产后42天（6周）才能开始第一次性生活。提前开始性生活，除了怕影响伤口愈合之外，有时也会影响子宫收缩，造成子宫发炎。因此，产后开始性生活前必须确认身体恢复良好，会阴表面组织早已愈合，无贫血、营养不良或阴道会阴部炎症。

此外，还要注意精神状况是否良好，对性生活有无排斥心理。在出月子后，每天24小时照顾孩子会让新妈妈疲惫，对性生活提不起兴趣，而且对自己身体的不自信也会影响性欲。因此，应尽量选在两人都认为合适的时候进行产后第一次性生活，“第一次”的成功，对日后的性生活状态非常有帮助。

进行性生活时的注意事项

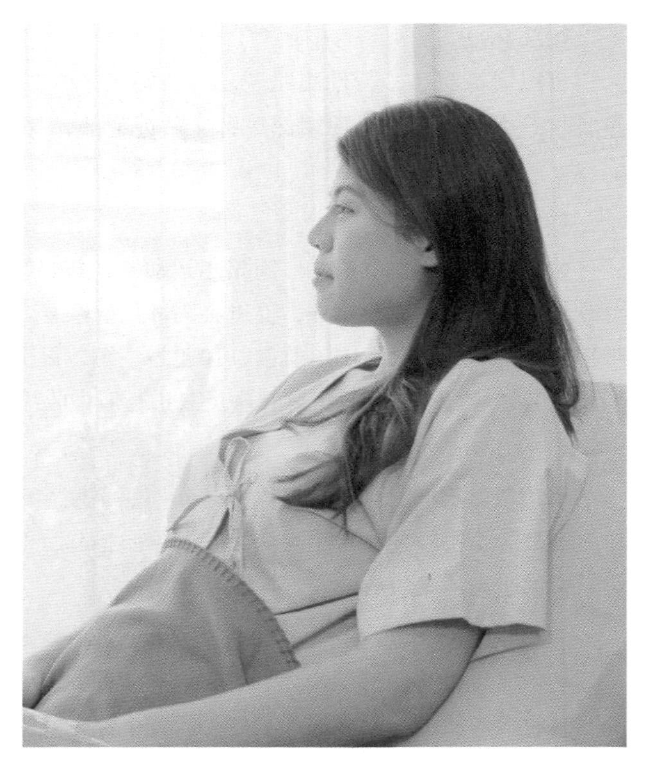

如果新妈妈身体和心理都准备好了，在进行性生活时还需要注意以下问题：

❶ 准备阴道润滑剂。一般产后新妈妈外阴会比较干燥，这时夫妻双方不要强行进行性生活，否则容易造成伤害或对性生活不满，而影响之后的性生活。建议新爸爸或新妈妈在“第一次”时准备阴道润滑剂。

❷ 开始性生活时，选择一个不会太压迫新妈妈敏感部位的姿势。

❸ 动作要温柔缓慢。新爸爸对于产后“第一次”一定不要过于“勇猛”，动作应轻柔、缓慢，其次性生活的时间不宜太长，而且要尽量迂回渐进，否则容易给新妈妈薄弱的阴道口造成裂伤。

❹ 不要过度刺激乳房。母乳喂养的新妈妈经常会出现溢乳，在进行性生活时新妈妈可以使用防溢乳的胸罩或乳垫。

❺ 注意避孕。为避免再次妊娠，夫妻双方从产后第一次性生活开始就要严格采取避孕措施，至少要使用避孕套避孕。

温馨提醒

如果在最初的尝试中遇到困难，比如侧切伤口疼痛，阴道太紧或太松，那就赶快停下来，不要勉强，以免带来心理上的恐惧和身体上的损伤。必要的时候去找医生检查，确诊身体无恙后再做尝试。

产后第一个月的运动方案

月子期间进行适量的运动不仅有利于新妈妈产后身体的恢复，还为6周后的瘦身计划打好了基础。顺产的新妈妈在产后第2天就可以进行一些简单的运动。

抬头运动

可以锻炼腹肌，帮助腹肌恢复。新妈妈平躺在床上，双手托住后脑勺，然后利用腹肌收缩力前屈颈部，使颊部尽可能贴近胸部，呼气，从1数到4后恢复平躺，重复做6～8次。

骨盆底肌肉运动

骨盆底肌肉运动又称为“凯格尔运动”，新妈妈在分娩后即可坚持做凯格尔运动，可改善会阴区域的血液循环，促进会阴部位的恢复。新妈妈平躺在床上，膝盖弯曲，双脚平放，然后开始收缩阴道肌肉，10遍为一组，每次做3～4组。这个区域的肌肉很容易感到疲劳，所以，最好每天分几次反复进行肌肉收缩练习，不要一次完成。

抬臗运动

可以锻炼腹肌，帮助腹肌恢复。新妈妈平躺在床上，双膝弯曲，双脚平放，吸气，让腹部鼓起，再呼气，将尾骨向肚脐的方向抬起，但臀部不离开地面，抬到最高处时，收紧臀部肌肉，然后放松。重复8～10次。

半仰卧起坐

能够帮助锻炼腹部肌肉。仰卧，双膝弯曲，双手抱在头后，深吸一口气，然后呼气的同时收缩腹肌，抬起头部和双肩，后背下部仍然平放在床上。慢慢将头肩放下，恢复平躺姿势。重复8～10次。

膝胸卧位

可加强上肢力量。新妈妈俯卧在床上，两上肢屈曲，肘部置于床上，尽量使胸部靠近床面。两下肢屈曲，膝部置于床上，呈膝胸卧位姿势。每次持续10分钟。膝胸卧位动作不宜过早进行，适宜在产后10天左右开始。

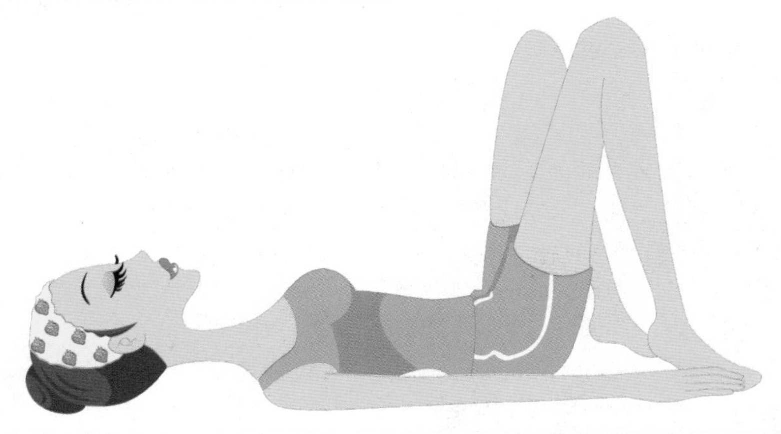

温馨提醒

当新妈妈开始运动时要注意安全，循序渐进。如果发现恶露流量增加，或者颜色变成鲜红色或鲜粉色，就需要马上停止锻炼，并去医院检查。

产后护理与保健

月子期间的护理原则及生活禁忌

了解月子期间的护理原则，把握好对待传统禁忌的尺度，科学地安排月子期间的生活，可以更好地促进新妈妈身体恢复。

月子期间的护理原则

❶ 室内环境舒适宜人。新妈妈居室中应该整齐清洁，安静舒适，不拥挤，不黑暗，通风通气，居室中的温度最好是20～22摄氏度，湿度维持在50%左右。

❷ 保证充分的休息。新妈妈在分娩时消耗了很大的体力，加之出血、出汗，产后一定要注意充分地休息，这样有助于体力恢复，并可提高食欲，促进乳汁的分泌。

❸ 衣着适度。新妈妈产后身体大量出汗，应选用吸汗、透气性好、无不良刺激的纯棉织品，衣服应宽大舒适。夏天可以穿薄棉的长袖衣，避免捂得太厉害而引起中暑。衣物要常换，特别是贴身内衣更应经常换洗。内裤最好一天一换，胸衣也要两天一换，以保持乳房卫生，防止乳腺感染。

❹ 保持清洁。新妈妈可在产后前3天采取指漱，即把示指洗净或在示指上缠上纱布，把牙膏挤于手指上并充当刷头，在牙齿上来回、上下擦拭，再用手指按压齿龈数遍，保持口腔清洁。或者直接选用软毛牙刷刷牙。只要注意方法，在月子期间也可以洗头洗澡（具体参见“月子期间如何正确洗头洗澡”）。

❺ 适度的运动。适度的运动有利于新妈妈产后恢复，新妈妈在月子期间可以进行一些轻柔的运动。

月子期间的生活禁忌

❶ 避冷避凉。分娩之后，新妈妈因肌表、筋骨大开，身体虚弱，内外空虚，这时如果受风、受凉，寒气直接进入体内，很容易引起感冒、腰酸腿痛、头痛、肩膀痛等不适。新妈妈在月子期间，应避免被风直接吹着，更不要有对着吹的“穿堂风”。新妈妈在夏季的时候，可以在保持室内温度适宜的同时，穿着薄软的棉质长袖、长裤、袜子。

❷ 避免经常弯腰或久站久蹲。在月子期间，新妈妈应避免经常弯腰或久站久蹲的动

作。例如，购买可以升降的婴儿床，准备和自己身高适当的换尿布台，避免每次抱或放孩子、给孩子换尿布时总得过于弯腰。

> 温馨提醒
>
> 一些传统的坐月子方法，比如不能外出、不能梳头、不能洗澡、不能洗头、不能刷牙、不能碰凉水、不能看书看电视、不能吃水果等，是有特定背景的，新妈妈不必全盘接受，择其善者而从之即可。

要不要请个月嫂来帮忙

月子期间，有的新妈妈选择请妈妈或婆婆照顾自己，此外，新妈妈也可以根据自己的情况确定是否请个月嫂，在照顾自己的同时，负责护理孩子。

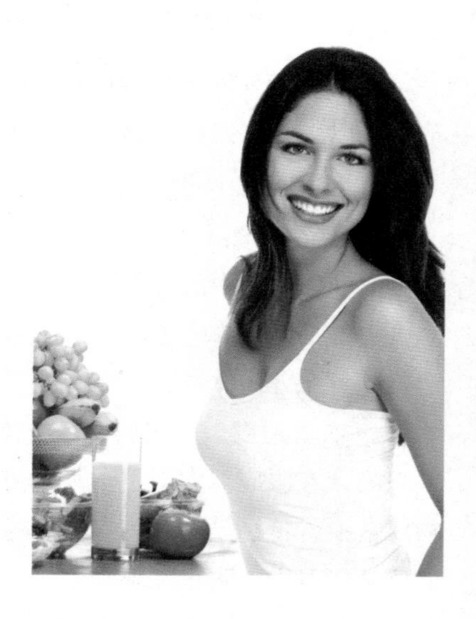

请月嫂的好处

护理新妈妈： 月嫂具备一定的专业知识，可以护理新妈妈，具体包括营养搭配、简单的乳房护理等，促进新妈妈身体的恢复。

护理孩子： 具体包括给孩子换尿布、洗澡、洗衣服等，有的月嫂还会负责晚上给孩子喂奶，便于新妈妈更好地休息。

如何挑选一个称心如意的月嫂

在确定请月嫂后，新妈妈可以从以下几点来考虑，以找到一个合适的月嫂：

❶ 选择正规的家政公司。正规的家政公司具备合法的营业资格，其员工也具有相应的从业资格，并具备完整的档案，其中包括身份证、健康证、从业经验、上岗资格证、照片、体检证明等证件。新妈妈要了解月嫂服务的具体内容、工作时间、收费标准、违约或者事故责任等，并在书面合同中完全明确。付费时注意索取正式发票，万一出现纠纷可以要求退款并索赔。

❷ 选择最适合自己的月嫂。新妈妈可以以面试的方式了解月嫂是否专业。面试时，可以提一些自己关心的实际问题，比如会做什么月子餐，会不会月子护理，带过多少孩子，都做哪些工作，孩子吃奶开始吃多少、1周后吃多少，给孩子洗澡的细节等。在这个基础上，新妈妈可以根据自己的感觉去挑选，毕竟月嫂是服务自己的，自己喜不喜欢很重要。

❸ 月子期间及时与月嫂沟通。在相处中，新妈妈和月嫂有个磨合过程。新妈妈不妨

直接告诉月嫂自己的喜好或向月嫂提出建议，让月嫂了解自己的需求。当然，有其他问题也可以与月嫂讨论，并及时加强沟通，这样出现的问题都容易解决。如果实在是不满意，也可以向公司提出更换要求，寻求更好的服务。

温馨提醒

是否需要请月嫂协助坐月子，新妈妈在孕期就要考虑，以免临时决定时请不到月嫂或没时间选择，致使请的月嫂可能不满意。是否请月嫂，还应全家意见统一，避免存在矛盾，造成不愉快。

月子期间如何正确洗头洗澡

在月子期间，只要控制好温度，掌握正确的方法，避免着凉，洗头和洗澡对产后恢复并无影响。

月子期间洗头的方法

❶ 注意水温。洗头时的水温要适宜，最好保持在37摄氏度左右，洗头时可用指腹按摩头皮。

❷ 选择合适的洗发用品。虽然产后头发较油，但新妈妈不要用刺激性较强的洗发用品，洗发时，洗发液、护发素要及时冲洗干净。

❸ 及时吹干头发。洗完头后及时擦干，再用干毛巾包一下，避免湿头发会挥发水分带走大量的热量，使头皮血管受到冷刺激后骤然收缩引起头痛。等水分稍干后立即用吹风机吹干，避免受冷气吹袭。洗完头后，在头发未干时不要扎头发，也不可马上睡觉，避免湿邪侵入体内，引起头痛和颈部疼痛。

❹ 常梳头。梳头可以促进血液循环，利于头皮健康，新妈妈洗头后可以选用木梳梳头。

❺ 不要去美容院洗头，那里往往冷气较强，而且卫生条件也不适合此时的新妈妈。

如果实在是条件不允许洗头时，新妈妈可准备一块干净的纱布，用酒精蘸湿纱布，将湿的纱布套在梳子上，这样梳头发时就可以同时清洁头皮的脏污油腻。

月子期间洗澡的方法

❶ 选择洗澡的时机。新妈妈洗澡的时机可视自身恢复条件而定。新妈妈生产之后等身体恢复好，能够下地走路、活动，只要不出现头晕虚脱的情况，就可以洗澡了。如果是剖宫产，在洗澡的时候，最好用防水胶布把伤口遮挡一下。

❷ 使用淋浴。如果新妈妈会阴伤口大或撕裂伤严重、腹部有伤口，必须等待伤口愈合后再进行淋浴，在这之前可先用热毛巾擦浴。

③ 注意防风保暖。洗澡时，室温以20摄氏度最为适宜，洗澡水温宜保持在37～40摄氏度，并要讲究“冬防寒、夏防暑、春秋防风”的说法，即在夏天，浴室温度保持常温即可，天冷时浴室宜暖和、避风，避免受寒。并且要注意浴后保暖，在擦干身体后尽快穿上御寒的衣服后再走出浴室，避免身体着凉或被风吹着。

④ 洗澡的时间不宜过长。一般5～10分钟即可，洗澡时，可以让家人陪伴在身边，避免因为没有完全恢复好，身体比较虚而出现意外。

新妈妈可以用防风50克，生姜50克，捶破，用水洗净，煎水去渣洗澡洗头，或直接使用姜片煮水后洗浴，防风、祛寒效果显著，避免产后受寒。

月子期间穿衣注意事项

产后新妈妈的身体比较虚弱，免疫力降低，与正常人相比更容易生病，因此在穿衣上也要多加注意。

按季节挑选厚薄适中的衣服

月子期间，要根据温度适时增减衣物，以不感到过冷、过热为宜，千万不要一味地“捂”。尤其是夏天，切忌穿得过厚，以免影响机体散热，导致中暑。夏天可以穿轻薄的长衣长裤，穿薄袜子。冬天衣着宜穿棉衣、羽绒服之类，脚着厚棉线袜，同时注意新妈妈的后背和会阴部尤需保暖。春秋季节，新妈妈的衣着较平常人稍厚，以无闷热感为好，可以穿薄棉线袜防止脚底着凉。睡衣要宽松，必要时可以穿着袜子睡觉，避免蹬被子导致着凉。

选择合适的哺乳胸罩

母乳喂养的新妈妈可以选择合适的哺乳胸罩，这种胸罩好像运动内衣一般，可以体贴地包裹胸部又没有过分紧绷的束缚感，前开式的设计也非常方便哺乳。选择哺乳胸罩时，注意不可太小，应该选择能覆盖住乳房所有外沿的型号为宜，胸罩太紧会影响乳汁的分泌，不利于产后康复。胸罩的肩带不宜太松或太紧，其材料应是可少许松紧的松紧带。胸罩凸出部分间距适中，不可距离过远或过近，可更好地支撑哺乳期沉重的乳房。

注意衣物的清洁卫生

产后新妈妈会大量出汗，应选用吸汗、透气性好、无不良刺激的纯棉织品，衣服应宽大舒适，并勤洗勤换，避免着凉。换下来的衣物最好能尽快清洗，可以在洗衣的同时在水中加些专用的洗衣消毒水或是利用阳光的照射给衣物消毒，遇到天气不好的时候或是生活在潮湿的环境里，最好能用熨斗把衣物熨干。这样可以防止衣物长时间不干，滋生细菌，保持衣物的清洁。

根据天气，适当增减衣物，必要时可以戴头巾或帽子。遇到雷雨天气或温度不是很高的天气，如果想外出晒太阳，最好能戴头巾，以防着凉。

应对产后抑郁的方法

产后的生活会给新妈妈带来不少精神压力，如不适时排解可能会引起产后抑郁。新妈妈要学会调适自己的情绪，学习应对产后抑郁的方法，学会自我释放压力，使自己身心放松。

抓紧一切时间休息

新妈妈产后身体虚弱，还要照顾孩子，很容易感到疲倦。新妈妈越累，压力就会越大。所以，在照顾孩子之余，新妈妈应抓紧一切时间休息。午餐后、孩子睡着后或醒来前打个盹，在短时间内放松、休息。如果有条件，也可以请月嫂协助，让自己有一定的独处时间，得到好的休息。在空闲时间，新妈妈还可以适当进行一些放松活动，如深呼吸、散步、打坐、冥想、听舒缓优美的音乐等，让自己得到精神小憩。

吃一些舒缓情绪的食物

在饮食上，新妈妈应坚持健康的、有规律的饮食，少吃甜食。一些食物对舒缓情绪十分有帮助，新妈妈可以在加餐时间，适量吃点以下食物：

牛奶。牛奶富含钙，钙有助于新妈妈缓解紧张、暴躁或焦虑的情绪。

富含B族维生素的食物。B族维生素可避免身体产生疲倦感，新妈妈可适量吃些全麦饼干等谷类食物。

花茶。玫瑰、茉莉等花茶能使人精神安定，可提神、缓和紧张情绪、安抚焦虑心情并有消除疲劳的效果。

学会寻求帮助

所有的妈妈都不是完美无缺的，新妈妈要学会降低对自己的期望值，不要给自己提过高的要求。在遇到困难时，要学会寻求帮助。如果自己郁闷时，学会把自己的感觉和感受向家人以及朋友倾诉。此外，还可以参加一些新妈妈俱乐部或网上论坛，与其他新妈妈聊天，谈各自感受，释放抑郁情绪。

当新妈妈感觉自己要爆发时，可以深呼吸，反复呼吸10次，停下来，这样不但可能会让自己重新充满勇气和动力，还对瘦身减肥有帮助。

产后身体检查项目

新妈妈在产后42～56天须进行一次身体检查，以查看身体恢复情况，及时发现潜在的问题。在产后复查时，一般会做以下检查。

测量体重与血压

体重：监测新妈妈的营养摄入情况和身体恢复状态，以提醒新妈妈注意均衡的营养及适度的运动，防止发生营养不良和肥胖。

血压：患有妊娠高血压综合征的新妈妈，更要关注血压状态，由医生诊断并及时采取措施。

血、尿常规检查

对于曾有妊娠高血压综合征的新妈妈，还会化验尿中蛋白质含量，以确定没有遗留慢性高血压；而对于曾有妊娠糖尿病的新妈妈，还需要在产后2个月复查糖耐量测试中的空腹及2小时血糖，以了解是否患有糖尿病。血、尿常规检查还可以检测新妈妈身体各系统的运作情况，以确保身体各系统的正常工作。

乳房检查

检查乳房、乳头，查看是否有肿块以及乳头有无异常分泌物，确认是否有乳腺管阻塞或者乳腺炎的早期征兆。

腹部检查

检查腹部，触诊以了解有无压痛，确定子宫是否已经恢复到原来的位置和原来的体积。检查剖宫产切口的恢复情况。

妇科检查

妇科检查包括盆腔检查、白带（阴道分泌物）检查、宫颈检查及必要的B超检查等，判断新妈妈的恢复情况。检查后医生可能会告知新妈妈可以重新开始性生活，并会对避孕措施进行一些指导。

心理检查

有的医院在复查时会询问新妈妈的情绪变化，如果新妈妈在产后有任何情绪方面的问题，一定要在产后复查时告诉医生，避免产后抑郁的发生。

温馨提醒

为了身体健康，新妈妈至少每年进行一次妇科检查，这些检查都是最基本的妇科检查，一上午就能检查完，而且没有伤害性，费用为50～300元，几乎可以发现绝大多数常见的妇科疾病，为健康提供保障。

产后常见疾病防治

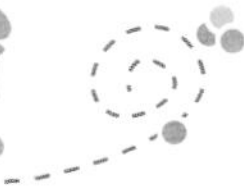

恶露不下

通常情况下，新妈妈在分娩后，产道会流出如月经一般的血状分泌物，这种胎盘着床位置的出血，混着残留在子宫的蜕膜、组织碎片及黏液等分泌物，称为恶露。产后2~3天为恶露最多的时期，如果子宫内的淤血浊液留滞不下或量非常少，并伴有小腹疼痛的现象，就有可能出现恶露不下的症状。此时，新妈妈可以适量多吃有助于排出恶露的食物，并在医生的指导下进行热敷处理，防治恶露不下。

有助于排出恶露的食物

山楂： 山楂不仅能够帮助新妈妈增进食欲，促进消化，还可以散淤血，促进恶露的顺利排出。

阿胶： 阿胶具有补血、止血的功效，对子宫出血具有辅助治疗作用，既可养身又可止血，对产后阴血不足、血虚生热、热迫血溢引起的恶露不下有治疗作用。

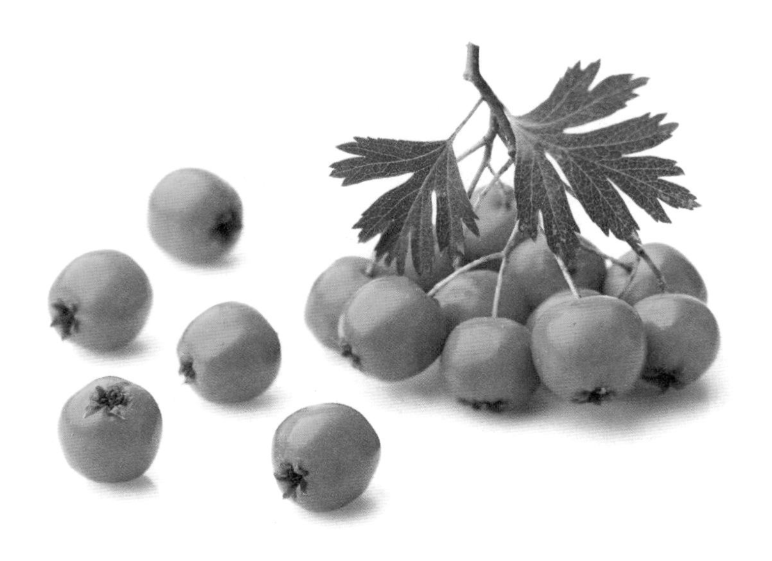

生化汤：生化汤活血散寒，祛淤止血，适用于产后腹痛，恶露不下，滞涩不畅，色黯有块，或面色青白，四肢不温等症状。

热敷防治恶露不下

如果新妈妈在分娩时，或者产后感染寒邪，引起恶露被寒气所凝滞，就容易出现恶露不下的症状。此时，可以用热敷的方法促进恶露的排出，可用艾叶、陈皮、柚子皮、生姜、桂皮、花椒、葱、川芎、红花、乳香等，任选2～3味适量，炒热或蒸热，用纱布包扎，外熨腹部疼痛的位置。在月子期间，一定要注意防风保暖，防止风寒外袭导致恶露异常。

调试好产后情绪

若分娩后新妈妈情绪不好，也会导致恶露不下。新妈妈一定要保持精神愉快，避免各种影响情绪的因素，并使用一些应对产后抑郁的方法（具体参见“应对产后抑郁的方法”），使自己身心放松。

母乳喂养可以促进子宫收缩，帮助恶露的排出。新妈妈在产后半小时内让孩子吮吸，在刺激乳汁分泌的同时，促进子宫的恢复。

恶露不净

恶露一般在产后4～6周消失。但有时少量褐色的恶露会持续到产后第一次月经来潮。如果超过这段时间恶露仍然淋漓不尽，即为“恶露不净”。

恶露不净的预防方法

❶ 对胎膜早破、产程长或剖宫产的新妈妈，给予抗生素预防感染，分娩后仔细检查胎盘、胎膜是否完全，如有残留者及时处理，以防感染引发恶露不净。

❷ 饮食宜清淡而富于营养，在稀软的原则上多样化，一般应慎食生冷、辛辣之物。特别是辣椒、葱、姜、蒜、胡椒、酒等辛辣刺激食品能助湿生热，导致盆腔充血，对康复不利，所以应忌食。

❸ 不宜大补。产后大补很容易导致血管扩张，血压上升，可能会加剧出血，延长子宫的恢复期，引起恶露不净。这个时期应少吃桂圆、人参等补益性食品。

❹ 坚持母乳喂养，有利于子宫收缩和恶露的排出。

❺ 室内空气要流通，以利于机体气血早日复原。鼓励新妈妈早日起床活动，有助于气血运行，使积滞在子宫内的淤血尽快排出。

需要注意的异常情况

如果出现下列情况，新妈妈应引起重视，并及时去医院就诊：

❶ 分娩4天以后，恶露仍然是鲜红色的。

❷ 血量大到不正常的程度（1小时内浸透一片卫生巾，或出现比乒乓球还大的血块），有时排出烂肉样的东西，或者胎膜样物，这时应考虑子宫内可能残留有胎盘或胎膜，这预示着随时有可能出现大出血，应立即去医院诊治。

❸ 正常恶露有血腥味，不臭。如有臭味，或者新妈妈出现发热或者寒战症状，有可能是产褥感染，需要立即去医院就诊。

❹ 如果恶露颜色变浅后，再次出现鲜红色的血点，新妈妈应好好休息。如果卧床休息一天以后，仍有血点出现，最好去医院就诊。

温馨提醒

长期喝生化汤可能会延长产后出血的时间，导致慢性失血性贫血，而且会影响子宫恢复以及新妈妈的身体健康。因此，生化汤最好在医生的指导下服用。

产后风湿

新妈妈分娩后，因皮肤的毛孔张开，产后气血两虚，容易受到风寒的侵袭，在月子里的恢复期，肌表、筋骨又闭合起来，使风寒停留于体内，形成产后风湿，也就是所谓的“月子病”。

产后风湿的症状

以关节疼痛居多，不少新妈妈常会出现手腕、手指关节和足跟部麻木或疼痛等。一般在做伸展动作时，如写字、拿筷子、举杯子、拿奶瓶时会使疼痛加剧。

出现怕“风”、怕“冷”的情况，特别是冬天，这种症状会加重。

产后风湿的预防

产后风湿治疗麻烦，疗程比较长，新妈妈在月子期间要加强护理，避免产后风湿的困扰。

❶ 小心风寒侵入。保证室内的温度和湿度，避免有风直吹新妈妈的身体；注意保暖，避免受凉；洗浴时注意水温，避免用凉水洗澡洗手，并注意洗浴的时间不宜过长。

❷ 月子里注意营养均衡，多吃含钙的食物，不吃凉或刺激性的食物，不喝咖啡和酒，促进身体的恢复。

❸ 照料孩子要适度，不要过于劳累，避免长时间抱着孩子。产后2～3周绝对不能

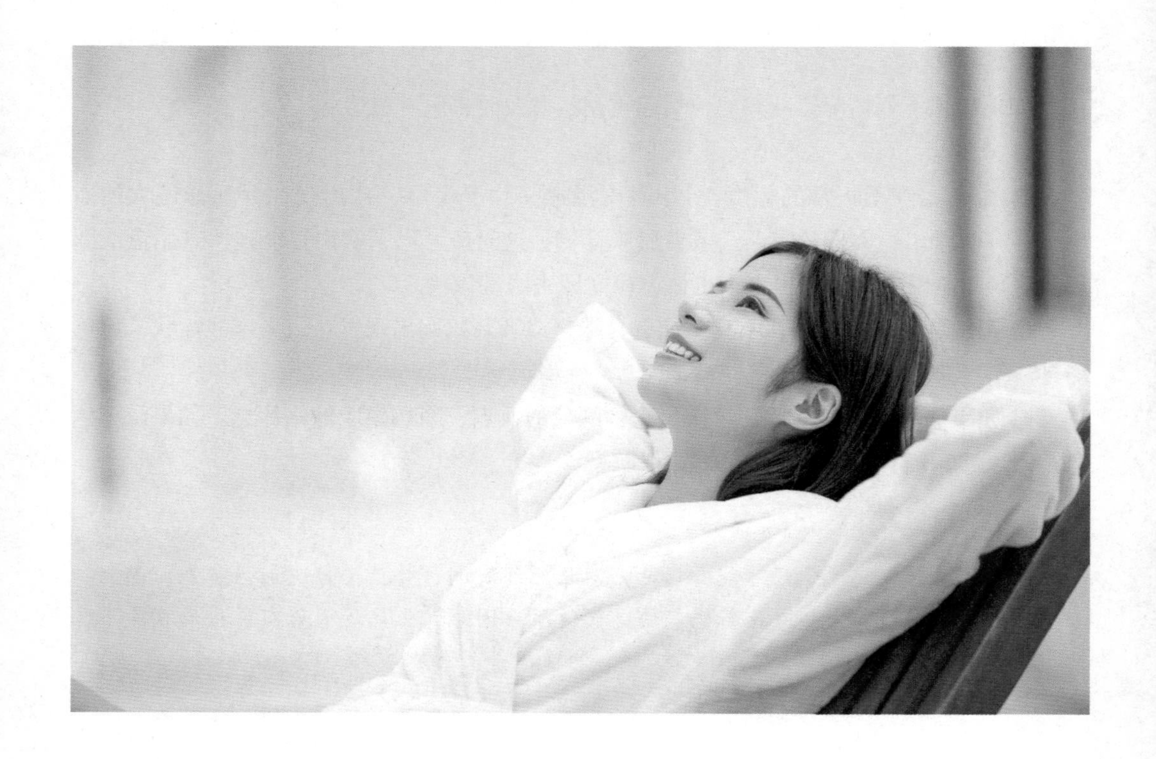

过度活动关节。抱孩子时，尽量不要单手抱、不要抱太久，当感到劳累时一定要注意休息，暂时请他人代劳照顾孩子。

④ 平时注意适当运动，如伸展运动、半仰卧起坐运动，使关节得以放松，从而减轻不适症状。

产后风湿的治疗

① 早治疗。新妈妈在刚感到疼痛时就应及时去看医生，避免用力，也不可用力去按摩疼痛的地方，以避免加重症状。

② 采用一些热敷方法。热敷用热毛巾即可，在医生的指导下，加上一些补气养血、通经活络、祛风除湿的中草药效果更佳。

③ 采用中医疗法。中医上一般以补气、补血为主，在调养身体的同时进行针对性治疗，对产后风湿有一定的疗效。

产后风湿治疗方法与风湿性关节炎和类风湿性关节炎不同，新妈妈产后必须长期调养，以促进身体各项功能的恢复。

急性乳腺炎

急性乳腺炎是一种乳房发炎的情况，有时候可能很快就会发展成为感染，是产后新妈妈的常见疾病之一。

急性乳腺炎的症状

乳房会发红、发硬、出现胀痛，能摸到肿块，并有压痛，同时伴有轻度发热。严重时会引起新妈妈持续高热不退，有时可以达到39摄氏度，并伴有发冷、发颤、心搏加速等症状。如果不及时诊治，乳房的肿块就会化脓，乳房变得柔软，有波动感，此时需要医生切开脓包排脓。

急性乳腺炎产生的原因

❶ 乳汁淤积严重。这是哺乳期诱发乳腺炎的主要原因。新妈妈如果哺乳方法不当，不能有效地排空乳房，或产后进食过多的高蛋白质、高脂肪的食物，使乳汁过于稠厚，乳汁淤积严重，从而诱发急性乳腺炎。

❷ 细菌侵入感染。新妈妈乳头皲裂容易感染乳腺炎。此外，身体的其他感染也会诱发急性乳腺炎。

急性乳腺炎的预防

❶ 在哺乳时注意方法。哺乳时，让孩子把乳头及整个乳晕都含住，要吸空一侧乳房，再换另一侧；孩子如果吸不完乳汁时，在哺乳后，可以用吸奶器把残留的乳汁吸空，避免淤积。

❷ 产后不要过早催乳。孩子在1周以前的食量非常小，产后现有的乳汁已足够食用；哺乳期，也不要无节制地进补高蛋白质、高脂肪的食物，避免乳汁过多诱发乳腺炎。

❸ 避免乳头皲裂。保持乳房清洁、舒适，每次哺乳前可以用毛巾热敷乳房，帮助乳腺管畅通，不让孩子含着乳头睡觉，以免过度用力吮吸，使乳头皲裂，细菌入侵。

❹ 注意内衣的清洁。哺乳胸罩要经常更换，以免不洁内衣污染乳头，进而感染乳腺。胸罩的钢托可能挤压乳房，造成局部乳腺管乳汁淤积，新妈妈在哺乳期间最好不要佩戴有钢托的胸罩。

温馨提醒

一旦发现自己有乳腺炎的症状，新妈妈应尽快去医院就诊，并在医生的指导下使用对哺乳没有影响的药物。新妈妈自己也可以采用热敷的方法，缓解乳腺炎症状。

子宫脱垂

正常的子宫位置是前倾前屈，子宫颈在坐骨棘水平以上，如果支撑子宫的骨盆肌肉和筋膜以及子宫的韧带等组织发生了损伤或过度松弛，导致子宫沿阴道下降的现象，称为子宫脱垂。

子宫脱垂产生的原因

分娩时用力不当，容易导致子宫支撑组织松弛或撕裂。而胎儿较大或产程长，胎儿在阴道内的停留时间较长，也会使产后阴道前后壁轻度膨出，引起骨盆底的肌肉受到损伤，盆底托力下降，导致子宫脱垂。

子宫尚未复原时，新妈妈如果过早活动，如跳动、提拉重物、长时间站立、长时间走路或跑步等，也会导致子宫脱垂。

子宫脱垂的预防

❶ 多休息，不要过早地参加重体力劳动。产后1周，新妈妈可以做些轻微的家务活，如擦桌子、扫地等，但持续时间不宜过长，更不可干较重的体力活。

❷ 最好保持右侧卧位，伤口恢复后左右卧位交换进行，不要长期仰卧，以防子宫后倾，导致子宫脱出。

❸ 月子期间，转身、翻身动作尽量不要太大，必要时，穿上束腹带可以加速子宫复原，减轻不适。

❹ 保持大便通畅，绝对禁止用力大便。

❺ 注意保暖防寒，防止感冒咳嗽。患有慢性咳嗽者应积极治疗。

❻ 加强盆底肌和提肛肌的收缩运动。如抬臀运动，新妈妈可以仰卧屈腿，有节律地抬高臀部，使臀部离开床面，然后放下，每天2次，每次连做10～15次。这样能使盆底肌、提肛肌逐渐恢复其紧张度。

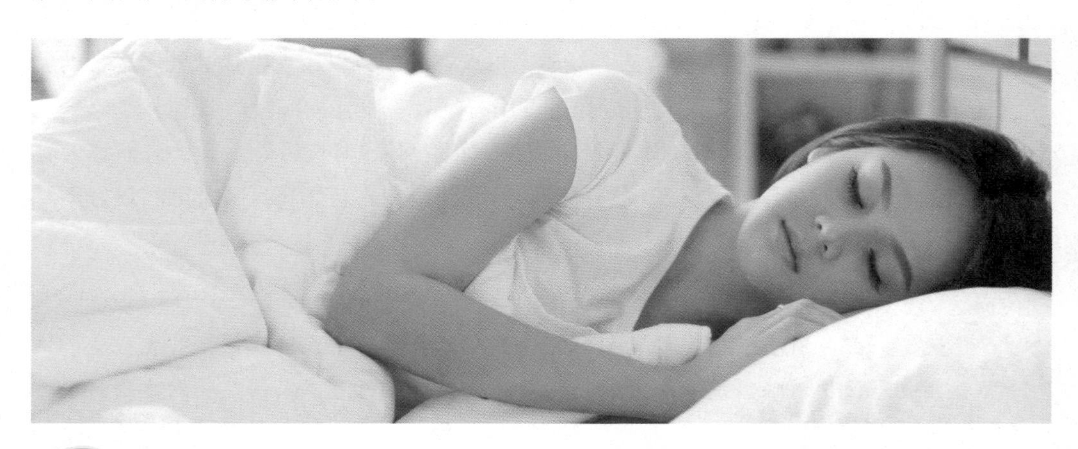

温馨提醒

若已经患子宫脱垂应及时去医院诊断治疗，并绝对卧床休息，可适当食用补气升阳益血的药膳，如人参粥、人参山药乌鸡汤、人参肘子汤、黄羊肉汤等。

Part 8

新生儿的喂养与护理

出生28天内的婴儿，称为新生儿。出生至28天这段时间，称为新生儿期。新生儿期时间跨度不大，却是儿童发育的第一个重要阶段。

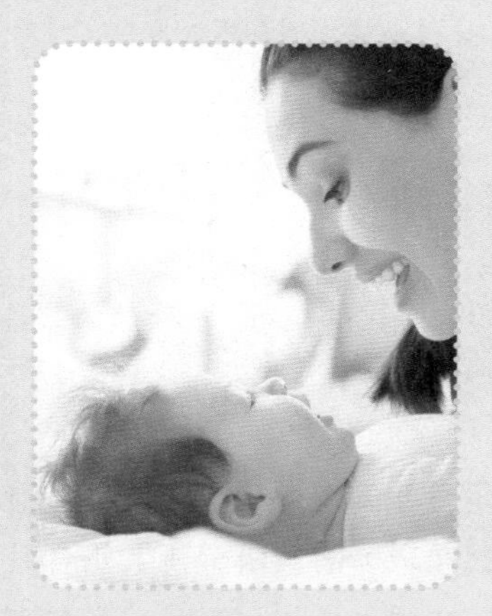
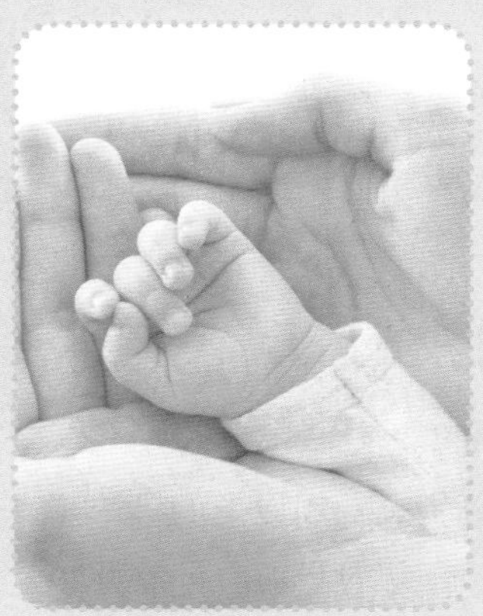
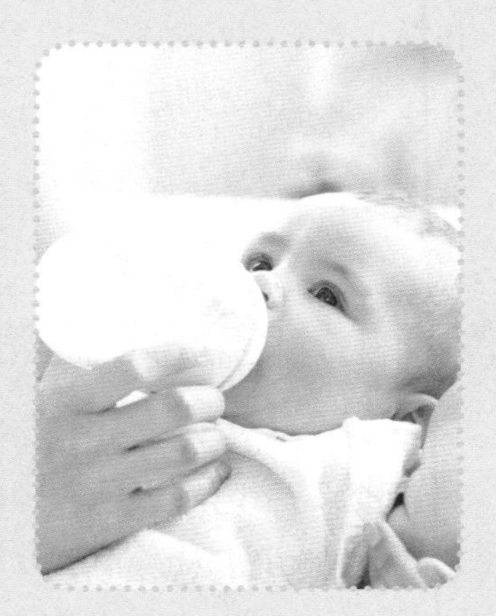

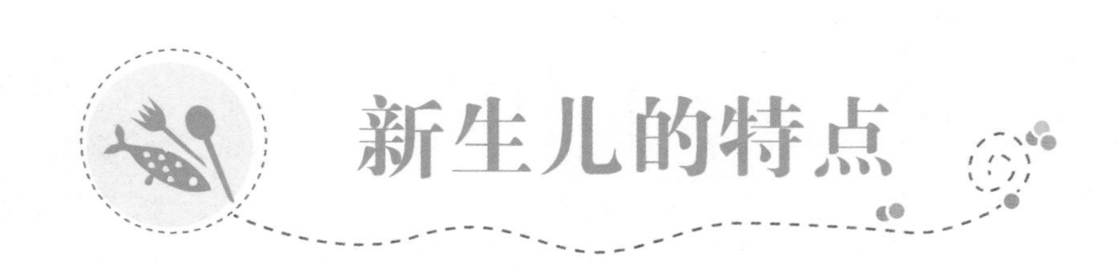

新生儿的基本生理指标

每个新生儿在身长、体重、头围等方面都不可能是完全一样的，但差异很小。表18中的参考值或参考情况多指正常新生儿的平均水平，妈妈们可以参考一下，若自己的宝宝与正常新生儿基本生理指标存在很大的差异，请咨询医生，以寻求更专业的指导。

表18 正常新生儿常见指标参考值或参考情况

指标	参考值或参考情况
身长	刚出生的新生儿的平均身长为50厘米，男、女宝宝有0.2～0.5厘米的差别
体重	刚出生的新生儿平均体重为3～3.3千克。足月出生的新生儿体重至少为2 500克，如果不足2 500克，称为“未成熟儿”，必须采取特殊护理措施
头围	刚出生的新生儿平均头围为33～35厘米
呼吸	新生儿出生后先啼哭数声，后开始用肺呼吸。前两周每分钟呼吸40～50次。如果每分钟呼吸次数超过了80次，或者少于20次，就应引起重视，应及时报告医生
心率	新生儿心率波动范围比较大，出生后24小时内，心率可能会波动在每分钟85～145次；生后1周内，可波动在每分钟100～175次；出生后2～4周，可波动在每分钟115～190次。所以，刚出生的新生儿脉搏快慢不均是正常的。另外，出生后最初几天，新生儿心脏会有杂音，这也是正常情况，妈妈不用担心
体温	新生儿体温在37～37.5摄氏度为正常。如不注意保暖，体温会降低到36摄氏度以下
小便	新生儿出生后24小时内开始排尿，如第1周内每日排尿30次以上，则为异常
大便	新生儿前两天大便呈黑色或绿色，无气味。哺乳后逐渐转为黄色（金黄色或浅黄色）

新生儿的各项感官能力

视觉：喜欢看黑白图案和妈妈的脸

新生儿一出生就具有视觉能力，34周以上的早产儿与足月儿的视力相同。不过，刚出生的新生儿视焦距调节能力差，一般只能看见前方20～25厘米远的东西。新生儿对黑白图案比较敏感，也喜欢看妈妈的脸。妈妈可以站在离宝宝20厘米处与宝宝对视或在离宝宝20厘米处放一个红色的圆形玩具引起宝宝的注意，然后上下左右移动，宝宝会慢慢移动头和眼睛追随玩具。健康的宝宝睡醒后，一般都有注视，以及眼睛和头随着目标移动的能力。

听觉：对噪声敏感，喜欢妈妈的声音

出生后3～7天，新生儿的听觉逐渐增强，对噪声比较敏感，听见较大的响声可能会眨眼，或用哭声表示抗议。另外，新生儿不仅听力较好，能记住听到的一些声音，还能将头转向自己熟悉的声音和语言。比如，当妈妈在宝宝的耳边轻轻地说话，宝宝会转向妈妈说话的一侧，妈妈转到另一侧，宝宝也会找到另一侧。新生儿很喜欢听妈妈说话的声音，因为在妈妈腹中习惯的声音，会使宝宝感到亲切。在空瓶子中装一些豆子在宝宝耳边轻轻摇晃，可以锻炼宝宝的听觉能力。

触觉：喜欢接触质地柔软的物体

新生儿一出生就对不同的温度、湿度、物体质感以及疼痛有触觉感受能力。触觉是新生儿安慰自己、认识世界、和外界交流的主要方式。当你抱起宝宝时，宝宝会喜欢紧贴着、依偎着你。宝宝哭时，父母抱起来并轻轻地拍一拍，就能满足新生儿触觉安慰的需要。另外，宝宝比较喜欢接触质地柔软的物体，妈妈可以拿一些柔软的小毛巾给宝宝摸摸，他会很高兴的。

嗅觉：喜欢妈妈的体味

新生儿能认识和区别不同的气味。闻到一种气味，宝宝有心率加快、活动量改变的反应，并且能转过头朝着气味发出的方向，这是宝宝对这种气味有兴趣的表现。宝宝一般都喜欢妈妈的体味，所以妈妈抱着宝宝时，宝宝一般不容易哭泣。

味觉：喜欢甜味

新生儿一出生就能精细地辨别食品的滋味。给出生仅1天的新生儿喝不同浓度的糖水就会发现，新生儿对比较甜的水吮吸力强，吮吸快，喝得多；比较淡的糖水喝得少。

新生儿的运动能力

抓握

新生儿一出生，就具备了抓握能力，即碰到新生儿的手掌时，新生儿会握紧拳头。这种反应到1周岁后才消失，可以用来检查和判断新生儿的神经系统发育是否成熟。

惊跳

这是一种全身动作，在新生儿躺着时最清楚。突如其来的刺激，如听到较大的声音，新生儿的双臂会伸直，手指张开，背部伸展或弯曲，头朝后仰，双腿挺直。这种反射一般到3～5个月时消失，如果不消失，则有神经系统发育不成熟的可能。

行走

新生儿天生就有行走的反射能力。托住新生儿腋下，让足底接触平面，新生儿就会做迈步的姿势，好像要向前走。这种反射会在8周左右消失。

游泳

新生儿一般在出生后，不论是顺产还是剖宫产，48小时后就可以下水游泳。这是新生儿与生俱来的本领。新生儿一出生，医院就会给其洗澡，出院后，也可以带新生儿去专门的新生儿游泳机构游泳。

温馨提醒

新生儿颈、肩、胸、背部肌肉尚不发达，不能支撑脊柱和头部，所以爸爸妈妈不能竖着抱新生儿，必须用手把新生儿的头、背、臀部几点固定好，否则会造成脊柱损伤。这也是减少新生儿溢乳的有效方法。

新生儿如何与外界交流

哭

新生儿一出生就会哭。正常的新生儿哭声响亮，听起来很悦耳。患病的新生儿哭声往往高尖、短促、沙哑或微弱，遇上类似情况应尽快看医生。

正常情况下，新生儿啼哭有很多种原因，可能是饥饿、口渴或是尿不湿不舒服等引起的。

笑

越早会笑的新生儿越聪明。新生儿一般在出生第10～20天时学会笑，如果一两个月后还不会笑，需要请医生检查。新生儿的笑需要学习，从出生第1天起，爸爸妈妈要向新生儿笑，并逗新生儿笑。妈妈要经常与新生儿面对面地说话、逗笑。新生儿视力差，要离近一点。

对视

新生儿天生就具有与外界交流的能力。与妈妈对视，就是交流的开始。当妈妈说话时，正在吃奶的新生儿会暂时停止吮吸，或减慢吮吸速度，听妈妈说话，别人说话他就不理会了。这说明新生儿比较喜欢妈妈的声音。

模仿

新生儿一出生就具备模仿能力，只是不容易被察觉。爸爸妈妈可以试试在新生儿处于安静觉醒状态时，距离其面部20～25厘米，并让新生儿直接注视到自己的脸。首先，尽可能地伸出舌头，慢慢地重复伸出舌头，每20秒钟一次，共6～8次，然后停止。如果新生儿继续看着爸爸或妈妈的脸，常常可能在嘴里移动自己的舌头。开始时，朝着一侧面颊移动，20～30秒钟后，舌头将慢慢地出现在嘴边。最后，有的新生儿能很快地将舌头伸向嘴外。

别看宝宝才刚刚出生不久，他已经能够从你的话音中捕捉到你的情绪，所以爸爸妈妈应该多跟宝宝说话，也可以给宝宝朗诵一首优美的儿歌等。

新生儿的特殊生理现象

皮肤变黄（生理性黄疸）

大部分新生儿的皮肤会在出生后2～3天由粉红色变成浅黄色，即常说的黄疸。新生儿黄疸大多属正常生理现象，不会引起任何不适，新生儿出生后7～10天会自然消退，不需要治疗。但如果黄疸超过2周，或消退后又再次出现，有可能是病理性黄疸，要及时采取措施。建议妈妈每天在自然光线下，查看新生儿的皮肤颜色变化，以便及早发现异常。

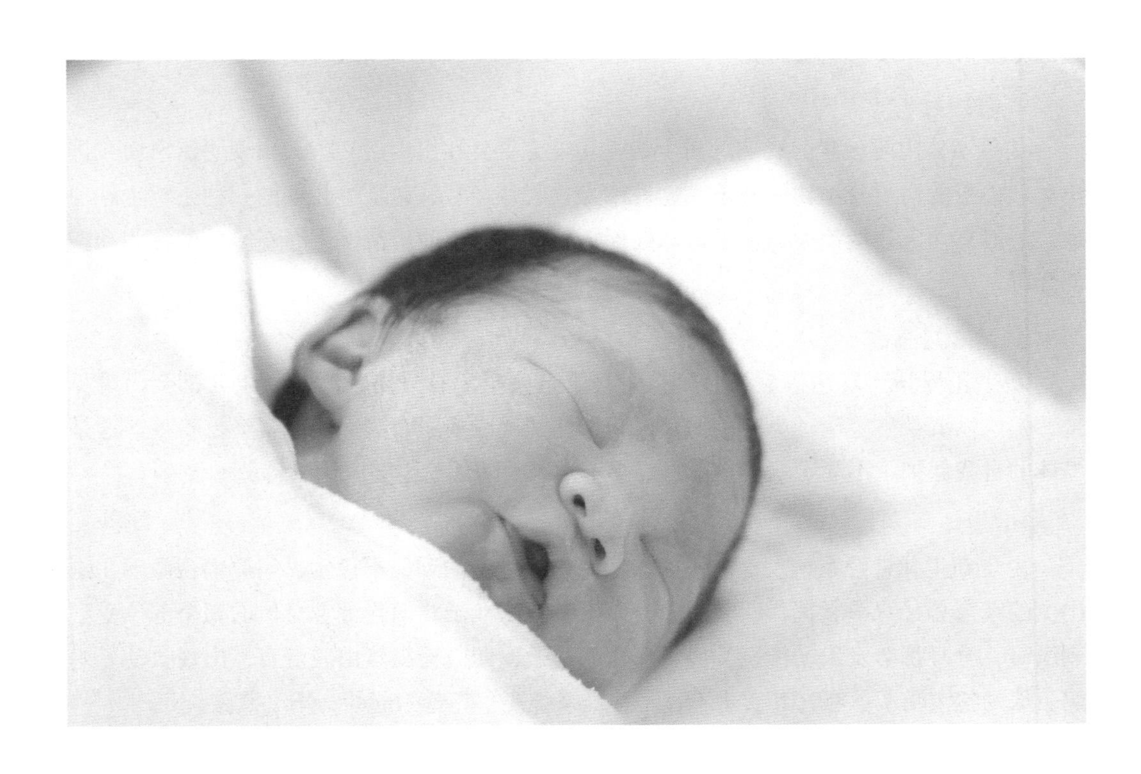

脱皮

妈妈会发现宝宝出生后3～4天全身开始“落屑”，有时甚至是一大块一大块地脱落，这是由于新生儿皮肤的角质层发育不完全、皮肤基底膜不发达、表皮层和真皮层的连接不够紧密造成的，一般会在宝宝出生后1～2周自然落净，呈现出粉红色、非常柔软光滑的皮肤。脱皮是一种正常的生理现象，几乎所有的新生儿都会发生，妈妈无须担心。不过，由于新生儿皮肤角质层较薄，脱皮时，妈妈千万不要硬往下揭，这样会损伤皮肤，引发感染。

“马牙”

“马牙”是指新生儿口腔腭正中线附近或牙龈边缘出现的黄白色的、米粒大小的颗粒。“马牙”是上皮细胞堆积所致，对宝宝的身体没有影响，一般不需要处理，经过数周或数月可自行消退。若妈妈发现宝宝出现“马牙”时，千万不要用针扎或用布擦，以免引起感染。

“螳螂嘴”

新生儿口腔内两颊部，会堆积一小堆脂肪垫，俗称“螳螂嘴”。“螳螂嘴”和“马牙”一样属正常现象，无须处理，它们会自行消失。

乳房肿大

受母亲体内激素的影响，新生儿（不分男女）出生1周内通常会出现乳房肿大现象，有时还会泌乳。这也是一种正常的生理现象，无须治疗，一般2～3天后自行消退，妈妈不要挤压和按揉宝宝的乳房。

“假月经”

受母亲体内雌激素的影响，新生儿（女宝宝）会在出生后3～7天出现阴道出血或排出类似白带的白色分泌物的现象，这被称为“假月经”，是新生儿期的一种正常生理现象。一般3～4天自然消失，无须特殊处理，只需在大小便后清洗干净女宝宝的外阴和臀部即可。

鼻塞、打喷嚏

新生儿鼻黏膜发达，毛细血管扩张且鼻道狭窄。有分泌物时，新生儿都会出现鼻塞，妈妈需要帮宝宝清理鼻腔。另外，新生儿洗澡或换尿布时，受凉就会打喷嚏。这是身体的自我保护，不一定就是感冒，妈妈千万不要随便给宝宝服用感冒药。

抖动

由于新生儿神经系统发育尚不完善，对外界刺激的反应不稳定，妈妈们会发现，刚出生的宝宝总是双拳紧握，四肢屈曲，显出警觉的样子，但当宝宝身体的某个部位受到刺激时，全身都会发出动作，类似于痉挛的样子，四肢会突然由屈变直，出现抖动。妈妈会认为宝宝受了惊吓，其实这不过是神经系统还不完善引起的，不必紧张。

新生儿的喂养

提倡对新生儿进行纯母乳喂养

虽然现在的配方奶营养越来越丰富，越来越全面，基本能满足宝宝的营养需求了，但我们还是要大力提倡母乳喂养。因为母乳含有宝宝出生后4～6个月所需要的全部营养。只要妈妈保持均衡的饮食，宝宝就能不进食任何其他食物，只吃母乳就能长得很健康。乳汁是现成的，不用消毒，不用调配，温度也合适。最主要的是，研究证明，吃母乳的宝宝较吃配方奶的宝宝免疫力更强一些，这是因为母乳中含有免疫活性物质，能使宝宝免于感染某些疾病。

有的妈妈担心母乳喂养会影响身材，其实不是这样的。母乳喂养不仅对宝宝有好处，对妈妈也有好处，可加快妈妈产后康复，减少子宫出血、子宫及卵巢恶性肿瘤的发生概率。

还有的妈妈可能因为要提早上班，担心日后断奶困难，所以决定干脆从一开始就采取人工喂养（即以牛乳、羊乳或其他代乳品为主要食物的喂养方式），这完全没必要。断奶是宝宝必经的一个过程，即使采取人工喂养也需要经过一个断奶时期。另外，即使妈妈上班了还是可以给宝宝进行母乳喂养的，只要有条件挤母乳就行。

温馨提醒

一般来讲，如果采取人工喂养，一个月需要5听左右的配方奶，1听的价格在250元左右，一个月宝宝吃配方奶的钱需要1 000~1 500元。当然，不同的品牌，其每听奶粉的重量和价格也不同；不同的宝宝食量也有区别。就花销来说，纯母乳喂养还能省下一笔不小的开支呢。

新生儿出生后30分钟内要哺乳

出生后立即哺乳

宝宝出生后要立即给宝宝哺乳，一般在产后30分钟内就可以哺乳，最晚也不要超过6小时。

一般宝宝出生10～15分钟就会自发地吮吸乳头。不过，有些妈妈不会生产后立即就有乳汁，而是在宝宝出生后1～2周才开始大量分泌乳汁。但不管妈妈有没有乳汁分泌，都必须让宝宝多吮吸、多刺激妈妈的乳房，使之产生“泌乳反射”，以使其尽快分泌乳汁，直至足够宝宝享用。

初乳最为珍贵

初乳是指新生儿出生后7天以内所吃的母乳。常言“初乳滴滴赛珍珠”，以此形容初乳的珍贵。初乳中除了含有一般母乳的营养成分外，还含有抵抗多种疾病的抗体、免疫球蛋白、乳铁蛋白、溶菌酶和其他免疫活性物质。这些免疫活性物质对提高新生儿的抵抗力，促进新生儿健康发育，有着非常重要的作用。同时，还有助于胎便的排出，防止新生儿发生严重的腹泻。

总之，初乳好处多多，妈妈一定要珍惜。尤其是产后前几天的初乳，免疫抗体含量最高，千万不要丢弃。

乳汁分泌前尽量不要给宝宝喂配方奶

有些妈妈担心几天没有大量乳汁分泌，宝宝会饿，想在乳汁分泌前给宝宝喂些配方奶，建议最好不要。如果乳汁分泌前用母乳替代品喂宝宝，首先宝宝容易对牛奶产生过敏，其次宝宝吃习惯配方奶后会不爱吃母乳，妈妈就只能放弃母乳喂养，这对宝宝的成长不利。其实，新生儿出生前，体内已储存了足够的营养和水分，可以维持到妈妈开始分泌乳汁，而且只要尽早给新生儿哺乳，少量的初乳就能满足刚出生的正常新生儿的需要。

不过，如果妈妈超过3天仍然没有乳汁分泌，就不能盲目地坚持不给宝宝喂配方奶了。如果担心给宝宝喂配方奶后可能引起宝宝产生乳头错觉，以后不吸母乳，这里教妈妈们一个比较好的方法：把配方奶放在小杯子里面冲开，再放一根细的软管，一端放在杯子里，一端在宝宝吮吸乳头的时候从宝宝嘴角塞入口中，这样，他一边吮吸乳头一边可以吃到配方奶。这个是“善意的欺骗”，宝宝不知道吃的是配方奶，以后就不容易产生乳头错觉。要记住一定要让宝宝充分吮吸乳房，有乳汁分泌后逐步减少配方奶，实现纯母乳喂养。

如果因为种种原因不能长期坚持进行母乳喂养，也应该把宝贵的初乳哺喂给宝宝。

母乳喂养的正确姿势

躺着哺乳

分娩后的第一天妈妈会很累，此时一般建议妈妈躺着侧身哺乳。哺乳时让宝宝躺在床上而不要躺在妈妈的胳膊上，宝宝的身体也要侧过来和妈妈面对面，把宝宝的鼻头对着妈妈的乳头，要把宝宝搂紧，注意是搂紧宝宝的臀部而不是头部。

另外，妈妈要注意，躺着哺乳时，千万不要睡着了。如果宝宝的头部被抱紧，而妈妈处于睡着的状态，就特别危险，宝宝可能会因为被妈妈的乳房堵住鼻子而造成呼吸困难，甚至窒息。

坐着哺乳

一般在宝宝出生一段时间以后，妈妈就应该坐在沙发或者床上给宝宝哺乳了，这样会比较舒服一些。在医院的话可以把病床摇起来。坐着哺乳的正确姿势是：妈妈一只手托住宝宝的臀部，另一只手肘部托住宝宝的头颈部，宝宝的上身躺在妈妈的前臂上，宝宝的腹部和妈妈的腹部紧贴着，让宝宝的头和身子成一条直线。然后再将乳头轻轻送入宝宝口中，使宝宝用口含住整个乳头，并用唇部包覆大部分或全部的乳晕。

错误姿势纠正

❶ 有的妈妈不是将乳头送入宝宝口中，而是把宝宝的头往乳房上靠，结果宝宝鼻子被堵住了，不能呼吸，就无法吃奶。一定要让宝宝仰着头吃奶（即让宝宝的下颌紧贴乳房，前额和鼻部尽量远离乳房），这样宝宝食管伸直了，不但容易吮吸，也有利于呼吸，还有利于颌骨的发育。

❷ 很多妈妈喜欢用手指夹着乳头往宝宝口里放，这是不对的。正确的方法是：把乳房用手呈C字形托起，让宝宝含住乳头和大部分乳晕。

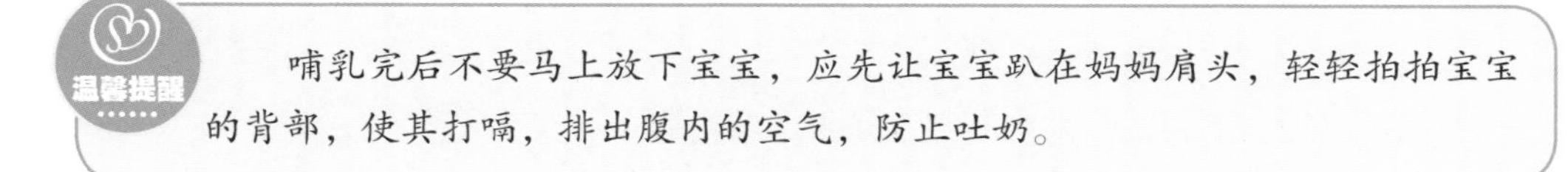

哺乳完后不要马上放下宝宝，应先让宝宝趴在妈妈肩头，轻轻拍拍宝宝的背部，使其打嗝，排出腹内的空气，防止吐奶。

新生儿每天哺乳的时间和次数

白天哺乳时间

从理论上讲，母乳喂养是按需哺乳，没有严格的时间限制。但从生理角度看，新生儿的胃每3小时左右会排空一次。因此，给新生儿的哺乳间隔应控制在3小时以内。表19中的哺乳时间可供妈妈们参考。

表19　不同出生时间的宝宝的哺乳时间建议

出生时间	哺乳时间
1～7天	按需哺乳。每隔1～2小时哺乳一次，每次10～15分钟
8～14天	每3小时哺乳一次，每次15～20分钟
15～28天	每隔2～3小时哺乳一次，每次15～20分钟

以上时间安排只是原则性的，宝宝吃奶的量不是一成不变的，不同的宝宝每次吃奶的量也可能有所差异。只要没有其他异常，妈妈就不要着急。即使是刚刚出生的宝宝，也知道饱饿，什么时候该吃奶，宝宝会用自己的方式告诉妈妈。所以，如果到了哺乳时间，宝宝不吃，那就过一会儿再喂。如果还没到哺乳时间，宝宝就哭闹，而哺乳就不哭了，就不用刻意等到安排的时间。

特别值得注意的是，不要宝宝一哭就喂，因为
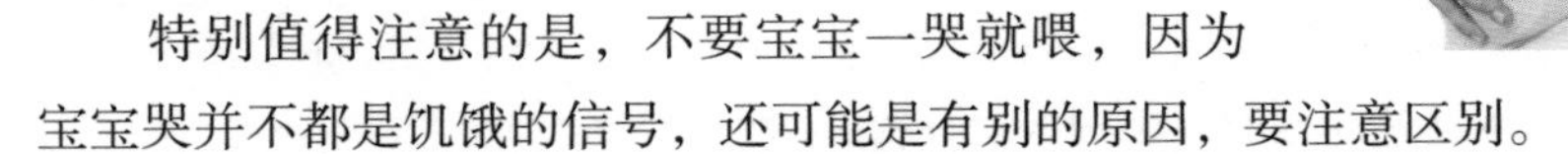
宝宝哭并不都是饥饿的信号，还可能是有别的原因，要注意区别。

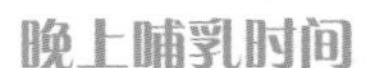
晚上哺乳时间

晚上哺乳的时间安排和白天一样，睡觉时宝宝对能量的需要量相对少一些。如果宝宝晚上超过3小时还没有醒来吃奶，妈妈可把乳头放入宝宝口中，宝宝会自然吮吸起来。或者妈妈可以给宝宝换尿布，触摸宝宝的四肢、手掌和足底，轻揉其耳垂，将宝宝唤醒。

如果上述方法无效，妈妈可以用一只手托住宝宝的头和颈部，另一只手托住宝宝的腰部和臀部，将宝宝水平抱起，放在胸前，轻轻地晃动数次，宝宝便会睁开双眼，宝宝清醒后，妈妈就可以给宝宝哺乳。

怎样判断宝宝有没有吃饱

妈妈可以根据下列信号来判断宝宝是否已经吃饱：

- 哺乳前乳房丰满，哺乳后乳房较柔软。
- 哺乳时可听见吞咽声（连续几次到十几次）。
- 尿布24小时湿6次及6次以上。
- 宝宝大便软，呈金黄色、糊状，每天2～4次。
- 在两次哺乳之间，宝宝很满足、安静。
- 宝宝体重平均每天增长18～30克或每周增加125～210克。

如果经过对以上表现的观察，妈妈仍不确定宝宝是否吃饱，可以每次在哺乳完后，用手指轻触宝宝的口唇，如果宝宝很快将手指含住吮吸则说明没吃饱，应稍加奶量。

温馨提醒

一般来说，宝宝在开始哺乳5分钟后即可吸到一侧总奶量的80%～90%，8～10分钟吸空一侧乳房，这时应再换吸另一侧乳房。每次哺乳时两侧乳房先后交替，可刺激产生更多的乳汁。

母乳喂养的新生儿是否需要喂水

联合国儿童基金会新近提出的“母乳喂养新观点”认为，一般情况下，纯母乳喂养的宝宝，在出生后前6个月内不必增加任何食物和饮料，包括水。

因为母乳中含有大量水分，完全能够满足宝宝对水的需要量。额外喂水，可能会增加宝宝心脏与消化道的负担，不利于宝宝的生长发育。

但是在特殊情况下，如高热、腹泻，或服用某些药物、天气炎热、宝宝出汗较多，就需要额外喂些温开水，以补充体内水分的不足，喂水时间可选在两次哺乳之间，哺乳前不要喂水。

至于一次给宝宝喂多少水，可随宝宝自己的意愿，如果宝宝不愿意喝，就不用喂，说明母乳已经能够满足宝宝对水的需要量了。千万不可强行给宝宝喂水，因为喂水会减少吃奶的量，不利于营养素的摄入。

注意：烧开后冷却4～6小时的凉开水是宝宝最理想的饮用水；宝宝出汗时应增加喂水次数，而不是增加每次喂水量。

对于混合喂养或人工喂养的宝宝，需要更多的水，除了喂奶以外，两次喂奶的间期，妈妈还需要给宝宝喂30～50毫升的温开水。

让妈妈的乳汁更有营养

确保能量充足

刚出生的宝宝生长迅速，需要较多的糖、蛋白质和脂肪。要喂养好宝宝，哺乳期妈妈所需的营养素的质和量，都比一般女性要高。妈妈要保证自己摄入足够的热量和优质蛋白质。

注意营养齐全

妈妈每天应该摄入以下营养素：

❶ 蛋白质是母乳的重要组成部分，哺乳期妈妈需要比正常状态下多更多的蛋白质供应；富含蛋白质的食物有豆类、食用菌、肉类、蛋类、奶类等。

❷ 哺乳期妈妈每天需要摄取1 000～1 200毫克的钙，才能使分泌的每升乳汁中含有300毫克以上的钙。豆制品和奶制品都是高质的补钙食品。

❸ 锌是50多种酶的组成部分，缺锌可影响宝宝大脑神经系统的正常发育。海产品中牡蛎、鱼类含锌量较高；动物性食物中瘦肉、猪肝、鸡肉、牛肉等也含一定量的锌。另

外，豆类、坚果等都是补锌的好食品。

❹ 维生素B_1在哺乳期应摄入5倍的需要量，才能保证乳汁内的含量。米糠、全麦、燕麦等杂粮中含有丰富的维生素B_1。

❺ 此外，还应增加维生素B_2、维生素B_{12}及维生素C、维生素E等的摄入量。妈妈应注重膳食平衡，均衡营养吸收。必要时可在医生指导下服用维生素和微量元素制剂。

哺乳期禁忌食物

哺乳期妈妈禁忌的食物种类、具体品种或禁忌原因见表20。

表20　哺乳期妈妈禁忌的食物种类、具体品种或禁忌原因

种类	具体品种或禁忌原因
刺激性食物	包括辛辣的调味料、酒、咖啡等。患湿疹或有过敏史的宝宝，妈妈在母乳喂养期间，应少吃或不吃鱼、虾等食物，但可少量食用胡椒粉和醋
抑制乳汁分泌的食物	如韭菜、麦乳精、人参等
腌制食物	如腌鱼、腌肉等。菜以清淡为主，不宜吃得过咸
味精	食用味精对宝宝发育有不良影响，会造成宝宝智力减退、生长发育迟缓等不良后果
油炸食物	油炸食物难以消化，妈妈吃了对恢复健康不利，还容易导致便秘
药	不管是家庭自备药还是中药或避孕药，总之凡是与药有关的，妈妈都要咨询医生，并强调自己正在哺乳，以便于医生指导妈妈正确用药

影响哺乳的乳房问题

乳头凹陷

女性乳头不突出于乳晕的表面，甚至凹陷于皮面，且牵拉也不高出，这种情况称作乳头内陷。乳头内陷主要是先天性的，但也可由外伤、乳房手术失败或后天挤压，乳腺肿瘤以及乳腺炎后的纤维增生等原因引起。

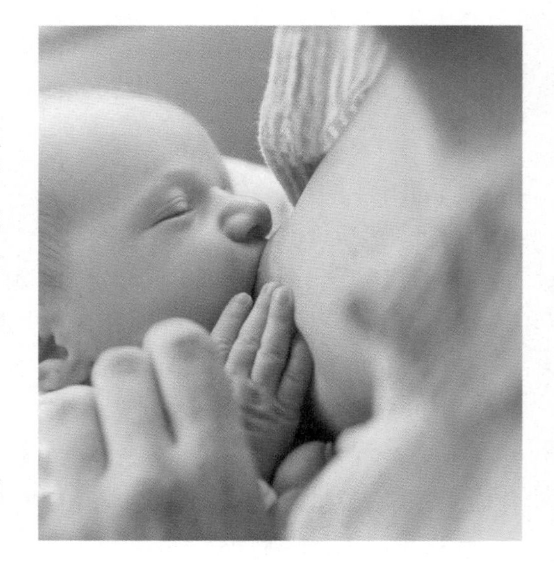

如果妈妈乳头凹陷，不但无法哺乳，还易因为乳汁排出不畅，而引发乳腺炎、乳腺脓肿。纠正乳头凹陷简便易行的方法有两种。

❶ 使用吸奶器抽吸，每次1分钟，每天4次。

❷ 一手托住乳房下方，另一只手的示指、中指和拇指捏住凹陷的乳头，向外牵拉，拉到长位，坚持约30秒。重复牵拉数次，做满10分钟，每天进行4次。

注意：纠正乳头凹陷的同时，必须坚持哺乳，以免回乳。

温馨提醒

有的妈妈乳房大小不一样，担心会有问题。其实这属于正常现象。这大多是由妈妈的哺乳方法不当造成的。在哺乳期内，妈妈要采取正确的哺乳方法，两侧乳房要交替哺乳，以保持两侧乳房大小对称。坚持在每晚临睡前或起床前对乳房进行按摩，也利于避免乳房发生变形。

乳头皲裂

乳头皲裂是哺乳期乳头发生的浅表溃疡，常在哺乳的第1周发生，初产妇多于经产妇。那是因为妈妈初次哺乳难以瞬间适应，加上内分泌失衡，容易出现乳头皲裂症状，甚至会引发局部疼痛。乳头皲裂后，当宝宝吮吸时，妈妈会觉得乳头发生锐痛，轻轻擦拭时会流血、流脓水，并结黄痂。

防止乳头皲裂最简便的方法是立即纠正哺乳方式，即一定要使乳头和大部分乳晕被含在宝宝口内；注意哺乳时先让宝宝吮吸一侧乳房；每次哺乳间期，热敷乳房和乳头，局部消毒，搽上鱼肝油，同时按摩乳房；每次哺乳结束时，将一滴乳汁涂擦在乳头皮肤上；如乳头疼痛剧烈，可暂停哺乳，用手挤压出乳汁，再用小勺喂给宝宝。

如果皲裂处有感染迹象，可用红霉素等抗生素软膏，也可涂甲紫，但在哺乳前要把药物洗干净。

注意：每次哺乳的时间不宜超过20分钟，如果乳头无限制地浸泡在宝宝口中易损伤乳头皮肤，而且宝宝的口中也会有细菌，可通过破损的皮肤导致乳房感染。

乳房肿胀

当乳汁开始分泌时，乳房会变得比较热、重且疼痛，甚至如石头般硬。这也表明很快可以顺畅泌乳了。肿胀通常会在几天内消失，但如果在宝宝出生后没有及时开始哺乳，或间隔时间太长才哺乳，乳汁排出不充分，就会使肿胀持续很长时间，严重时还可能引起乳腺炎。

涨奶时开始出现肿块，即是发生乳腺炎的前兆，应尽量让宝宝多吸吮，实在吸不干净就自己挤或用吸奶器吸，待乳房软得像棉花一样才算吸干净。

快速缓解胀痛小窍门

❶ 冲热水澡：当乳房又胀又疼时，不妨先冲个热水澡，将全身洗得热乎乎的，会感觉舒服些。

❷ 热敷：涨奶疼痛时，可以自己用热毛巾热敷乳房。热敷时注意避开乳晕和乳头部位，因为这两处的皮肤较嫩。热敷的温度不宜过高，以免烫伤皮肤。

另外，可以在晚上睡觉前，和一块发面（要和得稍微硬一点），然后捏成面包圈一样敷在乳房上，敷上后把面均匀地揉开，包住整个乳房，同样地要避开乳晕和乳头，再用保鲜膜把乳房盖住，也要注意露出乳晕和乳头，一定要盖严实。这样整个晚上乳房都感觉热热的，第二天再把面擦掉，对于缓解胀痛非常有效。

❸ 按摩：热敷后，可以进一步按摩乳房。一般以双手托住单侧乳房，并从乳房底部交替按摩至乳头，再将乳汁挤在容器中。

如果乳房肿胀得厉害就不要热敷、按摩了，否则乳汁分泌更多，胀得更狠。

❹ 冷敷：如果乳房肿胀、疼痛的情形非常严重，不妨以冷敷的方式镇痛。但一定要记住先将乳汁挤出后再进行冷敷。

乳头湿疹

如果哺乳期漏奶时弄湿了衣服，且没能让乳房及时保持清爽，慢慢地，乳头就容易发生湿疹。

乳头湿疹不易根治，可反复发生，长期得不到治愈，就会有恶变的可能。那么，怎样才能防止乳头湿疹的发生呢？

正确的做法：漏奶时，不要制止，及时擦干即可；喂一侧乳房时，另一侧乳房也同时露出来，使其自行流出乳汁；胸罩下垫一块纱布，勤更换，并定时露出乳房，风干乳头；也可以在医生的指导下涂抹鞣酸软膏或凡士林，使乳汁不易侵袭乳头，防止发生乳头湿疹。

一旦患了乳头湿疹，要及时就医，可在医生的指导下使用皮炎平软膏或氟轻松软膏涂抹患处。

乳腺炎

乳腺炎是哺乳期妈妈最常见的疾病之一。如果乳汁滞留相当严重，加上有乳头皲裂，细菌侵入感染，便容易感染乳腺炎。乳腺炎通常发生在产后第1～2周，习惯以某侧乳房哺乳的妈妈感染率更高。

乳腺炎症状：妈妈如果发生乳腺炎，会感到乳房胀痛，能摸到肿块，并有压痛，同时伴有轻度发热。此时，如果及时排出淤积的乳汁，症状就会得到缓解。乳腺炎严重时会引起妈妈的体温持续升高不降，有时可以达到39摄氏度，并伴有发冷、发颤、心搏加速等症状；当乳房的肿块变得柔软，有波动感时，就说明乳房肿块已经化脓，需要做手术切开脓包排脓。

预防乳腺炎发生，需要注意以下事项：

❶ 不要过早催乳，宝宝在出生1周内的食量非常小，妈妈现有的乳汁已足够。

❷ 哺乳时，让宝宝把乳头及整个或大部分乳晕都含住，要吸空一侧乳房，再换另一侧；不让宝宝含着乳头睡觉，以免过度用力吮吸，使乳头皲裂，细菌入侵。

❸ 宝宝如果吸不完妈妈的乳汁时，在哺乳后，可以用吸奶器把残留的乳汁吸干，避免淤积。

❹ 当晚上宝宝较长时间不吃奶时，妈妈要定时起床挤奶，消除胀痛（很多新手妈妈都是一夜之间患上乳腺炎的）。

❺ 保持乳房清洁、舒适，在首次哺乳前，用清水仔细清洁乳房，尤其是乳头及乳晕部位。然后用温热毛巾热敷乳房，帮助乳腺管畅通。

❻ 胸罩要经常更换，以免不洁胸罩污染乳头，进而感染乳腺，同时不要佩戴有钢托的胸罩，以免钢托挤压乳房，造成局部乳腺管乳汁淤积。

❼ 乳头有感染趋势时，要及时使用抗生素。一旦发生乳腺炎，要及时静脉注射抗生素，以免形成化脓性乳腺炎。若已发展成化脓性乳腺炎，要及时切开引流。

母乳喂养的常见问题

拒绝乳头

有些宝宝刚出生时，妈妈没能及时哺乳，而是先用奶瓶喂了配方奶，那么宝宝很快（一般3天左右）就适应奶瓶和配方奶了，再让宝宝吮吸乳头，可能就会出现拒绝妈妈乳头的反应。

所以，为防止宝宝拒绝乳头，就要在宝宝刚出生时立即哺乳。一般宝宝出生15分钟后便会吮吸妈妈的乳头了，虽然妈妈的乳汁还没有分泌，只是少许的初乳，但宝宝需要的是妈妈的乳房。一旦妈妈选择母乳喂养，就要尽早让宝宝吮吸。

如果一开始喂了配方奶，一旦妈妈能喂母乳了，就一定想尽办法让宝宝多吮吸。一开始宝宝会哭，但是只要多喂几次，坚持到底，宝宝很快就会适应母乳的。

衔不住乳头

有的妈妈乳头太小或太短，哺乳时，宝宝通常衔不住乳头，吮吸很困难。这时候，妈妈应该怎么做才能顺利地让宝宝吃到妈妈的乳汁呢？

如果乳头太小或太短，可以每天用示指、中指、拇指三个手指捏起乳头，向外牵拉，至少坚持10秒，每次拉30回左右，每天至少拉4次，在哺乳前拉更好。或用吸奶器吸引乳头，每次吸住乳头约半分钟，连续5～10次，每天至少重复两遍。哺乳时用中指和示指轻轻夹住乳晕上方，使乳头尽量突出，帮助宝宝衔住乳头。

吃吃停停

如果宝宝吃奶时总是吃吃停停，吃不到几分钟就睡着了，多数是由妈妈乳汁分泌不足引起的。这时，妈妈可以在哺乳时，轻轻地挤压乳房，促进乳汁分泌，以帮助宝宝吮吸。两侧乳房轮流哺乳，每次15～20分钟，也可以先喂母乳，然后再补充其他代乳品等。要注意，代乳品的温度、甜度应与母乳尽量一致，奶嘴的柔软度也应与母亲的乳头相似，这样就使宝宝难以辨别，否则宝宝可能会拒绝食用。

边吃边睡

在刚开始的几天，新生儿在吃奶的时候睡着是很正常的。哺乳对宝宝而言是一个能量摄入的过程，因此，宝宝很容易感到疲劳。但是，如果宝宝在每次哺乳时没吃几口就睡着了，妈妈就不得不采取一些措施使其保持清醒。妈妈可以摸摸他的小脸蛋，挠挠他的小脚趾头，或者动一下他的小胳膊，但不能强迫宝宝醒着。

哺乳时睡觉会使宝宝晚上入睡困难，如果在8～10周时，宝宝仍然在每次哺乳时睡着，妈妈可以轻轻地把他从乳头上移开，要让宝宝养成不含乳头入睡的好习惯。

咬破乳头

如果乳头被宝宝咬破了，最好暂时停止母乳喂养，因为被咬破的乳头可能发炎产生细菌，此时哺乳对母子均不利。 一般来说，只要保持乳头干燥、清洁，伤口会自然愈合，不用吃药。

另外，了解宝宝为什么咬乳头是防止被咬的关键。

原因：对于新生儿来说，咬破乳头，主要是因为妈妈哺乳方法不对。妈妈没有让宝宝完全含住乳头，只是浅浅地“叼”着乳头，为了吃到奶，宝宝会试图用牙床咬住乳头，久而久之，妈妈的乳头就被磨破了。另外，妈妈乳头被咬破多发生在宝宝长牙的时候，宝宝长牙时，牙床又痒又疼，十分不舒服，恨不能见什么咬什么，柔软的乳头，恰好做了唾手可得的牙胶。这时，妈妈可以准备一些牙胶或磨牙玩具放在冰箱里，或者冰冻一只香蕉，平时多给宝宝咬这些不会感到痛苦的物品，甚至在哺乳之前先让宝宝咬这类物品，以缓解宝宝牙床的不舒服。

妈妈们要记住一个重要的事实：一个吃奶吃得正香的宝宝是不会咬乳头的。咬的时候，宝宝已经结束了吃奶。因此，那些挨过咬的妈妈在哺乳过程中要注意观察，看到宝宝已经吃够了奶，吞咽动作减缓，开始娱乐性吮吸时，就可以试着将乳头拔出来，防止宝宝咬。有些时候，宝宝用咬乳头来告诉妈妈自己吃饱了。注意拔出乳头时要注意方法，不要硬拉，可用手指轻轻压一下宝宝的下颌或下口唇，这样做会使宝宝松开乳头。或将示指伸进宝宝的口角，慢慢地让他把口松开，这样再抽出乳头就比较容易了。

吐奶

吐奶是新生儿常见的现象，是由于消化道和其他有关脏器受到某些异常刺激而引起的神经反射性动作，呕吐时乳汁多是喷射性地从嘴里，甚至鼻子里涌出的。

吐奶一般有两方面的原因：一是全身性或胃肠道疾病的一个症状；二是新生儿胃肠

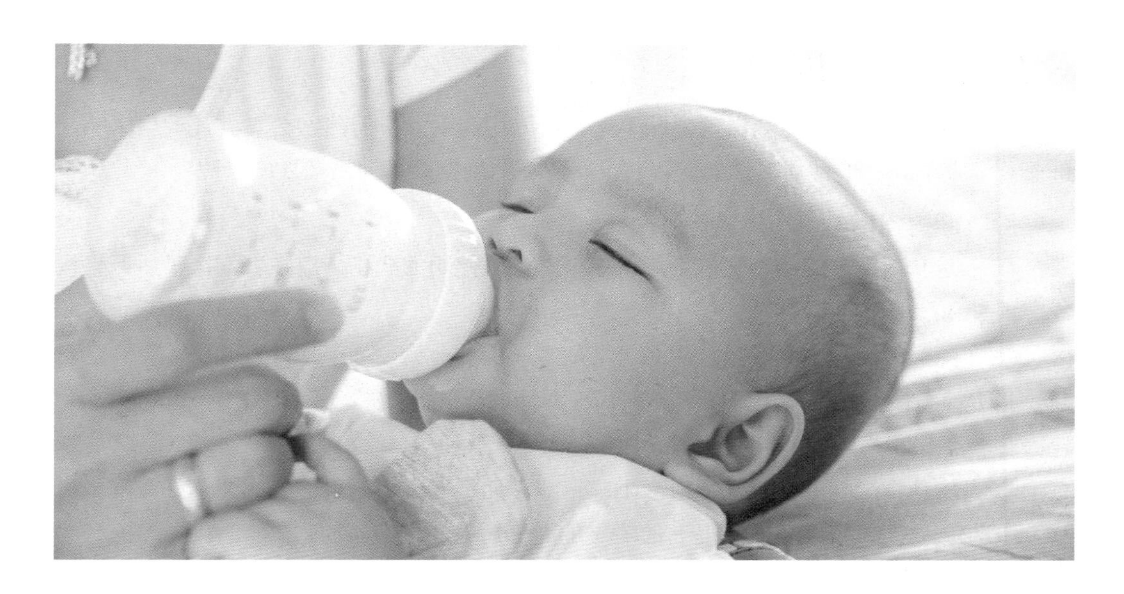

道的解剖生理特点所致。总的来看，多数是第二种原因引起的吐奶。

新生儿呕吐与其他年龄婴儿不同，这与新生儿消化道解剖、生理特点有很大关系。新生儿胃容量小，呈水平位，而且胃的入口贲门括约肌发育差、较松弛，而出口的幽门括约肌发育良好，较紧张，形成入口松出口紧，乳汁容易反流引起呕吐。一旦遇到喂养和护理不当，如哺乳次数过多，哺乳量过大，或妈妈乳汁分泌较多，致使宝宝吸奶过急，或哺乳后让宝宝立即平卧，或者过多、过早地翻动宝宝，都容易引起宝宝吐奶。这种吐奶在改进喂养和护理方法后即可防止。

吐奶解决方案

❶ 适量哺乳，切勿过多。

❷ 每次哺乳后，让宝宝竖直趴在大人肩上，轻拍宝宝背部，这个动作可将吞入胃中的空气排出，以减少胃的压力。等到宝宝打完嗝，再让宝宝躺下，但在躺下时，也应将宝宝上半身垫高一些，最好是取右侧卧位，这样胃中的食物不易流出。

❸ 哺乳时不要太急、太快，如有必要，中间可以暂停片刻，以便宝宝的呼吸更顺畅。

❹ 如果妈妈乳汁分泌较多，在给宝宝哺乳时，可用一手的示指和中指做成剪刀样，夹住乳房，让乳汁慢慢流出。

乳汁分泌过多的症状：每当给宝宝哺乳时，宝宝就打挺、哭闹，刚把乳头放入宝宝口中，宝宝很快就吐出来，甚至拒绝吃奶；乳汁向外喷出，甚至喷宝宝一脸；当宝宝吮吸时，吞咽很急，一口接不上一口，很容易呛奶。

注意：当吐奶并伴有其他症状，或每天吐奶次数在3次以上时，应及时到医院让医生检查。

哺乳期妈妈如何用药

妈妈在哺乳期间可能会出现一些不适，需要用药治疗，但药物会对乳汁产生影响，进而对宝宝不利，这种情况该如何解决？妈妈在哺乳期间如何用药才安全呢？

哺乳期妈妈用药基本原则

❶ 不是非用不可的药物尽量不用，如果是必须使用的药物，应在咨询医生后严格按规定剂量和疗程使用。

❷ 在同类型药物中，尽量选用对母婴危害较少的药物，如卡那霉素和庆大霉素会引起婴儿听神经损害，可改用青霉素类和其他毒性较小的抗生素。

❸ 尽量减少联合用药，减少辅助用药。

❹ 为将药物影响降至最低，由医生确定哺乳期可以服用的药物，妈妈最好在哺乳后马上服药。并且，尽可能地推迟下次哺乳的时间，至少要隔4小时，以便将更多的药物排出体外，降低乳汁中的药物浓度。

❺ 当必须使用哺乳期禁用的药物时，应暂停哺乳。

❻ 使用药物前，一定要向医生说明自己正在哺乳的情况，尽量使用不能通过母乳传递的药物，切勿自己随便乱服药。

哺乳期妈妈禁忌药物

哺乳期妈妈禁用的药物及其禁忌原因见表21。

表21　哺乳期妈妈禁用的药物及其禁忌原因

种类	禁用药物及其禁忌原因
抗生素	四环素、内服红霉素、氯霉素等抗生素
磺胺类	磺胺类药物属弱酸性，宝宝肝脏解毒功能差，哺乳期妈妈尽量不要使用
中枢抑制类	苯妥英钠、苯巴比妥、地西泮、氯氮卓等
吗啡类	6个月内的宝宝对吗啡类镇痛剂最为敏感，可引起宝宝呼吸抑制等严重反应，哺乳期妈妈应该禁用
其他	碘化物或放射性碘剂、硫脲嘧啶、香豆素类药物、麦角制剂以及甲苯磺丁脲、阿托品等

母乳不足用什么方法催乳

不管妈妈有没有乳汁，或是有乳汁但乳汁量不足，都应让宝宝多吮吸，要记住：乳汁越吸越多，千万不可“攒奶”。乳汁量实在不足时，可补充配方奶，采取混合喂养，但不可停掉母乳专门喂配方奶。

注意休息，保持愉快心情

精神因素对产后泌乳有一定的影响。产后妈妈要注意保持好心情，暂且忘掉烦恼，把家务先扔在脑后，充分地休养身体。不要总是对宝宝是否吃饱、是否发育正常等问题过多地担心。充分地相信自己，并保持乐观的情绪，这样才能使催乳素水平增高，从而使乳汁尽快增多。

对乳房进行按摩

每次哺乳前，先将湿热毛巾覆盖在左右乳房上，两手掌按住乳头及乳晕，按顺时针或逆时针方向轻轻按摩10～15分钟。经过按摩，既能减轻乳房的胀痛感，又能促使乳汁分泌。

进食催乳食物

妈妈要多摄入有营养、能促进乳汁分泌的食物和汤水，如鲫鱼通草汤（不放盐）、黄豆猪蹄汤、鲜虾汤等。另外，还可用药物催乳，用王不留行（中药名，有活血通经、消肿镇痛、催生下乳的作用）10克、当归10克煎服，连服7天。或者补充维生素E，每次100毫克，每天2～3次，连服3天，也有促进乳汁分泌的作用。

催乳美食：鲫鱼炖木瓜

功效：木瓜有催乳的效果，乳汁缺乏的妈妈食用此汤可增加乳汁。要提醒妈妈的是，木瓜一定要煮熟了吃，生吃不但无效，还对身体恢复不利。

原料：鲫鱼1条，木瓜半个，红枣10颗，姜2片。食用油、料酒、盐、味精各适量。

做法：

1.将鲫鱼处理干净，撕去腹内黑膜，再彻底清洗干净；木瓜去皮，切成块，红枣去核，冲洗干净。

2.锅置火上，放油烧热，放入姜片煸香，加入鲫鱼稍微煎一下，去腥。

3.另起锅加油烧热，加入水烧开后放入鲫鱼、木瓜、红枣、料酒。烧开后用小火煲两个小时，加盐、味精调味即可。

催乳美食：猪蹄茭白汤

功效： 这道菜益髓健骨，强筋养体，生精养血，催乳，可有效地增加乳汁的分泌，促进乳房发育，适用于妈妈产后乳汁不足或无乳等。

原料： 猪蹄250克，茭白2个，生姜2片。料酒、大葱、盐各适量。

做法：

1.猪蹄用沸水烫后刮去浮皮，拔去毛，洗净；茭白洗净切片。

2.锅内放入猪蹄，加入清水、料酒、生姜片及大葱，置火上，大火煮沸，撇去浮沫，改用小火炖至猪蹄酥烂。

3.最后投入茭白片，再煮5分钟，加入盐即可。

母乳不足的情况下采取混合喂养

混合喂养的方法

母乳喂养和人工喂养同时进行，称为混合喂养。一般混合喂养有两种方法，一种是补授法，另一种是代授法。具体采用哪种方法应根据宝宝的具体情况来定。

补授法

补授法是指每次哺乳时先喂母乳，等母乳吃完后，再给宝宝喂配方奶。喂配方奶时可选用仿真乳头，这种乳头吮吸起来比较费力，跟吸母乳的感觉比较接近，宝宝容易接受。

混合喂养时，如果想长期坚持母乳喂养，最好采取补授法。因为每天母乳喂养后，不足部分用配方奶补充的方法可相对保证母乳的长期分泌。如果妈妈因为母乳不足，就减少喂母乳的次数，就会使母乳量越来越少。

代授法

代授法是指妈妈根据乳汁的分泌情况，每天用母乳喂3次，其余3次或4次用配方奶。如果宝宝消化系统不是很好，最好要取代授法，因为一顿既吃母乳又吃配方奶，不利于宝宝消化。如果宝宝一次吃母乳没吃饱，妈妈不要马上给宝宝喂配方奶，可以将下一次哺乳时间提前。另外，每次调配方奶时，不要冲调太多，尽量不让宝宝吃搁置时间过长的配方奶。

添加配方奶的量

混合喂养添加配方奶的原则是先从少量开始，如一次30毫升，然后观察宝宝的反应。如果宝宝吃后不入睡或不到1小时就醒，张口找乳头甚至哭闹，说明还没吃饱，可以再适当增加量，比如一次50～60毫升。以此类推，直到宝宝吃奶后能安静或持续睡眠1小时以上。

需要注意的是，妈妈要尽量多给宝宝喂母乳，而不是一直增加配方奶量，如果不断增加配方奶的量，母乳分泌就会减少，对继续母乳喂养很不利。母乳是越吸越多的，如果妈妈认为母乳不足，而减少喂母乳的次数，会使母乳越来越少。母乳喂养与人工喂养的次数要均匀分开，不要很长一段时间都不喂。

不要将母乳和配方奶混合

有些妈妈觉得把母乳吸出来和配方奶混在一起喂宝宝非常方便，其实这种方法并不好。首先，宝宝的吮吸比人工挤奶更能促进妈妈乳汁的分泌；其次，如果冲调配方奶的水温较高，会破坏母乳中含有的免疫物质；再次，这样做不容易掌握需要补充的配方奶的量。

温馨提醒

妈妈夜间乳汁分泌相对增多，宝宝需要量又相对减少，所以母乳不足的妈妈，夜间最好采取纯母乳喂养。但如果母乳分泌量确实太少，宝宝吃不饱，这时就要以配方奶为主了。

哪些情况下要暂停母乳喂养

虽然我们一再提倡妈妈要给孩子进行母乳喂养，但有些时候，妈妈不得不放弃用母乳喂养宝宝。妈妈不要为此感到遗憾，尽管不能母乳喂养，市面上销售的配方奶营养也比较全面，同样能让宝宝健康成长。

暂停母乳喂养的情况

如果出现以下情况，妈妈就应该暂时或完全停止母乳喂养：

❶ 处于传染病的急性期时。妈妈在传染病急性期时不能哺乳，以防传染给宝宝。

❷ 服药期间。妈妈患病（如感冒、发热等）不得不服用药物时，应停止哺乳，待病愈停药后再喂。但应注意每天按哺乳时间把乳汁挤出，保证每天吸乳在3次以上。挤出的母乳也不要再喂给宝宝吃，以免其中的药物成分给宝宝带来不良影响。

❸ 患有消耗性疾病时。如患心脏病、肾病、糖尿病的妈妈，可根据医生的诊断决定是否可哺乳。一般情况下，患有上述疾病但能够分娩的妈妈，就能够哺乳，但要注意营养和休息，根据身体情况适当缩短母乳喂养的时间。

❹ 患有严重乳头皲裂和乳腺炎的妈妈。患有严重乳头皲裂和乳腺炎等疾病时，应暂停哺乳，及时治疗，以免加重病情。但可以把母乳挤出喂哺宝宝。

⑤ 进行放射性碘治疗。由于碘能进入乳汁，有损宝宝甲状腺的功能，应该暂时停止哺乳，待疗程结束后，检验乳汁中放射性物质的水平，达到正常后可以继续哺乳。

⑥ 接触有毒化学物质或农药等有害物质。这些物质可通过乳汁使宝宝中毒，所以哺乳期应避免接触有害物质及远离有害环境。如已接触，必须停止哺乳。

⑦ 剧烈运动后。人在运动中体内会产生乳酸，妈妈剧烈运动后，过多的乳酸潴留于血液中会使乳汁变味，宝宝不爱吃。所以，在哺乳期间最好进行一些“温和”的运动，运动结束后先休息一会儿再哺乳。

这些宝宝不能接受母乳喂养

除了妈妈处于特殊情况下应暂停母乳喂养外，以下这些宝宝也不能接受母乳喂养，必须改用人工喂养：

① 宝宝如有代谢性病症，如半乳糖血症（症状：喂奶后出现严重呕吐、腹泻、黄疸、肝脾大等）不宜母乳喂养。明确诊断后确定为半乳糖血症，应立即停止母乳及乳制品喂养，应给予特殊不含乳糖的代乳品喂养。

② 患严重唇腭裂而致使吮吸困难的宝宝不宜母乳喂养。

妈妈不宜穿工作服哺乳，特别是从事医护、实验室工作的妈妈应注意；不宜生气时哺乳；不宜化浓妆时哺乳。

科学的人工喂养方法

选择配方奶

1岁以内的小婴儿，适合喂养婴儿配方奶。早产宝宝应选择专为他们设计配制的早产儿配方奶，待长到足月儿大小的时候，再换用普通婴儿配方奶。

冲调配方奶

① 冲调配方奶前洗净双手，给奶瓶消毒，在干净的桌子上进行操作。消毒方法有3种。

煮沸消毒：将奶瓶放入消毒锅内，加入清水将奶瓶全部浸泡，煮沸5～10分钟后，将奶嘴放入沸水中煮1～2分钟，消毒完成，将消毒好的奶瓶和奶嘴放置在干净的器皿上晾干，盖上纱布备用。

蒸汽消毒：将清洗干净的奶瓶（倒放）和奶嘴放在蒸汽消毒锅内，消毒锅要先加入一定量的水，再按下开关，几分钟就可完成消毒过程（消毒锅的使用说明上会注明时间）。

微波炉消毒：在奶瓶中加入10～20毫升水，用保鲜膜包起；奶嘴沉没在装有水的容器中，用微波炉加热2分钟左右就完成消毒过程。

❷ 准备沸水，冷却到50摄氏度左右，将准确分量的温开水倒入奶瓶。

❸ 在奶瓶中加入准确分量的配方奶，只可用专用的量匙盛取配方奶，匙中的配方奶不要堆高也不要压紧。注意，过稀和过浓的奶对宝宝是有害处的。

❹ 把胶盖和胶垫圈装到奶瓶上旋紧（这时是不装奶嘴的），使奶瓶密闭，充分摇动奶瓶，使配方奶与水完全融合即可。

❺ 试奶水温度。母体温度是37摄氏度，宝宝的肠胃也比较接受这个温度。试温时将奶瓶倒置，把奶滴到手背上，感觉温度适宜即可。

喂养要点

❶ 定时定量喂养。虽然在配方奶的包装说明中一般都详细列出了宝宝的月龄和配方奶的用量，但仅供参考。因为个体有差异，用量的大小不可能完全一致，应该视具体情况而定。

❷ 奶嘴孔的大小。新生儿吮吸的奶嘴孔不宜过大，一般以在15～20分钟吸完为宜。但也不宜过小，如果奶嘴孔过小，吸起来费力，宝宝就不愿意吸奶瓶了。奶嘴孔的大小以奶流出的速度适中为宜。随着宝宝月龄的增加，可以适当加大奶嘴孔。

❸ 人工喂养姿势。喂奶时，不要将奶嘴直接放入宝宝口里，而是放在口边，让宝宝自己找寻，主动含入口里；奶瓶不要过度倾斜，奶嘴内应全部充满奶液，以防吸入空气而引起吐奶。

❹ 适量补充水分。人工喂养的宝宝必须在两顿奶之间补充适量的水，尤其是炎热的夏天，更要注意补充水分。每次以30～50毫升的温开水为宜。

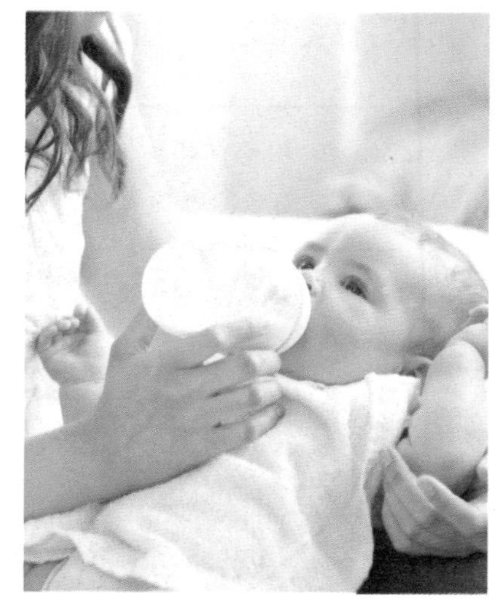

❺ 补充维生素。由于人工喂养提供的营养不能满足宝宝的营养需求，所以应在出生后2周就开始补充鱼肝油和钙剂。鱼肝油中含有丰富的维生素A和维生素D。可每日1次，每次1～2滴。

❻ 不要经常更换配方奶。宝宝肠胃适应性差，经常更换配方奶的品牌容易造成腹泻。更换品牌后应从少量开始逐渐增加。

温馨提醒

各种配方奶的成分基本上大同小异，妈妈不要被那些打着具有“特殊成分”或“功效”的配方奶所迷惑，更不要以为贵的就是好的，以免受骗。

2周后开始给宝宝喂鱼肝油

给宝宝喂鱼肝油的好处

给新生儿添加鱼肝油能够补充维生素D。维生素D可促进钙的吸收，如不给宝宝补充维生素D，服用的钙制剂是吸收不了的，只能随大便排出体外。所以，专家建议宝宝从出生2周开始添加鱼肝油，但是要在规定的剂量范围内服用，同时适当补充一些钙粉。但如果采用人工喂养，配方奶喝得较多，也可以不补充钙粉，只补充鱼肝油。

另外，早产儿、双胎儿、人工喂养儿、冬季出生的宝宝，更容易缺乏维生素D。所以，对于这类宝宝，要特别注意尽早添加鱼肝油。

给宝宝喂鱼肝油的方法

每日需要量：宝宝每日需要维生素A 1 000～1 500国际单位，而维生素D需要量为400国际单位。

浓鱼肝油制剂很多，父母和医生都要仔细阅读说明书，按维生素A和维生素D的比例一般可分为2：1型、3：1型和10：1型。2：1型的浓鱼肝油每毫升含维生素A 10 000国际单位，维生素D 5 000国际单位，故父母选此类鱼肝油只要每日喂宝宝3滴即可。3：1型的浓鱼肝油胶囊每粒含维生素A 1 800国际单位，维生素D 600国际单位，通常每日喂食宝宝1粒即可。10：1型的浓鱼肝油胶囊每粒含维生素A 10 000国际单位，维生素D 1 000国际单位，此型容易造成宝宝维生素A和维生素D过量，不适合婴幼儿服用。

注意：服用鱼肝油的过程中，要观察宝宝的大便，发现有消化不良现象时应适当减少用量，待宝宝适应、大便正常后再逐渐增加。

冬季户外晒太阳少，宝宝易缺钙，须适当补充鱼肝油。夏天阳光充足，晒太阳多，可促进体内维生素D合成，一般无须补充鱼肝油。

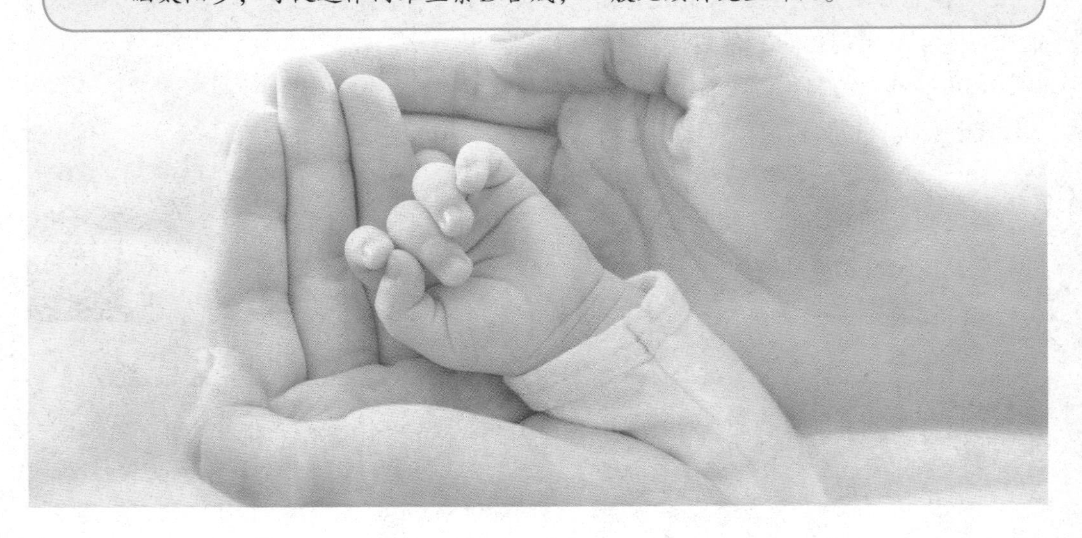

新生儿的日常护理

新生儿的居室要求

新生儿身体幼小娇嫩，容易受到外部环境的影响，因此宝宝的居室及生活环境一定要合理安排。

对温度和湿度的要求

安置宝宝的房间最好朝南，经常有阳光照射，同时朝南的房间相对较干燥一些，致病菌不容易繁殖。温度应保持18～22摄氏度，出生第1周温度须略高一些，可调至24摄氏度。另外，昼夜温度要均衡。湿度一般为50%左右。如果宝宝房间里比较干燥，妈妈可以买一个加湿器放在宝宝房间。

对环境卫生的要求

不要让新生儿住在刚粉刷或刚油漆过的房间里，以免中毒。要保持室内空气新鲜，春、夏、秋季经常开窗通风，冬天也要定时开窗换气，使室内混浊空气、灰尘和微生物排出室外。但注意，开窗时不要让风直接吹到宝宝身上。室内要保持清洁卫生，每天应进行湿性打扫，家具用湿布擦拭。

对居室光线的要求

宝宝房间可以加装窗帘，避免阳光直射室内，刺激宝宝的眼睛。到了晚上，把窗帘拉下也可以增加宝宝的安全感。灯光要柔和，不要太刺眼，可以使用类似自然光的灯泡或是卤素灯照明，也可以装上数段式转换的灯，偶尔改变室内光线，给宝宝多种不同的视觉感受。另外，要注意宝宝的房间不可常开灯。妈妈可选择灯光强度较弱的台灯，方便晚上起来给宝宝喂奶、换尿布等。

对居室声音的要求

室内要保持安静，避免嘈杂的声音，大人讲话声音要轻柔，同时，要避免太多客人来探视宝宝。

有些花草散发出的浓郁香味，会减退宝宝的嗅觉并压抑食欲，花粉也有可能引起宝宝过敏，因此宝宝房间内不要摆放花草。

新生儿衣服、被子的选择

现在新生儿用品很多，很高级，爸爸妈妈多少具备一些购买常识，这里简单说一下，供新手爸妈参考。

新生儿衣被等需要量

新生儿衣被等需要量见表22。

表22　新生儿衣物需要量

衣物	需要量
宝宝服	3套
袜子	多双
被子	6条（冬、夏各2条，春秋共2条）
毛巾被	2条
毛毯	2条
棉床垫	3张
床单	3条以上
睡袋	1～2个

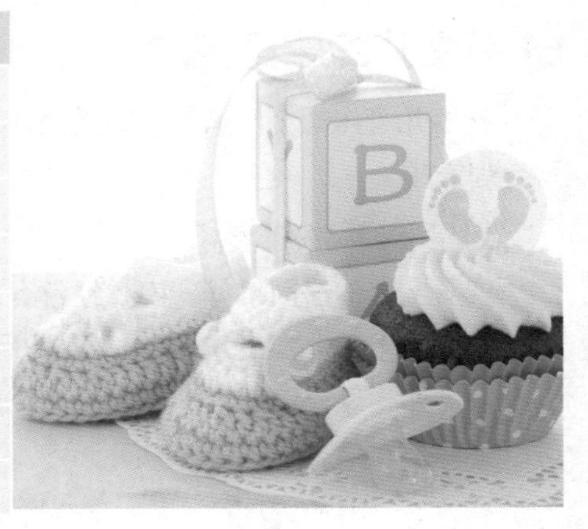

新生儿衣服

大小：为刚出生的宝宝选衣服时可以买大一点，但不能买小了，最好保证宝宝至少可以穿2个月。因为宝宝生长较快，买小了很快就没法穿了，容易造成浪费。

质地：宝宝衣服的材料应该柔软、舒适，缝合处不能坚硬，最好是纯棉或纯毛的天然纤维织品。另外，还要特别注意宝宝衣服的腋下和裆部是否柔软，因为这些地方是宝宝经常活动的关键部位，如果面料不好会导致宝宝皮肤受损。

样式：对于新生儿来说，上衣最好是前开衫或无领小和服，不要买带有花边的衣服，容易牵扯到宝宝。下身可穿连腿裤套，用松紧搭扣与上衣相连。一方面可防止松紧腰带对胸腹部的束缚，另一方面也便于更换尿布，对下肢也有较好的保暖作用，可避免换尿布时下肢受凉。

颜色：宝宝的衣服应选择浅色或素色的，深色颜料染成的布对皮肤有一定刺激，容易引起皮炎。

新生儿被子

❶ 新生儿的被子应单独准备1～2条，适合小床用，并随季节变化而增减，春秋季节可盖1条，冬季盖2条。也可准备2～3床小被套，便于换洗。有条件的话，再准备2条小毛毯，随气温变化相应增减，因为毛毯较薄，保暖性又好。

❷ 新生儿的被子不宜过厚，一般每条500克左右即可，大小应与小床相适应。

❸ 被套应选用浅色全棉布或薄绒布来制作，棉胎最好选用新棉花，保暖又卫生。

新生儿床垫

新生儿床垫的准备也非常重要。床垫不能太软，最好用旧棉胎折叠起来做成床垫，上面再铺一层薄的棉胎就可以了。因为新生儿骨骼较柔软，正处于生长发育阶段，如果床垫太软，如用过软的弹簧床垫或海绵垫，可使宝宝的脊柱经常处于弯曲状态，容易引起脊柱变形，甚至发生驼背。同时，床垫太软也不利于新生儿活动，影响骨骼、肌肉的发育。

新生儿床单

新生儿的床单最好采用全棉制品，要比小床大一些，四周可以压在床垫下面，不至于活动时将床单踢成一团。

睡衣和睡袋

对于新生儿而言，没有必要区分白天与夜间穿的衣服，最合适的睡衣就是连体衣裤。如果天气比较冷，宝宝穿睡袋比较好，可以防止宝宝蹬被子。

新生儿不用枕头

一般来讲，新生儿睡觉时是不需要枕头的。新生儿的脊柱是直的，平躺时，背和后脑勺在同一平面上，不会造成肌肉紧绷而导致落枕；加上新生儿的头大，几乎与肩同宽，侧卧也很自然，因此无须用枕头。如果头被垫高了，反而容易形成头颈弯曲，影响新生儿的呼吸和吞咽，甚至可能发生意外。如果为了防止吐奶，可以把新生儿的上半身适当垫高一些，而不是只用枕头将头部垫高。

温馨提醒

在新生儿出医院回家之前，应将准备好的衣服、被子、床单等在太阳下暴晒4小时左右。平常也要经常换洗，并拿到太阳下晒，不仅能使被子松软暖和，还可起到消毒杀菌的作用。

新生儿怎样使用电扇、空调

夏天气温高，酷热难耐，使用电风扇或空调可以散热、通风，以达到凉爽、舒适的目的。但妈妈又担心吹电扇、空调，容易引起宝宝感冒。其实，只要使用方法正确，所谓的“空调病”还是可以避免的，对防止宝宝中暑、长痱子也有帮助。

正常使用电扇、空调

❶ 电扇要安置在离宝宝远一些的地方，千万不能直接对着宝宝吹，应选择适当的地方放置电扇，使空气流通，室温降低，并达到散热的目的。

❷ 给宝宝吹电扇的时间不能太长，风量也不能太大。

③ 宝宝吃饭、睡觉时绝对不能直接对着电扇吹。

④ 如果使用空调，则空调的温度不要调得太低，以室温26摄氏度为宜；室内外温差不宜过大，比室外低3～5摄氏度为佳。另外，夜间气温低，应及时调整空调温度。

⑤ 由于空调房间内的空气较干燥，应及时给宝宝补充水分，并加强对干燥皮肤的护理。

⑥ 每天至少为宝宝测量一次体温。

⑦ 定时给房间通风，至少早晚各一次，每次10～20分钟。大人应避免在室内吸烟。如宝宝是过敏体质或呼吸系统有问题，可在室内装空气净化器，以改善空气质量。

⑧ 要充分利用空调的除湿功能，它不会使室温降得过低，又可使人感到很舒适。

⑨ 出入空调房，要随时给宝宝增减衣服。

⑩ 不要让宝宝整天都待在空调房间里，每天清晨和黄昏室外气温较低时，最好带宝宝到户外活动，可让宝宝呼吸新鲜空气，进行日光浴，加强身体的适应能力。

空调最好选择健康型的，如能更换空气、有负离子光触媒等功能的空调。

培养新生儿良好的睡眠习惯

如果宝宝在新生儿期没有养成良好的睡眠习惯，今后睡眠问题就会很多，妈妈也会很劳累。

新生儿一天应该睡多久

人们常说，新生儿每天应该睡20小时。这种说法让许多新手爸妈担心，因为他们的宝宝大多睡不了这么长时间，甚至刚出生3天的新生儿，白天大部分时间，都在很精神地凝望这个新奇的世界。

其实，只要宝宝吃饱了，环境舒服了，他就会睡得香甜，而只要宝宝在睡觉的时候睡得香甜，多几个小时或少几个小时，都是正常的，爸爸妈妈不必为此苦恼。

一般来说，早期新生儿睡眠时间相对较长一些，几乎除了吃奶，就是睡觉，不分白天和黑夜，每天睡眠时间可达20小时。随着日龄增加，宝宝睡眠时间缩短了，一般是在上午八九点钟，沐浴后，喂完奶，有一段比较长的觉醒时间。

防止宝宝昼夜颠倒

白天，宝宝觉醒时，妈妈可以给宝宝做做体操，和宝宝说说话，把宝宝竖着抱起来，让他看看周围。这样既可以开发宝宝各项能力，又延长了宝宝觉醒的时间，对宝宝形成良好的睡眠习惯有极大的帮助。

晚上，如果宝宝不睡觉、哭闹，就把宝宝的小手放在他的腹部，妈妈双手按在宝宝的手上轻轻摇一摇，不开灯，也不和宝宝说话。如果还哭，就要寻找哭的原因，是否尿了、拉了、饿了、病了、环境不舒服等，如果没有原因，就尽量冷处理。

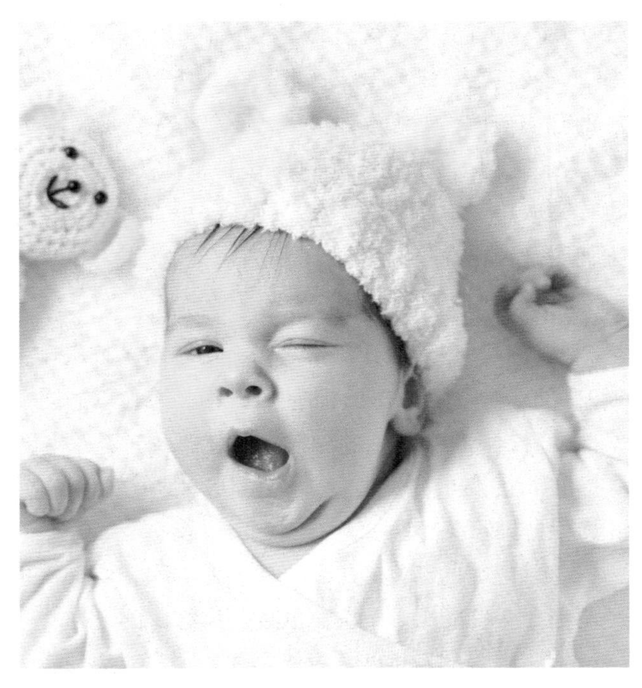

不要抱着宝宝睡

宝宝天生就喜欢被妈妈抱在怀里。在妈妈的怀里，宝宝会感到最安全、最幸福。但是家人若是一味地迁就宝宝，一哭就抱或者抱在怀里哄着睡，甚至睡着了也不放下，慢慢地宝宝就有了过分依恋即依赖心理，最后就变成只有抱着才肯睡觉了。特别是当宝宝半夜醒来时得不到妈妈的安慰，就很难再自己入睡，这对培养宝宝独立入睡的习惯和形成夜间深睡眠、浅睡眠的自然转换都会造成不良影响。

父母应该从宝宝很小开始，慢慢让宝宝自己在婴儿床上睡觉，逐步培养其独立入睡的能力。

宝宝睡眠应该采取什么睡姿

一般认为，新生儿最好采取平卧和侧卧睡姿，这两种睡姿能保证宝宝头部正常发育，睡出漂亮的头型。但是要注意，侧卧时，应采取左侧卧和右侧卧交替的方法。因为刚出生的宝宝，头颅骨尚未完全骨化，各个骨片之间仍有成长空隙，直到15个月左右囟门闭合前，宝宝头部都有相当的可塑性，如果总保持一种睡姿，宝宝头型就容易睡偏。妈妈应该每2～3个小时给宝宝更换一次睡眠姿势。

给宝宝换睡姿的方法：宝宝在睡眠比较浅的时候不要为其更换睡姿，可能会导致宝宝哭闹不安，转到自己喜欢的位置接着睡。在宝宝睡着后15～20分钟，睡得比较沉的时候，可以帮助他改变一下体位，是循序渐进地改变，开始少一点，然后再多一点。

掌握新生儿的大小便规律

新生儿排尿规律

新生儿膀胱小，肾功能尚不成熟，每天排尿次数多，尿量小。正常新生儿每天排尿

20次左右，有的宝宝甚至半小时或十几分钟就排尿一次。宝宝的排尿状况还和吃奶有关系，奶液较稀，排尿量、次数较多；奶液较稠，排尿量、次数相对较少。新生儿白天醒着的时候较长，吃奶次数也多，所以排尿量、次数也比夜间多些。

新生儿尿液的正常颜色应该是呈微黄色，一般不染尿布，容易洗净。如果尿液较黄，染尿布，不易清洗，就要做尿液检查，看是否有过多的尿胆素排出，以便确定胆红素代谢是否异常。

新生儿排便规律

首先，新生儿会在出生后12个小时内，首次排出墨绿色大便，这是胎儿在子宫内形成的排泄物，称为胎便。胎便可排两三天，以后逐渐过渡到正常新生儿大便。如果新生儿出生后24小时内没有排出胎便，就要及时看医生，排除肠道畸形的可能。

正常的新生儿大便呈均匀糊状，黄色或金黄色，有时稍稀并略带绿色，无特殊臭味，偶有细小乳凝块。

母乳喂养的新生儿，每天排便2～4次，4～6次也算正常，但仍为糊状。添加辅食后粪便则会变稠或成形，次数也减少为每日1～2次。

人工喂养的新生儿，每天排便1～2次，大便较干稠，而且多为成形的、淡黄色的，量多而大，较臭，有时可能会发生便秘。若出现大便变绿，则可能是腹泻或进食不足的表现，父母要留意。

大便中有奶瓣

有时候宝宝放屁带出点儿大便污染了肛门周围，偶尔也有大便中夹杂少量奶瓣，颜色发绿，这些都是偶然现象，妈妈不要紧张，关键是要注意宝宝的精神状态和食欲情况。只要精神佳，吃奶香，一般没什么问题。

如果宝宝长时间出现异常大便，如水样便、蛋花样便、脓血便、柏油样便等，则应及时咨询医生并治疗。

新生儿尿布的选择和使用

自制棉布尿布（白天使用）

白天宝宝不睡觉时，可以使用棉布尿布，一旦尿湿了就及时更换，宝宝的皮肤娇嫩、敏感，棉布尿布非常吸水、透气，而且无刺激，既保护了宝宝娇嫩的皮肤，又省钱。

注意不要把尿布放在腹部，更不要把低于宝宝腹部温度的尿布放在腹部。新生儿一天更换十几次尿布，如果每次都把尿布放在宝宝的腹部，那么宝宝每天要暖十几块尿布，腹部受凉的程度可想而知。可以先将尿布放在暖气上焐热，或用手搓暖和后再给宝宝换上。尿布不要包得太紧，以容得下两三根手指的宽度为宜，这样可以使宝宝的大腿活动自如。但也不要太松，以免尿布容易掉落。

纸尿裤（晚上使用）

晚上可以使用纸尿裤。纸尿裤持续时间长，而且不容易浸透和漏出大小便，能保证宝宝充足的睡眠。不过，不少纸尿裤，并非完全是纸质的，外层有塑料，内层有吸收剂、特种纤维等物质，虽有防漏和较强吸湿作用，但长期使用，对宝宝娇嫩的肌肤会造成一定的伤害。所以，建议妈妈最好还是少给宝宝使用纸尿裤，即使使用，也要注意以下几个原则：

❶ 纯棉材质。纯棉材质的纸尿裤透气性能好，且触感柔软。

❷ 吸湿力强。纸尿裤中间要有一个吸水的内层，这样的纸尿裤能迅速将尿液吸入内层并锁定，防止回渗，使表面保持干爽，让宝宝感觉舒适。

❸ 设计人性化。挑选具有透气腰带和腿部裁高设计的纸尿裤。这样的设计能减少纸尿裤覆盖在宝宝屁股上的面积，让更多皮肤能接触到新鲜空气，有助于预防尿布疹。

❹ 尺寸合适。确保宝宝腹部与纸尿裤之间不会出现空隙。尺寸合适的纸尿裤也不会在宝宝的大腿上留下深深的印痕。妈妈最好在购买纸尿裤时给宝宝试用一下。

❺ 边缘柔软。有很多妈妈反映宝宝被纸尿裤的边缘割伤，所以，妈妈们在选择纸尿裤时不要忘了检查一下其边缘是否光滑柔软。

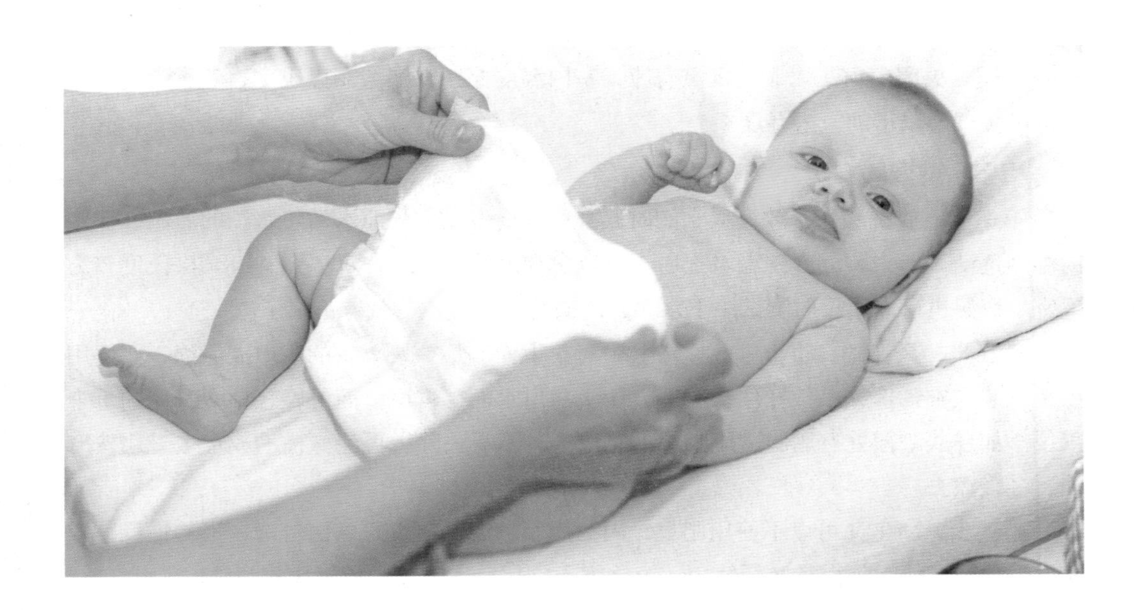

换尿布的时间

喂奶前或醒后更换尿布。喂奶后或睡眠时，即使尿了，也不要更换尿布，以免造成吐奶或影响宝宝建立正常睡眠周期。在尿布上叠放一小块尿布，排大便后就弃掉。仅有尿渍的尿布，清洗后在阳光下暴晒，便可继续使用。

不能用爽身粉涂抹宝宝的屁股，因为宝宝尿湿后，擦在屁股上的爽身粉容易阻塞汗腺，使宝宝的屁股产生湿疹。

怎样给新生儿洗澡

洗澡前的准备工作

脐带。脐带还没脱落，或脱落后没有长好时，不要把宝宝放到水中洗澡，只能擦洗，避免脐带进水；如果进水了，要用碘伏或75%乙醇擦洗消毒。

安全。胎儿是在水囊中生活的，所以新生儿天性喜欢水。但考虑到安全性，还是暂时不要把新生儿完全放在浴盆中洗为好，一部分一部分地洗，比较容易把握。另外，浴室中如果还有其他电器用品，记得一定要拔掉插头，以免宝宝有触电的危险。

时间。每天固定时间，哺乳前1～1.5小时，觉醒状态时洗澡。不要给哺乳后或睡眠中的宝宝洗澡。

用具。在洗澡之前，妈妈先将自己的手洗干净，摘下戒指等硬物。准备好婴儿沐浴露、小毛巾、大浴巾、水温计、澡盆、换洗的衣服、爽身粉、尿布、脐带护理盒。

环境。关闭门窗，以避免宝宝着凉，室内温度控制在25～28摄氏度，冬天可打开空调或电暖气，以增加室内温度。

给宝宝洗澡的方法

第一步，放洗澡水。放洗澡水的时候，一定要遵循“先凉水后热水”的原则，让水的温度逐渐升上来。放好洗澡水之后，可以拿温度计测一下，水温在38～40摄氏度较为适宜。妈妈也可以用手肘测试一下水温，略微感觉到温热，就差不多了。

第二步，全裸洗。将宝宝放在浴盆中时，下面应垫一块柔软的浴巾或海绵，妈妈用手掌支起宝宝颈部，手指托住头后部，让头高出水面，再由上而下轻轻擦洗身体的每个部位。如皮肤皱褶处有胎脂，应细心地轻擦。若不易去除，可涂橄榄油或宝宝专用按摩油后轻轻擦去。

第三步，新生儿可以不使用肥皂，因为用肥皂后，宝宝身体比较滑，不易抱稳，容易发生危险，如果觉得有必要使用，应让家人扶住宝宝身体，妈妈负责清洗。

第四步，最好用手撩水给宝宝洗。用毛巾洗，不易掌握手劲，容易擦伤宝宝皮肤。新生儿皮肤被擦伤后，更容易感染。

第五步，洗澡后不要急着给宝宝穿衣服，先用浴巾裹着，迅速把头和身体擦干，等全身彻底干了，再穿衣服，这样就不易受凉感冒了。洗完澡不要马上把宝宝抱到另一房间，应先打开洗澡间的门，让室内温度接近时，再抱出去。

给新生儿洗澡后不要擦爽身粉和护肤品。如宝宝有潮红，可用煮沸冷却后的植物油涂擦。

新生儿哭闹不休怎么办

宝宝不同哭声表达着不同的需求

新生儿一开始是用哭声和成人交流。不管是饿了、冷了、尿湿了不舒适，还是觉得不安，宝宝都会用不同的哭声来告诉妈妈自己的情绪或需求。表23简单地列出一些宝宝不同哭声所表达的不同需求，妈妈可以细心观察。这对与宝宝“沟通”很有帮助。

表23 宝宝的需求及具体表现

需求	具体表现
饥饿	一般在喂奶前发生，宝宝哭声洪亮、短促有规律，哭的时候头还会来回活动，嘴不停地寻找，并做着吮吸的动作。鉴别方法：给宝宝喂奶，哭声马上停止
尿便	表现为哭声先短后长，两声之间间隔较长，抽泣时短促有力，像委屈的样子；换尿布即可
感觉冷	当宝宝感到冷时，哭声会减弱，并且面色苍白、手脚冰凉、身体紧缩，这时把宝宝抱在温暖的怀中或加盖衣被，宝宝觉得暖和了，就不再哭了
感觉热	当宝宝感觉热时，会大声哭，并哭得满脸通红、满头是汗，一摸身上也是湿湿的，这个时候，妈妈不妨看看是不是被窝很热或宝宝的衣服太厚使得宝宝因为热而难受得大哭，如果是，妈妈就应减少被子或衣服，宝宝就会慢慢停止啼哭
想要抚爱	表现为哭声小，哭哭停停；解决方法就是把宝宝抱起来，或逗逗宝宝，与宝宝说说话
生病	入睡以前或刚醒时候，可能会出现不同原因的哭闹，但一般哭过后，宝宝都能安静入睡或进入觉醒状态。生病的新生儿哭声往往高尖、短促、沙哑或微弱，遇上类似情况应尽快看医生

安抚新生儿的小窍门

紧紧包裹宝宝

有人认为紧紧包裹起来会让宝宝哭得更厉害，其实不然。因为宝宝在妈妈的子宫中是被紧紧包裹着的，所以一旦胳膊被包裹起来，宝宝会更有安全感。但是，襁褓包裹宝宝也有技巧，不要把宝宝全身垂直包住，包成“蜡烛包”。应该尽量把宝宝的手臂裹紧，而把腿放松，否则会影响宝宝髋部的发育。

让宝宝脸朝外侧卧

安抚宝宝时，不要让宝宝的脸对着妈妈的胸口，闻到母乳的味道会让宝宝更容易哭闹。正确的方法是让宝宝脸朝外，侧卧，让其回到在母体中时最原始的姿势。

在宝宝耳边嘘声

在宝宝耳边不断地发出“嘘”声，宝宝哭得多大声就嘘得多大，这同样能让宝宝迅速安静下来。在宝宝的语言里，嘘声就表示“我爱你”。

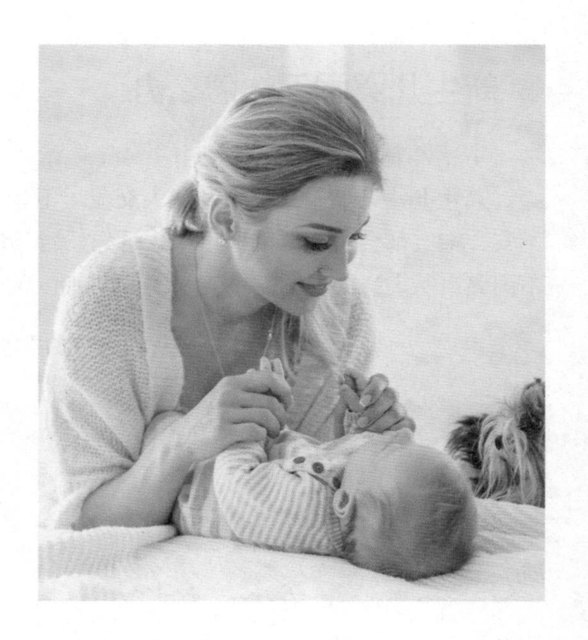

轻轻摇晃宝宝

宝宝在充满羊水的子宫里时，其实一直都在晃动着，无论妈妈是在走路、坐着看电视或是睡觉时翻身，宝宝一天24小时都在晃动着。所以，有节奏的晃动对新生儿非常管用，会让宝宝感觉非常舒服和放松。不过要提醒妈妈，在摇晃宝宝时注意强度要适当，不能过于激烈，轻轻晃动即可。

新生儿脐带护理

照顾新生儿，回家后前几天最需要注意的就是脐带护理。宝宝出生后7～10天，脐带会自动脱落，在脐带脱落前，为了避免脐带感染，一天至少要做3次脐带护理。

用品准备

棉签、75%乙醇、医用纱布、胶带。

护理方法

❶ 将双手洗净，一只手轻轻提起脐带的结扎线，另一只手用棉签蘸75%乙醇仔细在脐窝和脐带根部擦拭，使脐带不再与脐窝粘连。再用新的棉签蘸75%乙醇从脐窝中心向外转圈擦拭消毒。

❷ 消毒完毕后把提过的结扎线也用75%乙醇消毒。

❸ 脐带脱落后，仍要继续护理肚脐，每次先消毒肚脐中央，再消毒肚脐外围。直到确定脐带基部完全干燥才算完成。

❹ 如果脐带根部发红，或脐带脱落后伤口不愈合，脐窝湿润、流水、有脓性分泌物等现象，要立即将宝宝送往医院治疗。

❺ 妈妈还要注意，干瘪而未脱落的脐带很可能会让幼嫩的宝宝有磨痛感，因此妈妈在给宝宝穿衣、哺乳时注意不要碰到它。如果这个时期的宝宝突然大哭，又找不到其他原因，那可能就是脐带磨疼他了。

❻ 脐带要保持干燥，一旦被水或尿液浸湿，要马上用干棉球或干净柔软的纱布擦干，然后用棉签蘸75%乙醇消毒。

新生儿囟门护理

新生儿囟门的形态

人的头颅是由两块顶骨、两块额骨、两块颞骨及枕骨等组成。婴儿出生时，这些骨骼还没有完全闭合，在头顶前有一个菱形空隙为前囟门。在头顶后还有一个“人”形的空隙为后囟门。

正常的囟门表面与头颅表面深浅是一致的，或稍有一些凹陷。如果囟门过度凹陷，可能是进食不足或长期呕吐、腹泻所造成的脱水引起的，最好去医院检查一下。

囟门需要清洗

囟门是人体生理过程中的正常现象，用手触摸前囟门，有时会触及如脉搏一样的搏动感，这是由于皮下血管搏动引起的，未触及搏动也是正常的。囟门同时又是一个观察疾病的窗口，医护人员在检查婴儿时常常摸摸囟门来判断一些疾病。所以宝宝的囟门是可以触摸的，并不像很多新手爸妈所想的那样，囟门不能碰、不能清洗。

宝宝囟门若长时间不清洗，会堆积污垢，这很容易引起宝宝头皮感染，继而致病菌穿透没有骨结构的囟门而发生脑膜炎、脑炎，所以囟门的日常清洁护理非常重要。

囟门的清洗方法

❶ 囟门的清洗可在洗澡时进行，可用宝宝专用洗发液而不宜用强碱肥皂，以免刺激头皮诱发湿疹或加重湿疹。

❷ 清洗时手指应平置在囟门处轻轻地揉洗，不应强力按压或强力搔抓，更不能以硬物在囟门处刮划。

❸ 如果囟门处有污垢不易洗掉，可以先用麻油或精制油蒸熟后润湿浸透2～3小时，待这些污垢变软后再用无菌棉球按照头发的生长方向擦掉。

帮助新生儿清理鼻腔

新生儿鼻内分泌物要及时清理，以免结痂。

清理鼻腔的简单有效的方法是：把消毒纱布一角，按顺时针方向捻成布捻，轻轻放入新生儿鼻腔内，再逆时针方向边捻边向外拉，重复几次，就可以把鼻内分泌物带出，这样不会损伤鼻黏膜。或者妈妈可以在宝宝鼻孔内滴入少量凉开水或一些消炎的滴鼻液或眼药水，待污垢软化后再轻轻捏一捏宝宝的鼻孔外面，鼻内分泌物有可能会脱落，或诱发宝宝打喷嚏将其清除。

吸鼻器也可以清理鼻内分泌物，但分泌物较少时，没有必要使用吸鼻器。不过，妈妈最好学会用吸鼻器给宝宝清理鼻腔，以便分泌物较多时选择使用。

吸鼻器清理鼻腔的方法如下：

❶ 准备吸鼻器（婴幼儿用品专卖店有出售）、小毛巾、小脸盆、细棉棍等用具。

❷ 在小脸盆里倒好温水，把小毛巾浸湿、拧干，放在鼻腔局部热湿敷。也可用细棉棍沾少许温水（甩掉水滴，以防宝宝吸入），轻轻湿润鼻腔外1/3处，注意不要太深，避免引起宝宝不适。

❸ 使用吸鼻器时，妈妈先用手捏住吸鼻器的皮球将软囊内的空气排出，捏住不松手。一只手轻轻固定宝宝的头部，另一只手将吸鼻器轻轻放入宝宝鼻腔里。

❹ 松开软囊将脏东西吸出，反复几次直到吸净为止。

给宝宝清理鼻腔时，要轻轻固定好宝宝的头部，避免突然摆动。

新生儿生殖器护理

男宝宝生殖器的护理

清洗方法：把男宝宝的阴茎轻抬起来，轻柔地擦洗根部，阴囊多有皱褶，较容易藏脏东西；阴囊下面也是隐蔽之所，包括腹股沟的附近，都是尿液和汗液常常积留的地方，要着重擦拭。但注意此时不需要特意把包皮翻出来清洗，因为这时宝宝的包皮和龟头还长在一起，过早地翻动柔嫩的包皮会伤害宝宝的生殖器，也不要用力挤压或者捏到宝宝的生殖器。

另外，给宝宝穿纸尿裤或围尿布的时候，要注意把阴茎向下压，使之伏贴在阴囊上。这样做，是为了不让宝宝尿尿的时候冲上尿，弄湿衣服。另外，也可以使宝宝的阴茎保持自然下垂的状态。

女宝宝生殖器的护理

由于在女性的生理结构中，尿道口、阴道口与肛门同处于一个相对“开放”的环境中，交叉感染的机会比较大。给女宝宝清洗阴部的时候，要从中间向两边清洗小阴唇部分，再从前往后清洗阴部及肛门，一定要将肛门清洗干净，粪便中的细菌最容易在皱褶部位积存。1周岁以内的女宝宝不必每次都拨开阴唇清洗，清洗干净外部即可。

另外，刚出生的女宝宝的外阴，可能因其未出生时受母亲内分泌的影响，偶尔有白色或带有血丝的分泌物出现在阴道口处，此时可以用浸透清水的棉签轻轻擦拭，不必紧张。这些分泌物对于宝宝脆弱的黏膜其实可以起到一定的保护作用，过度清洗有害无益。

给宝宝清洗生殖器时不要用肥皂，只用清水即可。

早产儿的科学护理方法

早产儿的特点

早产儿又称未成熟儿，是指出生时体重不足2 500克，身长在46厘米以下，胎龄未满37周，器官功能尚未成熟的新生儿。

早产儿因为各器官、系统发育不成熟，对外界适应能力差，甚至连吮吸和吞咽都成问题，所以保暖、喂养等困难大，死亡的概率比足月新生儿要高得多，而且胎龄越小死亡率越高。如由于体温调节功能差，早产儿常有体温不升或体温过高；呼吸快而浅，易出现间歇性呼吸暂停甚至窒息；吮吸及吞咽能力弱，易发生吐奶；免疫功能差，抵抗力弱，即使轻微感染也易发展为败血症等。

早产儿的护理方法

由于早产儿特殊的生理特点，对其护理时也要特别注意，尤其是早产儿出院回家后。

❶ 首先，要注意保温，早产儿居住的室温一般应保持在24～26摄氏度，湿度保持在55%～65%。如发现四肢冰凉，可加盖棉被，或用热水袋放置于小被之外保暖。

❷ 其次，由于早产儿免疫功能低下，容易发生感染，所以要积极预防感染。妈妈每天要检查宝宝的皮肤，看看是否发生脓疮，脐部是否出水、流脓、红肿等。发现异常要及早到医院治疗。另外，要尽量减少宝宝与外人接触，特别是不能接触生病的人，妈妈更不能亲吻宝宝。妈妈给宝宝哺乳时，应洗净手和乳头，戴好口罩，避免一切发生感染的可能。

❸ 再次，母乳是早产儿的首选食品。因母乳中所含蛋白质、脂肪、糖的比例适当，

富含必需氨基酸，尤其是早产儿需要的胱氨酸、牛磺酸含量较高，而对中枢神经系统有不良作用的苯丙氨酸和酪氨酸含量较低。人工喂养者应以早产儿配方奶为宜。

④ 最后，脐带脱落前应保持干燥，不可洗盆浴，尿布也不要盖住脐部，被尿浸湿容易患脐炎。一旦脐部有分泌物或脐轮发红，可用75%乙醇涂抹，然后盖上消毒纱布。脐带脱落前每天用毛巾或海绵揩去身上汗液，脐带脱落后每天洗澡，至少一天一次，以保证皮肤清洁。

早产儿口腔黏膜很容易出现一层白膜，不易脱落，称为“鹅口疮”，是一种霉菌感染，应到医院及时就诊。

如何请一个合适的保姆

如果家里没有人帮忙带孩子，而妈妈又想继续上班，那么就应该考虑请保姆的事情了。

请什么样的保姆合适

应考虑能够根据先进的育儿理念来照顾宝宝，并且责任心强，更愿意为宝宝尽心尽力的保姆，宝宝在其照顾下发生危险的概率要小得多。

不要频繁更换保姆

选择好保姆后，父母应该做好长期和保姆相处的打算，不要频繁更换保姆。宝宝虽然小，对外界也有了一定的感知能力，对护理自己的人更要有一个熟悉和适应的过程。频繁更换保姆，只会使宝宝对护理人的适应期延长，还会使宝宝对世界的认知产生混乱感，从而变得缺乏安全感，很容易焦躁，睡觉不踏实，食欲降低，甚至引发心理疾病。

和保姆相处的注意事项

保姆也有自己的主见和计划，更需要主家的尊重。保姆带孩子，父母有意见时应当客气、婉转地向保姆表达，千万不要觉得自己花钱了就可以毫无顾忌，不顾保姆的感受，用命令、不容置疑的语气指使保姆。这样只会挫伤保姆的工作积极性，最终受苦的还是自己的宝宝。多肯定保姆的成绩，让保姆切实感受到雇主对自己的尊重和对自己工作的肯定，以更高的热情工作。如果父母能在过年过节时买些礼物到保姆家拜访一下，和保姆及保姆的家人聊聊天，拉拉家常，对拉近彼此的距离，鼓励保姆更加努力工作，是非常有好处的。

另外，还要注意的是，如果自己在家，照顾宝宝的事尽量自己做，实在做不了再请保姆帮忙，不要对保姆提过分的要求。

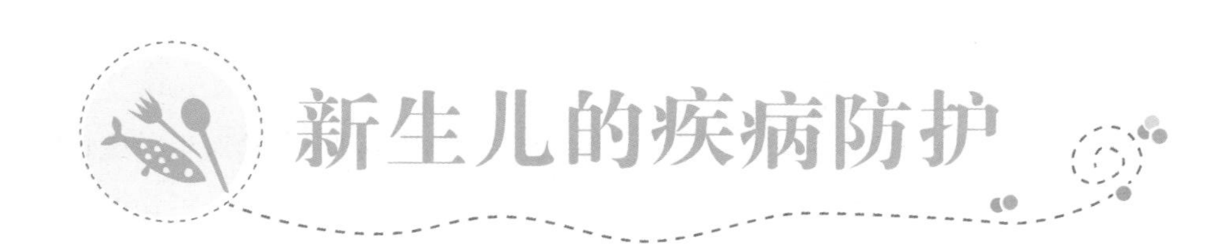

新生儿的疾病防护

新生儿需要接种的疫苗

在宝宝接种疫苗前，妈妈应准备好《儿童预防接种证》，这是宝宝接种疫苗的身份证明。以后妈妈为宝宝办理入托、入学时都需要查验。

卡介苗接种

卡介苗接种被称为“出生第一针”，接种卡介苗可以增强宝宝对结核病的抵抗力，以预防结核病和脑膜炎的发生，所以在医院新生儿一出生就应该接种。如果出生时没能及时接种，在1岁以内一定要到当地结核病防治所卡介苗门诊或者卫生防疫站计划免疫门诊去补种。

新生儿接种卡介苗后，无特殊情况一般不会引起发热等全身性反应。在接种后2～8周，局部出现红肿硬结，逐渐形成小脓疮，以后自行消退。有的脓疮穿破，形成浅表溃疡，直径不超过0.5厘米，然后结痂，痂皮脱落后，局部可留下永久性瘢痕，俗称卡疤。

为了判断卡介苗接种是否成功，一般在接种后8～14周，应到所属区结核病防治所再做结核菌素试验，局部出现0.5～1.0厘米红肿为正常，如果超过1.5厘米，须排除结核菌自然感染。一般新生儿接种卡介苗后2～3个月就可以产生有效免疫力，3～5年后或在小学一年级时，再进行结核菌素试验，如呈阴性，可再接种卡介苗一次。

需要注意的是，当新生儿出现高热、严重急性症状、免疫不全，出生时伴有严重的先天性疾病，为低体重儿、早产儿、难产儿，患有严重湿疹以及可疑的结核病时禁忌接种卡介苗。

乙肝疫苗接种

接种乙肝疫苗是控制乙型肝炎最有效的措施。它可以成功预防乙肝病毒的感染，新生儿一出生就接种乙肝疫苗，基本可以确保将来不感染乙肝病毒。不过，乙肝疫苗必须接种3次才可保证有效。一般时间安排为第1次：24小时内；第2次：1个足月；第3次：6个足月。全部免疫疗程结束后，有效率可达95%。婴幼儿接种疫苗后，可获得免疫力达5年之久。

乙肝疫苗接种过程简单，一般无特殊反应，个别宝宝可能出现低热，有的在接种部位出现小的红晕和硬结，一般不用处理，1～2天可自行消失。

如果新生儿是先天畸形及严重内脏功能障碍者，出现窒息、呼吸困难、严重黄疸、昏迷等严重病情时，不可接种。早产儿在出生1个月后方可注射。

不能接种疫苗的新生儿

在带宝宝接种疫苗时，一定要将宝宝当时的身体情况详细反映给医生，最好携带相关病史资料，其中可能会有妈妈自己难以判断是否适合接种的情况，一定要告诉医生，由医生决定。

一般来说，宝宝处于以下情况时不宜接种疫苗：

❶ 患有皮炎、化脓性皮肤病、严重湿疹的宝宝不宜接种，等待病愈后方可进行接种。

❷ 体温超过37.5摄氏度，有腋下或淋巴结肿大的宝宝不宜接种，应查明病因治愈后再接种。

❸ 患有严重心、肝、肾疾病和活动性肺结核的宝宝不宜接种。

❹ 神经系统包括脑发育不正常，有脑炎后遗症、癫痫的宝宝不宜接种。

❺ 严重营养不良、严重佝偻病、先天性免疫缺陷的宝宝不宜接种。

❻ 有哮喘、荨麻疹等过敏体质的宝宝不宜接种。

❼ 当宝宝有腹泻时，尤其是每天大便次数超过4次的患儿，须待恢复两周后，才可接种脊髓灰质炎疫苗。

❽ 最近注射过多价免疫球蛋白的宝宝，6周内不应该接种麻疹疫苗。

❾ 感冒、轻度低热等一般性疾病视情况可暂缓接种。

❿ 空腹饥饿时不宜预防接种。

宝宝在接种疫苗前，妈妈最好给宝宝洗澡、更换干净的衣裳（因为接种后一天内最好不要给宝宝洗澡）。

新生儿腹泻的预防与治疗

判断宝宝是否腹泻

新生儿腹泻是新生儿期最常见的胃肠道疾病。新生儿腹泻是指宝宝大便稀薄，水分多，呈蛋花汤样或为绿色稀便；严重者水分甚多而粪质很少。不同的喂养方式，有不同的腹泻判断标准。

母乳喂养的新生儿，每天大便可有7～8次，甚至11～12次，外观呈厚糊状，有时稍带绿色，如果宝宝精神好，吃奶好，体重增长正常，就是正常的。这种现象在医学上称

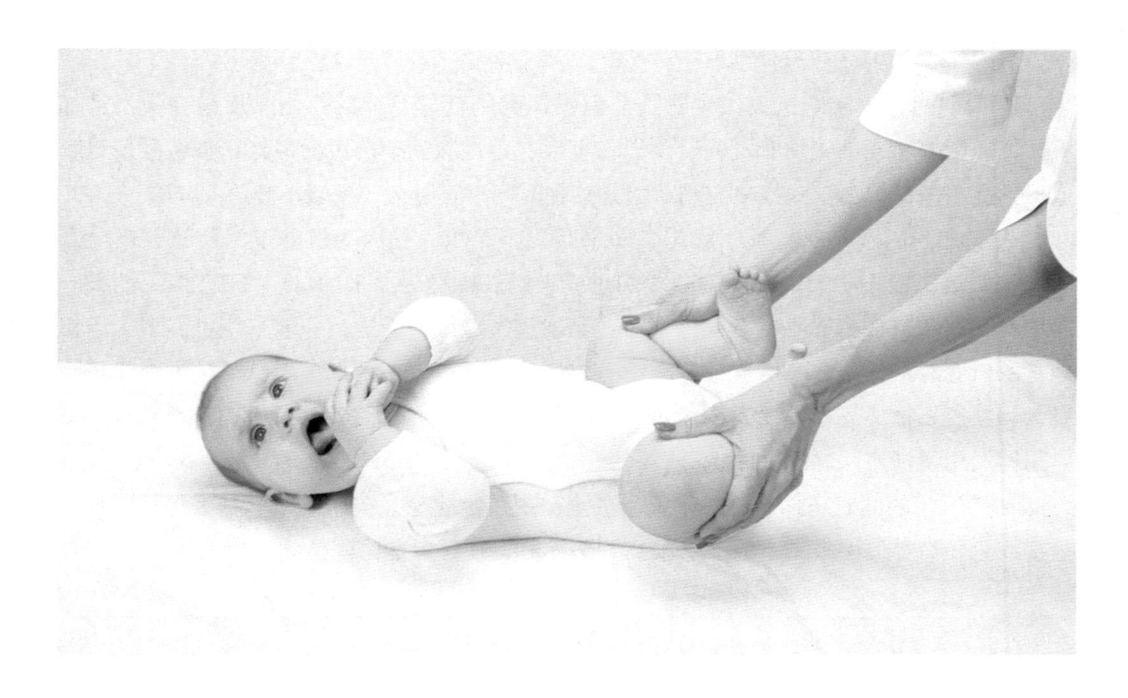

为“宝宝生理性腹泻”，是因为宝宝刚出生，胃肠功能还不是很好，妈妈的奶营养成分太高，无法都吸收，所以才腹泻。只要宝宝状态良好，妈妈大可放心。这种宝宝尽管有些腹泻，但身体所吸收的营养仍然很好，甚至超过一般宝宝。

不过，也有宝宝拉稀是因为妈妈吃了不适合的食物，如吃了性质过于寒凉的食物、太过油腻的食物或不洁的食物。如果妈妈有类似的情况要及时改善。

对于以上这种生理性腹泻的宝宝，不需要任何治疗，不必断奶，一般在出生后几个月到半年的时候，也就是宝宝能吃辅食时，这种现象会缓解或消失，在此期间注意加强日常护理。由于大便次数较多，妈妈要及时给宝宝换尿布和清洗臀部，并用消毒油膏涂抹，以保护局部皮肤，以免引起红臀，甚至局部感染。

但如果宝宝大便中水分很多，便水分离，次数在10次以上，有臭味，且宝宝精神不好；人工喂养的宝宝，如每天大便5次以上，或大便中出现像鼻涕状的黏液，或含大量的水分，都应考虑新生儿患了腹泻，要及时到医院化验大便。

如果宝宝精神好，父母仔细观察并没有发现其他异常情况，可只收取宝宝适量大便到医院化验，不必带宝宝同去。如果医生需要看宝宝，再带宝宝去也不晚。

新生儿腹泻的预防

对于新生儿的腹泻而言，预防是最主要的。母乳是无菌的，而且母乳中有各种病菌的抗体（尤其在初乳中，抗体很多），对肠道感染有一定的抵抗力，母乳喂养的宝宝不易患腹泻。如果没有母乳喂养条件，进行人工喂养时喂养方法要正确，奶具要干净卫生。这是预防新生儿腹泻的根本措施。

新生儿腹泻的护理及治疗

腹泻期间，宝宝吃进去的食物，非但没能起到营养身体的作用，反而会使病情加重，加速营养物质的丧失和消耗。所以，宝宝在急性腹泻期内短期最好禁食，可使胃肠道得到适当休息，对疾病恢复有利。但是禁食时间不宜过久，一般不超过8小时。

人工喂养的宝宝一旦发生腹泻，如果腹泻不严重，是因为喂养不当所致，就应及时调整奶量，在1～2天的时间内减少奶量或把奶液稀释为原来的1/2～2/3，但不能长时间稀释，以免造成营养不良。此外，可适当给宝宝口服补液盐，一般采用世界卫生组织推荐的口服补液盐配方，医院或药店都有供应。也可口服枯草杆菌二联活菌颗粒（妈咪爱）和蒙脱石散（思密达），前者可以调整肠道正常菌群，后者可以保护肠道黏膜。具体用药及用量请遵医嘱。

如果腹泻的同时还伴有高热嗜睡，甚至出现手足冰凉、皮肤发绀、呼吸深长、口唇呈樱红色、口鼻周围发绀、唇干、眼窝凹陷等时，须赶紧送医院抢救。

宝宝腹泻期间，要保护好宝宝的腹部，不能让宝宝着凉。宝宝每次便后要给宝宝清洗肛门，勤换尿布。

如何改善新生儿便秘

正常新生儿在最初时期每天的大便次数为3～6次，过几周后，可能会减少为每天1～2次，这都算正常。但是有时候宝宝两天，甚至超过两天才大便1次，就要注意了。粪便在结肠内积聚时间过长，水分就会被过量地吸收，因而导致粪便过于干燥，造成排便困难，如果大便比较干结，偏硬，色深，那么宝宝可能发生了便秘。

喂养与便秘

当宝宝出现便秘时，应该首先从饮食结构、喂养方式、乳量是否充足方面考虑，并进行纠正。引起便秘最常见的原因还是这些因素，而不是疾病。乳量不足时，肠道内缺乏残渣，无法产生粪便，就会出现便秘；乳量充足了，便秘也就缓解了。

母乳喂养的宝宝一般较少发生便秘，大便多不成形，粘在尿布上，不易清洗，呈金黄色，次数较多。如果母乳喂养的宝宝发生便秘则很有可能是妈妈母乳不足引起的，同时也可能导致宝宝哭闹，睡眠时间短，总是想吃奶。添加配方奶后，便秘会减轻。

引起新生儿便秘的疾病

先天性甲状腺功能减退或先天性巨结肠的症状之一就是便秘。

先天性甲状腺功能减退的主要表现为：反应欠佳、嗜睡、吮吸力弱、少哭、哭声低哑、少动、皮肤干燥、黄疸消退延迟、腹泻、便秘等。

先天性巨结肠的主要症状是胎便排出延迟。如果出生后48小时没有胎便排出，同时出现腹胀、顽固的便秘，就要高度怀疑宝宝是否患有先天性巨结肠。

新生儿便秘的改善方法

除了注意喂养外，妈妈还要训练宝宝养成定时排便的好习惯。每天早晨喂奶后，妈妈就可以帮助宝宝定时排便，排便时要注意室内温度，不要让宝宝产生厌烦或不适感。同时，运动量不够有时也容易导致排便不畅。因此，每天都要保证宝宝有一定的活动量。父母要多抱抱宝宝，或适当揉揉宝宝的小肚子，而不要长时间把宝宝独自放在婴儿床上。

经常给宝宝按摩可能改善便秘，具体方法是：手掌向下，平放在宝宝脐部，按顺时针方向轻轻推揉。这不仅可以加快宝宝肠道蠕动进而促进排便，并且有助于消化。

适合婴幼儿服用的治疗便秘的口服药有妈咪爱、整肠生、金双歧片、四磨汤口服液等。具体用药及用量请遵医嘱。

新生儿发热，找准病根来治疗

新生儿的体温一般在37.5摄氏度以下，如超过该温度就说明新生儿有发热，同时还伴随面红、烦躁、呼吸急促、吃奶时口鼻出气热、口腔发热发干、手足发烫等症状。

新生儿发热的病因

新生儿发热的原因有很多，但常见于以下几方面：

环境温度过高而致的发热：如热水袋、室内生火炉而致室温过高。这种发热只需调整环境温度即可，无须治疗。

脱水热：在炎热的夏天出生的新生儿，由于大汗、进奶少等因素而发生脱水，随之出现体温升高，达40摄氏度，但新生儿一般情况好，精神反应正常，给予喂水或补液后体温会迅速下降，发热很少超过1天，称为“脱水热”。这种发热只须补充足够的液体即可，无须采取其他特殊处理。

感染性疾病所致的发热：常分为产前感染、产时感染及产后感染。产前感染（不洁的阴道检查、胎膜早破、第二产程延长）及产时感染，一般在产后1～2天开始发热；产后感染一般发生在产后1周左右，常因呼吸道感染、败血症、脓肿、皮肤脓疱等因素而引起发热。这种类型的发热最主要的是找出发热原因，然后再对症治疗。当发热超过39摄氏度时，可用物理方法降温（如温水擦浴），效果较好，必要时可在医生的指导下使用退热药，切不可滥用药物而发生不良后果。

新生儿发热后的处理方法

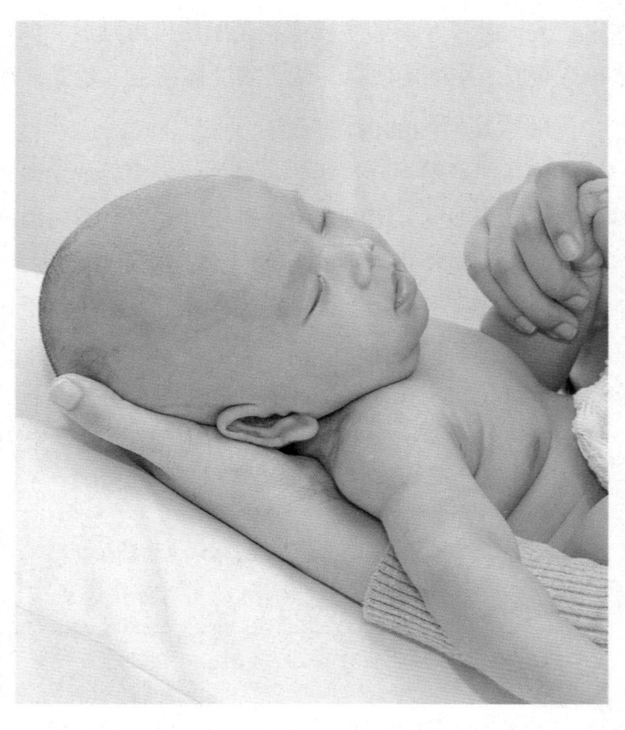

新生儿发热后最简便而又行之有效的办法是物理降温法，不要随便使用退热的药物，以免引起毒性反应。

新生儿体温在38摄氏度以下时，一般不需要处理，但是要多观察，多喂水，几个小时后宝宝体温就可以恢复到正常。

如在38～39摄氏度，可将襁褓打开，将包裹宝宝的衣物抖一抖，降低热量，然后给宝宝盖上较薄的衣物，使宝宝的皮肤散去过多的热，室温要保持在15～25摄氏度。

在降温过程中要注意，体温一开始下降，就要马上停止降温措施，以免矫枉过正出现低体温。在夏季降温过程中要注意给宝宝喂水，白开水或糖水均可以，这是因为宝宝在发热的过程中，要消耗掉大量的水分，要及时给予补充。如果宝宝持续高热不退，就要请医生检查宝宝发热的原因，进行治疗。

在宝宝发热或热退48小时以内最好不要给宝宝洗澡。

湿疹是新生儿常见的皮肤炎症

判断宝宝是否患湿疹

湿疹俗称奶癣，又叫脂溢性皮炎或者过敏性皮炎。新生儿湿疹多出现在出生后1个月左右，早的在出生后1～2周即出现。其发生主要与宝宝胃肠道尚未发育完善，免疫功能比较差等因素有关。

湿疹主要发生在两边颊部、额部和下颌部，严重时可累及胸部和上臂。开始时皮肤发红，上面有针头大小的红色丘疹，慢慢会出现水疱，直至结痂脱落。发生湿疹时，宝宝又痒又痛，常常哭闹不安，影响喂养和睡眠，或用小手抓痒，导致皮肤细菌感染，使病情进一步加重。

新生儿湿疹的护理方法

❶ 急性期水疱破后不要洗澡，局部每天用1%～4%硼酸溶液湿敷15分钟，外面涂以15%氧化锌软膏。

❷ 当湿疹以红色丘疹为主时，注意用温水洗澡，不要使用肥皂或浴液，可继续用1%～4%硼酸溶液湿敷，然后外涂炉甘石洗剂。

❸ 室温不宜过高，否则会使湿疹痒感加重。环境中要最大限度地减少过敏原，以降低刺激引起的过敏反应。家里最好不要养宠物；保持室内通风；室内不要放地毯；打扫卫生最好是湿擦，避免扬尘，或用吸尘器处理家里灰尘多的地方。

❹ 宝宝的贴身衣服和被褥必须是棉质的，所有的衣服领子也最好是棉质的，避免化纤、羊毛制品对宝宝造成刺激。给宝宝穿衣服要略偏凉，衣着应较宽松、轻软，因为过热、出汗都会造成湿疹加重。要经常给宝宝更换衣物、枕头、被褥等，保持干爽。

❺ 宝宝患湿疹后，会长期反复，要一段时间才会慢慢恢复，不要刺激宝宝的皮肤，喂奶后要擦干，保持皮肤干爽，并经常换口水垫。每天为宝宝洗澡时要将皮肤皱褶处洗净擦干。

❻ 防止宝宝抓脸，可以暂时给宝宝戴上全棉小手套，以免刺激湿疹。

患湿疹较严重的宝宝，在接种疫苗时应咨询医生，以免发生不良反应。

新生儿鹅口疮的居家护理方法

判断宝宝是否患鹅口疮

有些新生儿口腔黏膜会长出一些像奶块一样的东西，类似积存在黏膜上的稀粥残渣，不易擦掉，严重时会连成一片，布满于口腔两侧、舌面、上颚，这就是人们常说的“鹅口疮”。正常新生儿口腔黏膜红润、透亮、平滑。“鹅口疮”不会影响宝宝进食，一般没有疼痛感。

另外，鹅口疮和“奶瓣”比较像，如果宝宝口腔壁上长了像奶瓣一样的东西，可以先试着用棉签擦一下，能用棉签擦掉的是奶瓣，擦不掉则为鹅口疮。

鹅口疮的患病原因

鹅口疮一般是宝宝免疫功能低下、营养不良、腹泻或因感染而长期服用各种抗生素或激素造成的，也有2%～5%的正常新生儿是由于使用被污染的哺乳器具或出生时吸入或咽下产道中定植的白念珠菌而发病。

鹅口疮可以预防

鹅口疮是可以预防的。母乳喂养时，应保持乳房及乳头的清洁，喂奶前后用温水将乳头冲洗干净。人工喂养时，每次喂奶后奶瓶、奶嘴要清洗干净，并煮沸消毒。其他喂奶用的物品，如小毛巾等都要与成人分开，每次用后煮沸消毒，并在阳光下暴晒。平时大人喂奶前或接触宝宝前都要注意洗净双手。

另外，平时注意宝宝的口腔卫生，给宝宝喂食以后，用温湿的干净纱布帮助其清洁口腔。还可用1∶3银花甘草液等擦洗口腔，每日3～4次，局部溃破可外涂适量冰硼散或1%甲紫。

鹅口疮可以治好吗

宝宝患了鹅口疮，妈妈不要着急，鹅口疮是很容易治疗的。使用抗真菌的药物后，24小时即可见效。常用的药物是克霉唑，250毫克/片，把1片药捻碎分成3份，分别于早、中、晚，喂奶前1小时，把捻碎的药放在一张干净的白纸上，轻轻倒入宝宝嘴里就可以了。

在治疗过程中，宝宝可能会出现口腔疼痛，吃奶时哭闹，或不敢吮吸，或吮吸力减弱。严重时，白色物消失了，口腔黏膜和舌面发红，宝宝几乎拒绝吮吸。这时可以把母乳挤出来，喂给宝宝，这是治疗中的正常反应，慢慢会好的。但这种现象不普遍。

另外，需要提醒妈妈的是，新生儿鹅口疮，治疗效果很显著，用药后即可见效，但很容易复发。所以要巩固治疗，一般用药2～3天见效，应该再巩固用药3～4天，总疗程1周，复发的可能性就小了。在使用抗真菌药物的同时，用消毒棉签蘸苏打水清洗宝宝口腔，可加快治疗效果。

及时发现新生儿肺炎

判断宝宝是否患肺炎

新生儿肺炎的表现与婴幼儿或儿童患肺炎的症状是很不同的，尤其是出生一两周的宝宝，发热、咳嗽、咳痰这些肺炎常见的症状很少见到。新生儿肺炎的主要表现是精神不好、呼吸加快、不爱吃奶、吐奶或呛奶等。大多数宝宝不发热，有的有低热，接近满月的新生儿可出现咳嗽的症状。如果观察到以上这些现象，父母应及时带宝宝去医院就诊，通过医生听诊和肺部X线检查，做出诊断。

新生儿肺炎较严重时宝宝可出现气促、鼻翼扇动、三凹征、心率加快。大部分患儿有口周及鼻根部发绀，缺乏肺部阳性体征，在患儿深吸气时，能听到细小泡音。

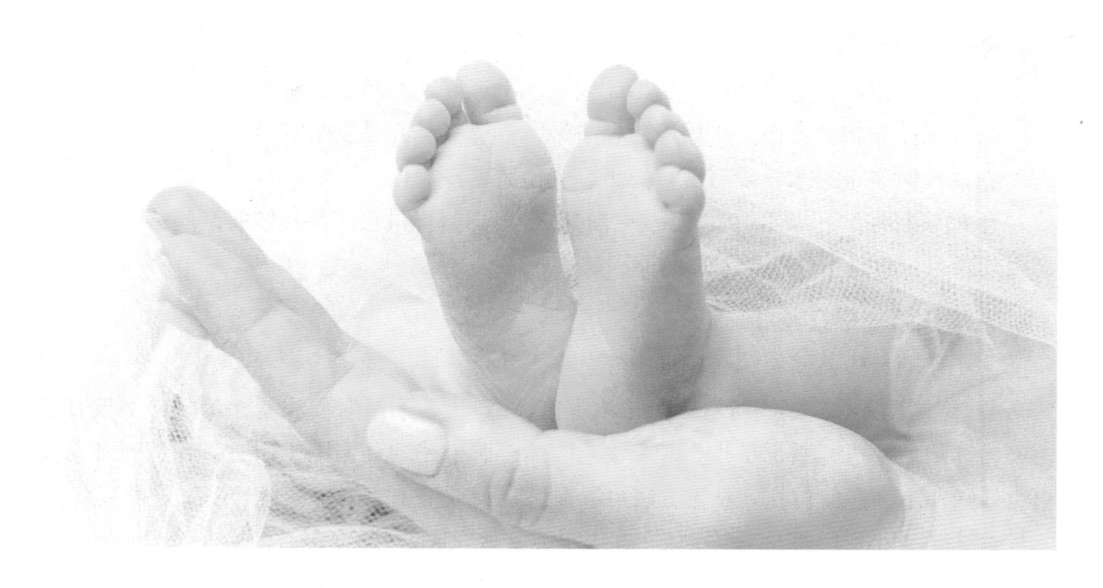

新生儿肺炎的护理方法

❶ 宝宝居室要保持空气新鲜，阳光充足，室温恒定，保持在22~24摄氏度。每天通风半个小时，同时要保持一定的湿度（50%左右）。

❷ 宝宝穿衣、盖被要注意适度，不能过厚，否则容易加重呼吸困难。

❸ 要尽量减少亲戚朋友的探视，尤其是患感冒等感染性疾病的人员不宜接触宝宝，家庭人员接触宝宝前应认真洗手，以防将病原体传给宝宝而患病。

❹ 注意宝宝卫生，最好每天给宝宝洗澡，避免皮肤、黏膜破损，保持脐部清洁干燥，避免污染。

❺ 宝宝患肺炎后要及时到医院诊治。

患肺炎的宝宝易呛奶，喂养时以少量多次为宜，不要一次喂得太饱，以防呕吐和影响呼吸运动。

新生儿脐炎，预防是关键

判断宝宝是否患脐炎

当发现宝宝脐带根部或周围发红，或脐窝内有分泌物、出血等情况时，要注意是否发生了脐炎。

新生儿脐炎，如果治疗不及时，可引发新生儿败血症。尽管发生率不高，但一旦发生，对新生儿危害很大，所以要高度重视。

新生儿脐炎常见原因

❶冬季出生的新生儿脐部包裹得比较严，不透气，容易发生脐炎。

❷如果尿布把脐带盖上，尿液污染脐带，不透气，容易发生脐炎。

❸洗澡时脐带进水，没有消毒擦干，会使脐带发炎。

❹如果脐带结扎得不够紧，或结扎时脐带根部留得过长，都会使脐带脱落延迟。脐带脱落延迟，也是引起脐带发炎的原因。

新生儿脐炎重在预防

为了预防新生儿脐炎，在护理中注意以下几点：

❶宝宝出院后，妈妈应每天上午给宝宝沐浴1次，沐浴时要注意保护脐部不被脏水污染，沐浴后要进行脐部护理，用75%乙醇消毒脐带残端和周围，用脐带卷包扎好，或自由暴露，不做任何包扎。具体方法可以在医院请教护士，学会后自己回家照护宝宝。

❷宝宝大小便后要及时更换尿布，尿布不要遮盖脐部，以免导致新生儿脐炎的发生。

❸要随时观察宝宝脐部及脐周有无红肿、分泌物渗出，一旦发生红肿或有分泌物渗出，先用碘酒消毒，再用乙醇脱碘；消毒时，一定不要只擦脐带表面，而要把脐带里面擦干净，进行彻底的消毒。有的妈妈不敢这样做，只是擦擦表面，这是无效的消毒，如果实在不敢可以请医生帮助。

❹千万不可使用甲紫。甲紫可以使脐部表面干燥，但脐带里面仍是湿的。涂上甲紫后，脐部表面干燥了，看似很好，但在脐带里面的分泌物不能排出来，最终会化脓，加重脐炎。

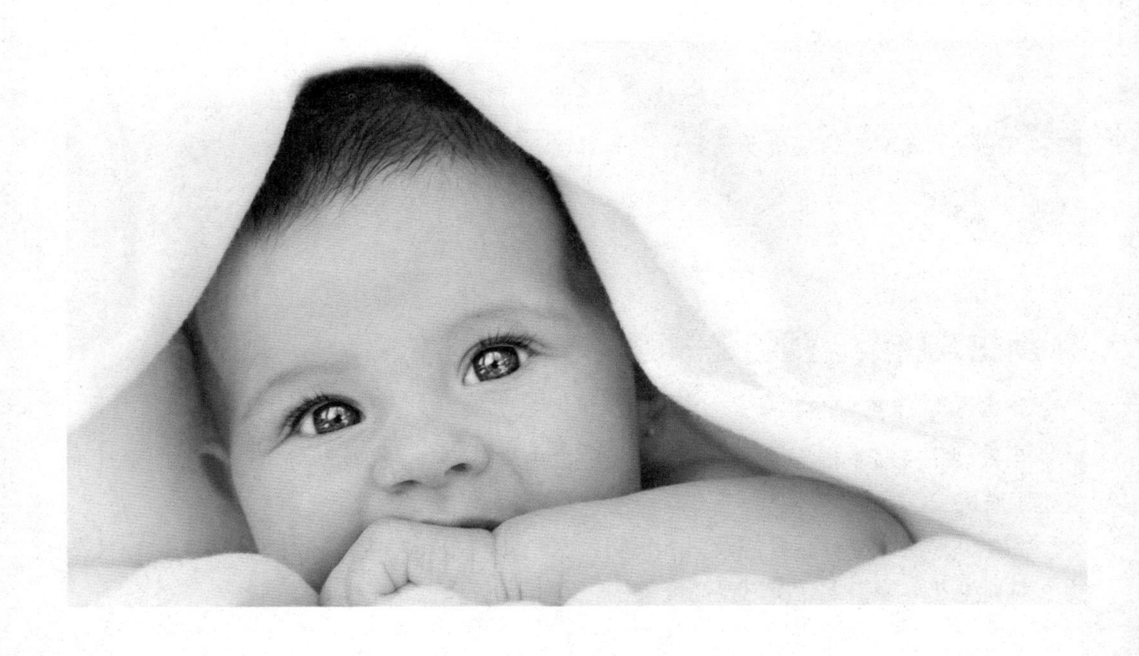

Part 9

0~3岁宝宝的饮食与营养

宝宝0～3岁正处于身体发育和大脑发育的关键时期，而宝宝与同龄孩子的第一次“竞争”其实是喂养。

了解一些科学营养知识，对宝宝进行合理的喂养，是确保宝宝健康成长的关键，切不可马虎大意。

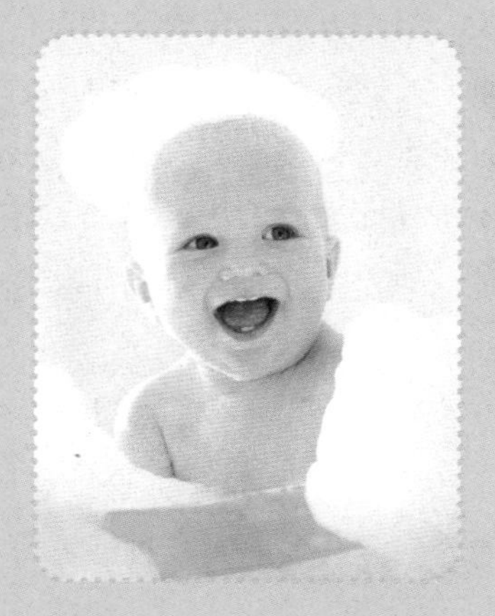

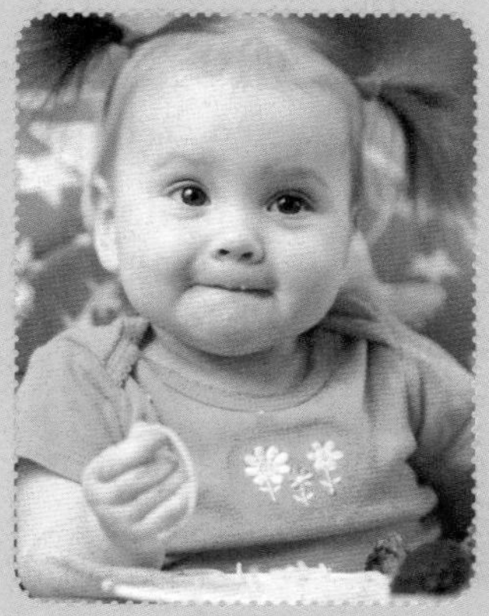

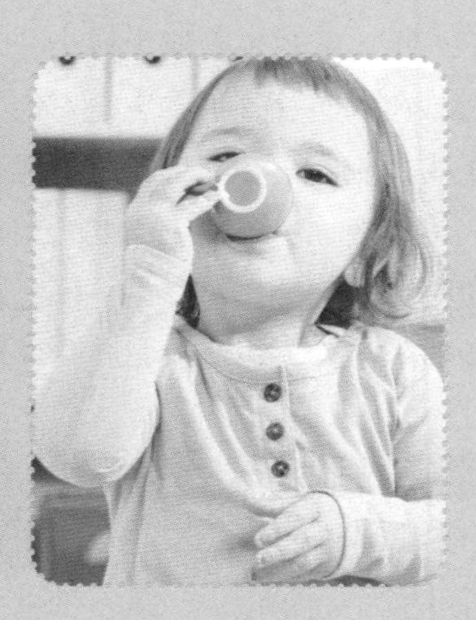

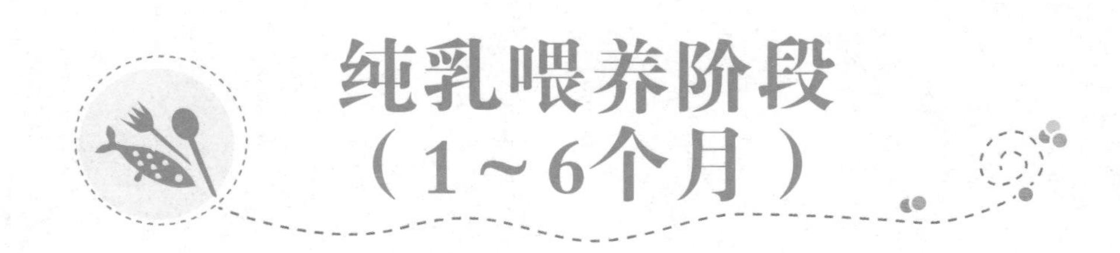

纯乳喂养阶段（1～6个月）

继续按需哺乳原则

宝宝知道饱饿

满月后，宝宝的吮吸能力增强了，吮吸速度加快，吮吸一下所吸入的乳量也增加了，因此，吃奶时间缩短，这时妈妈往往认为自己奶少了，不够宝宝吃，这是多余的担心。满月之后的宝宝比新生儿更加知道饱饿，吃不饱就不会满意地入睡，即使一时睡着了，也会很快醒来要吃奶。

按需哺乳宝宝

这个阶段的宝宝，基本可以一次完成吃奶，吃奶间隔时间也延长了，一般2.5～3小时一次，一天7次。但并不是所有的宝宝都这样，2小时吃一次也是正常的，4小时不吃也不是异常的，一天吃5次或一天吃10次，也不能认为是不正常。但如果一天吃奶次数少于5次，或大于10次，要向医生询问或请医生判断是否母乳不足，或有异常情况。晚上还要吃4次奶也不能认为是闹夜，可以试着后半夜停一次奶，如果不行，就每天向后延长，从几分钟到几小时。总之，母乳喂养是按需哺乳，没有严格的时间限制。

喂养不当造成肥胖儿或瘦小儿

只有极个别的宝宝食欲亢进，摄入过多的能量成为肥胖儿；极个别的宝宝食欲低下，摄入能量不足成为瘦小儿。一方面，这与家庭遗传有关，另一方面，与喂养不当有关。如妈妈总是怕宝宝吃不饱，宝宝已经几次把乳头吐出来了，妈妈还是不厌其烦地把乳头硬塞入宝宝嘴里，宝宝无奈只好再吃两口，时间长了，宝宝胃口逐渐变大，乳量摄入逐渐增加，成为肥胖儿，或摄入过多的奶，消化道负担不了如此大的消化工作，干脆罢工，使宝宝食量开始下降，最终导致食欲不振，甚至厌食。所以，妈妈要特别注意避免这种喂养不当造成肥胖儿或瘦小儿的情况。

混合喂养会让母乳越来越少

妈妈应该知道，6个月以内的宝宝，最好采取纯母乳喂养。混合喂养是几种喂养方式中最不好掌握的，要尽量避免。

如前文所述，该阶段的宝宝已经知道饱饿，妈妈可以根据宝宝吃奶的情况判断自己乳量是否充足，不要总根据自己的想法来认定母乳不够宝宝吃，削弱纯母乳喂养的信心，混合喂养往往就是在这个时候产生的。妈妈认为自己的乳量不足了，就会给宝宝添加配方奶。橡皮奶嘴孔大，吮吸省力，配方奶比母乳甜，结果宝宝可能会喜欢上配方奶，而不再喜欢母乳了，因为添加了配方奶，下次吮吸母乳时间就会缩短，吃母乳的量也会减少，母乳是越刺激量越多，如果每次都吸不净，就会使乳汁分泌量逐渐减少，最终导致母乳完全不足，只能混合喂养或人工喂养。

当妈妈认为宝宝吃不饱，要添加配方奶时，要向儿科医生咨询，请医生判断宝宝是否真的吃不饱，也可以根据宝宝的大便情况、体重增长情况来判断。如妈妈乳汁分泌量不足，宝宝吃不饱，大便就会减少；即使次数不少，大便量也会减少；如果大便量不减少，次数也不减少，甚至还在增加，大便性质就会改变，呈绿色稀便。如果妈妈长期乳汁分泌量不足，宝宝的生长发育就会受到影响，出现体重增加缓慢，如每天只增加10克左右（如果体重每天能增加20克左右，10天称一次，每次增加200克，说明母乳喂养可以继续，不需增加任何代乳品）。出现这些情况，就必须采取混合喂养了，但要注意，即使采取混合喂养也要每次先让宝宝把母乳吸干净，不够再增加配方奶。

此阶段人工喂养的喂养标准

满月后，人工喂养的宝宝每次喂奶量也开始增加，可从每次50毫升增加为80～120毫升。到底应该吃多少，配方奶的包装说明中都有详细的说明，但每个宝宝个体存在差异性，不能完全照本宣科，如果完全按照包装说明，或书本上的推荐量，有的宝宝就会吃不饱，有的宝宝可能会由于吃得太多造成积食、厌食。所以，要根据宝宝的需要来决定喂奶量，妈妈完全可以凭借对宝宝细心观察摸索出宝宝的奶量。

如果妈妈没有把握，就以此为准：只要宝宝吃就喂，宝宝不吃了，就停止。不要反复往宝宝嘴里塞奶嘴，已经把奶嘴吐出来了，则证明宝宝吃饱了，就不要再给宝宝吃了。尽管每本育儿书上都给出了宝宝每日所需奶量，甚至精确到每种营养成分，但落实到每个宝宝身上，应该吃多少，只有宝宝自己知道。即使是再权威的育儿专家也不可能完全把握每个宝宝的吃奶量，所以妈妈不需要去纠结宝宝每顿吃多少奶量合适，跟母乳喂养一样，按需喂养即可。

温馨提醒

宝宝剩下的配方奶，妈妈可以放在冰箱的冷藏室内，下顿用温奶器加温后给宝宝食用。不要把上次剩下的奶和新冲调的奶混在一起喂，如果估算宝宝能喝180毫升，上次剩了60毫升，这次就冲调120毫升，先喂新冲调的，再喂上次剩下的。如果还没喝完，不能再留到下顿，或让其他人喝了，或舍弃。

怎么挑选婴儿配方奶

成分不如质量重要

宝宝选择什么配方奶好？妈妈往往在这个问题上投入太多精力，其实这是完全没有必要的。无论什么品牌的配方奶，其基本原料都是牛奶，只是所添加的维生素、矿物质、微量元素的含量有细微的差别。但都要按照国家统一的奶制品的标准加工制作，只要是国家批准的正规厂家生产，正规渠道经销的配方奶，适合这个阶段的宝宝，都可以选用。妈妈无须特别在意产品的成分含量，质量过关才是重点。

妈妈在给宝宝选配方奶时都要看是否标有生产日期、有效期、保存方法、厂家地址、电话、配方奶成分及含量、所释放的热量、调配方法等，最好选择知名品牌、销售量大的奶粉。进口配方奶除在欧美各国有销售品牌，还应具备第三国销售证明。

适合的才是最好的

并非一定要给宝宝选用某个品牌的产品，也不是越贵就越好，而且适合别的宝宝的配方奶品牌，不一定适合自己的宝宝，一定要根据宝宝的自身情况来选择。不论价格的高低，只要宝宝适合、爱吃，吃了之后不会腹泻，大便不干燥，体重和身高等指标正常增长，而且宝宝睡得好，食欲也正常，无口气、无眼屎、无皮疹，就可以了。一旦选择了一种品牌的配方奶，没有特殊情况，不要轻易更换配方奶品牌和种类，如果频繁更换，可能会导致宝宝消化功能紊乱，引起宝宝肠胃不适。

满月后，宝宝对细菌的抵抗力仍然较弱，妈妈一定要注意奶具的消毒。尤其是夏季，更要格外注意。

宝宝不肯吃配方奶怎么办

不管是混合喂养还是从母乳喂养转为混合喂养或人工喂养，很多妈妈都会遇到这样的问题：宝宝完全能感到奶嘴和妈妈乳头不同的质感、气味，更喜欢吮吸妈妈柔软、舒服的乳头，拒绝吮吸奶嘴。用奶瓶给宝宝喂过药，喂过白开水等，也会造成宝宝拒用奶嘴。

这不是什么大问题，但对于妈妈来说确实很棘手，不容易解决。有的妈妈估计用过很多方法，如尝试在喂配方奶前，先饿一饿宝宝，或在奶嘴上蘸点糖，或等宝宝睡得迷迷糊糊的时候，再用奶嘴喂等。这些对于有的宝宝，有些时候管用，但对有的宝宝一点用也没有。如果宝宝实在很“精明”，妈妈最好还是老老实实用小勺或小奶杯喂奶吧，或许过一段时间，宝宝就会很喜欢奶嘴了。

另外，下面也给妈妈提供一些方法，妈妈在遇到宝宝不吃配方奶时可以先试一试这些方法。

首先，妈妈可选择接近妈妈乳头的奶嘴。当宝宝感觉饿时，妈妈就可以试着用奶瓶给宝宝喂奶了。喂食前，可将奶嘴用温水冲一下，让它和人体温度相近。然后妈妈用衣服将宝宝包着，奶瓶也可贴近妈妈身体，接着，不要将奶嘴放入宝宝的口中，而是把奶嘴放在旁边，让宝宝自己找寻奶嘴，主动含入口里。也可在宝宝睡着的时候，把奶嘴放入其口中。

如果宝宝能接受奶嘴却仍不肯吃奶，妈妈可以试着挤出母乳给宝宝吃，如果宝宝接受了，说明他可能不喜欢配方奶的味道，而不是不愿意用奶瓶。可以换一个接近母乳味道的牌子试试。另外，把配方奶调淡一点、冷一点或热一点也许更容易使宝宝接受。

妈妈不可因为宝宝不吃配方奶，心里着急，就强行喂给宝宝吃。一般宝宝会越强迫越不吃，强行喂奶只会适得其反。

纯母乳喂养时如何给宝宝补钙

母乳喂养的宝宝怎么补钙

许多妈妈自身就缺钙，所以我们提倡妈妈在产后哺乳期就应注意补充钙，多吃些含钙多的食物，如海带、虾皮、豆制品、芝麻酱等。牛奶中钙的含量也是很高的，妈妈可以每日坚持喝500毫升牛奶，也可以补充钙片，另外，多晒太阳以利于钙的吸收。如果母乳不缺钙，母乳喂养的宝宝在3个月内可以不额外补钙，只需要从出生后3周开始补充鱼肝油即可，尤其是寒冷季节出生的宝宝。

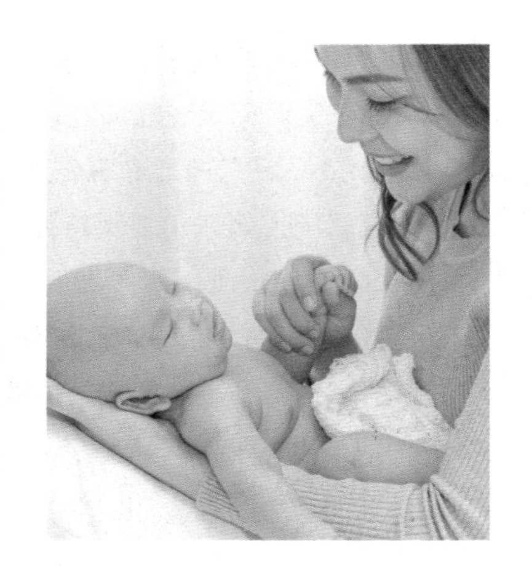

人工喂养的宝宝怎么补钙

如果是人工喂养的宝宝，应在出生后两周就开始补充鱼肝油和钙剂。鱼肝油中含有丰富的维生素A和维生素D。如果是早产儿更应及时、足量补充。宝宝每天需要维生素A1 000～1 400国际单位，维生素D约400国际单位，两者的比例为3∶1。需要注意，维生素D的补充量每日不能超过800国际单位，否则长期过量补充会发生中毒反应。

不可盲目补钙

有的父母误解了钙的作用，以为单纯补钙就能给宝宝补出一个健壮的身体。把钙剂作为“补药”或“零食”长期给宝宝吃是错误的。如果盲目给宝宝补钙，反而可能造成体内钙含量过高。一般只要宝宝平时吃奶正常，并适当添加一些蔬菜、水果等，就能满足宝宝每天所需的钙了，没必要再补充大量的钙。

以后给宝宝添加辅食，要记得少放盐，宝宝吃盐多，不仅尿钙量增加，骨钙的流失量也增加，这样补多少钙都是无用功。

职场妈妈上班后如何哺乳

许多妈妈在宝宝4个月或6个月以后就要回单位上班了，但这个时候并不是让宝宝断掉母乳的最佳时间，妈妈要克服困难，继续坚持母乳喂养。

上班前半个月做准备

妈妈在上班前半个月就应做准备，以便给宝宝一个适应的过程。妈妈可在正常喂奶后，挤出部分乳汁，让宝宝学会用奶瓶吃奶。另外，也要让宝宝吃一些配方奶，以慢慢适应除母乳以外的其他奶制品的味道。这样做还能防备妈妈随时可能母乳不足需要添加配方奶时，宝宝不接受奶嘴。

上班时收集母乳

如果妈妈希望宝宝完全吃母乳，或宝宝对配方奶过敏，可上班时携带奶瓶，收集母乳。工作休息时间及午餐时在隐秘场所挤奶，如员工宿舍。

乳汁挤好后立即放在保温杯中保存，里面用保鲜袋放上冰块，或放在单位的冰箱中。下班后携带奶瓶仍要保持低温，到家后立即放入冰箱。所有储存的母乳要注明吸出的时间，便于每次取用。

注意：挤奶的时间尽量固定，建议在工作时间每3个小时挤奶一次，每天可在同一时间挤奶，这样到了特定的时间就会有乳汁分泌。

母乳储存时间表

母乳储存方法及食用时间范围见表24。

表24　母乳储存方法及食用时间范围

储存的方法	足月婴儿（食用时间范围）	早产/患病婴儿（食用时间范围）
室温	8小时	4小时
冰箱（4～8摄氏度）	48小时	24小时
冰箱（−18摄氏度以下）	3个月	3个月

收集的母乳饮用要点

❶ 在冷藏室解冻（没有加热过的乳汁），放在室温下4小时内就可以饮用。

❷ 如果是在冰箱外用温水解冻过的乳汁，在喂食的那一餐过程中可以放在室温中，而没用完的部分可以放回冷藏室，在4小时内仍可食用，但不能再放回冷冻室！

收集的母乳可以用温水隔奶瓶加热，不能用微波炉解冻或加温，否则会破坏营养成分。

学会挤母乳的正确方法

手工挤奶法

首先用肥皂洗净手，取坐位或立位均可。挤右侧乳房时以左手为主，挤左侧乳房时以右手为主。以拇指与示指呈C字形或倒C字形放在乳晕外围，先向胸壁压入再挤，即可施力于输乳管，使乳汁流出。一般在乳房柔软时较易用手挤。手工挤奶法的另一种方式是将示指与中指放在乳晕下方，拇指在乳晕上方。然后用指头的力量先往胸壁内挤压，再用捏手印的方式将输乳管往前挤压。盛乳汁的容器要先消毒。

热瓶挤奶法

对于一些乳房肿胀疼痛严重的妈妈来讲，由于乳头紧绷，用手挤奶很困难，可用热瓶挤奶法。

❶ 取一个容量为1升的大口瓶（注意瓶口的直径应不小于2厘米），用开水将瓶装满，数分钟后倒掉开水。

❷ 用毛巾包住瓶子，将瓶口在冷水中冷却一下。将瓶口套在乳头上，不要漏气。一会儿工夫，瓶内形成负压，乳头被吸进瓶内，慢慢地将乳汁吸进瓶中。

❸ 待乳汁停止流出时，轻轻压迫瓶子周围的皮肤，使空气进入，瓶子就可被取下了。

吸奶器挤奶法

妈妈若感到奶胀且疼得厉害时，可使用手动或电动吸奶器来辅助挤奶。吸奶器可在商店购买，商品说明书上会标明使用方法，只是要注意：每次使用前须先消毒。

温馨提醒

最初几下可能乳汁挤不出来，多重复几次乳汁就开始分泌了。另外，每次挤奶的时间以20分钟为宜，双侧乳房轮流进行。一侧乳房先挤5分钟，再挤另一侧乳房，这样交替挤，乳汁会分泌多一些。

断奶准备（辅食添加）阶段（6～12个月）

为宝宝准备餐具及制作辅食的工具

为宝宝准备餐具

❶购买婴儿餐具2套，不同形状、色泽、花色，更替使用，让宝宝有新鲜感。

❷最好购买有标准容量的婴儿餐具，以便清楚辅食喂养量，购买有计量刻度的餐具，可更准确地知道宝宝的进食量。

❸最好购买底部有吸盘的餐具，以免宝宝弄翻餐具。

❹购买能够放在微波炉中加热及能够放在冰箱中冷冻的餐具，可以加热食物，如果宝宝没有吃完，可临时封起来，放在冰箱冷藏室中（储存时间不超过7小时），等到下顿加热后再喂。餐具最好有封盖和气孔，方便冷藏和加热。当然，宝宝每次吃不了多少，妈妈少做一点，吃不完给其他人吃，最好还是不要留到下顿给宝宝吃。

❺购买宝宝可以抓握、带有把手的杯子。防漏饮水杯可让宝宝练习自己喝水。

❻购买有弯度的小勺，宝宝容易把食物送入口中。

为宝宝准备辅食制作工具

最好购买专门为宝宝制作辅食的工具，妈妈可以根据需要购买一些必要的辅食制作工具，会给制作带来方便，比如食物研磨机、榨汁机、过滤碗、小锅等。

给宝宝添加辅食的时间

婴儿的主食是母乳或者婴儿配方奶，除此之外，无论是液体的、固体的食物，包括米汤、菜水、果泥、果汁都属于辅食。

世界卫生组织建议，婴儿须在出生后满6个月开始添加辅食，而欧洲儿科胃肠病学、肝病学、营养学学会则建议婴儿满4~6个月可以开始添加辅食。

无论如何，给孩子添加辅食的时间最早不要早于4个月

过早添加辅食的危害可能是长期的。

❶会增加婴儿的胃肠负担，损害消化功能。

❷ 宝宝越小，免疫系统功能越差，辅食如同异物，很容易引起过敏。

❸ 可能使宝宝对奶制品丧失兴趣，此时奶才是主食，辅食无法满足营养需求。

特别提醒：如果母乳不够吃，一定不要因此提前添加辅食。

在宝宝4个月以前，有的妈妈觉得母乳不够吃，喂配方奶又遭到宝宝抵制，这时候千万不要想到给宝宝吃辅食，建议首先努力催乳，尽量纯母乳喂养，如果母乳不足，就一定要加配方奶，宝宝不接受配方奶的情况下，可尝试饥饿疗法，这个时候妈妈要狠一点心，不要不吃奶就喂辅食，不过早添加辅食才是真正为了宝宝好。

添加辅食的时机不要一刀切

宝宝并不是一满4个月就非得添加辅食了，还必须看宝宝对辅食的接受程度，实际操作起来绝对不能一刀切，宝宝到了添加辅食的时机，一般需要有这样的条件。

❶ 胃肠和肾脏状况良好：没有便秘、腹泻，没有过敏问题，不会经常吐奶，排尿正常等，添加辅食后也要继续观察，如果出现湿疹、腹泻、呕吐、便秘等不耐受的情形，要暂停添加，只有身体一切状况良好，加辅食才不会带来不利影响。

❷ 看宝宝对大人进食是否有明显的反应：如果大人吃饭时宝宝使劲盯着看，还出现了吞咽动作或者流口水，一看就馋得不行了，这说明宝宝的神经系统已经做好接受辅食的准备了。

❸ 看生长状况：如果宝宝营养状况良好，暂时不加辅食是没有问题的，继续一段时间的纯乳喂养，将辅食添加延迟一段时间完全可以，只是不要过了7个月就行。

特别提醒1：添加辅食的时机与喂养方式无关

喂母乳的妈妈容易觉得母乳不如配方奶营养丰富，所以应该比配方奶喂养的宝宝早加辅食；而有些喂配方奶的妈妈则觉得配方奶不如母乳营养充足，应该比母乳喂养的宝宝早加辅食。事实是，添加辅食的时间与喂养方式没有直接关系，而是要看宝宝的生长发育状况和身体状况。

特别提醒2：添加辅食切忌跟别的宝宝做横向比较

不要因为别的同龄宝宝加辅食了或者已经开始吃某种辅食了，觉得不能落后，就也给自己的宝宝加，而不管宝宝的接受情况。

如果实在忍不住可先让宝宝尝试，如果宝宝不接受，就应该立刻停止，因为宝宝还没做好准备，大人坚持只会适得其反。

不要晚于7个月添加辅食

添加辅食可以稍微晚一点，但不能一直不予添加，所有的宝宝在7个月前都应当添加辅食，原因如下：

❶ 7个月以后再加辅食，过敏的风险会再次增加。

❷ 母乳中的营养素含量会随着婴儿成长逐渐减少，比如6个月之后，蛋白质含量较初乳减少了一半，此时宝宝的需求正在增长，势必要添加辅食来补足。

❸ 胎儿通过脐带会储存出生后4~6个月足够用的铁，母乳中铁含量非常少，纯母乳喂养的婴儿在4~6个月后易缺铁，必须从食物中摄取，如果长期得不到补足，就容易导致贫血。配方奶粉喂养的宝宝，虽然因为配方奶粉加了足够的铁，比较不容易缺铁，但在4~6个月，也应该给宝宝添加辅食，因为添加辅食不仅是供给营养，还是培养行为习惯。

早产儿添加辅食要先矫正月龄

矫正月龄=实际月龄-（40周-出生时孕周）/4

早产儿添加辅食，不能在出生后4~6个月后开始，而应该是矫正月龄后的4~6个月。比如32周出生的早产儿，出生后6个月，矫正月龄是4个月，这时方可考虑尝试添加辅食；如果是30周出生的，出生后6个月，矫正月龄还不到4个月，添加辅食就早了点。

特别提醒：早产儿不要与足月儿横向比较

早产儿无论是辅食添加时间，还是身高、体重、头围以及运动发育、囟门关闭时间都应该按照矫正月龄计算。如果强行与足月出生的宝宝做横向比较，家长很容易做出拔苗助长的行为，不利于宝宝的正常发育。

给宝宝添加辅食的原则

从一种到几种

添加辅食的时候要记得一条：不要性急，慢慢来，添加一种辅食后一般要等3～5天才能考虑换下一种。有的妈妈想给宝宝多加点营养，就一天换一种，其实是很不对的，因为这会造成宝宝的胃肠功能紊乱，反而无法吸收更多的营养。

妈妈可在宝宝添加辅食后仔细观察宝宝对母乳和配方奶的兴趣。如果添加辅食后宝宝很久不想吃奶，就说明辅食加得太多太快，需要适当地减量。

从稀到稠

一开始要给宝宝添加一些流质食品，随着宝宝吞咽能力的加强，再慢慢增加黏稠度，慢慢从流质过渡到半流质，再从半流质过渡到固体。如先给宝宝添加汁状食物，慢慢地可添加稀糊状、糊状、泥状等食物，再过渡到粥、面、面包等半固体或固体食物。

由少到多

开始时只让宝宝进食少量的新食物，约一小汤匙左右，待宝宝习惯了新食物后，再慢慢增加分量。随着宝宝不断长大，需要的食物量及品种也相对增多。

防止宝宝过敏

第一种给宝宝引入的辅食应该是容易消化而又不容易引起过敏的食物，婴儿米粉可作为试食的首选食物。其次是蔬菜、水果，然后再试食肉、鱼、蛋类。总之，辅食添加的顺序依次为谷物、蔬菜、肉、鱼、蛋类。较易引起过敏反应的食物如蛋清、花生、海产品等，应在6个月后才给宝宝喂食。

添加辅食不要影响母乳喂养

母乳仍然是宝宝的最佳食品，不要急于用辅食替换母乳。上个月不爱吃辅食的宝宝，这个月有可能仍然不爱吃辅食。但大多数母乳喂养的宝宝到6个月时，就开始爱吃辅食了。不管宝宝是否爱吃辅食，都不要因为辅食的添加而影响母乳的喂养。

不要为了让宝宝吃辅食而饿着宝宝

妈妈哺乳差不多6个月了，乳汁已不够宝宝的食量了，营养成分也下降了，宝宝应该多吃辅食。可宝宝就是不爱吃，怎么办？有的妈妈就想出了“好方法”：饿着宝宝。让宝宝没有别的办法，只能在饥饿难耐下选择吃辅食。妈妈这样做是不对的，不但会影响宝宝对辅食的兴趣，还会影响宝宝的生长发育。

宝宝不喜欢吃就更换品种

当妈妈给宝宝喂某种辅食时，宝宝把喂到嘴里的辅食吐出来或把头扭到一边，表明宝宝拒绝吃这种辅食。这时妈妈要尊重宝宝的感受，不要强迫。等到下一次喂辅食时，更换另一品种的辅食，如果宝宝喜欢吃，就说明宝宝暂时不喜欢吃前面那种辅食，一定先停1周，然后再试着喂宝宝曾拒绝吃的辅食。这样做，对顺利过渡到正常饮食有很大的帮助。

温馨提醒

如遇到宝宝不适，应马上停加辅食；如果宝宝生病或天太热，应推迟辅食添加的时间；病情较重时，原已添加的食品应适当减少，待病愈后再恢复正常。

宝宝每天吃几次母乳，添几顿辅食

宝宝辅食添加阶段，到底应该吃几次母乳，添几顿辅食，加几次配方奶，并没有硬性规定。要根据宝宝的具体情况而定，以宝宝爱吃、进食快乐为原则。不要和宝宝较劲，不要以妈妈的意思去喂养宝宝，也不能照本宣科。

6个月宝宝辅食添加

添加次数：辅食1次；母乳或配方奶3次；晚上再喂2次母乳（大多在睡前和醒后）。6个月宝宝辅食添加时间和种类见表25。

表25　6个月宝宝辅食添加时间和种类

时间	种类
6：00	母乳或配方奶
10：00	母乳或配方奶
12：00	辅食
14：00	母乳或配方奶
16：00	水
18：00	母乳或配方奶
22：00	母乳或配方奶

添加数量与种类：奶与辅食的比例为8：2。从小量开始，逐渐增加。先添加米粉，再添加菜汁、果汁、蛋黄。米粉从5克开始，菜汁和果汁从10毫升开始，蛋黄从1/8开始。先调成汁状，再到稀糊状。到6月末应该准备的辅食：米粉、蛋黄、肝蛋白粉、菜汁、果汁。从6月开始，由于添加了辅食，所有宝宝需要补充水200～300毫升。母乳喂养的宝宝可比配方奶喂养的宝宝少喝些，每天100～200毫升。

7个月宝宝辅食添加

添加次数：辅食2次；母乳或配方奶3次；晚上再喂2次母乳（大多在睡前和醒后）。7个月宝宝辅食添加时间和种类见表26。

表26　7个月宝宝辅食添加时间和种类

时间	种类
6：00	母乳或配方奶
8：00	水
10：00	母乳或配方奶
12：00	辅食
14：00	母乳或配方奶
15：00	水
16：00	辅食
18：00	母乳或配方奶
22：00	母乳或配方奶

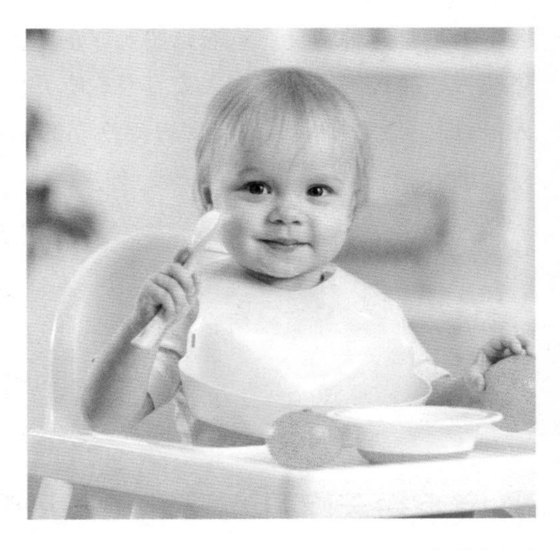

添加数量与种类：奶与辅食的比例为7：3。满7个月时，辅食的量可以逐步增加到米粉20克，蛋黄1/3个或肝蛋白粉5克，果泥和菜泥各10克，禽肉5克。本月每天补充水250～300毫升，母乳喂养的宝宝补水量可适当减少，每天150～200毫升。

8个月宝宝辅食添加

添加次数：辅食2次，母乳或配方奶5～6次，不少于4次。8个月宝宝辅食添加时间和种类见表27。

表27 8个月宝宝辅食添加时间和种类

时间	种类
6：00	母乳或配方奶
8：00	水
10：00	母乳或配方奶
12：00	辅食
14：00	水
16：00	母乳或配方奶
18：00	辅食
22：00	母乳或配方奶

添加数量与种类：奶与辅食的比例为6：4。辅食部分谷物、果蔬、蛋肉的占比是50%、30%、20%。每天2次，单一食品数量8种。米粉逐渐增加到30克，蛋黄逐渐增加到1/2个，肝泥从5克增加到10克。蔬菜和水果分别增加到15克，肉类增加到10克，烹调油2克。每天需水量250～300毫升。

9个月宝宝辅食添加

添加次数：辅食2次，母乳或配方奶按需喂养，每天哺乳4次。9个月宝宝辅食添加时间和种类见表28。

表28 9个月宝宝辅食添加时间和种类

时间	种类
6：00	母乳或配方奶
8：00	水
9：00	水果
10：00	母乳或配方奶
12：00	辅食
14：00	母乳或配方奶
15：30	水果
16：00	水
17：30	辅食
20：30	母乳或配方奶

添加数量与种类：奶与辅食的比例为5：5。每日2次，单一食品种类达10种。米粉逐渐增加到50克，蛋黄增加到1个，蔬菜和水果分别增加到20克，肉类增加到15克，烹调油增加到3克。本月新增辅食：豆腐及其他豆制品，可尝试添加虾肉泥。每天需水量250～300毫升。

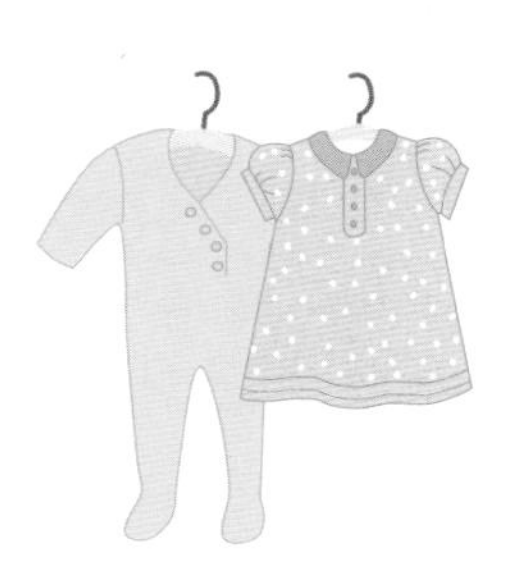

10个月宝宝辅食添加

添加次数：辅食2次，母乳或配方奶按需喂养，每天哺乳4次。10个月宝宝辅食添加时间和种类见表29。

表29 10个月宝宝辅食添加时间和种类

时间	种类
6：00	母乳或配方奶
8：00	母乳或配方奶
9：00	水
10：00	水果
12：00	辅食
14：00	母乳或配方奶
15：30	水
16：00	水果
17：30	辅食
20：30	母乳或配方奶

添加数量与种类：奶与辅食比例为4∶6。辅食可添加半固体食物，尝试添加软固体的食物。每天2次，接近大人午餐和晚餐的时间，单一食品数量在10种以上。米粉逐渐增加到80克，蛋黄1/2个，蔬菜和水果分别增加到30克，肉类可增加到20克，烹调油可增加到5克。本月新增辅食：羊肉、肉丸、红薯等杂粮。每天需水量300～400毫升。

11个月宝宝辅食添加

添加次数：辅食2次，母乳或配方奶按需喂养，每天哺乳4次。11个月宝宝辅食添加时间和种类见表30。

表30 11个月宝宝辅食添加时间和种类

时间	种类
6：00	母乳或配方奶
9：00	母乳或配方奶
10：30	水果
11：00	水
12：00	辅食
15：00	母乳或配方奶
15：30	水
16：30	水果
18：30	辅食
20：30	母乳或配方奶

添加数量与种类：奶与辅食的比例为3∶7。每日2次辅食。单一食品数量在15种左右。可以添加固体食物。能吃谷物100克、蛋黄1个、水果40克、蔬菜40克、肉30克、烹调油8克、水300～400毫升。

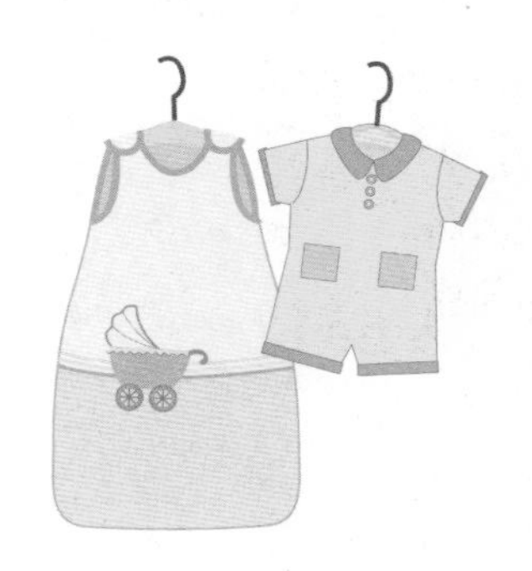

12个月宝宝辅食添加

添加次数：辅食3次，母乳或配方奶每天3次。12个月宝宝辅食添加时间和种类见表31。

表31　12个月宝宝辅食添加时间和种类

时间	种类
6：00	母乳或配方奶
8：00	辅食
9：30	水
10：30	水果
12：00	辅食
14：30	水
16：00	母乳或配方奶
16：30	水
17：00	水果
18：00	辅食
20：30	母乳或配方奶

添加数量与种类：奶与辅食的比例为2∶8。每日3次辅食，接近一日三餐。单一食品数量在15种左右。谷物110克，蛋黄1个，蔬菜和水果各25～50克，鱼、禽、畜肉25～40克，烹调油5～10克，水400～600毫升。

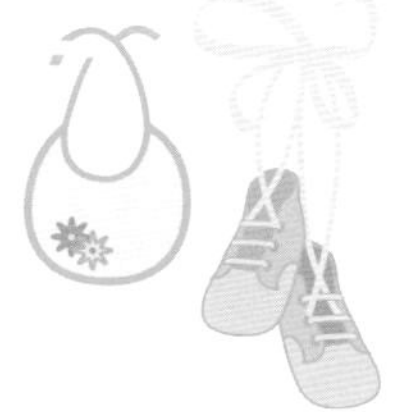

几点建议

❶ 如果一天喂2次辅食，宝宝就只吃一两次母乳了，晚上也不吃，妈妈感到乳房发胀，就不要喂2次辅食，可改为1次，或减少每次辅食的添加量。等到宝宝接近断奶时，再增加辅食量或辅食添加次数。

❷ 如果宝宝爱吃辅食，不爱吃母乳和配方奶，也不能急于断奶，宝宝完全断奶最好在1岁之后。过早断奶对宝宝生长发育不利。

❸ 如果母乳已经很少了，可以停喂母乳，改喂配方奶和辅食。

添加辅食后，要监测宝宝的体重、身高。如果体重过低或过高，要及时调整辅食。

怎样给宝宝添加菜泥、果泥

菜泥的制作方法

❶ 选择新鲜的蔬菜，洗净，用清水浸泡几分钟，沥干，剁成菜泥。

❷ 在小锅中放50毫升水，待水烧开后，把菜泥放入水中煮1分钟。如果是能够生吃的菜，煮开就可以了。

❸ 关火后汤里放一滴香油（建议用滴管，以免过多导致宝宝腹泻）。

❹ 温度降至适宜后，用小勺喂给宝宝吃。

果泥的制作方法

❶ 香蕉、猕猴桃、苹果、草莓等去皮洗净，切成小块。

❷ 直接放在研磨碗中研磨成泥。

❸ 苹果、香蕉可直接用勺刮成泥状，梨、荔枝、橘子、橙子等需要用榨汁机榨成汁，带果肉一起喂。

如何确定宝宝能吃泥糊状食物

把辅食喂到宝宝嘴里时，宝宝会把小嘴闭紧并慢慢地咀嚼。

把小勺放在宝宝嘴边，宝宝会用上唇把勺里的食物抿在嘴里。

自制泥状食物时，一定要把食物做成真正的泥状，不能有颗粒，尤其是菜叶，必须剁碎，一点菜叶片都不能有。

怎样给宝宝添加粥

这个时期的宝宝已经能吞咽下稀粥了，所以妈妈可把宝宝的主要辅食由原来的米粉转换成稀粥。在7个月的初期可用7倍稀粥喂食宝宝，等宝宝习惯后再逐渐减少水分，用5倍稀粥喂食宝宝。宝宝吃的稀粥可与大人吃的米饭一起做，具体做法如下：

7倍稀粥

❶ 先将大人用的米洗好倒入锅中，再将宝宝的煮粥杯置于锅中央，煮粥杯内米与水的比例为1∶7。也可用白饭，2大匙白饭约需搭配半杯多的水。

❷ 像平常一样按下开关。锅开后，杯外是大人的米饭，杯内是给宝宝喝的稀粥。

❸ 7个月初的宝宝刚开始食用7倍稀粥时，如果喉咙特别敏感，可先将稀粥压烂后再喂食。

5倍稀粥

❶ 同样，先将大人用的米洗好倒入锅中，再把宝宝的煮粥杯置于锅中央，杯内米与水的比例应为1∶5。1大匙米约需搭配1/3杯的水，如用白饭熬煮，则2大匙白饭需要搭配1/3杯的水。

❷ 5倍稀粥煮好后，如果宝宝喉咙较敏感，也可先将稀粥压烂后再喂食。

温馨提醒

给宝宝煮粥时，可在里面加入一些碎豆腐，也可将豆腐汆烫后用汤匙压碎，再放入煮好的粥中，给宝宝食用。豆腐含优质植物蛋白，口感新鲜，容易消化吸收，是非常适合宝宝的一种食物。

肉类辅食应该怎么做

宝宝多大可以吃肉

肉类食品是铁、锌和维生素A的主要来源，婴儿7个月时就可以添加肉泥，9个月时就可以完全吃肉了，但要注意适量，总量可由每天平均摄入10克上升为20～30克。可按照鸡肉→猪肉→牛肉的顺序进行添加。

肉类的选择

对于宝宝来说，最好选择瘦肉，如猪的里脊肉，这个部位的肉较瘦，而且脂肪少。除此之外，也可以选择吃瘦牛肉、瘦羊肉、去皮鸡胸脯肉、鱼肉等，以保证优质蛋白质的摄入，同时保证微量元素锌及维生素B_{12}等其他营养素的获取。

肉类的制作方法

肉类处理起来比较麻烦，特别是为宝宝烹制的辅食，妈妈更须注意。下面向妈妈们推荐一种肉类的基本烹调方法。

❶ 挑选不带脂肪的瘦肉，剁成馅，或直接购买瘦肉馅。

❷ 倒入比肉馅多5倍的冷水，慢慢熬煮。

❸ 肉熬烂后摊于网勺内，用水冲洗干净。

❹ 喂食时，须再将肉捣烂，才容易入口。

❺ 将捣烂的肉碎调成黏稠状，即可给宝宝食用。

不要光喝汤不吃肉

有的妈妈怕宝宝吃肉卡住喉咙，觉得汤的营养应该会更丰富一些，于是就每天换着花样地给宝宝煲各种汤，鱼汤、鸡汤、鸭汤、肉汤等。其实，由于煲汤时水温升高，动物性食物中所含的蛋白质遇热后发生蛋白质变性，就凝固在肉里，真正能溶到汤中的蛋白质是很少的。如果宝宝只喝汤、不吃肉，就等于“丢了西瓜拣芝麻”，把绝大部分营养素都丢失了。

1岁以内的宝宝不能吃哪些食物

以下食物是不宜给宝宝添加或只能少量添加的食物：

蛋清

鸡蛋清中的蛋白质分子较小，有时能通过肠壁直接进入婴儿血液中，使婴儿机体对异体蛋白质分子产生过敏反应，导致湿疹、荨麻疹等疾病。蛋清要等到宝宝1岁以后才能给宝宝喂食。

蜂蜜

蜂蜜虽然属于天然食品，但因无法消毒，其中可能含有肉毒梭菌（又称肉毒杆菌），会引起宝宝严重腹泻或便秘，不适合给1岁以下的宝宝食用。

矿泉水、纯净水

宝宝消化系统发育尚不完全，滤过功能差，矿泉水中矿物质含量过高，容易造成渗透压增高，增加宝宝肾脏负担。最适合宝宝喝的水应该是凉开水，其他饮用水最好不要给宝宝喝。

功能饮料

在国外一般认为，所有添加了营养成分的饮料都可以称为功能饮料，如具有抗氧化作用的绿茶饮料；富含维生素、胡萝卜素，具有助消化、增体能作用的果蔬饮料；提供能量和蛋白质的植物蛋白饮料，如杏仁露；添加了维生素、矿物质，能提高人体抗疲劳能力的饮料，如红牛等。

功能饮料中大都富含电解质，由于宝宝的身体发育还不完全，代谢和排泄功能还不健全，过多的电解质会导致宝宝的肝、肾及心脏承受不了，加大宝宝患高血压、心律失常的概率，或者是肝、肾功能受到损害。所以，妈妈不要给宝宝喝功能饮料。

含有大量草酸的蔬菜

菠菜、韭菜、苋菜等蔬菜含有大量草酸，在人体内不易吸收，并且会影响食物中钙的吸收，可导致宝宝骨骼、牙齿发育不良，如果非要给宝宝喂食，可以先焯水再烹调。

如何选购简单便捷的营养辅食

妈妈除了亲手给宝宝制作辅食，还可以选择质量好的市售成品辅食。这些经过专业配方、加工的辅食，食用更方便，能够满足宝宝不同时期的营养需求，更适合宝宝的口味。

选购辅食三注意

❶ 注意品牌，尽量选择规模较大、产品服务质量较好的品牌企业的产品。

❷ 注意外包装，看辅食包装上的标志是否齐全，按国家标准规定，在外包装上必须标明厂名、厂址、生产日期、保质期、执行标准、商标、净含量、配料表、营养成分表及食用方法等项目，若缺少上述任何一项都不规范。

❸ 注意营养素的全面性，要看食品的营养成分表中标明的营养成分是否齐全，含量是否合理，有无对宝宝健康不利的成分。

罐装辅食的保存

❶ 买来的辅食罐头应该放置在阴暗处，切勿放在靠近炉火的地方。

❷ 罐装的辅食，在开封前最好先清洁罐头的表面及开口处。

❸ 一次吃不完一罐时，需要用开水烫过的汤匙，从上面轻轻取出所需要的量，尽量不要放在里面搅拌。

❹ 开封后剩下的辅食须放入冰箱内保存。

❺ 开罐后两天内吃完比较安全，瓶装果泥，通常开罐后可以保存三天。

买来的辅食如何吃

❶ 照说明书操作就可以了。有的只须水调一下就做好了，还有很多即开即食型的辅食，出门携带也很方便。

❷ 宝宝对单调的辅食不满，妈妈可以把几种辅食搭配起来做成不一样的食物。如原味米糊调入果汁；米粥里加入蔬菜粉、果粒、碎饼干等。

❸ 可以使用多种方法，改变辅食的原有性状，或加入自家原料，做成完全不同的辅食。

不管是自制的还是市售的辅食，首要前提都是要做到新鲜、营养和卫生。

宝宝不爱吃辅食怎么办

此阶段给宝宝添加辅食的目的是为了让宝宝接受更多东西，并不意味着立刻就要让宝宝以辅食作为主食，1岁内的宝宝主食还是奶，所以，只要宝宝会吞咽，能接受辅食就可以了，不要以吃饱为目的。

宝宝不爱吃辅食的可能原因

❶ 母乳充足，吃不下辅食或依恋母乳。

❷ 喂完奶不长时间就喂辅食，宝宝根本没有食欲。

❸ 不喜欢吃购买的现成辅食。

❹ 辅食做得没味道。

❺ 不喜欢使用喂辅食的餐具（母乳喂养的宝宝通常不喜欢吮吸奶嘴，不喜欢用小勺往嘴里送饭）。

❻ 喂辅食时烫着过宝宝或呛过宝宝等。

❼ 用喂过苦药的奶瓶、小勺、小杯、小碗喂宝宝辅食。

❽ 喂奶时抱着宝宝，喂辅食时却让宝宝坐在小车里；喂奶时妈妈抱着，喂辅食时却让爸爸或其他人抱着，宝宝会认为：还是吃奶好。

⑨ 身体缺铁，没有食欲，缺锌也一样，甚至连奶都不爱吃。这种情况须去医院诊断。

⑩ 添加辅食进度过快，宝宝还不能消化谷物，对肉、油消化也不是太好，肚子总是胀胀的，不舒服。

⑪ 宝宝爱吃某种辅食，妈妈就一顿接一顿地喂，直到吃够，这会使宝宝什么辅食也吃不了。

⑫ 宝宝睡得迷迷糊糊，把奶嘴塞进宝宝嘴里，却让宝宝迷迷糊糊地把辅食喝进去，宝宝会非常反感。

对于宝宝不爱吃辅食的原因，妈妈们要引起注意，并对症处理，提高喂养技巧。

小窍门应对不爱吃辅食的宝宝

宝宝不爱吃辅食时，妈妈不妨试试下面的方法。

给宝宝做示范：有些宝宝因为不习惯咀嚼，会用舌头将食物往外推，在这个时候妈妈不要单纯地以为是宝宝不爱辅食的味道，要给宝宝做示范，教宝宝如何咀嚼食物并且吞下去。可以放慢速度多试几次，让宝宝有更多的学习机会。

口味多样化：饮食富于变化能刺激宝宝的食欲。在宝宝原本喜欢的食物中加入新材料，分量和种类由少到多。宝宝讨厌某种食物，妈妈应在烹调方式上多换花样。宝宝长牙后喜欢咬有嚼感的食物，不妨在这时把水果泥改成水果片。食物也要注意色彩搭配，以激起宝宝的食欲，但口味不宜太浓。

尊重宝宝的自主意识：半岁之后，宝宝渐渐有了独立心，会想自己动手吃饭，妈妈不要制止而应该鼓励。让宝宝自己吃饭，不管是用手还是用匙，也可烹制易于手拿的食物，满足宝宝的欲望，让宝宝觉得吃饭是件有“成就感”的事，食欲也会更加旺盛。

准备一套宝宝餐具：大碗盛满食物会使宝宝产生压迫感而影响食欲；尖锐易破的餐具也不宜使用，以免发生意外。宝宝餐具有可爱的图案、鲜艳的颜色，可以促进宝宝的食欲。

学会食物代换原则：如果宝宝讨厌某种食物，也许只是暂时性不喜欢，可以先停止喂食，隔段时间再喂，在此期间，可以喂给宝宝营养成分相似的替换品。

添加辅食后出现便秘怎么办

添加辅食后，宝宝可能会出现便秘。这种情况的便秘主要是饮食结构造成的，可以通过饮食调理，改变辅食的数量和品种来解决。

首先，妈妈要保证奶量，因为宝宝还不到1岁，吃辅食只是为了使宝宝的胃肠道慢慢学会消化，这些辅食不能顶饱。如果把本来吃的奶撤掉，宝宝就会挨饿，胃肠道的食物没有富余，就不可能有大便。因此要保持原来的奶量，在吃奶之余添加1～2小勺辅食，让宝宝学习消化，宝宝的胃肠道饱足后就会有大便排出。妈妈如果发现宝宝排便次数少，大便干硬，则应适当增加喂养的次数和量，观察大便是否有所改善。

同时，妈妈还要保证足够的水分供应，6个月以上添加了辅食的宝宝，每天须补充120毫升左右的水，人工喂养的宝宝需200毫升左右的水，如果一点水也不喝或喝得少，宝宝会出现大便干燥。

其次，给宝宝添加的辅食中最好包含一两种对通便有帮助的食物，如番茄、香蕉、梨、黄瓜、南瓜、红薯、萝卜等，然后加水煮熟搅拌成蔬果汁，通便效果非常好，而且有营养。开始的时候，可以少放菜，多放水来做，不要打得太稠，如果味道比较淡，可以加少量的冰糖，或者含微量元素的糖都可以，但加糖要适量，不要太甜。水果有甜味就不用放糖了，味道也不错。

另外，选购市售辅食时要注意其中是否添加了益生元。益生元可以促进肠道有益菌的生长，建立健康的肠道环境，有利于营养素更好地被消化吸收。在宝宝便秘的时候，可以先将辅食停一停，在停的过程中，宝宝不见有好转的情况下，可以在医生的指导下服用一些益生元，对宝宝的肠道健康能起到很好的帮助作用。

注意：妈妈也要注意饮食，保证各种营养素均衡摄取，不要吃得过于精细，保证膳食纤维的摄入；不要吃过于味厚甘腻、辛辣刺激性的食物。

辅食会引起大便性质和色泽的改变

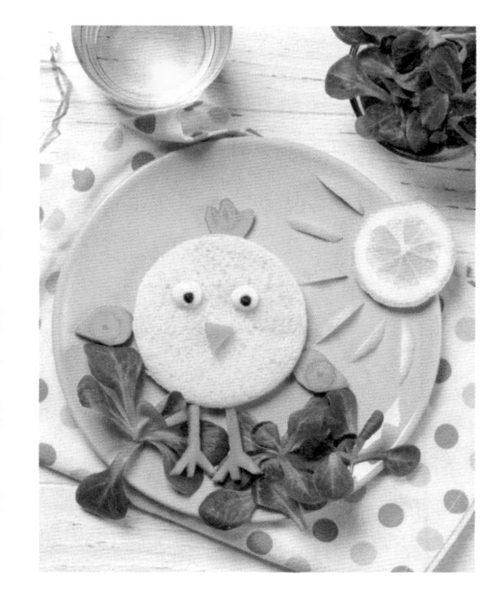

大便色泽与食物种类有关。吃有色蔬菜和有色谷物时，宝宝大便会发生相应改变：如吃番茄时，大便发红；吃绿色蔬菜时，大便发绿；吃动物肝脏或动物血时，大便可能成墨绿色、深褐色或黑红色。大便性质也与食物有关：吃纤维素含量高的食物，大便可能软或不成形；吃较多肉类食物或高钙食物时，大便可能会发干；吃寒凉食物时，大便可能会偏稀。总之，宝宝大便不再像纯乳喂养期那样恒定了，妈妈要考虑到这一点，不要一出现大便改变，就带宝宝去医院，首先要考虑是否与所喂食物有关。

当宝宝发生便秘时，妈妈不可随便给宝宝吃通便的药，咨询医生后再遵医嘱采取相应的措施。可以适当用下开塞露给宝宝通便。

为宝宝准备磨牙食物

一般情况下，宝宝在6个月左右开始萌出乳牙，最先萌出的是一对下中门齿。到8月龄左右，开始萌出一对上中门齿。到了9～10个月，宝宝将先萌出一对下侧切牙，再萌出一对上侧切牙。此后，会按照由前向后、左右对称、成对萌出、先出下牙、后出上牙的规律继续萌出其余乳牙。

宝宝出牙期间牙床可能会有一些不适，妈妈可以适当让宝宝吃一些饼干、烤馒头片等硬食，以缓解宝宝牙床的不适，并促进乳牙的萌出。

适合作为磨牙食品的食材

饼干：不但可以帮宝宝锻炼牙床，还可以作为两餐之间的点心，为宝宝补充能量。

烤馒头片：馒头含有碳水化合物、蛋白质、维生素、钙、镁等营养素，把馒头切成薄片，放在不加油的平底锅里烤至两面微微发黄、略有一点硬度、里面还是软的程度给宝宝吃，不仅可以帮宝宝磨牙，还可以为宝宝补充多种营养素。

胡萝卜：胡萝卜含有胡萝卜素、B族维生素、维生素C、钙、磷、铁等多种营养素，非常适合宝宝吃。用来给宝宝磨牙时，妈妈可将胡萝卜煮熟或蒸熟，然后切成比较粗的条，让宝宝拿着吃。

黄瓜：黄瓜中含有丰富的维生素C、维生素E和维生素B_1，并且口感爽脆，味道鲜甜。妈妈可以选择鲜嫩的小黄瓜洗净，削去皮，切成大片或手指粗细的条，让宝宝自己拿着吃。

红薯：红薯也是适宜宝宝的磨牙食品，不论是将生红薯切片，还是给宝宝吃红薯干，都可以起到很好的锻炼宝宝牙床的作用。如果妈妈觉得红薯干太硬，可以在焖米饭时将它们放到饭上蒸一会儿，等它们稍微变软些再拿给宝宝吃。

水果：苹果、梨等果肉较硬的水果也有很好的磨牙作用，妈妈可以将它们洗净去皮，挖去果核，切成小片或小条，让宝宝自己拿着吃。

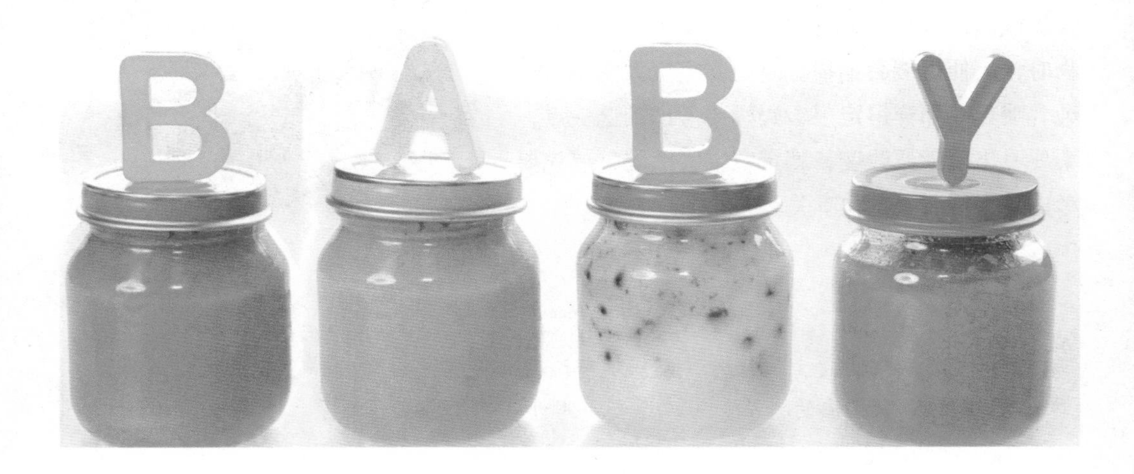

完全断奶阶段（1~2岁）

宝宝断奶的最佳时间

断奶是个长期的、循序渐进的过程，而并非在某个时间点上的突然中断。

给宝宝断奶的最佳时间

1岁左右是宝宝断奶的最佳时间，有条件的妈妈也可以喂到2岁，如果在添加辅食的条件下仍保留1～2次母乳直到1岁半或2岁也是可以的。关键问题不在于硬性规定什么时候一定要断奶，而主要在于按时地去增加断奶食物即辅食，一方面让宝宝能得到充分的营养以满足自身生长发育的需要，另一方面让宝宝慢慢地习惯辅食，逐渐地、自然而然地断掉母乳，即所谓的自然断奶。

妈妈要掌握循序渐进的方法，先考虑取消宝宝最不重要的那一顿母乳。最好是每隔一段时间取消一顿母乳，代之以奶瓶。如先减去白天喂的1顿奶，过1周左右，如果妈妈感到乳房不太发胀，宝宝消化和吸收的情况也很好，可再减去1顿奶，并加大辅食的量，逐渐断奶，直至过渡到完全断奶。一般情况下，完全断奶后2～3天，宝宝即可适应，最迟在1周左右也能完成。

不过，宝宝会有习惯性的吃奶需求，这种吃奶习惯可以先移除。例如，宝宝早上起床习惯吃母乳、中午必须吃完母乳再睡觉，那么妈妈可以改变自己，让宝宝无法维持这些习惯。例如妈妈可以比宝宝更早起床，让宝宝无法直接在床上吃奶；中午可能是让宝宝边吃边睡，可以改成让宝宝到公园玩耍，玩累了就回家睡觉，总之就是尽量让宝宝不要处在会让他想吃母乳的情境中。

给宝宝断奶的最佳季节

断奶的最佳时间应选择在春秋季节。如果按时间推算，宝宝的断奶时间正好赶在夏季的话，可以适当往后推一两个月，另外，宝宝的身体出现不适时，断奶时间也应适当延后。

需要断掉母乳的情况

❶ 除了母乳，宝宝什么也不吃，严重影响宝宝的营养摄入。

❷ 严重影响了母子的睡眠，一晚上总是频繁要奶吃。

❸ 母乳很少，但宝宝就是恋母乳，饿得哭哭啼啼，可就是固执地不吃其他食物。

出现以上3种情况，就可在宝宝1岁时彻底断掉母乳了。

温馨提醒

如果妈妈拿着奶瓶喂宝宝，宝宝不肯接受（可能是因为闻到了妈妈的气息，知道妈妈的乳房就在附近），可以尝试由爸爸或者其他家人来喂他。

关于断奶的一些建议

❶ 少吃母乳，多喂配方奶。开始断奶时，可以每天都给宝宝喝一些配方奶，也可以喝新鲜的全脂牛奶。需要注意的是，尽量鼓励宝宝多喝牛奶，但如果宝宝想吃母乳，妈妈也不要拒绝。

❷ 可以先断掉夜里的奶，再断临睡前的奶。宝宝睡觉时，可以改由爸爸或家人哄睡，妈妈避开一会儿。但如果宝宝半夜醒来不喝奶就不睡觉，可以改成喂配方奶或牛奶。让半夜醒来的宝宝很快入睡是目的，让宝宝不夜啼也是目的。能达到这个目的，夜间吃奶并非禁忌。

❸ 并不是说到了1岁以后就要马上断奶，如果不影响宝宝对其他饮食的摄入，也不影响宝宝睡觉，妈妈还有乳汁，母乳喂养可延续到1岁半。

❹ 有些宝宝1岁以后，即使妈妈不强行断奶，宝宝对母乳也已经不怎么感兴趣了，可吃可不吃的样子，这样的宝宝是很好断奶的，不要采取在乳头上抹辣椒、贴胶布等硬性措施。

❺ 即使1岁还断不了母乳，再过几个月，也能顺利断掉母乳。婴儿到了该断奶的时候，就会有一种自然倾向，不再喜欢吮吸母乳了。母乳少的妈妈，基本可以不吃断乳药，宝宝不吃了，乳汁也就自然没有了。

断奶后妈妈若有不同程度的乳房胀痛，可用吸奶器或人工将奶挤出，同时用生麦芽60克、生山楂30克水煎当茶饮，3～4天即可回奶，切忌热敷或按摩。

宝宝哭闹，不肯断奶怎么办

不要伤及宝宝的情感

给宝宝断母乳，对于一些妈妈来说并不是一件难办的事，可有的妈妈会遇到很大麻烦。断母乳不单单是妈妈的事，更多的是宝宝的事。对于宝宝来说，断母乳，不单是不让他吮吸妈妈的乳头了，而是有和妈妈分离的感觉，宝宝在情感上不能接受。这不是因为宝宝还需要母乳中的营养，或不接受母乳以外的食物，不是身体和生理上的需要，而是心理和情感上的需要。所以，妈妈不要采取一些强制性的断母乳措施。比如，在妈妈的乳头上抹辣椒，涂上可怕的带有颜色的药水，贴上胶布，甚至妈妈突然消失不见。其实，不用这些强制手段，宝宝也不会一直吮吸妈妈的乳头。妈妈只要一步一步来，并不会惯坏宝宝。

有技巧地安抚宝宝

妈妈的母乳已经不能完全满足宝宝的生长发育需要，如果一直喂母乳，宝宝也不会习惯吃配方奶或牛奶，这样营养自然跟不上。只要妈妈把握一定的技巧，耐心地对宝宝进行安抚，宝宝会顺利度过断奶期的。

❶ 不让乳汁成为宝宝的安慰剂。当宝宝情绪急躁、哭闹时，许多妈妈会选择用喂奶来安慰宝宝，久而久之，宝宝不仅习惯饿了吃奶，在情绪急躁不安时也要寻求母乳，从而加剧了宝宝对母乳的依赖。

❷ 不能养成妈妈抱着入睡或含着妈妈乳头入睡的坏习惯。宝宝入睡时，妈妈可以守候在宝宝的床边，让宝宝不担心与妈妈分离，使宝宝心里更踏实，能安安稳稳地入睡，渐渐淡化宝宝对母乳的依恋。

❸ 断奶期间，妈妈要对宝宝格外关心和照料，并花一些时间来陪伴他，和他多做游戏，抚慰他的不安情绪，可大大改善宝宝的哭闹行为。

每天500～600毫升配方奶或牛奶

断奶的意思是断掉母乳，而不是要断掉一切乳类食品。

断奶后要保证牛奶的摄入量

鉴于配方奶、牛奶等奶制品能为人类提供丰富的优质蛋白质，营养价值很高，不但在婴儿期，即使长大以后，宝宝也应该适当地喝点配方奶或是吃一些奶制品。也就是说，宝宝需要一直喝奶制品，如果是在1岁前断母乳，应当喝配方奶粉，以每天500～600毫升配方奶为宜，可以早、晚各250～300毫升，1岁以后的宝宝可以喝牛奶，每天500毫升左右的量即可。

不要忽视牛奶的营养价值

如果喂一顿饭需要好几十分钟，加上做，要一个多小时，而做完后宝宝又实在不喜欢吃，那还不如多喂一顿牛奶。一瓶牛奶的营养，并不比一顿饭的营养差，尤其对于以不吃米饭和粥为主的宝宝而言。只要肯喝牛奶，一天喝500～800毫升牛奶，吃两顿辅食（中午、晚上和父母一同进餐）是完全可以的。

喝奶少就要多吃蛋、肉。如果一天喝奶少于500毫升，就要吃比较多的蛋、肉了，以补充生长发育需要的足够的蛋白质。

当然，也不能以喝牛奶为主。一是可能会使宝宝发生缺铁性贫血，二是不能锻炼宝宝的咀嚼和吞咽能力，也不能促进宝宝味觉的发育，减少了品尝各种食物味道的机会，可能会出现偏食。所以建议妈妈，如果宝宝喜欢吃辅食，可以三餐都吃辅食，另外再喝500～600毫升的牛奶；如果宝宝不喜欢吃辅食，可以只吃两顿或只吃一顿辅食，等宝宝慢慢喜欢吃辅食了，再增加次数。

宝宝不爱喝牛奶

现在，能不添加配方奶，一直吃母乳到1岁多的宝宝已经不多了。一直母乳喂养的宝宝，当然很难接受不熟悉的配方奶了。妈妈应该做的是让宝宝熟悉配方奶或牛奶，并喜欢上喝配方奶或牛奶。方法有很多，但具体到某一个宝宝，可能所有的方法都不灵，最终妈妈找到了方法，或有一天，妈妈没有再费劲，宝宝突然喜欢上喝牛奶了。总之，没有最好的方法，适合宝宝的方法就是最好的。如果宝宝不喜欢喝配方奶或牛奶，不妨试一试下面的方法。

❶ 在牛奶中加入宝宝喜欢吃的食物，如喜欢吃的米粉、蛋黄、奶伴侣等。

❷ 不逆着宝宝的兴致来，当宝宝对喝奶表示厌烦时，妈妈切不可和宝宝较劲，不喝奶就不给其他食物，这样不但影响宝宝的营养摄入，还会让宝宝产生焦躁情绪，更加厌烦牛奶。

宝宝断奶后如何保持营养

一日五餐

1岁宝宝全天的饮食安排为：一日五餐，早、中、晚三顿正餐，中间加两顿点心，强调平衡膳食和粗细、米面、荤素搭配，以碎、软、烂为原则。

食物全面

食物的营养应全面和充分，一般主食可以吃粥、软饭、面条、馒头、包子、饺子、馄饨等，副食可以吃新鲜蔬菜（特别是橙、绿色蔬菜）、鱼、肉、蛋、动物内脏及豆制品，还应经常吃一些海带、紫菜等海产品。总之，完全断奶后，宝宝每日的饮食中应包含碳水化合物、脂肪、蛋白质、维生素、无机盐和水这六大营养素，避免饮食单一化，多种食物合理搭配才能满足宝宝生长发育的需要。

补充水分

和平时一样，白天除了给宝宝喝奶外，可以给宝宝喝少量1∶1稀释的鲜果汁和白开水。过了1岁，宝宝每天的水量就应在500毫升以上。在特殊环境下，如出汗、腹泻、呕吐等，要相应增加，以补充生理盐水为宜。

补充配方奶或牛奶

配方奶或牛奶是宝宝断奶后每天的必需食物，因为它不仅易消化，而且有着极为丰富的营养，能提供给宝宝身体发育所需要的各种营养素。所以，断母乳后，配方奶或牛奶要继续给宝宝喝，以每天500～600毫升为宜。

禁忌食物

刚断母乳的宝宝在味觉上还不能适应刺激性的食品，其消化道对刺激性强的食物也很难适应，因此，不宜给宝宝吃辛辣食物。

1～2岁宝宝的喂养要点

1岁以后的宝宝生长发育虽不如出生后第1年迅速，但每年仍可增加2～3千克体重，因此，其营养素的需要量仍然相对较高。这个阶段的哺喂原则是营养要全面，食物品种要多样化，以保证身体生长需要。

宝宝可以吃谷类食物

宝宝这个时候可以吃大部分谷类食品了，小米、玉米中含胡萝卜素，谷类的胚芽和谷皮中含有维生素E，应该让宝宝适量摄入。但是，谷类中某些人体必需氨基酸的含量低，不是理想的蛋白质来源。而豆类中含有大量这类营养物质，因此，谷类与豆类一起吃可以达到互补的效果。

辅食制作注意事项

此时宝宝的咀嚼功能和胃肠功能还不够发达，胃的容量还只有250毫升左右，还应该坚持每天单独为宝宝加工、烹调食物，食物加工要细，尽量采用蒸、煮、炖、煨等烹调方式，少用油炸的方式，以防脂肪过多，食物过硬。

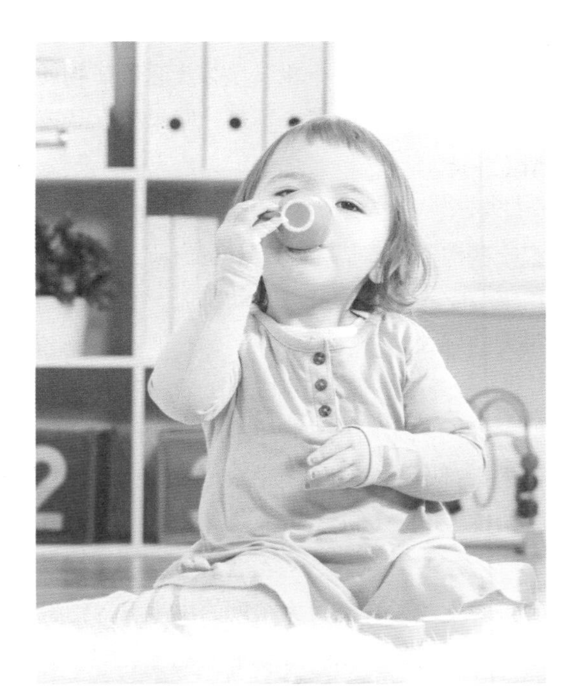

增加益脑食物

此阶段是宝宝智力发育的黄金阶段，妈妈要多给宝宝吃一些富含卵磷脂和B族维生素的食物，如大豆制品、鱼类、禽蛋、牛奶、牛肉等，应尽量避免过咸的食物，含过氧化脂质的食物，如腊肉、熏鱼等，含铅的食物，如爆米花、松花蛋等，含铝的食物，如油条、油饼等，以免妨碍宝宝的智力发育。

培养良好的饮食习惯

这个时候是培养宝宝饮食好习惯的关键时期，妈妈要引导宝宝自己进食，并要求宝宝饭前不吃零食，尤其不吃糖果、巧克力等甜食，以免影响食欲；吃饭时停止其他活动。

另外，宝宝开始表现出对食物的偏好，如果宝宝拒绝吃某种食物，父母不要强迫他，可以在他喜欢的食物中加入一点他不喜欢的食物，混合烹调，再逐渐增加他所不喜欢的食物分量，以帮助他渐渐接受。如果宝宝还是不吃，妈妈可以找一种与此类食物营养相近的食物来代替，过一段时间重新尝试。

1～2岁宝宝可以吃的食物

谷类：此时宝宝可以吃的主食种类很多，各种粥、软米饭、面条、饺子、馄饨、馒头、包子、饼干、面包、小糕点等都是宝宝爱吃的食物。

蛋类：1岁以上的宝宝几乎可以吃各种形式的蛋类食物，但是营养价值最高、最容易被宝宝吸收的还是蒸蛋羹和蛋花汤。

蔬菜：宝宝每天营养的主要来源之一就是蔬菜，特别是绿色蔬菜。如果宝宝不是很喜欢吃蔬菜，妈妈可以把蔬菜加工成细碎软烂的菜末炒熟调味，给宝宝拌在饭里喂食。

水果：宝宝每天最好能吃到不同的水果，但最好不超过三种，分两次吃，并控制摄入量。各种颜色的水果都要吃。有些水果不宜空腹食用，如香蕉、荔枝、柿子、橘子、山楂。

干果、坚果：干果、坚果类食物矿物质含量高，特别是含有丰富的不饱和脂肪酸，可促进宝宝大脑发育。不过，坚果类食品较硬，宝宝咀嚼能力还不是很强，应该弄碎了给宝宝吃。

肉类：宝宝这时候咀嚼能力已接近成人，很多固体食物都能吃，妈妈可以经常给宝宝吃些肉类，以满足宝宝对蛋白质及钙、铁、锌等矿物质的需求。除了肉，妈妈还可以给宝宝吃一些动物肝脏和动物血，它们同样具有很高的营养价值，对宝宝的生长发育有很大的好处。

海鲜类：随着年龄的增长，宝宝对鱼、虾等海鲜类食物过敏的概率也在不断降低，此时除了给宝宝吃鱼肉，也可以尝试给宝宝吃虾肉等海鲜了。由于鱼、虾等生物体内大部分有寄生虫存在，为避免宝宝被感染，妈妈一定要把它们煮熟、煮透，然后再给宝宝吃。

豆类及豆制品：豆类含有丰富的蛋白质，还含有能促进宝宝神经发育的亚油酸和对宝宝的生长发育有很大帮助的维生素、钙、磷、铁等多种营养素。如果宝宝对豆类食物不过敏，妈妈可以经常给宝宝吃些豆粥、豆沙、豆腐等豆制品，这对宝宝的生长发育是很有好处的。

宝宝刚断奶时烹调食物有讲究

切法

蔬菜→碎末；鲜豆、干豆→豆沙；豆制品→泥、碎末；肉类→去骨碎末；鱼类→去刺碎末；血→碎末。

烹制方法

大米→粥、煨烂饭；面食→蒸、煮、烩；粗粮或薯类→粥、糊、泥；肉类→烧、煮、炖、蒸；蔬菜→炒、烧、煮、炖。

调味品的运用

在宝宝的食物中，调味品不应放得太多，最好以清淡为宜（少油、少盐），不应该使用有刺激性的调味品，如辣椒、酒、花椒、五香粉、芥末、辣酱、胡椒粉等。另外，部分菜可不放调料，包括盐，如虾蟹、牡蛎等海产品，特别新鲜的海鱼也不需要放调料，有的海产品不但不能放盐，还需要浸泡去盐，如海米、虾皮等，不要给宝宝吃咸鱼和腌制品，更不能吃咸菜。

宝宝能用的调料比较有限，可用葱、姜、蒜、醋、酱油（最好用宝宝专用酱油，要少放，放酱油就不要放盐了）、淀粉、酵母。

常用食物的制作方法

❶ 粥类。豆粥：红豆、黄豆、绿豆等各种豆类加米煮烂或大米粥内加豆粉再煮熟。菜粥：粥内加入炒熟的鱼肉、肝脏等碎末或蛋花、菜末。甜粥：红薯、枣（煮熟后去皮去核）、山药、土豆等加水煮烂再加糖。

❷ 煨饭。软饭加炒熟的鱼肉、肝、菜末再煨烂；软饭加牛奶或豆浆、糖蒸熟；软饭加鸡蛋炒青菜末蒸熟。

❸ 软饼类。面粉加土豆泥、红薯泥、豆腐泥或适量鸡蛋或牛奶、糖或盐和葱花调匀，摊成软饼，也可在软饼内卷上豆泥或枣泥蒸熟。

❹ 蛋糕。将少许猪油温化，与白糖一起放入盆中，再把鸡蛋搅拌成糊状，然后加入面粉，调成面糊，将面糊倒入涂好油的碗或盆内，上笼蒸或进烤箱内烤25分钟。

温馨提醒

在烹调过程中，尽可能避免食物中的营养素因不适当的切、洗、煮方式受到过多的损失，如蔬菜不要泡在水里时间太长，应先洗后切，现吃现做，煮粥不要加碱等。

制作宝宝食物时如何搭配更营养

在给宝宝的饮食制作中应这样搭配食物。

❶ 采取几种不同颜色的食物搭配在一起烹调。如什锦煨饭，可用鲜豌豆（绿色）、胡萝卜（红色）、鸡蛋（黄色）、虾仁（白色）加调味品制成。

❷ 同一类食物也要采用不同的烹制方法调味及选择少量食品搭配，避免食物单一化，使宝宝厌食。例如，鸡蛋可以制作成蒸蛋羹，加少许肉末；煮荷包蛋中加碎番茄；蛋花粥中加蚕豆泥；蒸蛋糕上加葡萄干等，均可引起宝宝的食欲。

❸ 搭配食物要注意营养素含量。要尽量选择营养素含量高的食物，如虾皮紫菜汤中除包括蛋白质、脂肪、碳水化合物外，钙、磷、铁、碘的含量多，还含有少量维生素。尤以虾皮与紫菜中钙、磷含量多，能促进骨骼、牙齿的生长发育；蛋黄中铁含量多，能预防缺铁性贫血。这种搭配的食物既经济又实惠，宝宝容易消化吸收。

❹ 搭配食物要注意蛋白质的互补作用。动物蛋白质与植物蛋白质搭配在一起的生理价值高。如排骨黄豆汤的两种蛋白质互补后提高了营养价值，而且这两种食物含钙量都高，对宝宝骨骼生长有利。

❺ 食物品种搭配多样化。可以将动物性食品和植物性食品搭配，粗粮细粮搭配，咸甜食品搭配，干稀食品搭配。既能增进宝宝食欲又能起到营养互补的作用。

❻ 适应季节和气候的食品：给宝宝制作食物时，要注意多选用当季蔬菜。

虽然搭配食物能使食物营养更全面，但妈妈们也要注意食物的搭配禁忌，有些食物之间是相克的，不适宜搭配在一起吃，如水果不宜与海鲜同食。

宝宝如何补钙

含钙的食物有哪些

❶ 牛奶。250毫升牛奶，含钙300毫克，还含有多种氨基酸、乳酸、矿物质及维生素，可促进钙的消化和吸收。而且牛奶中的钙质人体更易吸取，因此，牛奶应该作为宝宝日常补钙的主要食品。其他奶类制品如酸奶、奶酪、奶片，都是良好的钙来源。

❷ 海带和虾皮。海带和虾皮是高钙海产品，每天吃25克，就可以补钙300毫克。海带与肉类同煮或是煮熟后凉拌，都是不错的美食。虾皮中含钙量更高，25克虾皮就含有500毫克的钙，所以，用虾皮做汤或做馅都是日常补钙的不错选择。需要注意的是，容易对海产品过敏的宝宝要小心食用。

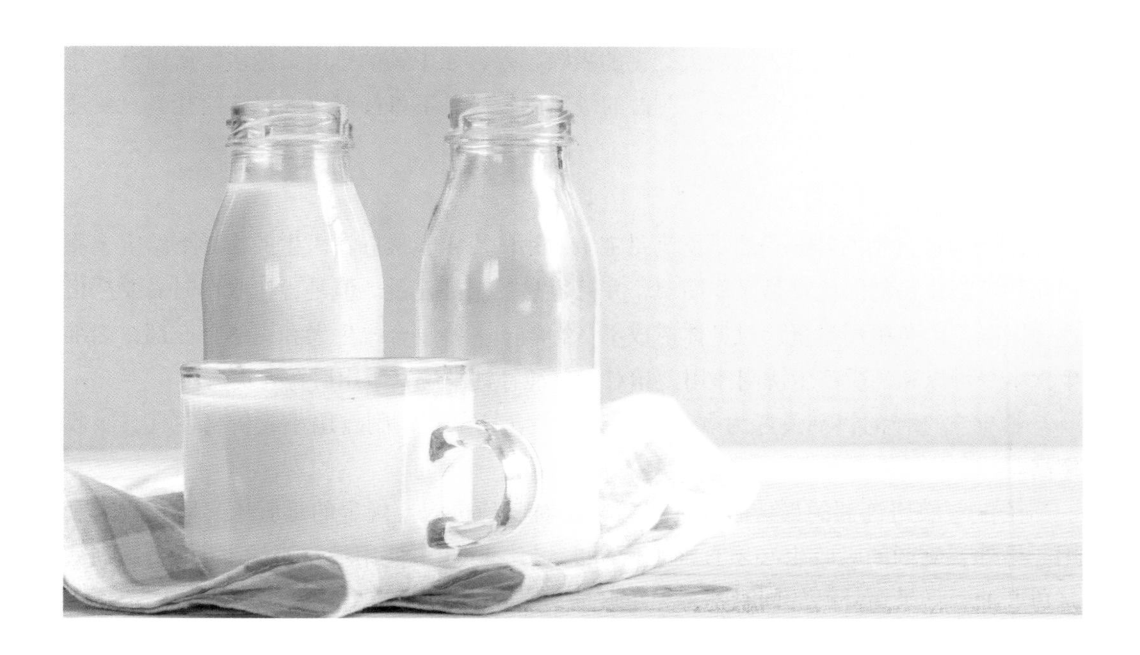

❸ 豆制品。大豆是高蛋白食物，含钙量也很高。500毫升豆浆含钙120毫克，150克豆腐含钙高达500毫克，其他豆制品也是补钙的良品。注意：生豆浆需要煮沸持续8分钟，才能够给宝宝食用。

❹ 动物骨头。动物骨头中80%以上都是钙，但是不溶于水，难以吸收，因此在制作食物时可以事先敲碎，加醋后用小火慢煮。吃时去掉浮油，放些青菜即可做成一道美味鲜汤。

❺ 蔬菜。蔬菜中也有许多高钙的品种。100克雪里蕻含钙230毫克；小白菜、油菜、茴香、香菜、芹菜等每100克中钙含量也在150毫克左右。每天吃250克这些绿叶蔬菜就可补钙400毫克左右。

注意钙的吸收

有的妈妈发现总是在给宝宝补钙，可体检时宝宝还是缺钙，不知道是为什么。其实补钙不在于量的多少，而在于吸收的效果。钙的吸收有赖于维生素D的帮助，如果人体缺乏维生素D，钙的吸收率只有10%，而在补充维生素D的同时，钙的吸收率会增加到60%~75%。所以，想要宝宝更好地吸收牛奶中的钙，就一定不要忽略补充维生素D。

维生素D的来源，一是靠人体接收室外阳光紫外线的照射在体内合成；二是靠食物。除鱼肝油外，其他食物含量极低。唯有香菇富含维生素D。但是，必须经室外阳光照晒，但因照晒的效果会逐日减退，所以存放一个月后应重复照晒。每天只服3~5克即可，切碎水煎或冲服，也可加入稀饭、菜汤中食用。多吃点醋和发酵面食也有助于钙的吸收。

另外要注意，盐的摄入量越大，钙的吸收越差，尿中钙的排出量越多，所以减少盐的摄入等于补钙。特别是小宝宝，对盐的敏感度较高，不可按照成人口味给盐，只要适当地加点咸味即可。

钙剂补钙

如果通过食物的补充仍然不能满足宝宝对钙的需求，最好在医生的指导下给宝宝服用一些钙剂。钙剂的优点是操作简单，并且容易控制补充量。但是，在服用时需要严格遵守医嘱，以免服用过量，对身体造成不良影响。一些复合维生素和钙质补充剂，因维生素本身可以和钙质产生协同作用，相对于单纯补钙来说，服用后益处更大。

给宝宝选择的钙剂最好为碳酸钙，碳酸钙含钙量高，副作用小，价格便宜，吸收率高。

给宝宝服用钙剂的最佳时间为饭后半小时，须按医生规定的量服用，防止过量服用。另外，钙剂的吸收也必须有维生素D的参与。临床上使用最普遍的维生素D制剂就是鱼肝油，如果在补钙的同时不补充鱼肝油，平时宝宝又不晒太阳，就会发生维生素D缺乏症，从而导致佝偻病。

大多数宝宝喜欢吃的食物

早餐燕麦

这是大部分宝宝都不会拒绝的食物，同时燕麦也是碳水化合物的重要来源之一，能够给身体提供所需的能量，增强宝宝的免疫力。虽然现在市面上有小包装含糖分即冲燕麦，但还是建议选择纤维丰富的全麦燕麦。如果宝宝更喜欢后者的话，妈妈可以尝试将两种燕麦混合起来。

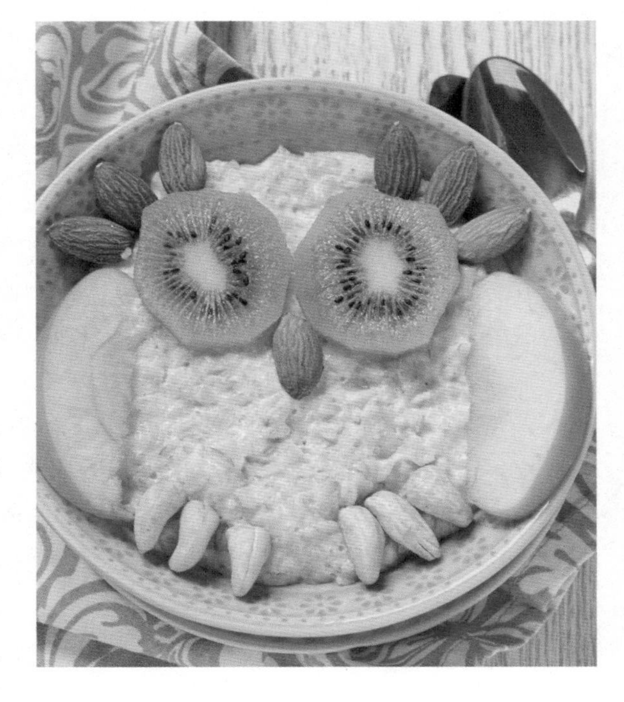

吃法：妈妈可以尝试在燕麦中加一些新鲜的水果切片，如草莓等，这样既能增加维生素C的摄入，同时还能让燕麦更加美味。

酸奶

许多宝宝都会喜欢这种容易入

口的健康食物，而且酸奶营养非常丰富。

吃法：妈妈可以在酸奶中加一些燕麦，既能增加酸奶的稠度、丰富酸奶的味道，又便于宝宝摄取燕麦中的食物纤维。

花生酱

无论是宝宝还是大人，都喜欢将花生酱涂在面包片上的吃法。花生酱除了含有丰富的蛋白质外，对于宝宝来说还是一种很好的肉类代替品，对心脏和脑部都很有益处。但花生酱容易引起过敏，要留意宝宝是否产生过敏现象。

吃法：将花生酱涂在面包片上，然后在里面夹上香蕉片，味道更美，营养更丰富。

酸奶营养丰富，注意饮用方法

酸奶对宝宝的好处

现在市场上各种品牌的酸奶都很受消费者喜爱，但很多人可能还不知道，酸奶也是很好的幼儿食品，适合各种年龄的婴幼儿当主食或辅食饮用。酸奶中的钙浓度高、易吸收，是人体最好的钙来源。酸奶中丰富的营养成分可促进婴幼儿、学龄期儿童发育，对于喝牛奶会发生腹泻的乳糖不耐受患儿，具有缓和作用。酸奶还可帮助人体产生一些维生素，并抑制某些细菌的繁殖，提高人体免疫力，增加对疾病的抵抗力。

饮用酸奶注意事项

酸奶必须新鲜食用，否则发酵过度，杂菌甚至致病菌会超标；在购买酸奶时要注意外包装上的标识，标识上蛋白质含量应“≥2.3%”，否则为乳酸类饮料，而不是真正的酸奶，饮用后对婴幼儿健康不利；一些家长担心喝凉酸奶对身体不好，专家指出，酸奶不可加热，以免破坏营养。如果刚从冰箱取出时太凉，可置于室内让其自然升至室温即可。

喂宝宝喝酸奶的时间应该选在吃完辅食后2小时左右。空腹饮用酸奶，乳酸菌容易被杀死，酸奶的保健作用减弱，吃完辅食后胃液被稀释，所以吃完辅食后2小时左右饮用酸奶为佳。而且，一次不宜让宝宝饮用过多酸奶，以每次150～200毫升为宜。饮用后要及时漱口，防止宝宝发生龋齿。

温馨提醒

市场上有很多由牛奶、配方奶、糖、乳酸、柠檬酸、苹果酸、香料和防腐剂加工配制而成的“乳酸奶”，不具备酸奶的保健作用，购买时要仔细识别。

宝宝不爱吃蔬菜怎么办

如今大多数人重视肉类的烹饪，对蔬菜的烹调甚少下功夫，蔬菜单调的样子和口味可能已经挫伤了宝宝吃蔬菜的积极性。试试在白米里加入甜玉米、甜豌豆、胡萝卜小粒、蘑菇小粒，再点上几滴香油，美丽的“五彩米饭”一定会使宝宝兴趣大增。又如家里不再做纯肉菜，而是在炒肉的时候配些芹菜、青椒等，炖肉时配上土豆、胡萝卜、蘑菇、海带等，也会增加宝宝吃蔬菜的机会。另外，吃面条的时候不要只放炸酱，可配上黄瓜、豆芽、焯白菜丝、烫菠菜叶等。

妈妈还可把蔬菜“藏”起来。很多宝宝爱吃带馅儿食品，不喜欢吃胡萝卜的宝宝对混有胡萝卜馅儿的饺子可能并不拒绝。因此，妈妈可以经常在肉丸、饺子、包子、馅饼馅里添加少量宝宝平时不喜欢吃的蔬菜，久而久之，宝宝就会习惯并接受它们了。

妈妈平时要多讲一些关于食物的故事给宝宝听，小孩的共同特点是喜欢听故事，用讲故事的方式向宝宝介绍食物的特点，宝宝很容易接受，可以在心理上增加对食物的感情。例如，在给宝宝吃萝卜之前，先讲小白兔拔萝卜的故事，然后给宝宝看萝卜的可爱形状，最后将它端上餐桌，宝宝可能就会高高兴兴地品尝萝卜了。

总之，只要父母洞悉宝宝的心理，找到问题的症结，就能让宝宝在不知不觉中爱上蔬菜。

> **温馨提醒**
>
> 如果宝宝实在不喜欢吃某种蔬菜，妈妈就不要勉强宝宝吃了，可以找到与它营养价值类似的一些蔬菜来代替。比如，不肯吃胡萝卜的宝宝可以吃富含胡萝卜素的西蓝花、豌豆苗、油麦菜等深绿色蔬菜。

宝宝吃什么肉类比较好

宝宝适合吃鱼肉和鸡肉

鱼肉和鸡肉相对于其他肉来说肉质要细嫩一些，所以比较适合乳牙还未长齐的宝宝咀嚼（一般宝宝要到2岁半才长齐乳牙），在胃肠里的消化和吸收也较好。在给宝宝添加肉类辅食时，可以先给宝宝吃一些鱼肉和鸡肉。当然，为了防止宝宝偏食，在宝宝适应鱼肉和鸡肉后，可逐渐添加一些别的肉类，如猪肉、牛肉、羊肉等。

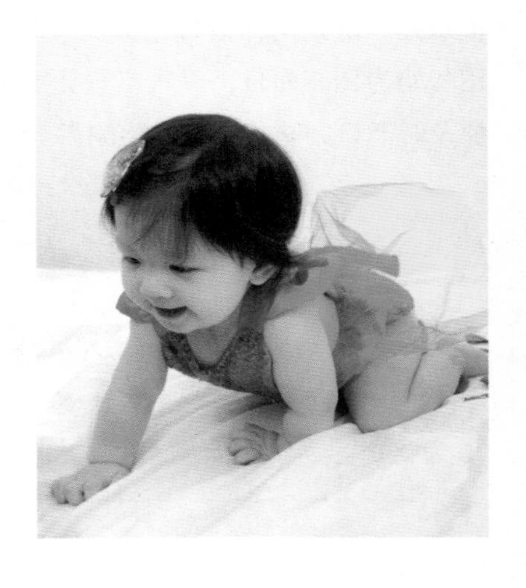

吃肉的注意事项

❶ 肉类脂肪多，胆固醇高，不要让宝宝吃太

多，否则对身体不利，特别是已经有点胖的宝宝。对宝宝来说，每天有50克无骨鱼或者瘦肉，就足以满足每天的营养需要。

❷ 肉类食物一定要吃新鲜的，不要把宝宝吃剩下的肉放入冰箱冷冻后，下次再拿出来给宝宝吃，这样对宝宝的胃肠不好。父母给宝宝做肉类食物时一次不要做太多，剩下的大人可以吃掉。

❸ 肉类食物一定要完全做熟后再给宝宝吃，以免食入细菌。

❹ 给宝宝吃鱼肉时要注意将鱼刺剔除干净，或尽量做一些鱼刺较少、较大、容易剔刺的鱼给宝宝吃，如罗非鱼、银鱼、鳕鱼、青鱼、黄花鱼、比目鱼等。

❺ 给宝宝做鸡肉时要注意，为了保持鸡肉低脂肪的优点，最好将鸡皮去掉，并选择较为清爽的烹调方式。另外，鸡汤内所含的营养成分远低于鸡肉，不能因为宝宝喝了鸡汤便感觉营养足够。

2岁以前不与大人吃一样的菜

宝宝喜欢和大人一起吃饭

很多宝宝喜欢和大人一起吃饭，也喜欢吃大人的饭菜。这是因为大人的饭菜口味重，对小宝宝味觉冲击比较大。其中最大的一个问题就是盐的用量。大人的饭菜不仅放盐较多，还放有其他调味料，如酱油、味精、辣椒等，都是不适合婴幼儿食用的。此外，大人的饭菜一般比较粗糙，即使土豆丝切得再细，黄瓜片切得再薄，对宝宝来说也还是比较大块的。

能和大人一起进餐是很好的。这不但满足了宝宝的喜好，也可以节省父母的时间。但2岁之前宝宝的饭菜要单独做。

给爸爸妈妈的建议

若宝宝每餐饭菜都单独做会很麻烦，也会占用妈妈很多时间。建议妈妈可以这样做：每次炒菜炒得差不多时，就盛出一部分，另置一个碗，剩下的按大人的需求调味。然后再择时将宝宝的菜回锅，多煮一会儿，出锅时就放少许盐，如果炒好后觉得菜有点大，可用消过毒的干净剪刀将菜剪小。

另外，即使宝宝到2岁以后，父母想要让宝宝和大人吃一样的饭菜，也须改变一下烹调方式，尽量将饭菜做得清淡一些，细软一些。

温馨提醒

虽然不建议2岁前的宝宝和大人一起吃正餐，但要求宝宝和大人坐在一起吃饭，这样可以养成宝宝定时、定点、定量吃饭的好习惯。

三餐进食阶段（2岁后）

2岁后宝宝是否需要喝配方奶

如果宝宝仍然像原来那样，每天都能喝一定量的配方奶，并不感到厌烦，那就给宝宝这么喝下去好了，可以一直喝到3周岁。建议每天给宝宝喝300毫升左右的配方奶或鲜奶，也可以喝125～250毫升的酸奶或吃一两片奶酪代替部分配方奶。要根据宝宝的喜好，为宝宝选择不同的奶制品。

如果宝宝只愿意喝酸奶，不愿喝配方奶或鲜奶，暂时先让宝宝喝酸奶也无妨，过一段时间再尝试着让宝宝喝配方奶或鲜奶。

如果宝宝只愿意吃奶酪加面包，也可以用鲜奶片代替奶酪。如果宝宝什么样的牛奶都不喜欢喝，建议试一试羊奶。

那么喝哪一种奶比较好呢？建议以配方奶或鲜奶为主，其他奶制品如酸奶、豆奶也应该让宝宝经常喝。虽然从营养价值来看，配方奶和鲜奶的营养价值较高，但因为各种奶制品的营养成分不同，其保健功效也会有侧重，比如牛奶是补充钙质的良好奶源，酸奶则有助于肠道内物质的消化吸收、增强机体免疫力；豆奶中所含的微量成分异黄酮对人体具有防癌、防止骨质疏松等保健作用。

宝宝一天该喝多少水、牛奶、果汁

水、牛奶和果汁等饮品对宝宝的成长来说至关重要，但过犹不及，喝太多或太少都会降低其应有的价值，反而无益，那么，这些饮料要喝多少才最好呢？

牛奶：2杯左右（约300毫升）

宝宝2岁后，可以每天喝300毫升左右的牛奶。但不能多，喝得太多会抑制食欲。

水：4杯左右（约600毫升）

记得要经常给宝宝喝水，并随身携带宝宝专用水杯。尽量挑选形状可爱的水杯，这会增加宝宝喝水的乐趣。

酸奶：1杯（150毫升）

酸奶不但可以提供给宝宝丰富的钙和蛋白质，还有助于消化，特别适合于消化系统不成熟的宝宝。但是酸奶中的乳酸菌含量比较高，喝太多可能引起宝宝胃肠不适，所以喝酸奶不能像喝配方奶或牛奶那么多，每天1杯就可以了。

果汁：大半杯或更少（100～150毫升）

只给宝宝喝100%的纯果汁。尽管最近研究称果汁不会给宝宝带来多余的脂肪，但是喝太多会导致腹泻和腹痛，也有可能损伤牙齿，所以不要多喝。

蔬菜汁（100～120毫升）

很多妈妈喜欢用蔬菜煮水给宝宝喝，其实蔬菜水里的营养元素要比新鲜的蔬菜汁少很多。2岁以上的宝宝每天喝100～120毫升蔬菜汁就可以。注意：蔬菜汁最好是现榨现喝。

宝宝过了2岁，无论选择哪种饮品，都只是饭菜之外的额外补充，不能因为喝的东西太多而影响吃饭。所以妈妈要控制好宝宝每天饮品的摄入量。

2～3岁宝宝的饭菜制作原则

有的妈妈给宝宝做饭时很犯愁，不知道每天给宝宝做什么吃。其实一日三餐，无非就是粮食、肉蛋奶、蔬菜三大类食物相互搭配，争取做到膳食结构合理、营养全面、食物新鲜、味道鲜美、色泽好看、符合宝宝口味。

基本原则

❶ 一日三餐两点心。宝宝除了每日三餐之外，还应给他们加1～2次点心，最好是喝点配方奶。如果晚饭吃得早，在睡前1～2小时，还可再喝点奶制品。

❷ 品种丰富。宝宝每天所吃食物品种应在20种以上，而且同样的菜制作方法也应有所变化，同样的饭菜，一周之内，最多重复一次。如果妈妈一周内给宝宝吃的饭菜总是那么几种，宝宝自然会觉得厌腻。

❸ 不要太硬、太大。宝宝可以自己进餐，仍然是在学习有效地咀嚼和吞咽的阶段，所以菜肴不要做得太硬和太大，否则宝宝会因为咀嚼困难而拒绝吃菜。

❹ 少油、少盐。摄入过多油脂会出现脂肪泻，也影响宝宝食欲。宝宝一般喜欢味道鲜美、清淡的饮食。而宝宝吃过多盐也是不利的。如果父母口味都比较重，那正好借此机会减少食盐的摄入。过多摄入食盐，对大人的身体健康同样不利。

⑤ 学会调味。宝宝有品尝美味佳肴的能力，但妈妈给宝宝做饭时多不放调料，大人吃起来难以下咽，宝宝也同样会感到难以下咽。给宝宝做饭菜时也需适当调味，这样宝宝才会喜欢吃。如果担心酱油、辣椒、大料等调料宝宝吃多了不好，妈妈可以使用番茄汁、柠檬汁、醋等做调料，给食物增添更多的味道。

温馨提醒

这个时候宝宝有能力自己吃饭了，妈妈就不用代劳了，让宝宝自己吃饭，选择自己喜欢吃的食物，妈妈不要干涉他，要求他该吃什么，不该吃什么。

偶尔特地让宝宝吃些苦味食物

在酸、甜、苦、辣、咸五味之中，苦味是最叫人难以接受的味道。所以，不仅宝宝不喜欢吃，大人也都不喜欢吃，这样宝宝摄入的五味食物就失衡了。而且，随着当今营养科学的发展，越来越多的营养学家认为，在人们偏食或追求美味现象较为严重的今天，若能让宝宝适当吃点苦味食物，对宝宝的生长发育和健康极为有益。

苦味以其清新、爽口的味道刺激舌头的味蕾，激活味觉神经，也能刺激唾液腺，增进唾液分泌，还能刺激胃液和胆汁的分泌。这一系列作用结合起来，便会增进食欲、促进消化，对增强体质、提高免疫力有益。尤其是在炎热的夏天，宝宝食欲差，如果父母能适当让其吃些苦味食物，如莴苣、生菜、芹菜、香菜、苦瓜、萝卜叶、苔菜等，或干鲜果品中的杏仁、桃仁、黑枣等，必定能增进宝宝食欲。

宝宝适当吃苦味食物还可通便排毒。中医认为，苦味属阴，有疏泄作用，对于由内热过盛引发的烦躁不安有泄热宁神的作用，体内毒素随大、小便排出体外，使宝宝不生疮，少患其他疾病。

除了上面提到的苦味食物，有一些食药兼用的食材，如五味子、莲子心等也是苦的，妈妈可以用沸水浸泡后适当给宝宝饮用。五味子适用于冬春季，莲子心适用于夏季饮用。

注意不要走入这些饮食误区

误区一：宝宝贫血吃含铁食物

贫血是我国常见疾病之一，目前宝宝中有20%患不同程度的贫血，主要是缺铁性贫血。专家经过调查发现，宝宝贫血并不完全是因为宝宝吃含铁食物少，实际上有些人还摄入过量。那么为什么宝宝还会贫血呢？这主要与人们不了解铁的吸收特点有关。

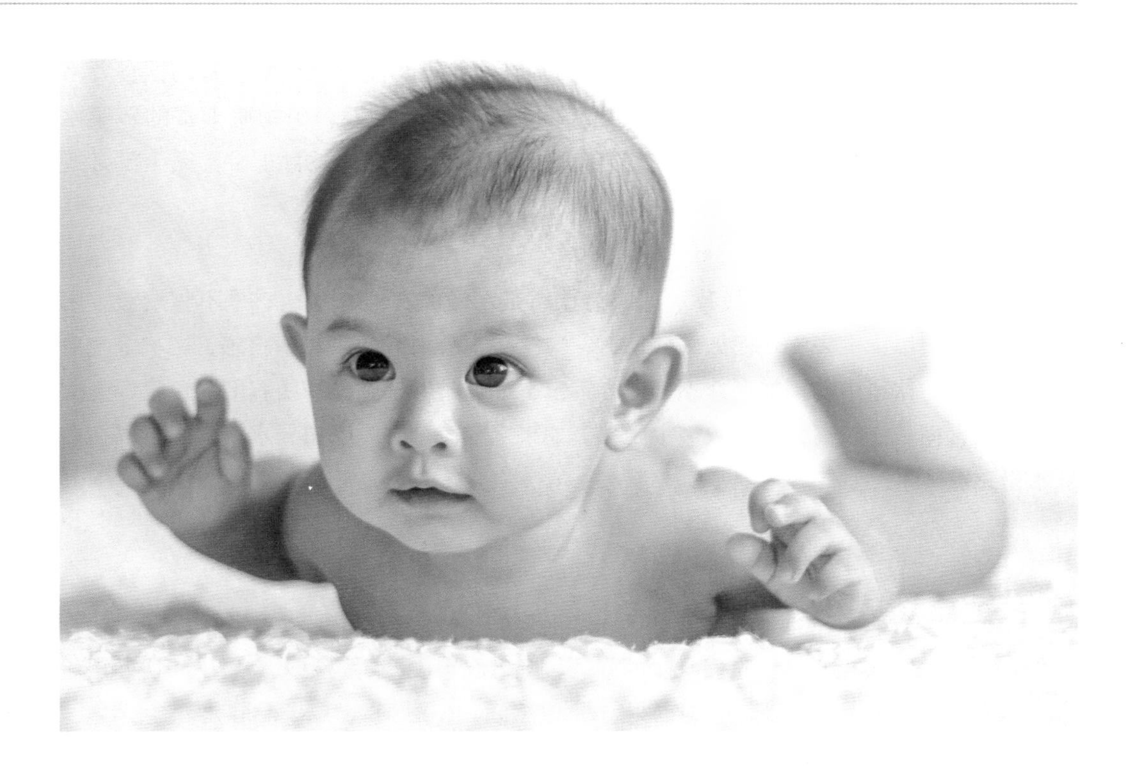

铁的消化吸收与其他营养素不同，当身体需要铁时才会吸收，不需要时就不吸收。而且铁在吸收前须将原来剩余的铁消耗掉，新的铁才能补充进来。没有消耗，吃进去的铁也吸收不了，因此身体里还是缺铁。如何将铁消耗掉呢？那就是适量的运动。所以，如果宝宝贫血，妈妈不要一味地给宝宝补铁，在补铁的同时还要鼓励宝宝多运动。

误区二：宝宝喜欢吃随便他吃

有的父母认为宝宝爱吃什么就是身体缺什么，所以总是让宝宝吃他喜欢的食物，特别是一些父母认为有营养的食物。其实，宝宝爱吃什么只是饮食习惯问题，并不是身体缺乏什么所以才想要吃什么的。如果父母总是满足宝宝的饮食愿望，喜欢吃的让他拼命吃，不喜欢吃的就不吃，久而久之宝宝便会养成挑食、偏食的习惯，导致营养失调。其实饮食习惯都是可以培养的，宝宝喜欢吃的食物可以稍微多吃一些，但不能完全取代其他食物，任何食物都要把握一个量，吃到一定的度妈妈就要制止。

误区三：多花钱才能讲营养

有些父母认为价格高的食品营养价值就高，以致常让宝宝吃各种各样的鱼、肉，甚至买来补品长期服用。其实食物的营养价值并不能以价格来衡量，有的食物价格高只表明其稀有或加工程度深，如冬笋的营养价值就远不如胡萝卜。有的人认为鸡蛋有营养，一天吃五六个。其实宝宝一天吃一个鸡蛋已基本满足需要，因为某一食品营养再好，也不能包含人体所需的七大营养素。所以，父母要注意，宝宝每日的饮食要多样化，不仅要吃含高蛋白的肉类、鱼类，还要多吃含维生素、矿物质丰富的蔬菜水果，而保健品、补品最好不要随便给宝宝食用，只要宝宝身体发育正常，完全没必要额外服用补品。

误区四：宝宝不喝水，就以饮料代替

有的妈妈认为饮料可以代替水，因为饮料是水做的。但有些饮料是不宜给宝宝喝的，至少不能给宝宝多喝。比如碳酸饮料，宝宝喝了会引起腹胀和饱腹感，影响宝宝对食物的摄入。饮料中的添加剂并不都适合宝宝，如咖啡碱、茶碱和防腐剂、色素等。大多数饮料含糖量比较高，会导致宝宝肥胖。如果宝宝完全不爱喝白开水，妈妈可以在白开水里兑点纯果汁。

宝宝食量太小，会不会消化有问题

妈妈们总是会担心宝宝吃多吃少的问题，宝宝吃得少，妈妈犯愁，想尽一切办法让宝宝多吃一点；宝宝吃得多，妈妈也犯愁，怕宝宝撑坏了脾胃，成了肥胖儿。

其实，宝宝吃多吃少本来就有差异。食欲好、食量大的宝宝，可能一直都不挑食；食欲差、食量小的宝宝，可能早在添加辅食时就开始挑食了。每个宝宝对饮食的喜好都不一样，不同宝宝之间的食量也存在着不小的差异。同样月龄的两个宝宝，一个可能一次能喝250毫升牛奶，另一个可能一次仅能喝120毫升，但一次喝250毫升牛奶的宝宝并不一定长得又胖又壮。吃得多的宝宝可能比较爱活动，消耗比较大，体内燃烧能量的功能比较强，所以尽管吃得不少，并不是个肥胖儿。妈妈不要因为自己的宝宝比周围同龄的宝宝吃得少，就认为宝宝消化有问题。

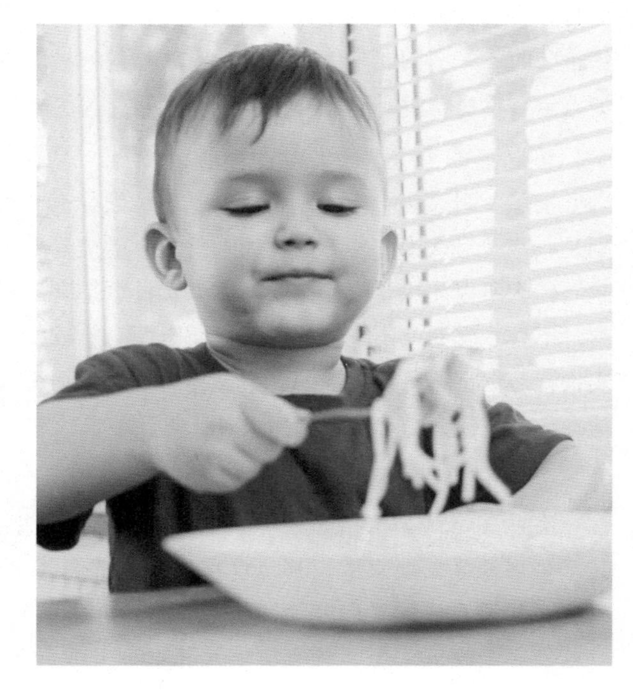

即使是同一个宝宝，在不同的生长发育阶段，同样存在着一定的差异，妈妈千万不要认为，随着月龄的增加，宝宝的食量会越来越大，所需的营养物质会越来越多。宝宝的食量和所需营养不可能无止

境地增加下去，相反，2岁多的宝宝不如1岁多的宝宝吃得多是常有的事。

如果正处于炎热的夏季，宝宝的食量可能还会减少。如果上个月正值秋天，宝宝吃饭特别香，到了这个月，可能会出现积食，因而食欲并不像原来那么好了。

宝宝是否消化有问题，不能仅仅凭借宝宝的食量来判断，而要综合考虑。如果宝宝生长发育很正常，身高、体重都在正常范围内，各种发育指标都没有异常，且宝宝吃饭虽然少，但吃得香甜，睡眠、情绪、精神都较好，就不要认为宝宝有什么问题了。

如果宝宝食量小，体重增长也比较缓慢，不能达到同龄儿的正常水平，就需要做一些检查，由医生来判断并做出相应处理。

注意常吃含丰富微量元素的食物

虽然微量元素在我们人体中的含量很小，但是它们的作用确实很大，所以父母要有意识地让宝宝多吃一些含微量元素丰富的食物。

坚果类：植物性食品中的坚果类是微量元素的宝库。核桃、榛子、芝麻、花生等坚果都富含锌、铁、锰、硒等多种元素。需要注意的是，坚果类食物脂肪含量多，容易导致肥胖，父母不要让宝宝吃太多。研究表明，每周只要吃50克坚果仁，就能获得它们带来的好处。

粗粮类：颜色越深的粗粮，其营养越丰富，黑米、紫糯米、红香米、黑小米等，颜色越深，微量元素的含量越丰富。例如，紫糯米就被称为“血糯”，有补血的功效，因为其中铁的含量比一般大米高得多。不过粗粮口感稍差，需要妈妈多变换烹饪花样，才容易被宝宝接受。

水产类：水产类是几乎所有微量元素的好来源，海产品中的碘和硒特别丰富。在水产品当中，以贝类、软体动物类的微量元素含量最高。建议宝宝每周吃一次海鱼或其他海鲜，而且尽量选择深海水产品为佳。不要给宝宝吃太多。水产品受到的污染比较多，大多为重金属污染，宝宝吃太多反而对健康不利。另外，如果宝宝对水产品过敏，可以通过吃肉类、豆类和粗粮加以弥补。

豆类：豆类中的微量元素其实相当丰富，虽然比不上坚果，但比大米、白面要多得多，而且豆类能量比坚果低得多。需要注意的是，豆类中植酸含量多，不要过量食用。

虽然以上食物能给宝宝补充微量元素，但要注意，过犹不及，适可而止。宝宝的饮食讲究营养均衡，利于消化。以上食物只要保证每天有适当的摄入即可，不用大量补充。

根据宝宝的体重调节饮食

绝大多数宝宝在2岁半时，乳牙就已出齐（20个），咀嚼功能也加强了很多，能吃的食物品种增多。他们已不再单纯地吃粥和面条，食谱中要常常安排一些干的食物，如花卷、包子等。有些宝宝特别爱吃肉包、葱油饼、炸馒头片等食品，因为这些食品很香。但这些都是高能量的食物，摄入过多会使宝宝体重骤增，不限制摄入量则会使宝宝开始发胖。那么，宝宝吃多少才合适呢？不同的宝宝食量各不相同，总体来说，宝宝吃到大人普通食量的一半就已经足够了。

体重轻的宝宝，可以在食谱中多安排一些高能量的食物，配上番茄鸡蛋汤、酸菜汤或虾皮紫菜汤等，既开胃又有营养，有利于宝宝体重的增加。

已经超重的宝宝，食谱中要减少吃高能量食物的次数，多安排一些粥、汤面、菠菜等占体积的食物。包饺子和包馅饼时要多放蔬菜少放肉，减少脂肪的摄入量，而且要皮薄馅大，减少碳水化合物的摄入量。对吃得太多的宝宝要适当限量。

超重的宝宝要减少甜食的摄入量，尽量不吃巧克力，不喝碳酸饮料，冰激凌也要少吃。要减少食谱中的小点心。

无论宝宝体重过轻还是超重，一定要保证食谱中的蛋白质，包括牛奶、鸡蛋、鱼、鸡肉、豆制品等轮换提供。蔬菜、水果每日也必不可少。

宝宝爱吃零食不吃饭怎么办

慢慢戒掉宝宝“零食瘾”

有的宝宝已经养成吃零食的习惯了，每天不吃饭，只想着吃零食，尤其喜欢吃一些垃圾食品，这让父母很苦恼，到底如何戒掉宝宝的“零食瘾”呢？

首先要避免宝宝吃垃圾食品，当宝宝选择零食时，妈妈可有意识地告诉宝宝吃哪种零食更好、更健康。例如，宝宝很想喝甜品时，就可以趁机告诉宝宝，喝果汁比喝汽水好；如果宝宝想吃点心，可让宝宝选择低能量的食物，而非高能量的蛋糕；如果到快餐店，可以告诉宝宝炸鸡的营养比薯条高，且可将皮去掉，减少脂肪的摄入等，帮助宝宝做一个聪明的消费者。

然后要想成功戒掉宝宝的零食，妈妈应该采取温和而坚定的态度，说到做到，不用严厉地凶宝宝，更不要威胁、利诱，只要坚持原则、柔声劝阻即可。例如，宝宝晚上吵着要吃零食，妈妈这时就得拿出魄力，用坚定的态度告诉宝宝，现在要睡觉，明天早上才可以吃。就算宝宝哭闹，妈妈也不能妥协，久而久之宝宝就会知道，哭是没有用的。

妈妈和宝宝双方最好商量一个吃零食“协议”，规定每天吃零食的量、时间、种类，如果宝宝不遵循而哭闹，妈妈可以“冷处理”对待。

另外，妈妈每次购买零食的量不要太多，买回来后应放在宝宝看不见的地方。当宝宝想吃零食（不合适的时间）时，妈妈可引开宝宝注意力，多陪宝宝玩他感兴趣的游戏，玩得高兴了自然忘了吃零食这回事了。

宝宝怎样吃零食才健康

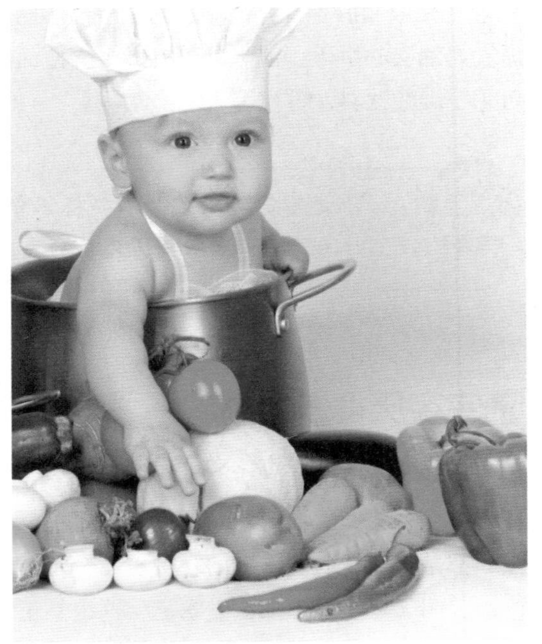

宝宝吃零食除了要注意选择合适的品种，还须掌握合适的数量，安排合适的时间，这样才能补充营养，不影响正餐，还能调剂口味。

❶ 规定宝宝吃零食的时间。可在每天两餐之间，如上午10点左右，下午3点半左右给宝宝吃适量的零食。餐前1小时内不宜让宝宝吃零食，否则会影响宝宝正餐的摄入量。睡前不宜吃零食，尤其是甜食，否则易患龋齿。如果从吃晚饭到上床睡觉之间的时间相隔太长，这中间也可以再给一次。这样做不但不会影响宝宝正餐的食欲，也避免了宝宝忽饱忽饿。

❷ 把握宝宝吃零食的量。在食用量上，零食不能超过正餐，而且吃零食的前提是当宝宝感到饥饿的时候。一天不超过3次，次数过多的话，即使每次都吃少量零食也会积少成多。

❸ 玩耍的时候不要吃零食。在玩耍时，宝宝往往会在不经意间摄入过多零食，或者严重者会被零食呛到、噎到，所以吃零食就要停下来，吃完后再跑动玩耍。

❹ 不可无缘无故地给宝宝零食。有的妈妈在宝宝哭闹时就拿零食哄他，也爱拿零食逗宝宝开心或安慰受了委屈的宝宝。与其这样培养宝宝依赖零食的习惯，不如在宝宝不开心时抱抱他、摸摸他的头，在他感到烦闷时拿个玩具给他解解闷。

❺ 选择适合宝宝的零食。不宜给宝宝吃太甜、油腻的糕点，糖果、水果罐头和巧克力也要少吃。这些零食不但会影响消化，还会引起宝宝肥胖；冷饮、汽水以及一些垃圾食品也不宜给宝宝吃，这对宝宝生长发育有百害而无一利。

零食的分类和量

可经常食用的零食：低脂、低盐、低糖类，如水煮蛋、纯牛肉干、纯熟肉、纯牛奶、纯酸奶、奶酪、奶片、无糖或低糖燕麦片、全麦面包、全麦饼干、豆浆、豆类

（烤、炒、煮）、薯类（蒸、煮、烤）、果仁（烤、炒、煮）、新鲜水果、可生吃的蔬菜、无糖蔬果干、鲜榨蔬果汁（不加糖）等。

适当限制的零食：中等量的脂肪、盐、糖类，如火腿肠、酱肉、肉脯、肉松、卤蛋、松花蛋、鱼片、巧克力、蛋糕、饼干、糕点、卤豆干、海苔片、油炸蔬果片、糖酥果仁（琥珀桃仁、花生蘸、芝麻糖等）、盐焗果仁、甜薯干、蔬果饮料（山楂茶、杏仁露、乳酸饮料等）、冰激凌（含纯鲜奶、水果的）。

严格限制的零食：高糖、高盐、高脂肪类，如糖果、油炸食品、膨化食品、巧克力派、奶油夹心饼干、江米条、桃酥、方便面、奶油蛋糕、罐头、蜜饯、炼乳、炸薯片、可乐、碳酸饮料、雪糕等。

零食不是奖励品，不要将零食作为奖励、惩罚、安慰或讨好宝宝的手段，时间长了，宝宝会认为奖励的东西都是好的，会更加依赖。

宝宝厌食怎么办

这不叫厌食

偶尔不爱吃饭。宝宝每天的食量不可能一成不变，今天吃得少一点，明天吃得多一点，都是很正常的。宝宝的食欲也不会每天都像妈妈所期望的那样旺盛，今天可能很爱吃饭，明天可能就不那么爱吃了，这也是正常的。宝宝偶尔不爱吃饭不是厌食，妈妈不用急着带宝宝看医生。

短时食欲欠佳。因为某种原因引起宝宝短时食欲欠佳，如感冒了，宝宝的食量会有所减少；天气炎热宝宝也不爱吃饭；胃部着凉或吃了过多的冷食；因摄入过多食物或高能量食物摄入过多，导致宝宝积食等，都可能造成宝宝短时间内食欲欠佳，不能因此而认定宝宝厌食。而是要根据具体情况应对，如天气炎热宝宝不爱吃饭，妈妈可以做一些开胃的食物给宝宝吃，宝宝积食了，可以做一些对消化有帮助的食物给宝宝吃。

真正厌食的宝宝是什么样

厌食指的是比较长时间的食欲减低或消失。食量减少至原来的1/3到1/2，且持续时间在2周以上，不能摄入每天所需的能量和营养素，阻碍了宝宝的生长发育。

厌食的宝宝食欲低下，什么也不肯吃，看到吃的就会不高兴，会把吃进去的食物吐出来。如果强迫吃进去，可能发生干呕。体重增长缓慢，生长发育落后，头发稀疏，缺乏光泽。对于这样的宝宝，要带其去看医生，做必要的检查，并根据情况用药。

预防宝宝厌食

引起宝宝厌食的原因如下：

❶ 引起厌食的器质性疾病，常见的有消化系统疾病，如肝炎、胃炎、十二指肠球部溃疡等。局部或全身疾病影响消化系统功能，使胃肠平滑肌的张力降低，消化液的分泌减少，酶活性减低。

❷ 锌、铁等元素的缺乏，微量元素锌缺乏会使宝宝味觉减退而影响食欲。微量元素缺乏是引起宝宝厌食的原因，也是不良饮食习惯的结果。

❸ 长期使用某种药物如红霉素等，也可引起宝宝食欲不振。

❹ 长期不良的饮食习惯扰乱了消化功能。事实上，由于疾病引起的宝宝厌食在临床中所占的比例是非常低的。不良的饮食习惯和喂养方式所导致的非疾病性厌食是常见的。如在添加辅食过程中，妈妈按照食谱或书上推荐的食量喂宝宝，如果宝宝不能吃下去，或不喜欢吃，妈妈就认为宝宝厌食了。如果宝宝喜欢吃某种食物，妈妈就没有限制性地喂宝宝，结果吃腻了，妈妈顺手就拿“厌食”这个大帽子给宝宝扣上。周围人说哪种食物好，就不假思索地给宝宝吃，导致宝宝消化功能障碍，引起积食，辅食量和奶量下降，又以为是“厌食”。

所以要预防宝宝厌食，妈妈在喂养时要注意，不要让宝宝一味地吃一种或几种食物，也不要让宝宝一次吃太多食物，以免引起宝宝积食，进而发展成厌食。

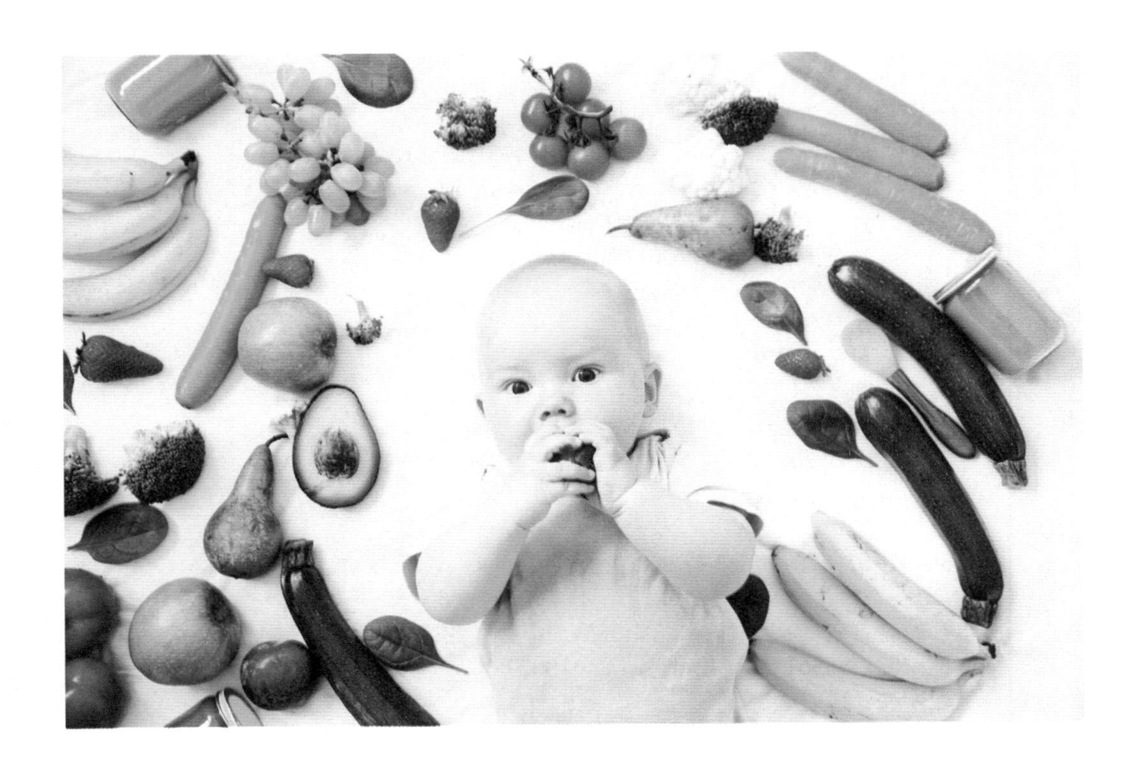

图书在版编目（CIP）数据

妊娠分娩育儿 / 陈宝英编. -- 成都 : 四川科学技术出版社，2022.6
（优生·优育·优教系列）
ISBN 978-7-5727-0556-4

Ⅰ. ①妊… Ⅱ. ①陈… Ⅲ. ①妊娠期一妇幼保健一基本知识②分娩一基本知识③婴幼儿一哺育一基本知识 Ⅳ. ①R715.3②R714.3③TS976.31

中国版本图书馆CIP数据核字（2022）第082014号

优生·优育·优教系列
妊娠分娩育儿
YOUSHENG · YOUYU · YOUJIAO XILIE
RENSHEN FENMIAN YU'ER

编　　者　陈宝英
出 品 人　程佳月
责任编辑　谌媛媛
助理编辑　王星懿
封面设计　北极光书装
责任出版　欧晓春
出版发行　四川科学技术出版社
地址：成都市锦江区三色路238号　邮政编码：610023
官方微博：http://e.weibo.com/sckjcbs
官方微信公众号：sckjcbs
传真：028-86361756
成品尺寸　170mm × 240mm
印　　张　22.5
字　　数　450千
印　　刷　河北环京美印刷有限公司
版　　次　2022年7月第1版
印　　次　2022年7月第1次印刷
定　　价　59.80元

ISBN 978-7-5727-0556-4

本社发行部邮购组地址：成都市锦江区三色路238号新华之星A座25层
电话：028-86361758　邮政编码：610023